# 乳腺癌康复典型案例解析

**主　编**　郑　莹　裘佳佳　刘　叶

**副主编**　宋淑芬　罗　凤　石　纳
　　　　　严云丽　王影新　汤立晨
　　　　　秦文星

上海科学技术出版社

图书在版编目（CIP）数据

乳腺癌康复典型案例解析 / 郑莹，裘佳佳，刘叶主编. -- 上海 : 上海科学技术出版社, 2025.6. -- ISBN 978-7-5478-7141-6

I. R730.9

中国国家版本馆CIP数据核字第202505FR45号

### 乳腺癌康复典型案例解析
主编 郑 莹 裘佳佳 刘 叶

上海世纪出版（集团）有限公司 出版、发行
上海科学技术出版社
（上海市闵行区号景路159弄A座9F-10F）
邮政编码 201101　　www.sstp.cn
上海普顺印刷包装有限公司印刷
开本 787×1092　1/16　印张 20.5
字数 420千字
2025年6月第1版　2025年6月第1次印刷
ISBN 978-7-5478-7141-6/R·3259
定价：118.00元

本书如有缺页、错装或坏损等严重质量问题，请向印刷厂联系调换

# 内容提要
## ABSTRACT

　　本书是《乳腺癌康复研究进展和实践》的姊妹书，由国内 58 名乳腺癌康复一线的医护人员精心解析 42 个案例，从患者的病情出发，分析康复需求，介绍已经采取的康复指导或干预措施，评估康复效果，围绕乳腺癌康复中"形体管理、淋巴水肿、心理情绪、性与生育、膳食营养、康复锻炼、复查随访和伴随病症"八条主线，展示了从理论到方法的实践过程，提供针对乳腺癌康复具体需求的实用、有效解决方案。

　　本书权威实用，可供乳腺癌康复相关的临床护理专业人员、社区卫生服务人员和医学院校相关专业师生阅读参考。

# 本书编委会
## EDITORIAL BOARD

### 主　编
郑　莹　复旦大学附属肿瘤医院
裘佳佳　复旦大学附属肿瘤医院
刘　叶　中国医科大学附属第一医院

### 副主编
宋淑芬　深圳大学第一附属医院
罗　凤　重庆医科大学附属第一医院
石　纳　北京协和医院
严云丽　湖北省肿瘤医院
王影新　北京大学第一医院
汤立晨　复旦大学附属肿瘤医院
秦文星　复旦大学附属肿瘤医院

### 编　委 （以姓氏笔画为序）
王　田　华中科技大学同济医学院附属协和医院
王　丽　中国医科大学附属第四医院
王　玲　中南大学湘雅三医院
王　悦　北京大学第一医院
王莉莉　南京医科大学第一附属医院
邓　妍　华中科技大学同济医学院附属同济医院
朱　艳　中国医学科学院肿瘤医院河南医院
江　琳　中国科学技术大学附属第一医院
孙彩霞　蚌埠医科大学第一附属医院
杨　英　陆军军医大学第一附属医院
杨金芳　襄阳市第一人民医院

| 李　云 | 复旦大学附属肿瘤医院 |
| 李　平 | 复旦大学附属肿瘤医院 |
| 李　欢 | 中山大学附属第三医院 |
| 李　娟 | 华中科技大学同济医学院附属协和医院 |
| 李　菁 | 复旦大学附属肿瘤医院 |
| 李勤勤 | 湖北省肿瘤医院 |
| 吴　玲 | 广州医科大学附属妇女儿童医疗中心 |
| 何英煜 | 广西医科大学附属肿瘤医院 |
| 何海艳 | 中山大学孙逸仙纪念医院 |
| 余　纯 | 四川省医学科学院·四川省人民医院（电子科技大学附属医院） |
| 汪　丹 | 武汉市中心医院 |
| 张晓霞 | 四川大学华西医院 |
| 陈　阳 | 复旦大学附属肿瘤医院 |
| 陈　娟 | 湖北省肿瘤医院 |
| 陈　越 | 重庆医科大学附属第一医院 |
| 陈昆霞 | 重庆医科大学附属第一医院 |
| 卓雪飘 | 广西医科大学肿瘤医院 |
| 金自卫 | 中南大学湘雅二医院 |
| 赵权萍 | 北京大学人民医院 |
| 胡元萍 | 中南大学湘雅医院 |
| 钟春嫦 | 南方医科大学深圳妇幼保健院 |
| 秦　旗 | 深圳大学附属华南医院 |
| 夏　凡 | 中南大学医院 |
| 夏　莹 | 华中科技大学同济医学院附属同济医院 |
| 唐玉婷 | 襄阳市第一人民医院 |
| 涂文菲 | 湖北省肿瘤医院 |
| 黄　洁 | 重庆医科大学附属第一医院 |
| 黄丽瑾 | 复旦大学附属肿瘤医院 |
| 盛海艳 | 深圳大学第一附属医院 |
| 景　婧 | 湖北省肿瘤医院 |
| 谢玉芬 | 南昌大学第一附属医院 |
| 鲍咏咏 | 中国医学科学院肿瘤医院 |
| 褚彦香 | 华中科技大学同济医学院附属同济医院 |
| 蔡　歆 | 湖南省肿瘤医院 |
| 管佳琴 | 复旦大学附属肿瘤医院 |
| 熊　欢 | 华中科技大学同济医学院附属同济医院 |
| 潘　虹 | 武汉市中心医院 |

# 前言
FOREWORD

本书脱胎于 2023 年 1 月出版的《乳腺癌康复研究进展和实践》，当时编写团队在编写过程中，始终在思考的问题是：以康复为目标，将临床研究成果直接转化为实际的医疗服务，能否让患者直接获益？如何测量和评价这些获益？如何让有效的服务能够获得大面积推广应用和复制？编委们在总结康复理论和实践经验的过程中，深感鲜活、具体的案例可能更有说服力和指导性。当时由于篇幅关系，团队积累的典型案例无法编入，于是萌生另行编写一部案例解析书，作为《乳腺癌康复研究进展和实践》一书的补充和延伸，展示乳腺癌康复实践工作的全貌。为此，编委会讨论，筹备编写一本案例集，作为姊妹篇，将实践部分落到实处。于是，从《乳腺癌康复研究进展和实践》交稿之际，编委会已经开始了本书的筹划编写工作。

在筹备过程中，我们花了大量时间查阅、摘录和整理患者的主诉和病史、既往的工作记录、评估表单、讨论纪要，回忆和收集患者反馈，有的病例还做了补充评估乃至随访。我们深知，乳腺癌康复是一项实践性很强的工作，大量日常工作细致入微，也能很快产生效果（以结果为导向的服务，能够及时获得反馈和改进），值得在临床、社区乃至家庭广泛推广和应用。

经过两年多的准备，我们依托中国抗癌协会乳腺癌专业委员会康复学组和中国抗癌协会乳腺癌整合护理专业委员会，邀请全国 58 名乳腺癌康复一线的医护人员，挑选 42 个案例进行解析，这些解析文字汇集而成的《乳腺癌康复典型案例解析》终于付梓。案例编写的基本立场是降低理论的门槛，更强调实践原则：一方面能完整地展示病例的诊治和康复服务的全过程；另一方面着重分析和应用八大康复热点（形体管理、淋巴水肿、心理情绪、性与生育、膳食营养、康复锻炼、复查随访和伴随病症）的基础知识和文献依据，探讨病例康复措施和康复结果之间的关系。我们对案例进行精心挑选，力求体现出患者对于康复的各个需求点，我们对案例的康复措施和过程进行了结构化描述，希望对于现有适宜技术的实施如何满足患者康复需求，能够有客观、全面呈现。

感谢中国抗癌协会乳腺癌专业委员会乳腺癌康复学组顾问沈镇宙教授、邵志敏教授和金锋教授一如既往的鼎力支持，感谢爱蒙娜"康复有道 爱护全程"公益项目的全程支持！

乳腺癌康复重在实践，希望本书能够吸引更多具有医学、心理、社会工作、艺术、传媒、信息等背景的专业人士掌握和发展有效的适宜技术，以便有能力帮助到更多的乳腺癌患者。

随着现代医学的发展，乳腺癌已不再是洪水猛兽。面对乳腺癌的挑战，患者朋友们肯定能够获得医护人员、社会工作者、家人朋友，乃至更多专业人员的有效帮助！大家可以坚信，走好康复路，乳腺癌仅是生命中一个偶遇的过客！

郑　莹<br>
中国抗癌协会乳腺癌专业委员会<br>
乳腺癌康复学组组长<br>
2025 年 6 月

# 目录
CONTENTS

## 第一章 · 形体管理　001
第一节　概述　/001
第二节　案例解析　/002
　　案例一　有运动需求的义乳选择　/002
　　案例二　义乳与预防淋巴水肿　/008
　　案例三　义乳与心理社会调适　/015
　　案例四　化疗脱发困扰　/024
　　案例五　化妆美容　/037

## 第二章 · 淋巴水肿　051
第一节　概述　/051
第二节　案例解析　/052
　　案例一　CDT结合无缝随访服务　/052
　　案例二　CDT结合中医调理治疗　/058
　　案例三　CDT结合体重控制治疗　/065
　　案例四　CDT结合肩关节粘连松解　/071
　　案例五　CDT结合自我管理　/078
　　案例六　CDT结合心理社会支持　/084

## 第三章 · 心理情绪　095
第一节　概述　/095
第二节　案例解析　/097
　　案例一　个体咨询结合团体干预　/097
　　案例二　认知行为疗法（CBT）干预焦虑　/104
　　案例三　青年患者心理支持　/110
　　案例四　正念自我关怀实践　/117
　　案例五　基于正念的妊娠期乳腺癌患者的心理干预　/121

## 第四章 性与生育 … 141

第一节 概述 /141
第二节 案例解析 /143
　　案例一　性功能障碍 /143
　　案例二　生育力保存之卵母细胞冻存 /148
　　案例三　康复多学科门诊支持的生育力保存 /151
　　案例四　生育力保存之胚胎冻存 /158
　　案例五　生育忧虑 /165
　　案例六　妊娠期乳腺癌 /171

## 第五章 膳食营养 … 179

第一节 概述 /179
第二节 案例解析 /182
　　案例一　保乳手术膳食营养 /182
　　案例二　化疗患者营养干预 /187
　　案例三　新辅助化疗后改良根治手术患者营养干预 /197
　　案例四　化疗联合靶向治疗的营养治疗 /204
　　案例五　化疗合并外周神经病变营养干预 /210

## 第六章 康复锻炼 … 215

第一节 概述 /215
第二节 案例解析 /216
　　案例一　乳腺癌合并高血压上肢功能锻炼 /216
　　案例二　上肢功能锻炼和体重管理 /228
　　案例三　上肢功能锻炼和血脂管理 /238
　　案例四　乳腺癌术后脊柱转移腰椎病理性骨折术后康复锻炼 /250
　　案例五　调整心理状态积极开展上肢功能锻炼 /259

## 第七章 复查随访 … 271

第一节 概述 /271
第二节 案例解析 /272
　　案例一　全面复查随访管理 /272
　　案例二　有生育需求的随访管理 /275
　　案例三　心脏毒性的随访管理 /278
　　案例四　结合康复运动干预的随访管理 /282
　　案例五　应对药物不良反应的随访管理 /287

# 第八章  伴随病症　　292

第一节　概述　/292
第二节　案例解析　/294
　　案例一　骨髓抑制　/294
　　案例二　骨质疏松　/299
　　案例三　血脂异常　/304
　　案例四　子宫内膜不典型增生　/307
　　案例五　深静脉血栓　/311

# 第一章　形体管理

形体是指人体的外在表现，主要指人体外部的身材（躯干和四肢所组成的外观形态）。而形体美即"人体美"，人的形体结构的美，只有各个方面协调才能构成完整的人体美。乳腺癌患者如果切除乳房后，导致身体结构的缺失，使人体外在表现缺陷，失去了形体美。

从临床角度，临床工作者在治疗疾病的同时，要尽最大可能地保持患者人体结构的完整，并提供多种途径及方法重塑形体，恢复患者人体外在表现的完整性及其生理功能，协助患者调整心理状态，使其能够重新回归社会，重建被疾病破坏的生活。

## 第一节　概　述

在人类世界中，女性是一个无与伦比的性别，是伟大而又神圣的另一半。"女性美"是人类文明的结晶，是人们对女性的美好理想和期望。当女性美遭遇乳腺癌，对于形体管理的研究就成为重要的探索主题。

乳腺癌作为全球女性第一大癌症，近年来有逐渐年轻化的趋势，发病率明显上升。中国年轻患者的比例高于西方国家。但目前中国早期乳腺癌的手术治疗方式仍停留在以全乳切除为主的水平。乳房作为女性重要的第二性征，乳房缺失不仅给患者身体造成巨大的创伤，同时使身体缺乏平衡感及安全感，导致患者产生诸多负性情绪和心理问题。而乳腺癌的综合治疗也会不同程度地损害患者的形体，造成躯体局部缺失或改变。医学的人性化，是在治疗疾病的同时，要最大可能地保持患者人体形态结构的完整，并提供多种方法重塑形体，以恢复患者外在表现的完整性及其生理功能，协助患者调整心理状态，重新回归社会。

### 一、生理影响

乳房缺失使人的形体结构完整性遭受到了破坏，导致育龄期女性丧失哺乳功能。乳腺癌根治性手术切除了整个乳腺及部分胸肌组织，术后加上瘢痕的形成和挛缩，使得胸壁组织变薄甚至出现凹陷，形体完整性遭到破坏。乳房缺失还会导致患者身体姿态的平衡被改变，如出现身体躯干的不对称、躯干的前倾、肩胛部的不对称、脊柱侧弯、高低肩等。

## 二、心理影响

乳房缺失造成躯体完整性及功能性丧失,改变了自我形象,尤其是对年轻患者造成的身心损伤程度更加严重。作为女性,自尊受到威胁,不敢或不愿与外界交流,被诸多负性情绪所困扰。例如焦虑、抑郁、恐惧、绝望等,进一步影响患者的性生活质量和婚姻质量,影响夫妻关系和谐,造成家庭矛盾。

## 三、社会影响

社交是人在社会生活中必不可少的一部分,人是生理、心理及社会的统一整体,生理或心理都可能影响人的社会交往。乳房缺失患者因女性性征、形体改变,使得患者不愿或不敢参加正常的社交活动,从而出现脱离社会的现象。乳腺癌患者普遍存在心理社会适应不良,其社会心理适应性差,生活质量差。因此,如何通过科学的手段为患者提供有证据的知识,增强患者的信念,最终改变患者的行为,成为乳腺专科医护人员一直努力的方向。

(裘佳佳　江　琳　夏　莹)

# 第二节　案例解析

## 案例一　有运动需求的义乳选择

**案例简介**:一位有运动习惯的乳腺癌患者,在接受右乳切除术后不愿考虑重建手术,后通过多学科团队支持重返家庭和社会。患者在经历了改良根治术后,渴望恢复运动习惯和自信体态,但面临形体和心理双重挑战。通过专业团队的全程信息支持和个性化义乳选择,患者成功佩戴了气囊调整型义乳,不仅改善了肩平衡,还显著提升了身体意象得分。通过科学评估和专业指导,不仅可以重拾曾经热爱的运动乐趣,还能在心理层面实现自我接纳和自信重建。这一案例展现了综合康复管理在乳腺癌术后患者生活质量提升中的重要作用,特别是在形体恢复和心理健康方面取得显著成效。

## 一、案例描述

### (一)病情描述

1. **基本信息**　患者王女士,35岁,已婚,文化程度大专。
2. **现病史**　患者主诉于2023年9月无明显诱因发现右乳肿块,不伴有皮肤红肿、乳头凹陷等症状。我院门诊彩超提示右乳肿块,2 cm×2 cm,BI-RADS 4c,未行穿刺。
3. **家族史**　家族无肿瘤病史。
4. **既往史**　既往无慢性病史。
5. **诊断**　右乳癌(根据术后病检结果)。

6. **主要治疗** 2023年10月行右乳肿块切除＋前哨淋巴结活检＋右乳癌改良根治术。病理结果显示右侧乳腺导管原位癌,免疫组化结果：ER(95％,3＋),PR(90％,3＋),HER2(－),Ki67(5％),淋巴结0/10未见癌转移(前哨淋巴结0/1,右腋窝淋巴结0/9),行21基因检测及MDT讨论后决定豁免化疗(21基因检测结果：复发风险评分$RS=10$,低风险),目前治疗方案为内分泌强化治疗：OFS＋AI(亮丙瑞林＋依西美坦),内分泌治疗服药期间患者时常感觉潮热盗汗。

7. **形体评估**

（1）体态评估：肩平衡失衡。患者作为一个体形丰满的女性,术后伤口还未完全愈合,便出现了高低肩的体态问题,双侧肩膀与水平线角度之差为16°。

（2）心理评估

1) 身体意象评估：采用2001年英国学者编制的身体意象量表(body image scale,BIS),该量表侧重于评估乳腺癌患者情感认知对身体意象的影响,也适用其他癌症患者。该量表共10个条目,3个维度包括情感(4个条目)、认知(4个条目)和行为(2个条目),采用Likert 4级评分,分数越高患者身体意象水平越低。该量表已在国外广泛应用评估乳腺癌患者的身体意象,有较好的信效度。本案例中,乳房的缺失给患者带来了很大的心理压力,BIS得分为24分,身体意向水平得分较低。

2) 其他评估：患者热爱运动,喜欢跑步。

**（二）患者康复管理需求**

1. **患者希望能佩戴贴合的义乳** 患者伤口愈合后瘢痕明显,长蛇一样蜿蜒匍匐在胸前,难以找到可以很好贴合的义乳。

2. **患者希望能够正常运动** 患者热爱运动,担心佩戴义乳后再也不能进行剧烈活动。

**（三）采取的康复指导或干预措施**

1. **信息支持**

（1）内容：提供重塑形体相关的信息支持。

1) 重建：入院时为患者提供乳房重建的科普视频、海报和小册子,了解患者的重建意愿。医生在面对面谈话时给患者观看选择的手术方式视频,专科护士在围手术期负责提供咨询服务。该患者最终由于经济原因不愿意接受重建手术。

2) 义乳：为患者提供与义乳相关的信息支持,宣教类型多样化,包括但不限于手册、科普动画、面对面宣教等形式。患者还经常与病友就义乳的选择和佩戴问题进行沟通交流。因为本院还未提供义乳试戴服务,为患者提供了正规实体店信息供患者选择,患者选择了病友推荐的正规义乳制造商品牌,预约了门店试戴服务。

（2）方式：提供信息支持的方式主要有面对面的沟通,包括专科护士的咨询和医生的答疑；多媒体资源,包括电子大屏幕投放的视频和健康教育公众号链接中的视频等；纸质资料包括病区的宣传海报和宣传墙、宣传栏中的手册等为患者提供必要的信息支持。本案例中患者偏好科普视频和手册,视频帮助患者理解,手册方便患者阅读。

（3）时机：在术前、术后、出院前以及患者需要时持续为患者提供信息支持。

2. **义乳选择与佩戴** 由于本院目前还未能提供义乳试戴服务,所以该患者的义乳相关测量和试戴均在正规实体店完成。在患者选择与佩戴过程中专科护士、义乳佩戴师、患者之间始终保持有效沟通。

(1) 测量：患者术后伤口完全愈合后，在义乳制造商实体门店进行试戴。术后专业义乳佩戴师为患者测量胸围，根据所测量文胸的尺寸及健侧的乳房形状为患者给出选择义乳的建议。患者根据自身需求和经济情况选择正规厂家生产的义乳，建议患者在实体店测量后试戴。测量下胸围和罩杯的尺寸，通过下胸围和上胸围的尺寸对比推算出罩杯的大小，患者的罩杯尺寸为90C。注意测量时保持身体直立，双手自然下垂，呼吸保持正常，勿穿着衣服测量。测量时需将皮尺平坦地贴在皮肤上，拉直但不过于紧绷。

测量阶段反馈如下。

1) 义乳佩戴师反馈："王女士看起来很拘谨，眼神里能看出来担忧，在测量的时候身体比较紧张。我告诉她有什么担忧之处都可以告诉我，如果能选择合适的义乳，身体应该能重新恢复放松平衡的状态。她听后慢慢不那么紧张了，经测量她的胸部尺寸为90C，有明显高低肩。"

2) 患者反馈："当我走进义乳专卖店的时候，非常的紧张和不安，害怕以疤示人，更怕没有适配义乳。当脱掉所有衣服的那一刻，看到了镜子里的自己明显的高低肩。好在义乳佩戴师有着温柔的手和话语，让我的身体放松下来，顺利完成了测量。"

(2) 试戴（患者初次佩戴体验）：合适的试佩戴环境和义乳佩戴师的服务能力可促进患者义乳佩戴的积极体验，增加幸福感。在试戴环境方面，患者渴望在私密、宽敞、通风的环境，最好由熟悉的乳腺科护士帮忙完成义乳的首次佩戴。但目前并非所有医疗机构都配备有义乳佩戴师能够在病区为患者提供试戴服务。在本案例中，患者在术后2个月自行预约了实体店试戴服务，在信任病友的陪同下前往门店进行试戴。

根据患者的伤口瘢痕情况、服用内分泌药物副作用和对运动的需求，义乳佩戴师推荐选择非粘贴性-气囊调整型义乳，患者试穿后非常满意。足够的义乳信息支持，和谐的气氛和交流方式、更充裕的佩戴时间有利于患者充分了解并自主选择义乳，而且能维持患者佩戴义乳的依从性。

试戴阶段反馈如下。

1) 义乳佩戴师反馈："王女士的伤口瘢痕较为明显，也很容易出汗，因此没有建议选粘贴性义乳。插袋型义乳更容易保持干爽，王女士提到平时喜欢运动，最后推荐了能更好贴合身体的气囊调整型义乳，她欣然很喜欢。"

2) 患者反馈："在义乳佩戴师的帮助下，我试穿了好几种类型的义乳，直到穿到上了气囊调整型义乳，与瘢痕贴合十分紧密，同时，此义乳可以调节温度，也能减少潮热、经常出汗带来的尴尬和不适。我穿着义乳，靠墙直立，慢慢调整了高低肩位置，也慢慢地挺直了脊背。"

(3) 自我管理：自己能掌握义乳佩戴及保养方法。

1) 义乳和文胸结合佩戴检查效果：检查义乳是否漏在文胸外，确保义乳的正确位置；将手背放在胸部的最上方，检查是否平坦均匀，同样检查腋下的位置；通过测量胸骨到乳头的距离，检测左右乳房是否在同一水平线上；从所有角度观察，检查形状和对称性。选择一件质地轻柔的单色宽松上衣来检查佩戴的结果，患者佩戴效果较好。

2) 教会患者佩戴方法和保养的技巧：刚开始使用义乳的患者，需要循序渐进，通过1个周期来适应佩戴义乳的感受。第1d从佩戴1h开始，之后每天增加1h的佩戴时间，一般

2~3周后能够完全适应佩戴义乳,并教会患者义乳保养的要点。

3)自我管理阶段反馈

义乳佩戴师反馈:"王女士已经掌握了义乳佩戴的方法和保养知识,佩戴依从性好,效果也很不错,她很满意,迫不及待地要穿着义乳出去见朋友们了。"

患者反馈:"当我独自一人将搭配专用的义乳文胸佩戴好了以后,站在镜子面前,第一次笑了,然后笑着笑着又哭了……我感到自己终于成为一个'正常人',右乳好像还在,那种由衷的喜悦难以言表。"

(4)随访:该患者目前随访情况和反馈。

术后3个月和6个月进行了义乳佩戴随访,了解患者的形体康复情况和义乳的保养情况。义乳硅胶成分稳定性检测报告是10年,但是由于在穿戴时的磨损以及使用不当会减少义乳的使用寿命,平时注意保养,一般义乳产品可以穿戴3~5年。指导患者每年测量形体,短时间变化较大时重新测量,尺寸变化过大、义乳硅胶变硬或硅胶外溢,以及文胸底围、肩带失去弹力等情况时及时更换,患者有任何关于产品方面的疑问和更换义乳的需求均可以咨询义乳佩戴师或者专科护士。

随访阶段反馈如下。

1)义乳佩戴师反馈:"王女士的肩平衡状况有较大改善,颈肩部肌肉不再紧张。询问了佩戴情况,佩戴依从性良好,除了睡眠时间患者一直坚持佩戴,佩戴适应较好,皮肤无不良反应,运动也没有移位的情况。"

2)患者反馈:"从适配到合适的义乳之后,义乳再也没有离身,就像身体的一部分一样。我可以穿着义乳,随意遛狗,过年的时候,我挨家挨户地拜年、吃饭、打麻将,无人知晓我得了乳腺癌,更无人发现我戴了义乳,我感到无比欣慰和开心。"

(四)效果评价

1. **患者体态评估和心理评估变化情况**　患者的肩平衡从开始的16°矫正到了5°以内,身体意象得分也从24分下降到了3分,效果显著。见表1-2-1-1。

表1-2-1-1　患者体态评估和心理评估变化情况

| 时　　间 | 肩　平　衡 | 身体意象(BIS)得分 |
| --- | --- | --- |
| 术后2个月(佩戴义乳时) | 16° | 24 |
| 术后3个月(佩戴义乳1个月) | 10° | 14 |
| 术后6个月(佩戴义乳4个月) | 6° | 12 |
| 术后9个月(佩戴义乳7个月) | 3° | 6 |
| 术后12个月(佩戴义乳10个月) | 2° | 3 |

2. **患者主诉**　患者使用温控型的义乳能进行喜欢的运动。在内分泌治疗后,患者有明显潮热的症状,但温控型的气囊调整型义乳让患者感觉不闷热、透气、恒温,患者在快走和慢

跑时,气囊调整型义乳也能完美契合身体,义乳没有出现错位移动的情况。

## 二、案例分析

### (一)案例相关理论与方法

#### 1. 乳房缺失对女性的影响

(1) 生理影响:与健康女性相比,乳房切除术后女性的身体姿势具有以下显著的变化特征,如躯干倾斜、骨盆扭转、躯干更前倾、脊柱弯曲等。且这种单侧乳房切除术后患者身体姿态异常的发生率和偏差程度在一年内逐渐增加,尤其是在术后 3～6 个月呈现明显增加。

(2) 心理影响:乳腺癌的疾病进展和治疗方式可导致患者出现形体障碍,对患者身体意象产生不良影响。研究表明,40%～82%的乳腺癌患者有身体意象障碍(体象障碍),会影响患者心理和生理健康,甚至影响疾病的发展和转归,降低患者的生活质量。认知、收入、临床分期、化疗、内分泌治疗、应对方式是影响乳腺癌患者身体意象的主要因素。

(3) 家庭社会影响:乳房缺失会对患者作为女性的感觉和自尊心有巨大的影响,生理心理状态的变化导致社会交往减少,对身体意象的扰乱在相当长的一段时间内会严重影响患者的性生活。

#### 2. 义乳在患者形体管理中的应用

(1) 义乳佩戴的意义:义乳是一种人工乳房,用于乳房全切或部分切除术后替代自然乳房。义乳为身体提供对称性和自然形状,与文胸的完美搭配可以让患者重新拥有女性完美的曲线,弥补术后形体缺陷。义乳不仅可以起到防止患者脊柱侧弯等生理保护作用,还可以帮助患者减轻负性心理情绪,克服自我认知障碍,提高自我形象及自信心,使患者享受家庭生活和社交活动,从而帮助患者提高生活品质。

对于该案例患者不愿进行乳房重建手术的情况,佩戴义乳成为一个经济、便捷的备选方案。佩戴义乳可以改善乳房缺失所造成的外部形象受损,防止身体处于长期失衡状态而引起脊柱侧弯,帮助乳房缺失的女性恢复身体形象、女性气质和心理健康。

(2) 义乳佩戴的实践指导:推荐患者术后在合适的时间佩戴合适的义乳,通常在术后 1～8 周或化疗、放疗期间可使用棉质义乳和康复胸衣,不适用较重的义乳,可选择质地轻、透气性好的棉质义乳;8 周后,患者的伤口已经愈合,是佩戴外置硅胶义乳的最好时机,行乳房全切术的女性可选择硅胶义乳;术后 6 个月以后可选择粘贴型义乳。在本案例中,患者是在术后 2 个月伤口愈合的情况下,选择佩戴硅胶义乳。

### (二)具体措施分析

#### 1. 采用全程、多样化的信息支持

乳腺癌改良根治术后胸部缺陷和身体不平衡,使得患者自我形象受损,长期的身体不平衡还会导致肩部疼痛、斜肩甚至脊柱侧弯等问题。本案例中的患者,由于本身体形丰满,使得其在术后 2 个月就有极其明显的高低肩,再次表明了术后康复的重要性和时间介入点的重要性。本案例中医护人员通过健康大讲堂、宣传海报、宣传册、科普视频、同伴教育等全程多样化的健康宣教和一对一技术指导,在入院时、术后、出院时、佩戴义乳后通过为患者提供足够的信息支持,以便患者能选出最适合自己的义乳并能掌握义乳的佩戴和保养技巧。

案例中的王女士喜欢先看视频,了解原理后再去看手册,手册带在身边可以反复看,非

常方便。王女士与义乳佩戴师也保持电话沟通，以便咨询义乳相关事宜。在专科护士指导下，王女士将自己的义乳佩戴相关信息上传到了个案管理系统的个人医疗档案中，专科护士可以查看到相关信息。

王女士在手术前一直自豪自己的身材，从未想过有一天会得乳腺癌，更难以接受右乳全切，术后不敢看镜子，更不敢出门，每次出门去换药，总觉得别人能看出缺失的右乳。在医护人员的信息支持和病友的同伴支持下佩戴了合适的义乳以后，她重新找回了往日挺拔傲人的完美胸型，"失而复得"的右乳让她更有朝气，笑起来也更自信了。

**2. 护士与义乳佩戴师合作对患者义乳选择与佩戴的指导**　专业的义乳佩戴师能帮助患者选择合适的、舒适度较高的义乳。舒适度是影响义乳使用和满意度的最重要因素，义乳的重量和材质是影响舒适度的重要因素。义乳过重会导致肩部疼痛，因此患者在一般情况下都偏向于佩戴比自己实际乳房重量轻的义乳，尤其是胸部偏大的女性患者。本案例患者胸部较大，所以建议选择轻质义乳。义乳最常用的材料是硅胶，硅胶夏热冬冷，comfort+温控技术让义乳能吸收身体多余热量，在炎热的夏天能够维持胸部凉爽舒适；在寒冷的冬日能够吸收热量返还给身体，保持胸部温暖。针对患侧胸壁瘢痕不平整、体重波动频繁、体形丰满的女性患者，建议选择可实现轻定制功能的气囊调整型义乳（内置气囊专利技术可有效调节义乳内侧面的体积和形态，实现与胸壁紧密贴合和高度平衡的效果，找到更贴合的感受）。气囊调整型义乳集轻便、温控、可调节于一体，可满足患者术后不同阶段的需求。

护士是制造商与义乳佩戴患者之间联系的纽带，也是制造商信息提供缺口的有效补充者，在义乳佩戴指导中起着主导作用。因此，护理人员必须掌握义乳相关知识，并持续接受培训，更新知识与技能，及时、主动告知患者义乳相关信息，为患者提供全面的健康教育和优质的技术支持。在本案例中，护士较早对患者提供了义乳选择的相关知识，鼓励患者与其他患者沟通交流，在义乳佩戴师根据患者需求和身体状况推荐合适的义乳后，定期对患者的佩戴情况进行随访，提醒患者坚持佩戴，注意义乳的保养。佩戴义乳不仅能弥补当下形体缺陷的尴尬，还能预防由于身体长期失衡而引起姿态失衡而出现的脊柱侧弯、高低肩等问题。患者佩戴合适的义乳可以提高自信心、享受家庭生活和社交活动，更好地回归社会。这些益处在本案例患者佩戴义乳后得到充分体现，患者身体意象量表得分为由 24 分降低到 3 分，身体意向水平显著提高，斜肩问题也显著改善，能更加积极地参与社会活动。

### （三）进一步研究热点

基于患者存在义乳知识缺乏、购买途径受限、义乳佩戴体验感差等诸多原因，有国内研究者探索了乳腺癌术后义乳佩戴与指导门诊的模式，由经过培训的有经验的护士为患者提供多功能、持续、个体化、全程化的义乳佩戴专业指导、咨询。此模式可促进乳腺癌全切术后患者形体管理，提高患者义乳佩戴的知识、信念、行为，有效减轻患者因乳房缺失引起的体态失衡和自信缺失等问题，改善患者生活质量。

目前的研究大多基于满足患者基本诉求——弥补形体缺失，对于患者个性化需求和创新解决方案的提供，研究仍不够充分，下一步期待更多关于定制义乳的相关研究。如 3D 定制义乳，通过 3D 扫描为患者量身定制，根据患者伤口创面建模，这种定制的义乳有独一无二的适配特征、紧贴胸部不易移位的优势，可以满足对义乳造型要求较高的患者，或是开展义乳智能化方面研究，通过智能芯片监测患者术后功能锻炼、生命体征等指标，与患者的康复锻炼相结合,同时达到恢复形体美观、佩戴舒适的目的。

随着科技的进步,义乳产品分类越来越细致、款式越来越多样化、体验也更加人性化,不仅可以满足患者弥补形体缺陷的基本需求,还能适应越来越多的生活场景。但在患者如何方便快捷地获取义乳相关的信息、专科护士如何与社区和制造商合作共同提供无缝链接的服务、如何探索适合我国国情的政策支持等方面也值得进一步研究。由于我国地区经济发展的不平衡和地域文化差异,不同医疗单位可能会采取不同的策略,如培训护士获得资质来承担义乳佩戴师的职责,或是个案管理师与义乳佩戴师合作,或是专科护士与义乳佩戴师合作等方式,以期为患者提供全周期、全方位的义乳佩戴服务和良好形体康复体验。

(景 婧)

## 案例二　义乳与预防淋巴水肿

**案例简介**:患者经历了双侧乳房全切手术,不仅承受乳房缺失的煎熬,还面临着术后并发淋巴水肿的风险,存在巨大的身心压力。形体管理团队采用身体意象量表、心理社会适应问卷和淋巴水肿周径测量法对患者全面评估,针对患者的具体问题制定个性化康复和形体管理方案。通过指导患者选择合适的义乳,帮助其重获形体的完整性;并从衣食住行方面对患者进行淋巴水肿预防的健康指导,降低其并发症的发生率,帮助其更好地适应术后生活及回归社会,实现了术后形体恢复的最大化和并发症发生的最小化。此案例以术后并发症的预防和自我形体管理为导向,从生理和心理全方位助力患者重新找回健康、自信的自己,开启了全新生活篇章。

### 一、案例描述

#### (一)病情描述

1. **基本信息**　患者于某,女,35岁,已婚,文化程度大专。
2. **现病史**　患者因"发现乳腺肿块3月余"入院。入院体检:双乳对称,右乳可触及一肿块,大小约2 cm,质硬,边界尚清,无明显压痛。对侧乳房皮肤无发红、水肿、表皮温度升高及"橘皮样"改变,乳房浅表静脉无扩张,乳头无内陷,无乳头溢液,乳头、乳晕无糜烂。2022-02-10在我院彩超提示:右侧乳腺10点钟方向距乳头约2 cm处实质性病灶伴钙化(BI-RADS 5),右侧乳腺10点钟方向腺体边缘实质性病灶(BI-RADS 4b),左侧乳腺2点钟方向实质性病灶(BI-RADS 4b),左侧乳腺乳头外侧实质性病灶(BI-RADS 3),双侧乳腺增生,右腋窝淋巴结(结构异常)。
3. **家族史**　家族无肿瘤病史。
4. **既往史**　既往无慢性病史。
5. **诊断**　双乳癌(根据术后病检结果)。
6. **主要治疗**　2022-02-18行右侧乳腺改良根治术+左侧乳腺全切除+前哨淋巴结活检术+化疗泵植入术。术后病检示:①(左)乳腺高级别导管原位癌伴小灶浸润(浸润灶<0.1 cm);送检乳头、基底切缘、左侧乳腺前哨淋巴结3枚及左侧腋窝淋巴结5枚,镜下

均未见癌。免疫组化：浸润灶 CK5/6、CD10、Calponin、P63、SOX10 及 SMA（－），ER（约 80%＋，阳性对照＋），PR（－，阳性对照＋），HER2（0，阳性对照＋），Ki-67 约 5%。②（右侧）乳腺浸润性癌（WHO Ⅱ级），伴右侧腋窝淋巴结（1/18 枚）癌转移。送检乳头及基底切缘未见癌。免疫组化：CK5/6（灶＋），CK7（＋），GATA3（＋），AR（－），ER（－，阳性对照＋），PR（－，阳性对照＋），HER2（0，阳性对照＋），P53（－，提示突变型），Ki-67 约 30%。于 2022-03-04 至 2022-04-18 开始行 1～3 周期 EC 方案化疗。2022-05-09 单次多层 CT 平扫检查诊断：肝右后叶钙化灶或肝内胆管结石；肝右叶类圆形低密度影；左肾小结石；盆腔少量积液。彩超所见：双侧颈部及锁骨上窝未见明显肿块及增大淋巴结图像。CDFI：上述部位见异常血流信号。明确无治疗禁忌证后于 2022-05-09 行第 4 周期 EC 方案治疗，其后行多西他赛 1～4 周期疗程。化疗结束后，患者口服内分泌治疗药物来曲唑，未见明显药物不良反应。病程中，患者精神、食欲、睡眠尚可，大小便无异常，体力体重无明显改变。患者于 2022-08-23 开始行乳腺 5000cGY/25F 放疗，未出现呕吐明显、乏力加重、发热、口腔溃疡、腹泻、咳嗽、皮肤出血瘀斑等任何不适。

7. 形体相关评估

(1) 心理评估

1) 身体意象量表：中文版自评式量表，主要用于检测癌症患者对自己外表的感觉，以及识别任何由于疾病或治疗所导致的感觉改变，共 10 个条目，每个条目均采用 4 级计分法，分为"一点也不（0 分）、稍微（1 分）、相当（2 分）、非常（3 分）"，总分为 0～30 分，分值越高则表示患者身体心像越差，该量表 Cronbach's α 系数为 0.90。

2) 心理社会适应问卷：乳腺癌患者心理社会适应问卷共有 44 个条目，包括"焦虑/抑郁、自尊和自我接纳、态度、归属感、自我控制和自我效能感"5 个维度。采用 Likert 自陈式量表 5 级进行量化，即"完全错误""大部分错误""无法确定""大部分正确""完全正确"5 级，条目均分<3 分为较低水平，>3 分且<4 分为中等水平，>4 分为较高水平。问卷的 Cronbach's α 系数为 0.945，重测信度为 0.961。

(2) 客观评估：周径测量法。用非弹性软尺测量双侧肢体周径；测量点取虎口、上肢腕横纹、腕横纹上 10 cm、肘窝和肘窝上 10 cm、腋下顶部；或以手腕开始沿着手臂尺骨或桡骨，每 10 cm 测量周径，在测量时对每一个点的臂围均测 2 次，取平均值；不适用于亚临床淋巴水肿患者。轻度水肿，患侧－健侧＝2～4 cm；中度水肿，患侧－健侧＝4～6 cm；重度水肿，患侧－健侧＞6 cm。

(二) 患者康复管理需求

1. 患者希望术后两个月后通过佩戴义乳恢复正常的社交活动。
2. 患者希望术后预防双侧上肢淋巴水肿。

(三) 采取的康复指导或干预措施

对患者进行全面评估，并结合患者术后出现的形体需求制定形体管理计划。术后不同时间阶段，有不同材质的义乳可以帮助患者弥补女性身体器官的对称和外在形体的美观。因此，本案例以义乳佩戴的不同时机分阶段实施，具体如下。

1. 全面评估

(1) 心理评估：采用身体意象量表和心理社会适应问卷分别于术后 1 个月、术后 6 个月、术后12个月对患者身体变化的接受程度和心理社会适应状态进行评估,有助于护士全面了解患者在术后不同阶段的心理健康和社会健康问题,为患者提供更全面的康复和支持方案。同时,定期评估还能够及时发现问题并采取相应干预措施,促进患者的身心健康和适应能力提高。

(2) 淋巴水肿评估:采用周径测量法测量患者双侧肢体周径,可以及时发现、评估和干预患者的淋巴水肿问题,提高患者的生活质量和康复效果。同时,定期的淋巴水肿评估也有助于跟踪患者的病情变化,及时调整治疗方案,达到更好的康复效果。

2. 义乳选择与佩戴

(1) 第一阶段:术后8周以上。此阶段,患者已拆除双侧乳腺切除术后的绷带。患者希望恢复乳房外观完整性,考虑到此阶段伤口尚未完全愈合,不适用较重的义乳,因此我们建议患者佩戴质地轻、透气性好的棉质义乳作为过渡。选择原因:① 棉质义乳采用纯棉面料表层,柔软、透气,有利于伤口复原;② 棉质义乳的重量非常轻,在保持成型的轮廓同时对伤口减少负担;③ 术后佩戴义乳有助于恢复信心和保持良好的精神面貌。

(2) 第二阶段:术后6个月以上。此阶段,患者瘢痕基本恢复,因此我们建议患者选用插袋贴身两用式义乳,有助于满足患者渴望恢复正常社交生活的需求。选择原因:① 贴身型义乳有助于提高佩戴舒适度;② 粘贴在胸壁上可增大胸壁皮下组织之间的间隙,帮助改善局部的淋巴循环,有利于减少淋巴水肿的发生;③ 可以根据场合自由选择插袋、贴身两种不同穿法,不用担心穿戴时会出现不小心滑出或者掉落的情况。因此,插袋贴身两用式义乳不仅经济实惠,也更加适合社交活动。

3. 淋巴水肿的预防

(1) 佩戴义乳可以预防淋巴水肿

1) 平衡压力:穿戴合适的义乳可以平衡两侧胸部的压力,减少淋巴液的积聚。如果只有一侧乳房被切除,不穿戴义乳可能会导致两侧胸部不对称,淋巴液无法正常回流,增加患肢淋巴水肿的风险。

2) 减少负担:穿戴合适的义乳可以减少衣物等对手术部位及邻近区域的压迫,有助于减少淋巴液的积聚。

3) 促进淋巴液流动:穿戴合适的义乳可以通过压缩和支撑帮助促进淋巴液的流动,从而减少水肿。

4) 促进日常活动:佩戴义乳可以让患者在社交和日常生活中感到更加自信和舒适,鼓励患者进行正常的日常活动,这有助于促进淋巴液的循环。

(2) 预防淋巴水肿的日常管理

1) 提高患者对淋巴水肿的认知,识别淋巴水肿早期症状。通过健康宣教的方式,提高患者对淋巴水肿相关知识的学习,加强对淋巴水肿的重视程度,及时识别淋巴水肿的发生。早期症状如下。① 活动受限:肩部、肘部、手臂、手腕、手指活动受限。② 肿胀感:上肢、乳房、胸壁等肿胀感明显。③ 患肢感觉:沉重感、麻木感、紧绷感、针刺样或灼烧样疼痛,患肢无力,有疲乏感。④ 患肢皮肤:皮温升高、发红、起水疱。

2) 患肢保护及皮肤护理:① 避免在患肢进行治疗性操作,如抽血、输液、针灸、推拿、测血压等;② 保持患肢血液循环通畅,避免穿过紧的衣服或首饰等;③ 保护皮肤的完整性,避免患肢任何外伤,如烫伤、蚊虫叮咬、擦伤等,如有皮肤损伤,应及时处理;④ 保持皮肤清洁,避免使用肥皂等碱性清洁剂,清洁后使用 pH 为中性或弱酸性润肤露涂抹均匀;⑤ 避免患肢过冷或过热刺激,如蒸桑拿、泡温泉等,洗澡时温度应<41℃,时间不超过 15 min;⑥ 避免患肢长期静止不动或处于下垂状态,如久坐、久站等。

3) 适宜的运动:主要为淋巴水肿相关的功能锻炼。① 术后早期开始患肢功能锻炼:在术后 1~3 d,指导患者进行握拳、屈腕以及伸指等制动训练;术后第 4~7 d,指导患者下床进行活动,并开始用患侧手刷牙、洗脸等屈肘运动;术后第 2 周开始,指导患者开展以肩部为主的活动,逐渐上举患侧的手臂,运动的量以及强度以肢体不感到疲劳,也未有疼痛感为准。② 术后 2~4 周,患肢负重应不超过 0.5 kg,4 周后患肢负重不应超过 2.5 kg。

此外,指导患者进行有氧运动,推荐每周进行至少 5 次中等强度运动。中强度体力活动是指心跳、呼吸比平时加快,出汗等,如快走、跳舞、瑜伽、太极拳、乒乓球、骑自行车等。

4) 良好的生活方式:① 保持体重,控制 BMI<30 kg/m$^2$,多摄入优质蛋白质,少油盐,禁烟酒;② 养成良好的运动习惯,避免久坐或久站,每周进行至少 5 次中等强度运动。

(四) 效果评价

1. 采用身体意象量表(中文版)评价患者的身体意象,采用心理社会适应问卷评价患者的心理社会适应,术后 1 个月、术后 6 个月、术后 12 个月的得分如下表,提示患者身体意象明显改善,心理社会适应由较低水平提升至较高水平。见表 1-2-2-1。

表 1-2-2-1 患者心理评估变化情况

| 项　　目 | 术后 1 个月 | 术后 6 个月 | 术后 12 个月 |
|---|---|---|---|
| 身体意象量表得分 | 9 分 | 7 分 | 6 分 |
| 心理社会适应问卷得分 | 2.85 分 | 4.33 分 | 4.72 分 |

2. 采用周径测量表对患者在术前、术后、术后 6 个月、术后 12 个月的上肢周径进行评估,结果显示患者未发生淋巴水肿,具体得分见表 1-2-2-2。

表 1-2-2-2 乳腺癌术后患者上肢周径测量表

| | 术　前 | | 术后 1 个月 | | 术后 6 个月 | | 术后 12 个月 | |
|---|---|---|---|---|---|---|---|---|
| 日　期 | 2022-02-17 | | 2022-03-18 | | 2022-08-18 | | 2023-02-18 | |
| 部　位 | 左侧 | 右侧 | 左侧 | 右侧 | 左侧 | 右侧 | 左侧 | 右侧 |
| 1. 虎口 | 19.2 | 19.5 | 19.4 | 19.6 | 19.8 | 19.7 | 19.9 | 19.8 |
| 2. 腕横纹 | 16 | 16.1 | 16.2 | 16.4 | 16.5 | 16.5 | 16.3 | 16.8 |
| 3. 腕横纹上 10 cm | 19.5 | 19.3 | 19.6 | 19.5 | 19.7 | 19.3 | 19.6 | 19.6 |

(续　表)

|  | 术　前 | | 术后 1 个月 | | 术后 6 个月 | | 术后 12 个月 | |
| --- | --- | --- | --- | --- | --- | --- | --- | --- |
| 4. 腕横纹上 20 cm | 25.4 | 25.5 | 25.6 | 25.6 | 25.8 | 25.5 | 25.7 | 25.4 |
| 5. 腕横纹上 30 cm | 25.9 | 26.1 | 26 | 26.2 | 26.3 | 26.2 | 26.4 | 26.5 |
| 6. 腕横纹上 40 cm | 29 | 29.2 | 29.1 | 29.3 | 29.5 | 29.4 | 29.6 | 29.7 |

## 二、案例分析

### （一）案例相关理论与方法

1. 术后形体管理的目的和重要性　随着乳腺癌生存率的提升、生存周期的延长，乳腺癌患者除了关心生存以外，后续康复及生活质量、回归正常生活也越来越受到重视。乳房全切手术使得乳腺癌患者在术后需要面临乳房缺失的问题，乳房的缺失会导致患者产生紧张恐惧、抑郁焦虑、悲观绝望的心理特点，使其出现社会焦虑、社会回避等，对女性造成的心理压力是深远的。此外，大部分乳腺癌根治术后患者由于乳房的缺失导致缺乏安全感，胸部几乎是皮包骨。放疗后，皮肤的弹性大力下降，形成肋骨显露。胸壁缺少乳房的保护，外力的撞击会造成胸壁不可预期的损伤。

本例患者术后因女性性征、形体改变，使其不愿参加正常的社交活动，心理社会适应处于较低水平，极易造成心理健康问题。此外，据报道，心理社会适应能力不良率高达65.42%。乳腺癌根治术患者普遍存在心理社会适应不良，其社会心理适应性差，生活质量差。患者自身整体状况对心理社会适应能力影响较大，以年轻、未婚、高学历、高收入、个体职业者的社交回避及苦恼程度为甚。因此，术后形体管理在乳腺癌诊疗、康复过程中发挥着重要作用。

2. 佩戴义乳的意义　① 胸腔安全（安全需要）：佩戴义乳可以保护创面，减少外力撞击引起胸部疼痛的风险，保护身体内脏重要器官不受外力伤害。② 弥补缺失（美观需要）：佩戴义乳可以弥补术后的体形缺失，改善外在形象，帮助患者恢复形体完整。③ 预防淋巴水肿（生理需要）：佩戴义乳可增大胸壁皮下组织之间的间隙，帮助改善局部的淋巴循环，有利于减少淋巴水肿的发生。④ 身心康复（心理需要）：佩戴义乳可增强患者自信心、享受家庭生活和社交活动，更好地回归社会。

3. 选择义乳的理论基础　虽然义乳不能完全代替失去的乳房，但是正确使用义乳可以帮助患者适应因癌症诊治而引起的身体形象的变化。Qiu 等研究者比较了佩戴 12 周粘贴式温控义乳和插袋式温控义乳对患者康复期生活质量、生理和心理的影响，结果显示两组生活质量和身体意象无统计学差异。尽管粘贴式义乳清洁程序较非粘贴式义乳烦琐，但由于其贴合性更好，不再由肩带而是由粘贴的胸壁承重，更像是身体的一部分，也避免了义乳意外脱出的担忧，成为研究参与者的首选义乳产品。Shin 等研究者发现，温控技术通过调节义乳下的温度和汗水，让患者不再为冬冷夏热的义乳佩戴体验而烦恼。美国巴尔的摩《医学》发表复旦大学附属肿瘤医院裘佳佳等学者比较采用温控技术的贴身式义乳和自然式义乳对中国乳腺癌患者康复期间生活质量、生理和心理的影响,结果表明女性都对温控义乳满意,并且更愿意选择贴身式义乳。

随着社会经济的发展和人们生活水平的提高,患者对义乳的功能提出了更高的要求。罗火静等研究者提出 3D 订制义乳,通过 3D 扫描为患者量身订制,根据伤口创面建模,订制义乳大小合适,紧贴胸部,不易移位,可以满足对义乳造型要求较高患者的需求。郑宏来等研究者制作具有自净功能,面料柔软舒适、透气性好、利于排汗的义乳,患者认为此类型义乳性价比高于传统义乳,佩戴舒适度更高,但此类义乳尚未推广,可为未来新型义乳的研究提供参考。此外,张芡等研究者发现部分患者希望义乳智能化,能通过智能芯片监测患者术后功能锻炼、生命体征等指标,与患者的康复锻炼相结合,同时达到恢复形体美观、佩戴舒适的目的。

(二) 具体措施分析

1. 本案例形体管理计划的制定　　根据患者的需求,本案例制定的形体管理计划包括身体意象、心理社会适应和淋巴水肿的全面评估、义乳阶段性管理及淋巴水肿的预防。该形体管理计划是通过客观评价来判断患者问题,同时结合了患者的年龄、学历、形体需求等具体情况而制定的。在方案设计和选择时,主要以术后的预防和自我管理功能为导向,追求术后形体恢复最大化和并发症最小化,以使患者尽快恢复正常社交生活为目标。

2. 效果评价

(1) 评价标准

1) 根据身体意象量表的标准,在患者术后 1 个月、术后 6 个月、术后 12 个月进行身体意象评价,通过身体意象得分判断患者身体意象是否改善。

2) 根据心理社会适应问卷的标准,在患者术后 1 个月、术后 6 个月、术后 12 个月进行心理社会适应评价,通过心理社会适应问卷得分判断患者心理社会适应是否改善。

3) 根据中华护理学会关于乳腺癌术后淋巴水肿预防和护理的团体标准,在患者术后 1 个月、术后 6 个月、术后 12 个月采用周径测量法判定是否发生乳腺癌相关淋巴水肿。

(2) 客观评价

1) 2022 年 3 月 18 日:患者身体意象量表评价得分 9 分;2022 年 8 月 18 日:患者身体意象量表评价得分 7 分;2023 年 2 月 18 日:患者身体意象量表评价得分 6 分,提示患者身体意象明显改善。

2) 2022 年 3 月 18 日,患者的心理社会适应条目均分为 2.85 分,处于较低水平,随后在 2022 年 8 月 18 日及 2023 年 2 月 18 日再次调查发现,患者的心理社会适应条目均分分别为 4.33 分和 4.72 分,提示患者心理社会适应得以改善,并均处于较高水平。

3) 采用周径测量法,在 2022 年 3 月 18 日、2022 年 8 月 18 日及 2023 年 2 月 18 日测量患者双侧上肢,测量得出的数据与术前基数相比,未发生乳腺癌相关淋巴水肿。

(3) 主观评价:患者主诉,通过形体管理,选择合适的义乳佩戴,帮助恢复形体的完整性,提升了自我形象和自信心,同时双上肢无肿胀疼痛感,并未发生功能活动障碍,更好地适应术后生活及回归社会。

依据上述评价标准,对患者进行主观、客观评价,评价结果证明为该患者制定的形体管理计划是有效的,并且与谢思红、郑莹、裘佳佳等学者的研究结果相一致。即乳腺癌改良根治术后患者选择合适的义乳佩戴不仅能够有效填补乳腺癌术后的身体缺陷,同时帮助其恢复自信,尽快融入社会生活,获得良好的生活质量。

### (三) 进一步研究热点

#### 1. 全面评估

(1) 加强全面评估:乳腺癌术后患者的全面评估是确保患者得到有效治疗和康复的关键。通过全面的评估,如身体评估、上肢功能评估、心理评估、生活质量评估及社会支持评估等,医疗团队可以更好地了解患者的整体状况,及时调整治疗方案,并提供必要的支持和干预,以提高乳腺癌术后患者的康复和生活质量。

(2) 体态评估和骨骼肌肉评估的重要性:乳腺癌术后加强体态评估和骨骼肌肉评估,可以及时发现并解决术后患者可能出现的体态问题和肌肉骨骼的功能障碍,从而提高患者的康复效果和生活质量,是确保患者术后恢复和减少并发症的重要环节。

#### 2. 义乳相关实践

(1) 义乳的选择与适配优化:未来研究可以探索不同类型、大小、形状和材料的义乳对乳腺癌患者的适配性和舒适度。通过评估患者的个体特征、手术方式和治疗效果,制定个性化的义乳选择和适配方案,以提高患者的舒适感和外观满意度。

(2) 义乳护理与使用技巧指导:未来研究可以探讨义乳的日常护理和使用技巧,包括清洁、保养、穿戴姿势等方面。通过开展护理培训和指导活动,提高患者对义乳的使用和护理能力,减少因使用不当而导致的皮肤问题和不适感。

(3) 义乳相关并发症的预防与处理:未来研究可以重点关注义乳使用过程中可能出现的并发症,如皮肤炎症、过敏反应等。通过分析患者的病史和护理实践,制定预防措施和处理方案,及时发现和解决义乳相关的并发症,保障患者的健康和舒适。

#### 3. 义乳相关科学研究

(1) 义乳与心理健康的关联研究:未来研究可以探讨义乳对乳腺癌患者心理健康的影响。通过心理问卷调查、焦虑抑郁评估等方法,比较使用义乳和不使用义乳的患者在心理健康水平上的差异。了解义乳对患者自信心、自尊心和生活质量的影响,为患者提供更好的心理支持和形象管理服务。

(2) 义乳与社会适应性的研究:未来研究可以探讨义乳在患者社会适应性和生活品质中的作用。通过社会调查、人际关系评估等方法,研究义乳对患者社交活动、职业生涯和家庭关系的影响。了解义乳在帮助患者恢复社会角色和社会功能方面的作用,促进患者更好地融入社会生活。

(3) 个性化体态管理的研究:未来研究可以探讨乳腺癌患者术后体态变化对功能性恢复的影响,包括肩部活动范围、手臂功能、体力活动能力等方面的评估,为制定个性化康复方案提供依据。全面地了解乳腺癌患者术后体态变化的情况、影响因素和影响程度,将有助于针对乳腺癌患者的个性化体态开发更有效的康复方案和预防措施,提高患者的生活质量和康复效果。

(夏　莹)

## 案例三　义乳与心理社会调适

**案例简介**：一名接受乳房根治性切除＋腋窝淋巴结清扫术的44岁女性乳腺癌患者,通过佩戴义乳进行心理社会调适和形体康复的全过程。首先对患者进行系列专科评估,包括形体、心理、义乳、自理能力、生命质量等,并明确患者形体康复目的为通过佩戴义乳弥补身体缺陷,恢复正常人际交往。然后根据患者手术方式、伤口恢复情况及个人情况,为其分阶段制定义乳佩戴计划。最后患者对义乳的了解程度提高,佩戴满意度高。通过分阶段佩戴义乳,有效进行了形体康复和心理社会调适,生活质量得到显著提升。本案例展示了义乳在乳腺癌术后康复中的重要作用,以及根据患者具体情况制定个性化佩戴计划的重要性。

### 一、案例描述

#### (一) 病情描述

1. **基本信息**　李某,女,44岁,文化程度本科,离异多年,与母亲同住,育有一女,其女随父生活。

2. **现病史**　患者2022年3月因无意中扪及左乳肿物,于我院就诊。专科体查左乳内上可扪及约5 cm×4 cm大小硬结,边界不清,质地偏硬,伴压痛,无伴乳头溢血溢液。行乳腺彩超示:左侧乳腺可见一个低回声,范围约4.9 cm×1.9 cm×1.2 cm(L10-2),边界不清,内回声不均匀,内见多个散在强回声光斑。左乳BI-RADS 4B,右乳BI-RADS 4A。乳腺X线片显示:左乳内上触及肥厚块处局部腺体结构紊乱,范围约5.6 cm×5.5 cm,内可见泥沙样、短棒状钙化灶,成簇状发布。左乳BI-RADS 5,右乳BI-RADS 3。入院后行全身检查,乳腺MR显示左侧乳腺内上象限团块状肿块样影(BI-RADS 4c),成人心脏彩超、阴道B超、双侧锁骨B超、肝胆脾彩超、胸片、上腹部CT、血常规、肝肾功能、心电图、凝血机制、术前四项定量、肿瘤五项未见明显异常。

3. **家族史**　家族无肿瘤病史。

4. **既往史**　既往无慢性病史。

5. **诊断**　左乳癌(根据术后病检结果)。

6. **主要治疗**　患者于2022年3月31日行左乳肿物穿刺活检术,病理回报:(左乳穿刺)乳腺高级别导管内癌累及小叶,部分不除外浸润。遂于2022年4月8日行左侧乳房根治性切除＋左侧腋窝淋巴结活检＋左侧腋窝淋巴结清扫术＋清创止血术,术后病理回报:左乳房纤维囊性乳腺病,导管内癌并小叶癌化,小灶早浸(约1 mm),导管内癌和早浸,免疫组化结果:ER(-),PR(-),HER2(3+),Ki67(30%+),后续需行辅助化疗、靶向治疗、放疗等综合治疗。2022年4月22日局麻下行右颈内输液港植入术,2022年4月22日开始行AC-wP+HP化疗,共8个疗程16次化疗,2022年11月4日化疗结束,化疗期间有轻微恶心呕吐的情况,少量脱发,未出现明显骨髓抑制、肝肾功能异常等不良反应。2022年7月22日开始行曲妥珠单抗(赫赛汀)、帕妥珠单抗(帕捷特)双靶治疗,2023年7月6日靶向治疗结束,其间无明显不良反应,心脏功能正常。2022年12月至2023年2月共行25次放疗,其间因感染新型冠状病毒曾暂停放疗计划,放疗期间皮肤出现放射性皮炎,表现为皮肤红肿伴轻度疼痛,无皮损。2023年7月7日开始口服奈拉替尼强化靶向治疗1年,服药初期出现腹泻症状,经口服止泻药物后症状缓解,综合治疗期间暂未出现严重的副作用。

**7. 形体相关评估**

(1) 体态评估:肩关节功能评定、肌力评定、皮肤与肩平衡、BMI。

1) 肩关节功能评定量表(CMS):由疼痛(15分)、日常生活能力(activities of daily living,ADL)(20分)两个主观评价指标和肩关节活动度(range of motion,ROM)(40分)、肌力(25分)两个客观评价指标构成,满分为100分,分值越高表示上肢功能恢复越好。

2) MMT肌力分级:是一种常用的肌力评定方法,用于评估肌肉力量的程度。MTT通常分为0～5级,0级为无可测知的肌肉收缩,1级可有轻微收缩但不能引起关节活动,2级可在减重状态下作关节全范围运动,3级能抗重力作全范围运动但不能抗阻力,4级能抗重力、抗一定阻力运动,5级为正常肌力且能抗重力、抗充分阻力运动。

3) 皮肤与肩平衡情况:包括评估瘢痕和皮肤表面状况。主要包括皮肤的完整性,有无红肿、破溃、皮疹等,比较两侧肩平面的平衡情况。

4) BMI:正常范围为$18.5\sim23.9 \text{ kg/m}^2$。

(2) 心理评估:焦虑。

焦虑评分量表(SAS):共20个条目,采用4级评分,主要评定症状出现的频度,其标准为:"1"表示没有或很少时间有;"2"表示有时有;"3"表示大部分时间有;"4"表示绝大部分或全部时间都有。20个条目中有15项是用负性词陈述的,按上述1～4顺序评分。其余5项(第5,9,13,17,19)注 * 号者,是用正性词陈述的,按4～1顺序反向计分。主要统计指标为总分。将20个项目的各个得分相加,即得粗分;用粗分乘以1.25以后取整数部分,就得到标准分。SAS标准分的分界值为50分,其中50～59分为轻度焦虑,60～69分为中度焦虑,70分以上为重度焦虑。

(3) 义乳相关评估:义乳认知程度调查、义乳舒适度与实用性调查。

1) 义乳认知调查问卷:主要包括了解义乳的途径、选择义乳的原因、类型、价位以及佩戴过义乳的感受等8个条目,由根据实际情况进行勾选。

2) 义乳舒适度与实用性调查问卷:采用自行设计的义乳舒适度与实用性调查问卷,主要包括义乳的皮肤黏附性、日常生活中的实用性、义乳的可维护性/舒适性/自然贴合性/接触性和安全性、义乳对肩和背的放松性等10个条目。每个条目均设有5个等级选项,由患者根据实际情况进行勾选,将非常同意和同意计为同意,将不一定、不同意、非常不同意计为不同意。

(4) 其他评估:自理能力、肿瘤患者生命质量测定[EORTC QLQ - C30(V30)]、患者主诉。

1) Barthel指数评定量表:从进食、洗澡、修饰、穿衣、控制大便、控制小便、如厕、床椅转移、平地行走、上下楼梯十个方面进行评分,满分为100分,总分≤40分为重度依赖,41～60分为中度依赖,61～99分为轻度依赖,100分为无需依赖。

2) 肿瘤患者生命质量测定EORTC QLQ - C30(V30):有30个条目,可分为15个领域,计有5个功能领域(躯体角色认知、情绪和社会功能)、3个症状领域(疲劳、疼痛恶心呕吐)、1个总体健康状况/生命质量领域和6个单一条目(每个作为一个领域)。每个条目均采用等级式设置,分为:其中条目29、30分为七个等级,根据其回答选项,计为1分到7分;其他条目分为 4 个等级:从没有(1分)、有一点(2分)、较多(3分)、很多(4分),直接评 1～4分,总评分越低说明患者生活质量越高。

3) 主诉:患者主观感受。

**(二)患者康复管理需求**

1. 患者希望通过佩戴义乳,弥补身体缺陷,保护胸腔,预防身体姿态失衡。
2. 患者希望减少乳房缺失对自身的影响,恢复正常的人际交往。

**(三)采取的康复指导或干预措施**

对患者形体及心理等进行全面评估,根据患者手术方式及术后伤口恢复情况,结合患者的年龄、学历、经济状况、社会支持、个人兴趣爱好等具体情况,分阶段制定义乳佩戴计划,具体实施如下。

1. 全面评估

(1) 形体相关评估:评估肩关节功能评定、肌力评定、皮肤与肩平衡、BMI,评估时机为术后 1 个月、术后 3 个月、术后 6 个月、术后 12 个月、术后 18 个月。

(2) 心理评估:评估焦虑评估量表,评估时机为术后 1 个月、术后 3 个月、术后 6 个月、术后 12 个月、术后 18 个月。

(3) 患者意愿:患者考虑到行乳房重建术费用较高,自身经济压力较大,因此拒绝行乳房重建术,选择佩戴义乳。

2. 义乳选择与佩戴  通过伤口评估和形体评估,分阶段对患者进行义乳佩戴指导,并进行实践。

(1) 术后 8 周内

1) 伤口情况:2022 年 4 月 29 日至 2022 年 6 月 3 日患者手术切口长度约 11 cm,切口外切缘对合整齐,约术后 4 周伤口结痂逐渐脱落,无红肿,无异常分泌物。

2) 形体情况:5 月 8 日患者肩关节评分 90 分,徒手肌力评定左侧肢体 5 级,皮肤有无红肿、破溃、皮疹等。患者习惯含胸驼背,两侧肩部在高度、姿势和肌肉力量等方面都相对一致,没有明显的差异或倾斜。患者 BMI 20.81 $kg/m^2$。

3) 健康教育:伤口还未愈合时,指导患者选择质地轻、透气性好的棉质义乳在保持成型轮廓的同时减少伤口负担,不仅有利于伤口恢复而且有助于恢复信心和保持良好的精神面貌。

4) 佩戴指导:乳腺专科护士指导患者佩戴棉质义乳,个案管理师随访追踪患者购买、佩戴进度。患者听从意见,自行购置了一款螺旋形海绵轻质义乳,用于外出佩戴。

(2) 术后 8 周至 6 个月

1) 伤口情况:2022 年 6 月 4 日至 2022 年 11 月 21 日,患者左胸壁可见长约 11 cm 的粉红色瘢痕,瘢痕无增生、无疼痛。

2) 形体情况:患者肩关节评分 90 分,徒手肌力评定左侧肢体 5 级,皮肤无红肿、破溃、皮疹等。患者两侧肩部在高度、姿势和肌肉力量等方面都相对一致,没有明显的差异或倾斜,患者 BMI 为 20.81 $kg/m^2$。

3) 健康教育:建议患者佩戴有重量的硅胶义乳,促进有效维持身体平衡。

4) 佩戴指导:由乳腺专科护士为患者详细指导义乳及文胸的佩戴时机、更换频次、养护方法。患者后续在专业机构内义乳佩戴师的辅助下,结合已行左侧乳房根治性切除+左侧腋窝淋巴结清扫术的手术方式,并通过测量下胸围、罩杯尺寸、文胸大小,选择了一个与另一侧的乳房大小、重量、形状匹配的非贴身式硅胶义乳,并搭配使用义乳文胸,锁定义乳不易移位。个案管理师在随访过程中,发现患者刚刚佩戴硅胶义乳时,佩戴时间不足,主要用于外出佩戴,后续在乳腺专科护士指导下患者能做到除了睡觉其余时间尽量佩戴。

(3) 术后6个月后

1) 伤口情况:左胸壁可见长约11 cm的浅白色瘢痕。

2) 形体情况:患者肩关节评分90分,徒手肌力评定左侧肢体5级。2022年12月8日至2023年2月9日患者左胸壁放疗区域皮肤出现色素沉淀,产生红斑,出现干性脱皮。2023年3月8日起,患者皮肤恢复良好,皮肤无红肿、破溃、皮疹;两侧肩部在高度、姿势和肌肉力量等方面都相对一致,没有明显的差异或倾斜,但诉左肩部有麻木感;患者BMI为21.85 kg/m²。

3) 健康教育:放疗期间建议患者使用棉质义乳或康复胸衣,避免使用有重量的义乳,待皮肤恢复后,根据皮肤恢复情况及患者意愿可选择使用贴身型义乳。

4) 佩戴指导:乳腺专科护士指导患者在放疗期间及皮肤恢复期间避免佩戴硅胶义乳,指导患者可以选择轻盈、透气性好的棉质义乳文胸,或者由乳胶定型的义乳文胸一体式背心,减少对放疗区域皮肤的摩擦,个案管理师随访追踪患者放疗区域皮肤恢复情况。2023年3月8日起,患者皮肤恢复良好,已重新佩戴硅胶义乳,也日渐恢复健身,与乳腺专科护士沟通交流后,决定为方便运动及清洗,自行购置了价格优惠的运动式义乳。贴身式义乳直接贴合在皮肤上,稳固贴身,不会随运动而滑动,受力均匀,帮助分散肩膀和后背上面的压力,可提高佩戴舒适度,减少肩部压力,减少淋巴水肿的发生。虽乳腺专科护士曾建议患者购置贴身式义乳,因治疗期间经济压力较大,患者表示等经济压力减轻后再考虑购买。

(四) 效果评价

1. 患者术后6个月右侧上肢功能恢复至术前状态,符合《中国抗癌协会乳腺癌诊治指南与规范(2024版)》要求。运用肩功能评定量表(CMS)术后1个月、术后3个月、术后6个月、术后12个月、术后18个月坚持定时进行评估,具体评估结果见表1-2-3-1。

表1-2-3-1 肩关节评分(CMS)

| 评估时间 | 疼痛 | 日常生活活动 | 主动活动范围 | 肌力评分 | 总 分 |
| --- | --- | --- | --- | --- | --- |
| 术后1个月 | 15 | 18 | 32 | 25 | 90 |
| 术后3个月 | 15 | 18 | 32 | 25 | 90 |
| 术后6个月 | 15 | 18 | 34 | 25 | 92 |
| 术后12个月 | 15 | 18 | 36 | 25 | 94 |
| 术后18个月 | 15 | 20 | 40 | 25 | 100 |

2. 术后1个月,患者徒手肌力评定(MMT)左侧上肢肌力恢复正常(肌力5级)。具体结果见表1-2-3-2。

表 1-2-3-2 徒手肌力评定(MMT)

| 评估时间 | 级别 |
| --- | --- |
| 术后 1 个月 | 5 |
| 术后 3 个月 | 5 |
| 术后 6 个月 | 5 |
| 术后 12 个月 | 5 |
| 术后 18 个月 | 5 |

3. 术后手术伤口愈合良好,有无红肿、破溃、皮疹等;术后随访追踪患者未出现身体躯干的不对称、躯干的前倾、肩胛部的不对称等情况,具体结果见表 1-2-3-3。

表 1-2-3-3 术后皮肤及形体情况

| 评估时间 | 皮肤情况 | 有无体躯干的不对称、躯干的前倾、肩胛部的不对称 |
| --- | --- | --- |
| 术后 1 个月 | 手术切口长度约 11 cm,切口外切缘对合整齐 | 无 |
| 术后 3 个月 | 左胸壁可见长约 11 cm 的粉红色瘢痕,皮肤无红肿、破溃、皮疹 | 无 |
| 术后 6 个月 | 放疗区域皮肤出现色素沉淀,红斑,出现干性脱皮,无红肿、破溃、皮疹 | 无 |
| 术后 12 个月 | 左胸壁可见长约 11 cm 的浅白色瘢痕,皮肤无红肿、破溃、皮疹 | 无 |
| 术后 18 个月 | 左胸壁可见长约 11 cm 的浅白色瘢痕,皮肤无红肿、破溃、皮疹 | 无 |

4. 随访追踪 18 个月,患者的 BMI 长期维持在 20.81~21.85 kg/m$^2$,依据《中国乳腺癌随访随诊健康管理指南(2022 版)》,达到正常体重标准,具体数据见表 1-2-3-4。

表 1-2-3-4 患者的 BMI 指数

| 评估时间 | 身高(m) | 体重(kg) | BMI(kg/m$^2$) |
| --- | --- | --- | --- |
| 术前 | 155 | 50 | 20.81 |
| 术后 1 个月 | 155 | 50 | 20.81 |
| 术后 3 个月 | 155 | 50 | 20.81 |

（续 表）

| 评 估 时 间 | 身高(m) | 体重(kg) | BMI(kg/m²) |
|---|---|---|---|
| 术后 6 个月 | 155 | 52.5 | 21.85 |
| 术后 12 个月 | 155 | 52 | 21.64 |
| 术后 18 个月 | 155 | 52 | 21.64 |

5. 采用焦虑评分量表(SAS)评价患者的焦虑程度,测得该患者术后 1~18 个月的焦虑评分逐步降低,具体得分见表 1-2-3-5。

表 1-2-3-5 焦虑评分

| 评 估 时 间 | 评 分 |
|---|---|
| 术前 | 66(中度焦虑) |
| 术后 1 个月 | 52(轻度焦虑) |
| 术后 3 个月 | 50(轻度焦虑) |
| 术后 6 个月 | 41(正常水平) |
| 术后 12 个月 | 41(正常水平) |
| 术后 18 个月 | 32(正常水平) |

6. 根据患者的义乳认知调查,通过医护人员、病友、网络及书籍等各个渠道,患者对义乳的了解程度从不了解到很了解,能熟练列举佩戴义乳的好处,佩戴频率从开始的出门时偶尔佩戴逐步增加频次到除睡觉外一直佩戴。并且患者的义乳认知体验随着时间而发生变化,从最初的逃避到担忧,最后接纳,愿意与其他病友分享交流义乳佩戴经验。

7. 根据义乳舒适度与实用性调查,患者认为自己使用的义乳舒适度高,佩戴满意度高。认为该义乳方便佩戴及清洗,不需要花费大量的佩戴时间;佩戴过程中不会引起局部皮肤发痒、肩背部的不舒适以及发出尴尬的声音;认为义乳与自己乳房的重量相似,足以遮挡伤口。

8. 随访追踪 18 个月,生活质量总评分越来越低,总健康水平越来越高,由此可见患者生命质量有提升,自理能力得分为 100 分,无需依赖,具体得分见表 1-2-3-6。

表 1-2-3-6 肿瘤患者生命质量和自理能力测定

| 评 估 时 间 | 生活质量总评分 | 总健康水平 | 自 理 能 力 |
|---|---|---|---|
| 术后 1 个月 | 54 | 10 | 100 |
| 术后 3 个月 | 45 | 10 | 100 |

(续 表)

| 评估时间 | 生活质量总评分 | 总健康水平 | 自理能力 |
|---|---|---|---|
| 术后 6 个月 | 38 | 12 | 100 |
| 术后 12 个月 | 33 | 12 | 100 |
| 术后 18 个月 | 30 | 12 | 100 |

## 二、案例分析

### (一) 案例相关理论与方法

1. **术后佩戴义乳的目的和重要性**　本例患者为离异状态，Cobo-Cuenca 等研究表明，未婚、离异或丧偶的乳腺癌幸存者社交回避、社交焦虑及孤独感得分均高于在婚人群。离婚或丧偶的患者面对疾病往往比在婚患者更悲观，有更多的孤独感体验，发生社会疏离的风险更高。患者在进行手术方式选择时，虽然医疗组成员与其进行了充分沟通，但其仍强烈要求行全乳切除术，不愿进行乳房再造术，而佩戴义乳成为一种理想的选择。义乳是一种人工乳房，不仅可以为身体提供对称性和自然形状，弥补术后形体缺陷，起到防止患者脊柱侧弯等生理保护作用，还可以帮助患者减轻负性心理情绪，克服自我认知障碍，提高自我形象及自信心，使患者享受家庭生活和社交活动，从而帮助患者提高生活品质。

2. **义乳佩戴现状**　乳腺癌患者对于义乳的认知度仍然较低，大部分患者对于乳腺癌术后乳房缺失造成的生理影响并不了解，少数患者了解缺失可能导致斜肩、脊柱侧弯、形象受损。现阶段我国医保体系，患者须自费购买义乳，由于地域差异性和经济发展不平衡，义乳生产、销售机构的服务也不尽相同。乳腺癌术后患者义乳佩戴中的健康教育、义乳提供、义乳佩戴反馈等环节都有待提升。

3. **义乳的选择**　义乳的材质主要有棉质和硅胶两类，棉质义乳呈三角形，重量较轻，伤口的负担较小，术后 2~8 周或放疗期间可使用可选择质地轻、透气性好的棉质义乳以维持形体完整，不适用较重的义乳。8 周后，患者的伤口已经愈合，无血渍、流脓或开放性伤口，可佩戴有所配重的外置硅胶义乳，模拟正常乳房重量，保持身体两侧平衡，减少高低肩、脊柱侧弯等风险。术后 6 个月可选择粘贴式义乳，有助于提高佩戴舒适度，减少肩部压力，有利于减少淋巴水肿。佩戴义乳需搭配专用的义乳文胸。刚开始使用义乳的患者，需要通过 1 个周期来适应佩戴义乳的感受。第 1 d 从佩戴 1 h 开始，之后每天增加 1 h 的佩戴时间，一般 2~3 周后就能够完全适应佩戴义乳。

### (二) 具体措施分析

1. **义乳选择**　本例中，医护人员对患者义乳认知情况、身心状态、生存质量等进行了全面评估，再根据患者手术方式及术后伤口恢复情况，结合患者的其他具体情况分阶段制定义乳佩戴计划。

2. **个案管理**　护理人员为患者提供有关义乳方面的专业知识和支持，还为患者和义乳技术人员协调,选择合适的地点和时机,运用正确的方法为患者提供专业信息,帮助患者更好地做好身心准备,提高患者自我满意度和自信心。患者行乳房根治术前,了解到患者对乳房缺失感到焦虑、自卑与失落,希望术后能尽快通过一些方法改变自身形象,也渴望了解义乳的知识,尤其对仿真乳房充满好奇和不解,对仿真的效果抱有很大的期望。

评估患者伤口已完全愈合后,为预防患者出现身体躯干的不对称、躯干的前倾、肩胛部不对称等情况,乳腺专科护士建议患者购买合适的硅胶义乳。在护理人员的协同下,患者在专业的义乳佩戴师协助下选择了一背部凹面贴合胸部起腋下防护并具有调节体感温度的温控式义乳,患者表示具有较好的使用体验。在后续跟踪随访中,护士定期对患者进行形体康复评估,观察到患者暂未出现斜肩、脊柱侧弯问题。

患者行左腋窝淋巴结清扫术,因此患者对左上肢发生淋巴水肿较担忧,曾多次主动要求护士对双上肢进行测量来判断是否发生淋巴水肿。同时,2023年10月起患者开始出现颈肩部疼痛。研究表明,便宜的义乳会导致肩部、颈部和背部疼痛,患者舒适度低。乳腺专科护士曾建议患者购置具有减少肩部压力,减少淋巴水肿发生功能的贴身式义乳,但是迫于经济状况,因资金不足,患者推迟更换更舒适的贴身式义乳。

由此可看出,根据术后不同时期选择不同的义乳和文胸能满足患者最基本的需求。但是随着义乳的类型丰富,功能越符合患者的需求,其价格也越高,如需追求更好的舒适度、真实感和佩戴体验,容易造成患者的经济压力。因此,在患者挑选硅胶义乳的过程中,我们可根据患者的个性化需求推荐一款合适的义乳。

**3. 效果评价**

(1)评价标准:现阶段国内外暂未有义乳的佩戴效果评价标准。

(2)客观评价

1) 2022年5月9日采用肩功能评定量表(CMS)对患者左侧肩功能进行评估,评分为90分,左侧上肢功能恢复正常。

2) 2022年4月11日采用Barthel指数评定量表评估患者自理能力得分为100分,无需依赖别人。

3) 2022年5月9日徒手肌力评定(MMT)右侧上肢肌力5级,恢复正常。

4) 2022年10月9日采用焦虑评分量表(SAS)测得其焦虑总分为41分,焦虑症状缓解。

5) 2022年10月9日采用EORTC QLQ-C30(V3.0)测得其生活质量总评分为38分、总健康水平12分,说明患者生活质量提高。

6) 2022年4月至2023年10月患者BMI为20.81~21.85 kg/m$^2$,正常。

(3)主观评价:患者主诉,通过佩戴义乳,能恢复正常的胸部轮廓,能维持自身的体态。因无保护,之前比较担心外力对胸腔冲击,佩戴义乳后自觉能显著缓解焦虑,并与外界接触时,大大缓解了自身的羞耻感及缺陷感。

依据上述评价标准,对患者进行主观、客观评价,评价结果证明为该患者制定的佩戴义乳的指导康复锻炼计划是有效的。

**(三)进一步研究热点**

**1. 义乳佩戴评估体系构建** 义乳是乳腺癌术后患者常用的辅助器具,不同乳腺癌术后患者对于义乳的需求是各不相同的,现阶段我们仍未有一套完善的义乳佩戴相关的评估体系。通过评估体系的建立,确保义乳的设计和制作符合人体工程学原理,并且对患者的具体需求进行评估,如胸围、皮肤敏感度、术后恢复阶段等;量化义乳佩戴后的效果,如舒适度、塑形效果、活动度等,并可以跟踪佩戴效果随时间的变化,从而为患者提供个性化的义乳选择和佩戴建议,确保义乳的使用对于患者的术后恢复具有积极的促进作用,义乳的佩戴效果达到最佳,从而更好地提升患者的生活质量。

随着义乳市场的不断发展,市场上的义乳品牌和型号也越来越多。通过建立评估体系,可以规范市场秩序,剔除质量低劣、佩戴效果不佳的产品,确保市场上的义乳产品符合相关标准和要求,从而保障患者的权益和安全。通过对义乳佩戴效果的评估和分析,收集和分析大量佩戴效果数据,可以为未来的产品设计和研发提供有价值的参考和建议,推动义乳制作技术的进步和发展,满足患者日益增长的需求。

2. **义乳产品的更新**　患者期望更加舒适、更加仿真、更加贴合和更加智能化的义乳产品,当前义乳的主要材料是医用硅胶,虽然具有良好的生物相容性和稳定性,但仍存在硬度高、触感不自然等问题。未来的研究将于开发更贴近自然组织质感、具备更佳的生物相容性和耐久性的新材料,在义乳的生物相容性、耐久性、过敏反应等方面进行更加全面和深入地研究评估;也可通过对义乳的形态、质感、重量等方面进行更加精细化地设计,使其更加符合人体工学和美学要求,提高佩戴的舒适度和自然度;在智能方面如结合智能传感技术,实时监测佩戴者的健康状况;或者加入按摩、加热等功能,提高佩戴者的舒适度和使用体验。

3. **形体管理与心理社会适应的联结**　义乳形体管理与心理社会适应是乳腺癌患者在治疗后关注的重要方面。乳腺癌患者在接受手术治疗后,由于乳房的缺失,常常面临着身体意象和心理上的挑战。因此,针对这些患者的需求,提供个性化的评估方式和精准干预显得尤为重要。

在义乳形体管理方面,首先需要对患者的人口学资料进行了解,包括年龄、婚姻状况、身体状况、手术方式、生育要求等。不同年龄段的患者可能对形体管理的需求和关注点不同,例如年轻患者可能更注重乳房的外观和对称性,而老年患者可能更注重舒适度和适应性。此外,患者的身体状况和手术方式也会影响形体管理的策略。例如,接受根治性手术的患者可能需要更长时间的恢复和适应,而接受保乳手术的患者可能更注重乳房的外观和感觉。在心理社会适应方面,患者的心理状态和社会支持网络对其康复过程具有重要影响。未婚患者面临择偶,社交活动更加丰富,诊断及治疗带来的躯体改变对其打击更大;此外,有伴侣的乳腺癌幸存者能够获得更多情感、经济支持,而离婚或丧偶的患者面对疾病往往更悲观,有更多的孤独感体验,发生社会疏离的风险更高。无业或病休的乳腺癌幸存者社交焦虑、孤独感得分均高于在职和退休者。重返工作岗位的乳腺癌幸存者本身康复状况和心理适应性较好,拥有更多来自家庭成员、朋友、同事及雇主的社会支持,经济负担也相对较轻,社会融入状况较好;退休者大多为中老年患者,生活轨迹已比较稳定,交际应酬不太频繁,他们更加注重院外健康管理,感受到的社会排斥较少,发生社会疏离的风险较低。因此,评估患者的心理需求和社会支持状况至关重要。

针对乳腺癌患者在义乳形体管理与心理社会适应方面的需求,我们应该充分了解其人口学资料、身心和社会需求,采用多种评估方式,制定个性化干预方案,并提供定期评估和随访服务。这将有助于帮助患者更好地应对治疗后的挑战,提高其生活质量和社会功能。

(吴　玲)

## 案例四　化疗脱发困扰

**案例简介**:化疗所致脱发(chemotherapy-induced alopecia,CIA)是乳腺癌化疗最常见的不良反应之一,脱发所导致的形象改变会给患者带来严重的心理不适。尤其是对于女性患者来说,这在一定程度上甚至会影响抗肿瘤治疗的进行。本例通过循证护理的方法对一例乳腺癌化疗所致脱发的患者进行护理,通过对患者脱发程度、化疗所致脱发困扰、身体意象水平、心理焦虑程度等方面进行全面护理评估,采用分阶段护理、分阶段反馈,以及主客观效果评价、注重患者主诉等方法,为患者制定个体化的脱发预防及护理方案。通过此方案的护理后,该患者在结束化疗后3个月左右头发已经全部再生,化疗过程中因化疗脱发所致困扰、身体意象不佳水平、焦虑程度等均得到明显改善。

### 一、案例描述

#### (一) 病情描述

1. **基本信息**　患者陶某,女,50岁,已婚,文化程度初中。
2. **现病史**　患者主诉无明显诱因发现左侧乳房肿块1月余,不伴有皮肤红肿、乳头凹陷等症状。2022年4月1日门诊乳腺彩色超声诊断意见:左乳2点钟方向低回声结节(BI-RADS 4C);乳腺钼靶摄片诊断意见:左乳外上象限片状高密度;病理穿刺示:倾向左侧乳腺浸润性癌。2022年4月7日门诊以"左乳癌"收入院。入院后完善全身检查,血常规、凝血象、生化、免疫组合、心电图、肝胆胰脾及子宫卵巢彩超等,未见明显异常。
3. **家族史**　家族无肿瘤病史。
4. **既往史**　既往无慢性病史。
5. **诊断**　左乳癌(根据术后病检结果)。
6. **主要治疗**　2022年4月11日在全麻下行左乳癌保乳术+前哨淋巴结活检,术后病检示:左侧乳腺浸润性癌,WHO 2级,合并大汗腺型导管内癌(中核级,约占55%),未见明确脉管癌栓及神经侵犯。免疫组化示左乳浸润性癌:ER(弱-中等+,70%),PR(弱+3%),HER2(2+),GATA-3(+),E-Cadherin(+),p120(+),p63(-),CK5/6(-),Ki-67(+,8%)。淋巴结:CK(pan)(+),GATA-3(+),FISH检测(-)。术后行EC-T方案辅助化疗+放疗+内分泌治疗。2022年5月12日行PICC置管后开始化疗,2022年11月30日化疗结束,共8个疗程。化疗期间患者呕吐、脱发较为严重,经对症处理,顺利完成治疗;2022年7月18日至8月15日行21次放射治疗,放疗期间患者无不适主诉;2022年10月24日开始内分泌治疗,口服依西美坦片,内分泌治疗初期患者出现多汗及失眠症状,后期主诉好转。

7. 形体相关评估(表1-2-4-1)

表1-2-4-1　入院时患者基线评估情况

| 评估内容 | 脱发程度 | 脱发困扰量表(分) | 身体意象量表(分) | 焦虑自评量表(分) |
| --- | --- | --- | --- | --- |
| 评估结果 | 0度：无脱发 | 15 | 8 | 30(无焦虑) |

(1) 脱发相关评估

1) Dean脱发量表(Dean alopecia scale)：0度，无脱发；Ⅰ度，脱发<25%(轻度脱落)；Ⅱ度，脱发25%~50%(中度脱发、斑秃)；Ⅲ度，脱发50%~75%(头皮暴露明显，影响美观，可再生)；Ⅳ度，脱发75%~100%(不可逆的完全脱发，不可再生)。

2) 化疗脱发困扰量表(中文版)：由情感(6个条目)、日常活动(6个条目)、关系(4个条目)三个维度，采用Likert 4级计分法，1~4分分别对应"一点也不、稍微、相当、非常"，总分为15~60分，分数越高，表明患者因脱发所致的心理困扰水平越高。

(2) 身体意象量表(BIS)：该量表共有10个条目，分为情感、认知、行为三个维度，侧重测量情感认知对病人身体意象的影响，可用于评估乳腺癌的治疗对患者身体意象的影响程度。采用Likert 4级计分法，0~3分分别对应"一点也不、稍微、相当、非常"，总分为0~30分，分数越高表示癌症所导致的身体意象不佳的水平越高。

(3) 焦虑自评量表(SAS)：该量表共有20个条目，采用Likert 4级计分法，1~4分分别表示"没有或很少实践有、有时有、大部分时间有、绝大部分时间有或全部时间都有"。20个条目中有15项采用负性陈述，按上述1~4分的顺序评分，其余5项(第5、9、13、17、19项)采用正性词陈述，按4~1分的顺序反向评分。将20个项目各个得分相加，即是粗分，用粗分乘以1.25以后取整数部分即是标准分，分数<50分无焦虑，50~59分轻度焦虑，60~69分中度焦虑，≥70分以上为重度焦虑。

(4) 其他主诉：(患者表示)"我生病之后也从网上了解了乳腺癌要怎么治疗，知道做完手术后还要化疗。我经常会在抖音上刷到一些视频，讲化疗会有好多副作用，会呕吐，还会有很严重的掉头发，到最后就是光头了。每次刷到这些视频，一想到自己化疗的话头发也要掉光，就非常难过、担心。我没事的时候也经常在网上搜有没有可以防止脱发的一些东西，但感觉都不靠谱，又不能不化疗，我也不知道怎么办了。"

(二) 患者康复管理需求

1. 患者希望了解化疗所致脱发的相关知识，减少对脱发的担忧。
2. 患者希望减轻脱发对日常生活的不良影响，提高化疗期间的生活质量。
3. 患者希望掌握脱发预防和护理方法。

(三) 采取的康复指导或干预措施

对患者进行全面评估，根据患者手术方式、术后放化疗方案、脱发程度、心理社会状态及患者自身需求等，结合患者年龄、学历、经济状况、社会支持、个人兴趣爱好等具体情况制定脱发康复方案。包括患者需求评估、化疗所致脱发相关知识宣教、防治措施、头发及头皮护理等方面，具体如下。

1. **全面评估** 主要评估患者脱发程度、身体意象水平、焦虑水平以及脱发对患者造成的困扰,注重患者不同治疗阶段的主诉,以便更好地给患者提供脱发相关的护理。

(1) 脱发评估:包括客观的头皮评估,偏向心理的脱发困扰评估、焦虑评估,以及患者对自己身体意象的评估,分别于术后出院当天、第一次化疗前一天、每次化疗疗程结束后一周、放疗结束后一周、治疗结束后3个月进行评估,一共12次。采用以下评估工具。

1) 采用Dean脱发量表评估患者脱发程度。
2) 采用化疗脱发困扰量表中文版评估脱发对患者造成的困扰程度。
3) 采用身体意象量表评估患者身体意象水平。
4) 采用焦虑自评量表评估患者焦虑程度。

(2) 注重主诉:注重患者对化疗所致脱发的担忧,以及患者对脱发管理的需求。

2. **分阶段全面指导**

(1) 第一阶段:脱发预防阶段(2022-04-12至2022-05-11),该阶段为术后第一天到第一次化疗前,患者术后病理确诊乳腺癌,并确定后期需要进行化疗。本阶段采用多种形式的健康教育让患者充分了解化疗所致脱发的相关知识,分别于术后第一天、术后第二天、出院当天、出院后一周,通过口头宣教、宣教手册、宣教视频以及公众号推送等方式,加强脱发知识的普及,掌握预防脱发的方法,具体内容如下表1-2-4-2。

表1-2-4-2 第一阶段多形式健康教育

| 时间 | 知识点 | 方式 | 具体内容 |
|---|---|---|---|
| 术后第一天 | 患者需求评估 | 面对面口头交流 | 评估患者的相关需求,包括疾病知识、社会支持、情感等方面,以及脱发困扰、身体意象水平的评估 |
| 术后第二天 | 化疗所致脱发的发生机制 | 视频宣教 | (1) 正常头发的生长阶段:正常人大概有10万根左右的头发,其生长分为三个阶段:生长期,退行期,休止期。通常有85%~95%的头发处于生长期,5%~15%的头发处于休止期,而处于休止期的头发已经不再生长,常因梳头或洗头的时候脱落。所以,每天会有75~100根的头发脱落都属于正常的新陈代谢<br>(2) 化疗所致脱发的机制:化疗所致的脱发是因为化疗药物对细胞具有杀伤作用,不仅针对肿瘤细胞,还会影响正常细胞。化疗药物会对头皮毛囊产生毒性作用,导致毛囊萎缩、坏死,使生长期毛囊提前进入退行期,加速头发由生长期向休止期过渡,从而使头发无法正常生长而脱落<br>(3) 化疗所致脱发的特点:一般在化疗后1~3周开始出现,在随后的周期中逐渐加重。但是化疗所致的脱发是可逆的,通常在化疗结束后3~6个月后头发会重新长出来。新生头发在色泽、质地以及生长速度方面较前存在差别 |
| 出院当天 | 头皮冷却法 | 视频宣教 | (1) 作用:有效延缓脱发进程,减轻化疗药物对头皮、毛囊的损伤<br>(2) 冷却装置:冷凝帽;DigniCap头皮冷却装置;Paxman脱发预防系统<br>(3) 使用方法:冷凝帽应在用化疗药前10~30 min施用于头皮,直至治疗结束后0~90 min;DigniCap和Paxman系统,温度一般设定在0~15℃,时间控制在化疗前10~30 min至治疗后的0~90 min |

(续　表)

| 时间 | 知识点 | 方式 | 具　体　内　容 |
|---|---|---|---|
| 出院当天 | 头皮冷却法 | 视频宣教 | (4) 不良反应：患者对其耐受性较好，不良反应较小，主要是头痛、恶心和头皮冷损伤<br>(5) 注意事项：冷凝集素病、冷球蛋白血症和创伤后冷损伤患者禁忌；血液恶性肿瘤（淋巴瘤、白血病）应避免使用；肝功能不全谨慎使用 |
| | 局部用药 | 宣传手册 | 指导患者化疗期间头皮局部用药，虽无法防止脱发，但可加快头发的再生<br>(1) 推荐用药：米诺地尔（浓度2%、5%）和比马前列素<br>(2) 药物使用方法：局部涂抹，早晚各一次 |
| 出院后一周 | 日常头发及头皮护理技巧 | 公众号推文 | (1) 日常头发护理<br>1) 梳发：推荐使用质软、宽齿的梳子；梳发时应轻柔，避免拉扯和过多次数的梳头。<br>2) 洗发：建议洗发时水温不可太高，控制在35～40℃；避免一些刺激性产品的使用（如乙醇、香水）；吹头发时，避免长时间高温吹发<br>3) 剪发：在化疗脱发前剪发是非必要的，但可以减轻脱发带来的消极情绪，长发者可剪短发<br>(2) 头皮保护：推荐使用帽子、假发、围巾进行防晒和防寒保暖；应使用防晒指数>20或30的防晒物品<br>(3) 其他：晚上睡觉时可佩戴发网，或者睡在绸缎枕套上，以防头发结成一团；避免染发、烫发、使用发胶，应运用温和的护发策略 |

**本阶段反馈**：分别于术后出院当天、第一次化疗前对患者进行化疗所致脱发相关知识的掌握情况进行评估，该阶段患者能大致阐述化疗所致脱发的原因、主要预防脱发的几种措施以及日常头发护理的注意事项。见表1-2-4-3。

表1-2-4-3　第一阶段评估结果

| 评估内容 | 评　估　结　果 | |
|---|---|---|
| | 术后出院当天（2022-04-15） | 第一次化疗前（2022-05-11） |
| Dean脱发量表 | 0度：无脱发 | 0度：无脱发 |
| 脱发困扰量表（分） | 16 | 16 |
| 身体意象量表（分） | 10 | 10 |
| 焦虑自评量表（分） | 40（无焦虑） | 46（无焦虑） |

(续　表)

| 评估内容 | 评估结果 ||
| --- | --- | --- |
| | 术后出院当天(2022-04-15) | 第一次化疗前(2022-05-11) |
| 患者主诉 | 现在手术做完了,医生说我后面还要进行化疗。我很害怕,经常会在抖音上刷到一些视频,讲化疗会有好多副作用,会呕吐,还会有很严重的掉头发,到最后就是光头了。每次刷到这些视频,一想到自己化疗的话头发也要掉光,就非常难过和担心。我没事的时候也经常在网上搜有没有可以防止脱发的一些东西,但感觉都不靠谱,又不能不化疗,我也不知道怎么办了。但是通过住院这几天你们给我讲了好多化疗的知识,也知道化疗导致的脱发后面还能长出来,也可以采取一些专业的方法预防脱发,我就感觉好多了 | 这段时间在家我也一直在关注你们给我推荐的一些关于脱发预防护理的公众号推文。知道怎样进行头发护理比较好,我把自己之前用的那种密齿梳换成了宽齿梳,感觉梳头发的时候掉头发也少了。我也购买了一个冷凝帽,准备化疗的时候用,希望它有用。之前你们推荐的那个生发药物我也买了,现在也开始涂抹,目前还没看到啥效果,可能是用的时间比较短吧 |

(2) 第二阶段:脱发护理阶段(2022-05-12 至 2022-11-30)。该阶段患者已经开始化疗,重点观察患者脱发程度、脱发预防措施的落实情况,并且注重脱发对患者造成的心理以及外在形象改变的影响。本阶段采用信息支持、心理支持结合实践操作的方式为患者提供全方位脱发照护。信息支持包括头皮护理方法、假发的选择与保养等;心理支持包括放松训练,例如冥想、瑜伽、按摩及音乐疗法,同时采用了同伴支持的方式;实践操作包括冷凝帽的使用,局部药物的使用以及穴位按摩等。具体措施如下,见表 1-2-4-4。

表 1-2-4-4　第二阶段干预措施

| 干预措施 | 具 体 内 容 | 化疗一 | 化疗二 | 化疗三 | 化疗四 | 放疗 | 化疗五 | 化疗六 | 化疗七 | 化疗八 | 备　注 |
| --- | --- | --- | --- | --- | --- | --- | --- | --- | --- | --- | --- |
| 心理护理 | 定期指导患者进行冥想、瑜伽、按摩及应用音乐疗法等来缓解其心理压力,并且鼓励家属参与其中。指导患者及家属学习一些可以放松身心的瑜伽动作以及按摩手法,推荐一些可以使人心情愉悦的音乐,每次持续 30～40 min | √ | √ | √ | √ | √ | √ | √ | √ | √ | 患者每周进行 2～3 次瑜伽锻炼,每天晨起冥想 30 min,听舒缓音乐 |
| 头发护理 | (1) 梳发:推荐使用质软、宽齿的梳子;梳发时应轻柔,避免拉扯和过多次梳头<br>(2) 洗发:建议洗发时水温不可太高,控制在 35～40℃;避免一些刺激性产品的使用(如乙醇、香水);吹头发时,避免长时间高温吹发 | √ | √ | √ | | | | | | | 患者于第一次化疗后将长发剪短,于第三次化疗结束后一周将头发全部剪完 |

(续　表)

| 干预措施 | 具 体 内 容 | 化疗一 | 化疗二 | 化疗三 | 化疗四 | 放疗 | 化疗五 | 化疗六 | 化疗七 | 化疗八 | 备　注 |
|---|---|---|---|---|---|---|---|---|---|---|---|
| 头发护理 | （3）其他：晚上睡觉时可佩戴发网，或者睡在绸缎枕套上，以防头发结成一团，避免染发、烫发、使用发胶等 | √ | √ | √ | | | | | | | 患者于第一次化疗后将长发剪短，于第三次化疗结束后一周将头发全部剪完 |
| 头皮护理 | 头皮保护：外出推荐患者使用帽子、假发、围巾进行防晒和防寒保暖；应使用防晒指数＞20 的防晒物品 | | | | √ | √ | √ | √ | √ | √ | 患者外出佩戴假发 |
| 穴位按摩 | （1）按摩方法：指导患者和家属剪短指甲，用指腹轻轻按摩头皮，两手十指微曲，以十指指端从前发际起，经头顶向枕后发际推动；也可使用按摩器或按摩棒<br>（2）按摩时间：每次重复以上操作 20～40 次，按摩时间晚上 9～10 点这个时间最好，尤其是晚上洗完澡之后，这个时间肌肉很放松，毛囊细胞也开始分化，此时的刺激效果是全天是好的<br>（3）注意事项：空腹和饱腹的时候不宜按摩，这个时候的血液循环都比较特殊，按摩反而会引起不舒服 | √ | √ | √ | √ | √ | √ | √ | √ | √ | 患者坚持每晚进行 20 min 的头皮按摩 |
| 局部药物使用 | 护士指导患者头皮局部涂抹米诺地尔，每天早、晚各一次，局部涂抹 | √ | √ | √ | √ | √ | √ | √ | √ | √ | 患者坚持每天早晚各一次头皮局部使用米诺地尔 |
| 冷凝帽使用 | 护士现场指导患者冷凝帽的使用方法，在使用化疗药前 10～30 min 施用于头皮，直至治疗结束后 30 min 取下，注意观察头皮局部情况，防止冻伤 | √ | √ | √ | √ | | √ | √ | √ | √ | 患者坚持每次化疗时使用冷凝帽，偶有头疼症状，但症状较轻，化疗结束后可缓解 |

（续 表）

| 干预措施 | 具体内容 | 化疗一 | 化疗二 | 化疗三 | 化疗四 | 放疗 | 化疗五 | 化疗六 | 化疗七 | 化疗八 | 备 注 |
|---|---|---|---|---|---|---|---|---|---|---|---|
| 假发的选择与保养 | （1）指导患者外出可佩戴头巾，适当遮挡。通过展示不同材质、颜色及款式的头巾，教会大家选择适合自己的，并且学会佩戴的方法及技巧<br>（2）指导患者根据自己的脸型、肤色、头围大小及喜好挑选适合假发，分享假发的常见类型及优缺点<br>（3）假发的保养：通过告知洗发过程中洗发水的选择、护发素选择、洗发频率、水温的控制及洗发方法等，指导患者如何让患者更好地打理假发 |  | √ |  |  |  |  |  |  |  | 患者根据自己的喜好定制一款齐耳假发 |
| 生活方式调整 | （1）睡眠：指导患者日常保持每晚7～9h的睡眠，避免熬夜，避免压力过大<br>（2）饮食：均衡饮食，多摄入新鲜蔬菜水果，增加蛋白质摄入，如瘦肉、鱼虾、豆类，有助于头发生长和修复，少食高脂肪和刺激性食物，适当补充维生素A/B/C/E和钙、铁、锌等。限制含咖啡因的饮料<br>（3）锻炼：适当运动锻炼，如散步、瑜伽、太极拳等，根据个人身体情况，合理安排运动时间和频率，避免过度疲劳 | √ | √ | √ | √ | √ | √ | √ | √ |  | 患者能保证每天6～8h的睡眠，每周2～3次的瑜伽运动；但在每次化疗后1～3d出现呕吐、食欲减退，后逐渐好转 |
| 同伴支持 | 定期组织同期住院的化疗患者于科室的患教室，由护士主持，鼓励患者表达化疗脱发对于自身带来的影响、感受及体验；并互相分享应对化疗脱发的方法，表达采取措施后自我感受；鼓励患者之间互相学习有效措施，树立积极应对脱发的信心。每次6～8人，持续40～60 min | √ |  | √ |  | √ |  | √ |  |  | 患者在于病友交流过程中，能积极发言，表达自己的想法 |

**本阶段反馈**：化疗期间患者能熟练使用冷凝帽，坚持进行头皮按摩、头皮局部涂抹药物；选择佩戴适合自己的假发，并能很好地进行假发保养；掌握了头皮和头发护理的注意事项，焦虑情绪也得到了缓解。见表1-2-4-5。

表 1-2-4-5　第二阶段评估结果

| 评估内容 | 化疗一 | 化疗二 | 化疗三 | 化疗四 | 放疗 | 化疗五 | 化疗六 | 化疗七 | 化疗八 |
|---|---|---|---|---|---|---|---|---|---|
| 脱发程度 | Ⅰ度：脱发<25% | Ⅱ度：脱发25%~50% | Ⅲ度：脱发50%~75% | / | / | / | / | / | / |
| 脱发困扰量表(分) | 45 | 52 | 58 | 50 | 46 | 42 | 40 | 35 | 35 |
| 身体意象量表(分) | 25 | 27 | 29 | 25 | 22 | 22 | 22 | 20 | 20 |
| 焦虑自评量表(分) | 60(中度) | 62(中度) | 64(中度) | 55(轻度) | 50(轻度) | 50(无) | 46(无) | 40(无) | 33(无) |

**患者主诉：**

1) 第一次化疗：第一次化疗回去一周左右就开始掉头发了，一洗头就是一大把，虽然已经提前做了心理准备，但是没想到这么快就开始掉了，内心还是有点接受不了。我把我的长发剪短了，这样我洗起来也方便一次，掉的头发也显得不那么多了。

2) 第二次化疗：这次化疗结束回家，头发掉得更厉害了，都是一大片一大片地掉了，家里到处都是我的头发。特别上床上和枕头上面，每天早上起来全是头发，头皮都露在外面了，很难看。出院回家后我就让我女儿立刻带我去买了一顶假发和一个发网，晚上睡觉的时候就把发网戴上，外出的时候都要佩戴假发才敢外出。

3) 第三次化疗：这次化疗结束头发已经掉得差不多了，零零散散还剩下几根，太难看了，都不敢照镜子。所以我就直接去理发店剃了光头，这样也不会看着那几根头发心烦。可能因为这几次戴那个冰帽的，回家以后有时候会头疼，不过还可以忍受。我家人也会按照护士教的穴位按摩的方法帮我进行头皮按摩，还挺舒服。

4) 第四~第七次化疗：自从剃了光头以后，就没有了每天掉头发的烦恼了。虽然不怎么好看，但是慢慢也接受了，平时就戴假发遮挡一下，也就还好了。

5) 第八次化疗：最后一次化疗终于结束了，自己的头发也长出来了一些发根，整个人心情都舒畅。

(3) 第三阶段：随访阶段。治疗结束至结束后3个月。本阶段主要以信息支持为主，对患者进行治疗结束后的随访、健康教育。见表1-2-4-6。

表 1-2-4-6　第三阶段干预措施

| 时间 | 知识点 | 方式 | 具体内容 |
|---|---|---|---|
| 化疗后一周 | 生活方式调整 | 公众号推文 | 指导患者日常保持每晚7~9 h的睡眠，避免熬夜，避免压力过大，限制含咖啡因的饮料；均衡饮食，多摄入新鲜蔬菜和水果，增加蛋白质摄入，如瘦肉、鱼虾、豆类，有助于头发的生长和修复，少食高脂肪和刺激性食物，适当补充维生素A/B/C/E和钙、铁、锌等。适当运动锻炼，如散步、瑜伽、太极拳等，根据个人身体情况，合理安排运动时间和频率，避免过度疲劳 |

(续 表)

| 时间 | 知识点 | 方式 | 具 体 内 容 |
|---|---|---|---|
| 化疗后一个月 | 新生头发护理 | 公众号推文 | 保持头皮清洁干燥，使用温和的洗护产品，避免使用刺激性的化学物品，洗发水温控制在35～40℃，吹头发时温度不宜过高；可进行头皮按摩，促进血液循环；避免染发、烫发、使用发胶等，外出可佩戴帽子或头巾保护头皮免受阳光直射和寒冷刺激 |

**本阶段反馈：** 此阶段患者全部治疗疗程已结束，头发已经完全再生，无脱发困扰。见表1-2-4-7。

表1-2-4-7　第三阶段评估结果

| 评 估 内 容 | 评 估 结 果 |
|---|---|
| 脱发程度 | 0度：无脱发 |
| 脱发困扰量表（分） | 16 |
| 身体意象量表（分） | 13 |
| 焦虑自评量表（分） | 31（无焦虑） |
| 患者主诉 | 现在头发已经完全长出来了，只是新长的头发没有以前那么黑了，但是我已经很满足了，总比没头发好。经过这次生病，我更加爱惜我的头发了，也会养成一些好的头发护理习惯，也会改变一些不好的生活习惯。我之前都不运动，现在我几乎每天都会去跳跳广场舞，现在自我感觉还挺好的 |

### （四）效果评价

1. 患者第一次化疗结束后1周开始脱发，第三次化疗结束时全部脱发。而化疗结束后1个月已经部分头发已经再生，3个月左右几乎全部再生。

2. 采用化疗脱发困扰量表评估患者脱发所致困扰水平，测得患者化疗期间以及化疗结束后3个月的脱发困扰水平得分先上升后逐渐降低的，脱发困扰先增加后逐渐减轻，具体得分见图1-2-4-1。

3. 采用身体意象量表评估患者身体意象水平，测得患者化疗期间以及化疗结束后3个月的身体意象水平不佳水平得分先上升后逐渐降低的，化疗后期身体意象不佳明显改善，具体得分见图1-2-4-1。

4. **其他**　患者表示尽管化疗期间头发脱落好多，但是通过住院期间护士的健康宣教、耐心开导，以及居家头发护理、假发佩戴、家人的鼓励与支持，自己在化疗的后期已经能坦然接受脱发这一现象。并且不再像刚开始的时候那样焦虑害怕，平时也能参加一些社交活动，保持心情愉悦。

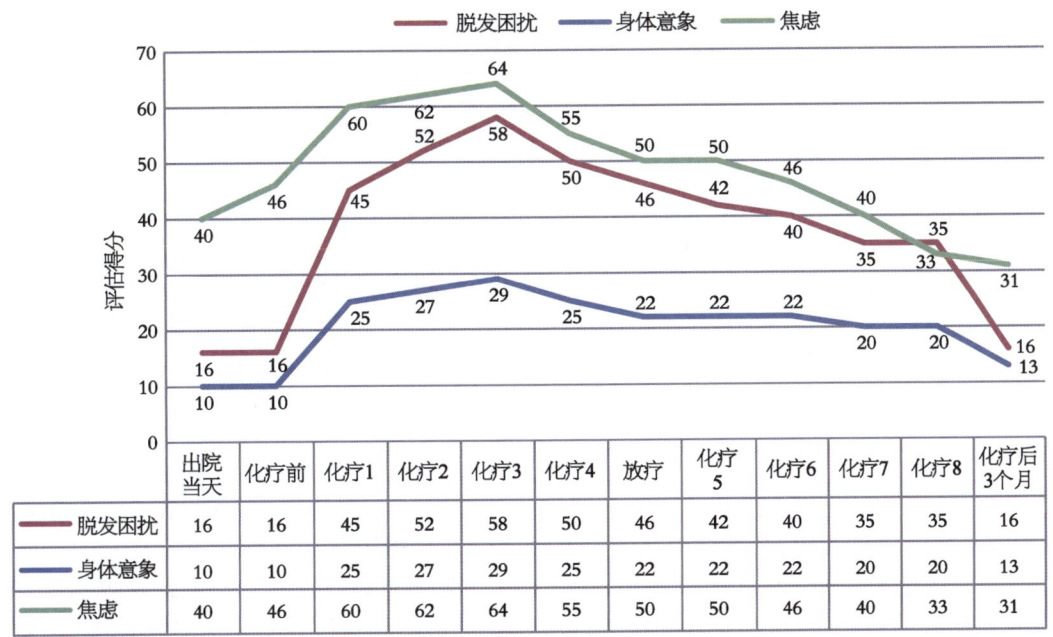

图1-2-4-1 患者化疗期间化疗脱发困扰、身体意象及焦虑评估结果

## 二、案例分析

### (一) 案例相关理论与方法

1. 脱发管理的必要性　目前乳腺癌治疗方式主要包括手术、化疗、放疗、内分泌治疗、靶向治疗、免疫治疗和传统中医中药治疗等,其中化疗在预防乳腺癌的复发及转移方面起着非常重要的作用。有研究表明,高达81.4%的乳腺癌患者术后需要接受化疗。而化疗所致脱发(CIA)是化疗最常见的不良反应之一,发生率为10%～100%,平均发生率约为65%。但是相比于其他的副作用如骨髓抑制、恶心呕吐等,脱发较少在临床上受到关注。其原因可能是脱发在生理上并不会给患者带来很多痛苦,很少成为患者的主诉,而大多数医护人员同样认为脱发是化疗不可避免的不良反应,很少加以重视。

虽然化疗引起的脱发是可逆的,通常发生在首次化疗开始的3周内,且在化疗后1～2个月达到最严重,在化疗结束的3～6个月后脱落的毛发可再生。但是脱发所导致的形象的改变会给患者带来严重的心理不适,尤其是对于女性患者来说,这在一定程度上甚至会影响抗肿瘤治疗的进行。有研究表明,患者会认为化疗导致的脱发是化疗中最痛苦或最有困扰的副作用,并表明这种副作用有时比失去乳房更难接受,甚至有8%的患者会因为得知化疗有脱发的副作用而直接拒绝化疗。另外,脱发还会导致患者生活质量、治疗信心及依从性的下降,以及自尊心的丧失。肖星婷等通过对13例乳腺癌CIA患者深度访谈发现,患者对CIA的症状存在认知不全、心理负担沉重、应对措施缺乏科学性、外源性信息支持较少等情况。因此,临床医护人员应加强乳腺癌CIA患者的健康教育,重视其症状体验及需求,并提供针对性的心理疏导和多维度支持,以提高其生活质量及治疗信心。

2. 脱发的评估

(1) 脱发程度评估：准确、全面的评估是 CIA 预防及护理的前提。目前 CIA 程度评估尚无统一的标准，WHO 1979 年制定的脱发标准用于评估脱发范围：0 度为无脱发，Ⅰ度为轻度脱发，Ⅱ度中度斑块状脱发，Ⅲ度为完全发。Dean 脱发量表根据患者脱发比例来评估脱发程度，0 度为无脱发，Ⅰ度为脱发＜25%，Ⅱ度脱发范围为 25%～50%，Ⅲ度脱发范围为 50%～75%，Ⅳ度脱发范围＞75%。美国国立癌症研究所研制的常用不良反应事件评价标准中将脱发分为 3 个等级，0 级为无脱发，1 级为轻度脱发，2 级为显著或完全脱发。而本研究采用的是目前在临床上广泛应用的 Dean 脱发量表。

(2) 化疗所致脱发困扰评估：针对化疗所致脱发，不仅仅从脱发症状的严重程度进行评估，而且还需要对脱发患者进行心理方面的评估。故在临床应用中应结合 CIA 患者的特异性心理评估量表，较为推荐的是化疗脱发困扰量表(chemotherapy-induced alopecia distress scale, CADS)。该量表主要包括身体、情感、日常活动及人际方面 4 个维度，共 17 个条目，近年来，我国学者对其进行汉化调试。目前尚无综合的评估工具可对 CIA 患者进行全面评估，医护人员可结合问诊、脱发程度量表和心理相关量表进行综合评估。

(3) 身体意象评估：在女性患乳腺癌的经历中，身体意象往往是突出的。化疗是乳腺癌患者重要的辅助治疗手段，但化疗所引起的脱发会给患者的身体意象带来负面影响，虽然由于手术治疗，患者乳房的正常生理结构遭到了破坏，患者失去了乳房这一女性特征，会影响患者对身体意象的认知，但是由于衣物的遮蔽以及可佩戴义乳进行外观的保护，患者会觉得脱发比乳房切除更令她们难以接受。BIS 量表由英国 Christie 医院的 Hopwood 等通过与专家的讨论及与癌症患者进行访谈编制而成，量表共有 10 个条目，分为情感、认知、行为三个维度，侧重测量情感认知对病人身体意象的影响，可用于评估乳腺癌的治疗对患者身体意象的影响程度，也可用于其他的癌症患者。采用 Likert 4 级计分法，0～3 分别表示 Likert 4 级计分法，0～3 分分别表示一点也不、稍微、相当、非常，分数越高表示癌症所导致的身体意象不佳的水平越高。该量表具有良好的信效度，并在乳腺癌患者中进行了测试，由我国台湾地区学者方素樱等将量表进行化，是测量癌症患者身体意象的常用工具，在多个国家得到应用，中文版 BIS 具有较好的信效度。

3. 防治化疗脱发的方法以及国内外研究进展　目前针对化疗脱发的干预措施形式多样，主要包括药物疗法、头皮冷疗法、头皮止血带阻断疗法、化妆美容法、患者自我管理以及心理护理等。

(1) 药物干预：为预防和治疗肿瘤患者化疗脱发，可在患者化疗期间应用一些药物进行干预。目前针对化疗脱发的药物有骨化三醇、米诺地尔、比马前列素等。

骨化三醇可以抑制角化细胞 DNA 合成在 G0/G1 期中引起细胞周期停滞，并诱导分化，还可抑制多种其他细胞类型的生长。有研究表明局部使用骨化三醇预处理对环磷酰胺诱导的 CIA 有保护作用，然而在随后对 12 名接受蒽环类和环磷酰胺化疗方案治疗乳腺癌的患者中进行Ⅰ期试验中，局部使用骨化三醇对预防 CIA 无效，而且诱发了局部皮炎。因此，不推荐骨化三醇作为预防 CIA 的药物治疗措施。

米诺地尔的作用机制是诱导休止期毛发进入生长期，延长毛发生长期。局部使用米诺地尔是雄激素性脱发的一线治疗和斑秃的二线治疗，其在防治 CIA 方面的数据非常有限。

一项研究评估了米诺地尔预防阿霉素化疗固体肿瘤患者脱发的效果。尽管米诺地尔耐受性很好,但与安慰剂相比,它不能阻止严重脱发的发生。另外一项研究纳入接受氟鲁拉西林、阿霉素和环磷酰胺辅助化疗的乳腺癌患者,发现局部使用米诺地尔(2%或5%)虽然不能预防脱发,但加速了脱发后毛发再生,故认为局部使用米诺地尔可促使毛发再生。

比马前列素是一种前列腺素类似物,能促进斑秃患者睫毛生长。一项随机试验对特发性或化疗导致的睫毛脱落患者进行研究,比马前列素眼液治疗患者有37.5%的患者未发生睫毛脱落,而对照组患者有18.2%的患者未发生睫毛脱落,研究认为外用比马前列素可预防化疗导致的睫毛脱落。而本案例主要指导患者使用米诺地尔来促进患者头发再生。

(2)头皮冷疗法:目前头皮冷疗是预防CIA最为广泛的研究,已被30多个国家用于预防CIA。其主要的原理降低头皮温度,使毛细血管收缩,血液循环减少,减少化疗药物对于毛囊细胞的损伤。一项meta分析表明,头皮低温是唯一显著降低CIA风险的干预措施,患者对此的依从性也很高。Rugo等对122名化疗期的早期乳腺癌患者进行研究,干预组接受头皮冷疗法,对照组接受常规干预,研究结果显示头皮冷却疗法组的脱发程度显著低于对照组,且其生活质量明显提高。分析原因在于头皮冷却疗法可使头皮血管收缩,减少血流量,降低了皮肤局部化疗药物的注入,减少头发毛囊的新陈代谢。2016年FDA指南推荐头皮冷却疗法可应用于肿瘤患者化疗期间脱发的预防过程中。同时,一篇meta分析比较了头皮冷却疗法与非冷却疗法对患者的头皮转移的影响,共纳入12篇随机对照研究,结果显示头皮冷却疗法不会增加头皮转移的发生。目前常用的头皮冷疗装置主要包括冷凝胶帽、DigniCap头皮冷却系统以及Paxman脱发预防系统。国内研究大部分应用的是冰帽,而国外则使用特定的头皮冷疗装置,如DigniCap和Paxman系统;温度一般设定在0~15℃,时间控制在化疗前10~30 min至治疗后的0~90 min。对于最佳的应用时间和温度尚未有明确结论,需要研究者进一步探索。医院尚未配备相关的头皮冷疗装置,本案例主要指导患者使用简易版的冷凝帽来进行头皮冷却。

(3)头皮止血带阻断法:头皮止血带的应用主要是通过降低头皮血供,降低细胞毒性药物对生长期毛囊基质细胞的损伤达到减少脱发的发生。但是,由于施加的高压会引起患者不适,因此已经不再推荐使用,所以本研究没有采用头皮止血带阻断法。而刘红等对头皮止血带进行改良,采用液体压力头皮止血带来减轻传统头皮止血带治疗中带给患者的不适感。同时Dmytriw等系统综述也提及止血带阻滞疗法在预防化疗脱发方面的有效性,但是针对该治疗方法的不舒适感仍需今后进一步探讨,所以本案例未采用本方法。

(4)化妆美容法:化妆美容基于美学理论基础,主要通过专业美容师或者护士或其他人员对患者的五官、身体进行修饰(佩戴假发或头巾、画眉、眼妆等),掩盖患者治疗引起的形象改变,达到满意的视觉效果,促进患者的身心健康。研究显示,通过开展化妆美容实践课、积极引导及健康教育等,可以有效改善患者的困扰、焦虑程度,引导其积极面对形象缺损,提高生活质量。Park等将乳腺癌患者分为对照组(29名患者)和实验组(31名患者),对照组接受常规护理,实验组在对照组基础上接受来自2名专业化妆师的化妆美容指导,包括皮肤护理、面部按摩、化妆、头发护理、穿衣搭配、脱发处理等,结果显示实验组患者的抑郁及社会逃避水平低于对照组,自尊、性功能及身体体像水平高于对照组,提示化妆美容疗法可改善患者的心理状态。2012年英国针对脱发专家意见中指出,佩戴假发是管理脱发的最好措施。

佩戴假发提高了患者的感知能力、适应能力及自尊水平,提高对自身外观的满意度。

(5) 健康教育:有证据指出,临床医护人员应告知患者如何应对和处理CIA。但目前国内对CIA的关注热点主要集中于干预性研究,患者普遍存在脱发知识获取不足、社会支持缺乏等问题。根据CIA的预期发生时间,建议未来可针对性地完善健康教育方案,如化疗前应加强脱发知识的普及,了解患者的身心状态,帮助患者有准备地对待化疗引起的脱发;化疗时应注重如何预防和应对脱发的指导;化疗后3～6个月即头发再生期,则应注重护发等方面的健康教育。健康教育一直贯穿于该案例的整个治疗过程中。

(6) 心理护理:因脱发造成困扰或焦虑的患者,应提供心理护理。本案例主要指导患者日常生活中进行冥想、瑜伽、针灸、按摩及应用音乐疗法来缓解其心理压力。

(二) 具体措施分析

1. **本案例化疗脱发康复方案的制定** 本案例通过对患者脱发相关的全面形体评估制定的乳腺癌患者分阶段全疗程脱发护理的防治措施。以患者自身需求为导向,结合信息支持、心理支持和实践操作,为患者制定全方位可执行的脱发康复方案,最大限度地减少患者的脱发相关忧虑,提高患者的生活质量。

2. **效果评价** 根据人体头发生长的生理机制以及化疗所致脱发的发生机制,患者化疗期间的脱发程度逐渐加重,但是在化疗结束后的3～6个月是可再生的。该患者在化疗结束后2～3个月是部分头发以及再生,未再出现脱落现象。

(1) 客观评价:患者第一次化疗结束后1周开始脱发,第三次化疗结束时全部脱发。而化疗结束后1个月部分头发已经再生,3个月左右几乎全部再生。

(2) 主观评价

1) 治疗结束后3个月,采用化疗脱发困扰量表评估患者脱发困扰水平得分为16分,脱发困扰水平显著降低。

2) 治疗结束后3个月,采用身体意象量表评估患者的身体意象水平得分为13分,身体意象不佳水平显著降低。

3) 患者主诉:尽管化疗期间头发全部脱落,但是通过住院期间护士的健康宣教、耐心地开导,以及居家的头发护理、假发的佩戴,家人的鼓励与支持,自己在化疗的后期已经能坦然接受脱发这一现象。并且不再像刚开始的时候那样焦虑害怕,会按照护士指导的化疗时佩戴冷凝帽,平时进行头皮按摩、局部药物涂抹等方法减缓头发脱落,促进头发再生。通过化妆、佩戴假发等来缓解脱发带来的形象的改变,平时也能参加一些社交活动,保持心情愉悦。

依据对患者的主观和客观评价,评价结果表明为该患者制定的化疗所致脱发护理措施是有效的。

(三) 进一步研究热点

1. **脱发相关评估**

(1) 目前关于乳腺癌化疗所致脱发的研究证据基本源于国外文献,与我国的国情、医疗条件、文化背景以及患者价值观存在一定差异,故在临床上进行证据转化及应用时需要进行本土化决策。乳腺癌化疗所致脱发对患者生理、心理影响较大,尤其是在心理层面上,不同化疗阶段患者的心理变化不同。未来国内学者可通过研究分析我国乳腺癌化疗患者不同化疗阶段的心理变化及其影响因素,制定针对性的心理护理措施,进行分阶段心理干预,以帮助乳腺癌患者更好地应对脱发带来的心理困扰。

(2) 目前国内尚缺乏针对乳腺癌化疗所致脱发的相关评估工具,未来可在评估工具方面进行研究,例如简易版毛囊观察镜。另外,由于中国传统文化背景的影响,目前常用的国外针对化疗所致脱发乳腺癌患者心理评估量表并不完全适合我国,未来可研发针对我国乳腺癌患者的化疗所致脱发的心理评估量表。可建立完善的化疗所致脱发护理评估体系,对患者进行全面、系统的评估,以便制定个性化的护理方案,提高护理效果。

(3) 未来研究可进一步探讨化疗药物对毛囊生长周期的影响,以及不同化疗药物导致脱发的具体机制。进一步完善患者化疗方案,使用对头发损伤更小的化疗药物,并且根据不同药物所致脱发的机制提供针对性的护理措施。

**2. 防脱发产品及装置**

(1) 头皮冷凝装置在国内医院尚未进行普及,现多采用简单的冷凝帽等,其无法准确地控制冷却温度,可能对患者头皮造成二次损伤。而 DigniCap 头皮冷却装置和 Paxman 脱发预防系统使用成本较大,患者不易接受。未来可在头皮冷凝装置方面进行研究,设计一些便于携带、易于操作、经济实惠的头皮冷却装置。

(2) 随着科技的进步,未来可望开发出更加高效、便捷、经济的护理技术和产品。如新型头皮保护剂、生发剂等,以满足化疗性脱发患者的多样化需求。

**3. 假发选择与佩戴**

(1) 佩戴假发对脱发患者帮助很大,但大多患者选择的假发与其本身头发存在较大差异,外观不够真实,让患者在佩戴过程中体验感不好。未来可指导患者早期收集自身脱落的头发或家人头发来制作假发。

(2) 在选择假发的过程中,大多数患者无法正确选择适合自己的发型及颜色,未来可研发一种智能化妆镜,让患者可以直观地看着自己佩戴假发的模样,选择适合自己脸型的发型,也可以选择适合自己肤色的发色。另外目前假发普遍存在的缺点是舒适度低,佩戴不牢固,未来研究可模拟头皮功能,研发舒适度更高,佩戴更牢固的假发。

(江 琳)

## 案例五 化妆美容

**案例简介:** 一例有皮肤及形体改变的乳腺癌患者的化妆美容方案。案例主人公胡女士是一位接受右乳根治性切除+假体重建手术的乳腺癌患者,在化疗后出现了手足综合征及脱发,放疗后出现了放射性皮炎等临床改变,患者面临形体改变及心理创伤的双重挑战。通过专业团队对患者进行全面评估,重点聚焦于皮肤护理和化妆美容。采用心理支持、症状识别、药物使用、预防处理、化妆美容实践操作等,为患者提供全方位的康复指导,使患者皮肤症状好转,焦虑、自卑等负性情绪得到缓解。这一案例充分展现了科学评估和专业指导在乳腺癌患者康复管理中的重要作用,成功解决了治疗带来的躯体不适。同时,帮助患者建立积极应对方式,特别是在形体康复和心理建设方面效果显著。

## 一、案例描述

### (一) 病情描述

1. **基本信息** 患者胡某,女,47岁,已婚,育有1女,文化程度大专。

2. **现病史** 患者主诉于2023年1月3日因无明显诱因发现右乳肿块,不伴有皮肤红肿、乳头凹陷等症状。2023年1月25日入院经钼靶检查显示:双乳小叶增生,右乳低回声结节4A类。门诊以"右乳结节"收入院。入院后行全身检查,血常规、肝肾功能、心电图、凝血机制未见明显异常。MR乳腺平扫+增强示:右乳中央区后部肿块,符合BI-RADS 3。

3. **家族史** 家族无肿瘤病史。

4. **既往史** 既往无慢性病史。

5. **诊断** 右乳癌(根据术后病理结果)。

6. **主要治疗** 2023年2月3日在局麻下行右乳微创旋切术,术后病理:右乳浸润性导管癌,T1N0M0,ⅠA期,Lminal B,HER2阳性,T=1.5 cm,ER(80%),PR(8%),CerbB-2(Fish+),Ki 67(70%)。遂于2023年2月9日在全麻下行右乳腺根治性切除+假体重建+补片置入+乳腺任意皮瓣成形术+右腋窝前哨淋巴结活检术+皮肤美容缝合术,手术顺利,术后恢复良好。患者于2023年2月20日行4周期TCH方案化疗(55 mg多柔比星脂质体),2023年6月15日结束化疗。化疗期间出现食欲减退,予枢丹口服,未出现呕吐情况。于第2周期化疗时出现脱发,第3周期化疗后手足开始出现皮肤反应且伴麻木感,第4周期化疗时出现双手足指甲变黑,皮肤干燥脱皮,色素沉着。患者于第1周期化疗开始时同时接受为期1年的曲妥珠单抗皮下注射靶向治疗。于2024年6月30日行调强放疗,使97.5%的PGTV达到53.2Gy/2.66Gy/20F,使97.2%的PTV达到42.56Gy/2.66Gy/16F。放疗期间一般情况可,在第5次放疗时出现皮肤反应且呈加重现象。于化疗结束治疗三周后开始内分泌治疗,考虑患者处于绝经前,建议服用托瑞米芬至少5年,服药期间无明显不适。

7. **形体相关评估** 对患者放化疗期间进行皮肤及形体评估。评估内容包括患者双手、双足皮肤情况、放疗区皮肤情况、患者对形体修饰的需求,并重视患者的主诉。详见表1-2-5-1。

表1-2-5-1 患者皮肤、形体基线评估

| 评 估 内 容 | 评 估 结 果 |
| --- | --- |
| 世界卫生组织(WHO)手足综合征分级标准 | Ⅰ级 |
| 美国肿瘤放射治疗协会标准 | 0级 |
| 化疗脱发分级 | 0级 |
| 乳腺癌化疗所致脱发压力量表 | 0级 |
| 乳腺癌患者身体意象自评问卷 | 26分 |
| 患者主诉 | 无不适 |

(1) 皮肤评估

1) 手足综合征(hand-foot syndrome，HFS)：采用 WHO HFS 分级标准，根据患者手足皮肤的改变及疼痛感分为Ⅰ、Ⅱ、Ⅲ、Ⅳ级。Ⅰ级，手足感觉的异常、麻刺感、可见红斑及表皮网状组织血管的扩张；Ⅱ级，持物或行走不适感，无痛性肿胀或红斑，可出现红肿；Ⅲ级，掌和跖部通性红斑，甲周红斑与肿胀，可以见皮肤的皲裂及组织学表现见孤立坏死的角质细胞；Ⅳ级，皮肤脱屑、溃疡、水疱，剧烈疼痛，组织学表现皮肤见皲裂，完全坏死。

2) 放射性皮炎：采用美国肿瘤放射治疗协会标准，根据患者放疗区域皮肤的临床表现分为 0、1、2、3、4 级。0 级，基本无变化；1 级，轻微的滤泡样红斑，毛发脱落，干性脱皮，出汗减少；2 级，鲜红色红斑、疼痛，斑点样湿性脱皮，中度水肿；3 级，除皮肤皱褶处之外的融合性湿性脱皮，凹陷性水肿；4 级，溃疡、出血、坏死。该评估工具适用所有放射性皮炎患者。

(2) 形体评估

1) 脱发：① 脱发分级采用 WHO 抗癌药物急性及亚急性毒性分级标准，将化疗导致的脱发分成 5 度：无脱发为 0 度；脱发<25%，即轻度脱发为Ⅰ度；脱发 25%～50%，即中度脱发、斑秃为Ⅱ度；脱发 50%～75%，即完全脱发但头发可再生为Ⅲ度；脱发 75%～100%，即完全脱发且头发不可以再生为Ⅳ度。② 采用乳腺癌化疗所致脱发压力量表，该量表用于评估化疗脱发对患者的困扰程度，有 17 个条目，从生理功能、情绪功能、活动功能和沟通功能 4 个维度进行评估，各条目采用 Likert 4 级评分法计分，一点也没有(1 分)、有一点常见(2 分)、比较常见(3 分)、非常常见(4 分)，分数越高代表患者脱发困扰程度越高。

2) 身体意象：采用乳腺癌患者身体意象自评问卷，该问卷修订版共 5 个维度，26 个条目，包括体象相关行为改变(7 个条目)、性活动改变(4 个条目)、角色改变(5 个条目)、心理改变(8 个条目)、社交改变(2 个条目)。条目均采用 Likert 5 级计分，总分范围在 26～130 分，分数越高表明患者的体像障碍程度越重。

(3) 患者主诉：责任护士在每次放化疗期间应耐心倾听患者的主诉，了解患者关注的侧重点及治疗需求。

(二) 患者康复管理需求

1. 患者希望了解放化疗期间皮肤反应的相关知识，得到有效指导。
2. 患者希望获得专业皮肤护理意见并执行，减轻治疗引起的不适。
3. 患者希望通过化妆美容指导应对身体意象的改变。

(三) 采取的康复指导或干预措施

对患者进行综合评估，根据患者化疗后出现的手足皮肤色素沉着、手足皮肤起皮脱屑及化疗后脱发临床表现，结合患者的年龄、学历、经济状况、社会支持、个人兴趣爱好等具体情况制定计划，具体如下。

1. 综合评估

(1) 皮肤评估：① 化疗期间重点关注患者手足皮肤的情况，于每个化疗周期的第一天评估患者肢体皮肤的自我感觉及皮肤反应等；② 放疗期间重点关注放疗区域的皮肤情况，于每次放疗前评估放疗区域的皮肤感觉及皮肤反应等。

(2) 形体评估：重点关注患者的脱发、身体意象、心理状况，化疗期间每周进行评估。

(3) 注重主诉：责任护士在患者放化疗期间应耐心倾听患者的主诉，了解患者关注的侧重点及治疗需求。

2. 全面指导　根据患者的需求,结合综合评估的结果,将形体相关指导计划重点聚焦于皮肤护理和化妆美容。采用信息支持、心理支持结合实践操作的方式为患者提供全方位形体照护。

(1) 皮肤护理：采用心理支持、症状识别、药物使用、预防处理等为患者提供全方位的康复指导。具体见表1-2-5-2。

表1-2-5-2　皮肤护理指导建议

| 干预条目 | 具 体 内 容 | 化疗期 | 放疗期 | 随访期 |
| --- | --- | --- | --- | --- |
| 心理支持 | 发现心理问题,给予针对性心理支持 | √ | √ | √ |
| 症状识别 | 如出现HFS、放射性皮炎等症状请及时告知主管医师,必要时及时就诊 | √ | √ | √ |
| 药物使用 | 手足综合征：① 使用地塞米松进行预防；② 局部使用凡士林凝胶、尿素软膏、止汗剂等；③ 及时减少药物剂量及推迟给药时间 | √ | | √ |
| | 放射性皮炎：① 使用外用皮质类固醇软膏、外用非甾体类药物、天然制剂；② 合理使用阻隔膜和伤口敷料 | | √ | √ |
| 预防处理 | 手足综合征：① 避免皮肤暴露在极端温度变化下；② 最大限度减少阳光照射皮肤；③ 用温和或中性的清洁产品清洗皮肤；④ 避免指(趾)甲外伤、皮肤瘙痒及皮肤刺激等 | √ | | √ |
| | 放射性皮炎：① 指导患者保持患处皮肤清洁、减少皮肤损伤；② 合理使用护肤品及衣物等 | | √ | √ |

1) 心理支持：与患者进行有效沟通,了解其在化疗及放疗期间的心理状态及情绪反应,发现其心理问题,给予针对性心理支持。

2) 症状识别：若患者在化疗期间手足出现红斑、脱屑等症状,或在放疗期间放疗区域皮肤出现疼痛、瘙痒和灼烧感等症状,需立即联系主管医师或责任护士,必要时及时就诊。

3) 药物使用和预防处理指导

手足综合征：① 药物使用,遵医嘱使用地塞米松预防；使用凡士林凝胶、尿素软膏、止汗剂等处理局部症状；出现HFS后,及时调整多柔比星脂质体剂量及推迟给药时间。Ⅰ级,无需调整药物剂量；Ⅱ级,推迟2周给药或直到它恢复到0~Ⅰ级（如果2周后仍未恢复,应暂停此药）；Ⅲ级,推迟2周给药或直到它恢复到0~Ⅰ级,应以原始剂量的75%给药,给药间隔不变。② 预防处理,避免皮肤暴露在极端温度变化下；避免长时间洗热水澡或泡脚；使用温和或中性的皮肤清洁产品；使用无香精、不含乙醇和防腐剂的皮肤保湿产品；最大限度减少阳光照射皮肤,做好防晒措施；避免刺激皮肤及指(趾)甲的外伤；皮肤瘙痒明显,可使用抗组胺药物,涂抹保湿霜,避免用手搔抓损伤皮肤;避免食用酸性、辛辣、过咸、粗糙、过热或过冷的食物,注意口腔卫生。

放射性皮炎:① 药物使用,预防性使用外用皮质类固醇,药物使用处皮肤应完整,早晚使用。长期使用会使皮肤变薄,可以改使用硅基成膜凝胶类产品;使用外用非甾体类药物;橄榄油等天然制剂可减少因放射治疗引起的疼痛和皮肤损伤,可用于整个放疗周期,放疗前1 h避免使用;放疗部位存在褶皱、相对潮湿时,可选用柔软且可调节湿度的阻隔膜和敷料;可选用硅酮类敷料进行伤口创面的处理,减轻疼痛,有炎症时可使用含银敷料等,抗炎消肿、促进伤口愈合。② 预防处理,保持照射部位清洁、干燥,尤其是皮肤褶皱部位。切不可用力擦拭;可选用除臭剂或止汗剂;避免抓挠皮肤,以免因皮肤破溃发生感染;照射区尽量避免使用刀片剃毛和脱毛类产品;建议穿戴宽松的天然织物、低领上衣;去除衣物上的尖锐饰物;不宜携带较大压力或摩擦力的背包或装饰物;建议使用不含香料、防腐剂、羊毛脂的无刺激性保湿凝胶、面霜等产品,严禁使用刺激性药物或化妆品;不建议在治疗前1~4 h使用乳霜或其他产品,以免"堆积"效应使辐射到表皮的放射剂量增加,护肤品应在放射治疗结束2 h后使用;避免使皮肤直接暴露于阳光下、过冷或过热等环境中。

**本阶段反馈:** 根据WHO的HFS分级标准,患者在化疗第三周期前,处于Ⅰ级,此时患者仅偶然出现手足的麻木迟钝感,并未产生皮肤的反应;在化疗第三周期结束后,患者出现了双手、双足的肿胀感伴皮肤的皲裂起皮,指甲色素沉着,呈暗灰色,可判断患者处于HFSⅢ级。患者在化疗期间对HFS的发生及护理存在知识盲区,认为HFS是由于对化疗药物过敏需要泡热水缓解等错误理解。此时对患者进行皮肤护理健康宣教,并遵医嘱在患处皮肤使用了尿素软膏涂抹等药物处理,予以推迟多柔比星脂质体2周注射。患者在推迟的第二周HFS恢复到Ⅰ级,症状改善明显。

根据美国肿瘤放射治疗协会对于放射性皮炎的分级标准,放疗前为0级,在放疗10次后,患者在放疗区域出现皮肤红肿、融合性湿性脱皮属于3级。患者在放疗期间对放射性皮炎的发病原因及护理要点认识不足,加强对患者放疗期间的沟通教育,使用外用皮质类固醇软膏和硅酮类敷料对放射性皮炎区域皮肤进行干预处理。放疗结束后放射性皮炎由3级转为1级,效果明显。

(2) 化妆美容:指导患者在心理支持、美容美体、佩戴假发和头巾、选择文身技术等方面进行正确的化妆美容实践。具体见表1-2-5-3。

表1-2-5-3 化妆美容指导建议

| 干预条目 | 具 体 内 容 | 化疗期 | 随访期 |
| --- | --- | --- | --- |
| 心理支持 | 告知患者影响形体的不良反应及其发生机制,引导患者正视自身身体意向改变 | √ | √ |
| 美容美体 | ① 对患者不同时期的皮肤状态进行正确评估;② 患者基础美容指导;③ 化妆技巧指导;④ 美容美体指导;⑤ 每次化妆美容完成后拍照留念;⑥ 告知患者化妆美容注意事项 | √ | √ |

(续 表)

| 干预条目 | 具体内容 | 化疗期 | 随访期 |
| --- | --- | --- | --- |
| 佩戴假发和头巾 | ① 告知患者化疗脱发是可逆的；② 教会患者选择合理的食物；③ 讲授促进头发生发及护发的头部穴位位置、作用及按摩方法；④ 指导脱发的应对方式；⑤ 选用适合的假发和头巾；⑥ 指导患者进行假发护理 | √ | √ |
| 文身技术 | 为患者讲解文身技术的具体方法及研究进展 | √ | √ |

1）心理支持：阐述形体相关的不良反应及其发生机制，包括脱发、色素沉着等。让患者了解这些症状是化疗最常见的不良反应之一，例如脱发，后期在停药后会恢复毛发的生长。此时应把重心放在治疗上，再根据患者的需求，给予相应的化妆美容的实践指导及心理干预，引导患者正视自身身体意象改变。

2）美容美体：① 正确评估，充分评估和了解患者不同时期的皮肤生理特点和美容需求。② 基础美容指导：慎重选用化妆品；选用面部皮肤保湿及基础打底等日常化妆美容项目，最大限度减少阳光照射皮肤，穿戴防护服和帽子，使用高防护系数的防晒护肤产品保护皮肤。③ 化妆技巧指导：教会患者描眉、粘贴假睫毛、绘制眼影眼线等化妆技巧。④ 美容美体指导：指导患者进行面部按摩、身体按摩、指甲修剪及涂指（趾）甲等美容美体项目。⑤ 拍照留念：每次化妆美容完成后拍照留念，让患者体验化妆品和化妆美容技术来修饰治疗副作用带来的外观形象改变。⑥ 注意事项：避免漂白、染色、烫发、使用发胶或使用卷发棒等，应运用温和的护发策略，防止对头发造成物理或化学创伤。

3）佩戴假发和头巾：① 告知患者化疗脱发是可逆的，让患者分享新生头发时间、发质。② 教会患者选择一些富含氨基酸和维生素的食物，如莴苣、卷心菜、瘦肉及菠菜等促进头发生长。③ 讲授促进生发及护发的头部穴位位置、作用及按摩方法。④ 指导脱发的应对方式：剪短头发，使用软梳子或钝齿木梳减轻对头发的牵拉，多梳头促进头皮的血液循环，强调外出佩戴假发或头巾等。⑤ 选用适合的假发和头巾：展示不同假发及头巾，教会患者佩戴方法及技巧。根据患者的脸型、头围大小及喜好挑选适合假发和头巾，分享假发的常见类型及优缺点。⑥ 假发护理：如果每天佩戴假发，需要每3～4个月或根据产品说明指导时间进行更换，以保持假发良好状态和外观；告知患者洗发水、护发素的选择，洗发频率、水温控制及洗发方法等，帮助患者更好地打理假发。

4）文身技术：近年来，在国外逐渐流行通过刺青、结合颜色、光泽、照明和阴影等方法，在乳房上文上逼真的乳头和乳晕等。虽然文身技术在国外已被证明可以改善乳腺癌患者自我形象，但我国仍鲜有相关研究。

**本阶段反馈：** 通过化疗脱发分级可知患者处于Ⅲ级，即完全脱发但是可再生。根据乳腺癌化疗所致脱发压力量表得分为60分，提示化疗引起的脱发在患者生理、情绪、活动及沟通功能四个维度上均存在影响。对患者进行访谈发现患者对于自身脱发存在误区，其认为脱发引发形态改变且难以恢复，化疗其存在身体意向的问题。通过专业化妆美容师及责任护士的指导，患者在化疗脱发期较为全面掌握到相关健康教育知识及基础的化妆美容的技巧,并能利用所学知识进行自我形体修饰,患者因化疗脱发带来的焦虑、自卑等负性情绪得到缓解。

(四) 效果评价

1. 患者 HFS 症状缓解,手脚趾皮肤色素沉着改善,HFS 从化疗第三周期结束的Ⅲ级转为Ⅰ级,详见表 1-2-5-4。

表 1-2-5-4　乳腺癌患者化疗所致手足综合征评估表

| 评估时间 | 评估内容 | 评估结果 |
| --- | --- | --- |
| 化疗第一周期末 | 手、足皮肤无明显改变,偶有麻木、迟钝感 | Ⅰ级 |
| 化疗第二周期末 | 手、足皮肤可见红斑及表皮网状组织血管的扩张,偶有麻木、迟钝感 | Ⅰ级 |
| 化疗第三周期末 | 双手、双足皮肤皲裂起皮,指(趾)甲色素沉着,呈暗灰色,有肿胀感 | Ⅲ级 |
| 化疗第四周期末（推迟2周用药） | 手、足皮肤皲裂愈合,蜕皮,有迟钝感 | Ⅰ级 |
| 化疗结束后 3 个月 | 手、足皮肤完整、指(趾)甲色素沉着减轻,感觉无异常 | Ⅰ级 |
| 化疗结束后 6 个月 | 手、足皮肤完整、指(趾)甲颜色恢复正常,感觉无异常 | Ⅰ级 |

2. 患者放疗区域皮肤湿性脱皮减轻,皮肤红肿逐渐消退,依据美国肿瘤放射治疗协会的标准,放射性皮炎从放疗第 10 次的 3 级转为 1 级,详见表 1-2-5-5。

表 1-2-5-5　乳腺癌放疗所致放射皮炎评估表

| 评估时间 | 皮肤改变 | 评估结果 |
| --- | --- | --- |
| 放疗 5 次后 | 放疗区域皮肤基本无变化 | 0 级 |
| 放疗 10 次后 | 放疗区域出现皮肤红肿、融合性湿性脱皮 | 3 级 |
| 放疗 15 次后 | 放疗区域出现皮肤红肿、融合性湿性脱皮 | 3 级 |
| 放疗 20 次后 | 放疗区域出现皮肤红肿、斑点样湿性脱皮 | 2 级 |
| 放疗 25 次后 | 放疗区域出现皮肤红斑,干性脱皮 | 1 级 |
| 放疗结束后 3 个月 | 放疗区域皮肤基本恢复正常,有色素沉着 | 0 级 |
| 放疗结束后 6 个月 | 放疗区域皮肤基本无变化 | 0 级 |

3. 采用乳腺癌化疗所致脱发压力量表、乳腺癌患者身体意象自评问卷对患者化疗周期结束后 6 个月不同时期进行评分。患者化疗结束后 3 个月时头发开始生长,第 6 个月时从

Ⅲ期脱发逐渐恢复正常。采用乳腺癌化疗所致脱发压力量表对患者进行评估,分值越高代表患者对于脱发困扰程度越大,具体得分见各时期患者的反馈。分值越高则表明乳腺癌患者的身体意象水平越低,具体得分见各时期患者的反馈。详见表1-2-5-6、表1-2-5-7。

表1-2-5-6 乳腺癌化疗所致脱发压力量表(分)

| 评估时间 | 生理功能 | 情绪功能 | 活动功能 | 沟通功能 | 总分 |
| --- | --- | --- | --- | --- | --- |
| 化疗第一周期末 | 8 | 22 | 20 | 10 | 60 |
| 化疗第二周期末 | 8 | 16 | 18 | 8 | 50 |
| 化疗第三周期末 | 6 | 14 | 14 | 6 | 40 |
| 化疗第四周期末 | 6 | 12 | 10 | 6 | 34 |
| 化疗结束后3月 | 4 | 10 | 6 | 6 | 26 |
| 化疗结束后6月 | 2 | 8 | 4 | 4 | 18 |

表1-2-5-7 乳腺癌患者身体意象自评问卷(分)

| 评估时间 | 身体意象相关行为改变 | 性活动改变 | 角色改变 | 心理改变 | 社交改变 | 总分 |
| --- | --- | --- | --- | --- | --- | --- |
| 化疗第一周期末 | 8 | 10 | 10 | 16 | 8 | 52 |
| 化疗第二周期末 | 30 | 16 | 20 | 40 | 8 | 114 |
| 化疗第三周期末 | 35 | 18 | 25 | 40 | 6 | 124 |
| 化疗第四周期末 | 28 | 12 | 20 | 20 | 4 | 84 |
| 化疗结束后3个月 | 20 | 10 | 16 | 12 | 4 | 62 |
| 化疗结束后6个月 | 6 | 8 | 6 | 8 | 4 | 32 |

## 二、案例分析

(一)案例相关理论与方法

1. 乳腺癌化疗患者手足综合征的处理　手足综合征(HFS)也称为掌跖红斑感觉不良症(palmar-plantar erythrodysesthesia,PPE)或肢端红斑,是一种与多种化疗药物相关的独特且相对常见的剂量限制性皮肤毒性反应。主要表现为手掌、足底和趾面出现红斑、异常肿胀和刺痛感,也可能涉及手腕弯折前侧、肘后侧、腋下、乳房下区域、腹股沟、腰或膝盖内侧等,严重时可以出现脱屑、溃疡、糜烂和表皮坏死等症状。最早可能出现在初始治疗后3~5d,一般在开始治疗后的第2~3个周期。虽然不会危及生命,但会对生活质量产生严重的影响,从而降低患者的用药依从性。

多项研究证实 HFS 的发生与多柔比星脂质体的剂量强度和周期频率有关。Liang 等的研究表明,每三周使用一次多柔比星脂质体时,剂量强度是影响 HFS 发生的独立危险因素,即剂量强度越高,HFS 发生的可能性越大。吴启权等的研究也证明了 HFS 与剂量强度之间存在依赖性,并提示发生 HFS 时减少给药剂量可能是较为有效的措施。一些研究证明,HFS 的发生与胆结石病史($P=0.025$)有关,是 HFS 的独立危险因素。多柔比星脂质体主要由肝脏的单核细胞-巨细胞吞噬系统所清除。因此,当患者肝功能出现异常时,可导致多柔比星脂质体在体内清除降低,从而容易发生 HFS。Liang 等研究发现外周血循环和汗液排泄是中重度 HFS 发生的独立危险因素。这可能是由于手足皮肤有许多独有的特征,包括手掌和足底皮肤细胞的快速增殖、丰富的毛细血管网、大量分泌汗液,且更容易受到摩擦和创伤等局部因素的影响。

可以采取药物与非药物方法对化疗所致 HFS 进行有效防治。针对患者教育和监测可以降低 HFS 的发生率和严重程度:告知患者经常在手、足部位使用保湿软膏且睡觉时穿戴棉布袜子或手套以增强软膏的吸收;避免使用对皮肤有刺激性的物品(如强力清洁剂、酒精等);避免穿不合身、过紧或刺激的衣物和鞋子,防止手足皮肤产生摩擦和过度受压;避免在多柔比星脂质体给药前 24 h 和给药后 72 h 洗热水澡,洗手洗脚时用毛巾轻拍使皮肤变干,不要来回揉搓;避免皮肤覆盖、减少排汗;避免强光照射;避免重复做同一种动作或长期保持同一种姿势。在药物预防方面,使用外用止汗剂可以降低多柔比星脂质体的发生率,多柔比星脂质体易积聚在具有高密度外分泌腺(手和脚的身体区域),并且 HFS 是一种剂量限制性毒性,局部使用水合氯化铝作为止汗剂可以降低化疗后Ⅱ级或Ⅲ级 HFS 的发生率。氨磷汀是一种能够选择性地保护正常的组织细胞而又不会影响放化疗效果的广谱细胞保护药,可以有保护正常组织细胞的作用。此外,使用皮质醇类口服药、外用凡士林及根据病情遵医嘱调低多柔比星脂质体的剂量,均对 HFS 的预防有一定在作用。

2. **乳腺癌放射性皮炎的护理**　放射性皮炎是放射治疗全程中最常见的一种皮肤反应,是射线(X 线、γ 线)照射后引起的黏膜炎症性损害,可表现为红斑、脱屑、痛痒、色素沉着、溃疡、萎缩等损伤,常发生于照射后数天至数月,症状随照射剂量的积累不断变化。放射线可促进皮肤内水的分解,进而严重损伤皮肤基底细胞,形成皮肤损伤。

根据皮肤病变的进展情况,可将放射性皮炎的临床表现分为急性反应和慢性反应。急性反应一般发生在放射治疗开始的 90 d 内,潜伏期为 1~2 周,最初表现为红斑、水肿、色素变化,随着放射剂量增加,会出现干性脱屑,主要表现为干燥、瘙痒、鳞屑,后期可能会出现湿性脱屑并伴轻度或重度浆液性渗出物和结痂。慢性反应则指发生在放射治疗开始 90 d 后的皮肤反应,包括血管损伤、表皮变薄、真皮萎缩、色素沉着、纤维化等,严重者可导致皮肤恶性肿瘤发生。患者自身因素照射部位颈前区、四肢、胸部、腹部和面部皮肤,以及头皮毛囊组织对放射敏感,出现放射性皮炎的概率较高。乳房较大的乳腺癌患者、乳房重建和假体植入患者发生严重放射性皮炎的风险更高(Ⅱ级证据)。基础疾病肥胖、营养不良、长期日晒和吸烟等可能加重放射性皮炎风险(Ⅲ~Ⅳ级证据)。相较于常规分割放疗,大分割、超大分割放疗发生急性皮肤毒性的概率更低(Ⅰ级证据)。使用填充材料给予充分的皮肤剂量,放射性皮炎的发生率显著增加(Ⅲ~Ⅳ级证据)。

对于放射性皮炎的预防,根据中国肿瘤放射治疗联盟关于放射性皮炎的预防与治疗临床实践指南,分为非药物预防及药物预防。① 非药物性预防：根据患者的病情及分期,选择合适的放射治疗技术及分割模式(Ⅰ级证据,A级推荐)。加强健康宣教、饮食及心理指导,减少照射区域内的皮肤刺激、摩擦及过度日晒等。保持皮肤清洁干燥,可使用温水或中性肥皂进行局部清洗(Ⅱ级证据,A级推荐)。对有需要的人群可使用止汗剂/除臭剂(Ⅰ级证据,A级推荐)。不推荐无危险因素的患者放疗前常规使用外用保湿剂、凝胶、乳液或敷料(Ⅱ级证据,A级推荐)。② 对于药物预防：推荐对有高危因素患者的照射野使用低至中效外用糖皮质激素,1~2次/d(如0.1%糠酸莫米松或0.1%丁酸氢化可的松乳膏)(Ⅰ级证据,A级推荐)。GM-CSF、超氧化物歧化酶、硅酮成膜凝胶敷料、银离子敷料/乳膏、三乙醇胺、表皮生长因子等也可用于预防放射性皮炎(Ⅱ~Ⅲ级证据,B级推荐)。

急性放射性皮炎的治疗应根据严重程度进行分级治疗。① 1级：一般皮肤护理,可使用外用皮质类固醇,1~2次/d(Ⅰ级证据)。不推荐对1级放射性皮炎患者使用特殊敷料进行治疗(Ⅱ级证据)。② 2,3级：预防继发皮肤感染及在皮肤脱皮部位使用敷料。可使用包括磺胺嘧啶银敷料等外用敷料治疗(Ⅱ级证据),合并感染时应采用外用和(或)全身性抗生素进行治疗(Ⅳ级证据)。③ 4级：中止放疗,并由多学科团队进行个体化治疗。④ 对于同时使用EGFR抑制剂治疗的患者,3级以下放射性皮炎一般无需中断或减少药物剂量(Ⅲ~Ⅳ级证据)。若出现4级放射性皮炎,则建议同时中断放疗和EGFR单抗治疗(Ⅲ级证据)。

对于乳腺癌放疗患者来说,长期处于射线照射的皮肤需要湿润的内部环境来加快表皮细胞迁移速度,促进生长因子的释放,刺激细胞增殖,促进照射部位皮肤的加速恢复,故为伤口内部皮肤细胞营造湿润环境至关重要。目前临床中大多皮肤保护剂中含有保湿成分,故指导患者选择合理的皮肤保护剂可以有效防止放射线对皮肤的损伤,使患者皮肤内部环境保证湿润状态,延缓放疗所致皮肤部位水分的流失。此外,皮肤保护剂还能够在皮肤表面形成保护膜,缓解外界皮肤刺激,如汗液、衣物摩擦等为患者带来的损伤。

3. 指导乳腺癌患者进行化妆美容　现有研究报告中肿瘤患者美容化妆的实施方式主要有两种。一是由职业人员直接为患者实施;二是教患者相关知识后由患者自行操作。前者为医院招募专业人员或通过相关学习的医务人员,在慈善组织机构提供的活动室或医院病房,为有需求的患者实施化妆美容服务。后者则告知患者选择正确的化妆美容产品,教会患者利用化妆美容技术来修饰治疗引起的形象改变,指导患者如何选择和佩戴假发等。建议教患者掌握化妆及护肤方法,以便能够自己完成修饰;而文身建议由正规机构的专业人员操作,而不是自行或在无资质的地方进行。

乳腺癌患者化妆美容的实施流程与注意事项如下。

(1) 需求评估：充分考虑患者的需求和操作能力,选择患者更喜欢、更容易复制的妆容。

(2) 润肤与肤色矫正：在妆前须涂抹润肤霜(夏季可在润肤霜后叠加防晒),再用有色遮瑕膏来进行肤色的矫正。绿色遮瑕膏用于以红色为主的炎症性瘢痕等瑕疵;黄色遮瑕膏用于以紫色为主的瘀斑、蓝色黑眼圈等瑕疵;珊瑚色遮瑕膏用于棕色的瘢痕、黄褐斑、棕色黑眼圈等瑕疵。在涂抹有色遮瑕膏后,可以大大减少后续粉底的运用,从而减轻皮肤的负担。

(3) 涂抹粉底：在有色素沉着的情况下,宜选择比肤色略深的色调。涂粉底可直接用指尖涂抹均匀,用粉底刷可以获得更透明的妆感,而化妆海绵可修饰肌肤的干燥,获得更水润的肤质。

（4）扑粉：选择适合肤色的粉，并用大粉刷涂抹，可获得更自然的效果。完妆后可在距离 20 cm 的地方用化妆喷瓶喷洒水雾后让它蒸发，这样可以干燥化妆品并使其持续更长时间。如果皮肤非常干燥甚至呈鳞片状，上粉底后可不再涂粉，避免出现鳞屑以降低化妆美容效果。

（5）眉毛与口红：因人而异地选择适合自身的眉形和口红颜色在化妆中非常重要。而这里需要关注的是乳腺癌患者如有唇炎或唇部干燥的情况，可在涂抹口红之前使用润唇膏打底，在保护唇部肌肤的同时提升化妆效果。

（6）卸妆：肿瘤患者持妆时间不建议过长，卸妆是非常重要的部分。宜选用液体或凝胶状卸妆水以便可以用手指尖轻轻按摩，待彩妆溶解后，再用化妆棉轻轻擦除，然后用温水冲洗，以达到完美的清洁皮肤效果。

（7）文身：目前仍缺乏对肿瘤患者的文身安全性与文身时机的研究。通常情况下应在身体状况较好，拟文身部位的皮肤局部无红肿、破损、皮疹等炎症或过敏反应的条件下进行。文身后局部可用流动清水冲洗，结痂未脱落前避免浸泡创面，避免阳光过分暴晒及洗桑拿。文身几天后会有结痂、脱皮、轻微瘙痒等现象，不可抓挠伤口，伤口如有红肿发炎等不适及时就医。

化妆美容可有效改善乳腺癌患者的化疗脱发困扰总分及情感困扰、日常生活困扰及人际关系困扰维度。分析原因在于：一方面，化妆美容提供给患者关于脱发的信息，强化"脱发是可逆"主题，缓解脱发带来的负性情绪，给予患者治疗的希望，帮助患者正确认识化疗脱发症状；另一方面化妆美容基于美学理论基础，对人的五官、身体进行外在修饰，达到满意的视觉效果，给自身及他人带来愉悦的情感体验，有利于社会交往，益于身心健康。同时 Frith 等研究发现在乳腺癌患者脱发前告知脱发的预防及应对措施可更好帮助患者适应和应对脱发过程。因此，医护人员应提前告知脱发症状，强化患者对于化疗脱发的认知，帮助患者做好事前思想准备。

化妆美容对化疗期肿瘤患者伴有的眉毛脱落，肤色改变，嘴唇干燥等问题起到了改善效果，提高患者生活质量和自信心的作用。Starnoni M 对 48 例乳房重建术后乳头乳晕缺失的患者采用 3D 复合文身技术进行局部美化，其中 92% 都对修饰效果表示很满意。

化妆美容可以降低乳腺肿瘤焦虑抑郁水平、提高其社会支持度。日本学者 Ikeuchi 等采用近红外光谱验证化妆美容对大脑额前叶的激活作用。结果发现具有抑郁倾向的受试者在看到自己化妆后的照片时，额前叶血流中血红蛋白含量增加，与对照组相比，差异具有统计学意义（$P<0.05$），说明化妆美容能改善有抑郁倾向患者的大脑功能。Richard 等研究发现通过帮助乳腺癌患者进行美容修饰、有效应对化疗脱发症状，能积极应对社会歧视，肯定自我；同时前期研究中面对方式在化疗脱发困扰与生活质量中起到中介作用，故通过帮助患者建立积极应对方式，间接提高生活质量，促进身心健康。

4. 本案例形体管理方案的制定　本案例通过对患者进行全面形体评估，包括皮肤和身体意象等，制定了乳腺癌患者全方位皮肤护理和化妆美容的照护措施，以患者自身需求为导向，结合信息支持、心理支持和实践操作，为患者制定可执行的形体管理方案，最大限度地减少患者的形体相关忧虑，提高患者的生活质量。

### (二) 具体措施分析

**1. 评价标准**

（1）WHO HFS分级标准：出现手足感觉迟钝，麻木刺痛感，可见红斑及网状组织血管扩张则可能出现手足综合征Ⅰ级，患者出现手足综合征Ⅲ级反应后经过干预处理转为Ⅰ级。

（2）根据美国肿瘤放射治疗协会对于放射性皮炎的分级标准，患者在放疗10次后，在放疗区域出现融合性湿性脱皮伴放疗区域皮肤的红肿属于3级放射性皮炎，后经过干预处理转为Ⅰ级。

（3）使用化疗脱发困扰量表对患者脱发状况进行评定，患者在化疗结束后分数下降，提示脱发困扰症状逐步缓解。

（4）使用乳腺癌患者身体意象自评问卷量表进行评定，在化疗和放疗后，患者身体意象评分越来越低，提示患者体像障碍程度明显减轻。

**2. 主观评价** 患者主诉，通过医护人员专业指导，手足开裂、脱屑、发胀感缓解，色素沉着减轻，放疗区域皮肤逐步转为正常，掌握较为基础的乳腺癌患者自我化妆美容技巧，减少因脱发带来的自卑、焦虑感，增加自信心。依据上述评价标准，对患者进行主观、客观评价，评价结果证明为该患者制定的化妆美容方法是有效的。

### (三) 进一步研究热点

Richard等通过乳腺科护士对化疗后的癌症患者实施化妆美容，将38名原发乳腺癌患者随机分为实验组和对照组，结果发现化妆美容能有效改善患者的自我体像水平，提高自尊水平及生活质量。Quintard等研究了化妆疗法在乳腺癌患者中应用效果，结果发现化妆疗法可提高患者自信心及乐观程度，引导其积极应对自身的残缺，适应其自身疾病及治疗。张青月等研究中发现面对方式在化疗脱发困扰与生活质量中起到中介作用，故通过帮助患者建立积极应对方式，可以间接提高患者生活质量，促进其身心健康。

1. 未来可以开展肿瘤专科化妆美容形体修饰管理课程设计，完成相关理论及实践的培训，培养一批肿瘤专科化妆美容形体管理师，为患者提供详细的化妆美容建议、形体管理及心理疏导等。

2. 可以在医院内开设肿瘤患者化妆美容课堂，让更多肿瘤患者参与进来，掌握化妆美容技能，减轻负性情绪。

3. 未来可在假发制作选择方面进行研究，癌症患者的患病类型、年龄、喜好都将影响他们对于定制系统的外观、使用流程表现出不同的需求，这些都需要后期根据用户群体的实际需求来不断改进完善假发定制系统。国内的研究者可针对假发的个性化定制方面开展多中心相关研究，通过测量患者的基础数据，借助AI进行数据分析，帮助患者更有效、精准选择合适的假发。

（金自卫）

## 参考文献

[1] Bray F, Laversanne M, Sung H, et al. Global cancer statistics 2022：GLOBOCAN estimates of incidence and mortality worldwide for 36 cancers in 185 countries[J]. CA Cancer J Clin, 2024：1-35.

[2] Han B, Zheng R, Zeng H, et al. Cancer incidence and mortality in China, 2022[J]. JNCC, 2024, 10: 27.

[3] Liu R, Xie H, Wang Y, et al. Impact of unilateral mastectomy on body posture: A prospective longitudinal observational study[J]. Asia Pac J Oncol Nurs, 2023, 11(2): 100336.

[4] Qiu J, Tang L, Huang L, et al. Physical and psychological effects of different temperature-controlled breast prostheses on patients with breast cancer during rehabilitation: a randomized controlled study (CONSORT)[J]. Medicine, 2020, 99(13): e19616.

[5] 郑莹,裘佳佳,刘叶.乳腺癌康复研究进展和实践[M].上海:上海科学技术出版社,2023.

[6] 黄小程,景婧,王惠芬,等.乳腺癌术后患者义乳佩戴的选择及影响因素研究进展[J].护理研究,2021, 35(8): 1461-1464.

[7] 景婧,郑利媛,黄小程,等.乳腺癌患者义乳佩戴体验和期望的研究进展[J].护理学杂志,2022,37 (21): 98-101.

[8] 张琬,路潜,刘春蕾,等.年轻乳腺癌患者身体意象现状及其影响因素研究[J].中华现代护理杂志, 2022,28(07): 893-900.

[9] Hojan K. Does the weight of an external breast prosthesis play an important role for women who undergone mastectomy? [J]. Rep Pract Oncol Radiother, 2020, 25(4): 574-578.

[10] Gallagher P, Buckmaster A, O'Carroll S, et al. Experiences in the provision, fitting and supply of external breast prostheses: findings from a national survey[J]. Eur J Cancer Care (Engl), 2009, 18 (6): 556-568.

[11] Fitch MI, McAndrew A, Harris A, et al. Perspectives of women about external breast prostheses[J]. Can Oncol Nurs J, 2012, 22(3): 162-174.

[12] Roerts S, Livingston P, White V, et al. External breast prosthesis use: experiences and views of women with breast cancer, breast care nurses, and prosthesis fitters[J]. Cancer Nurs, 2003, 26(3): 179-186.

[13] 张惠婷,史丽,王晓君,等.乳腺癌术后义乳佩戴与指导门诊的建立与管理[J].护理学杂志,2023,38 (14): 30-33.

[14] Hopwood P, Fletcher I, Lee A, et al. A body image scale for use with cancer patients[J]. Eur J Cancer, 2001, 37(2): 189-197.

[15] 张茨,李仁喜,李勇,等.乳腺癌术后患者使用智能义乳用具的调查研究[J].湘南学院学报(医学版), 2018,20(4): 56-59.

[16] Shin K, Leung K, Han F, et al. Thermal and moisture control performance of different mastectomy bras and external breast prostheses[J]. Text Res J, 2019, 90(78): 824-837.

[17] Koralewska A, Domagalska-Szopa M, Łukowski R, et al. Influence of the external breast prosthesis on the postural control of women who underwent mastectomy: Cross-sectional study[J]. Front Oncol, 2022,29(12): 920211.

[18] Rossi A, Fortuna MC, Caro G, et al. Chemotherapy-induced alopecia management: clinical experience and practical advice[J]. J Cosmet Dermatol, 2017, 16(4): 537-541.

[19] Dunnill CJ, Al-Tsmeemi W, Collett, et al. A clinical and biological guide for understanding chemotherapy-induced alopecia and its prevention[J]. The oncologist, 2018, 23(1): 84-96.

[20] 张青月.中文版乳腺癌化疗脱发困扰量表的信效度检验及其临床应用[D].天津:天津医科大学,2018.

[21] 从维莲.化疗脱发困扰量表的汉化修订及在乳腺癌患者中的应用[D].广州:南方医科大学,2020.

[22] 肖星婷,王娴,王燕,等.乳腺癌患者化疗所致脱发预防及护理的证据总结[J].中华护理杂志,2021,56 (7): 1072-1078.

[23] Ross M, Fischer-Cartlidge E. Scalp cooling: a literature review of efficacy, safety, and tolerability for chemotherapy-induced alopecia[J]. Clin J Oncol Nurs, 2017, 21(2): 226-233.

[24] 张青月,李莹,吴婷,等. 化妆美容在乳腺癌患者中的应用效果[J]. 中国护理管理,2020,20(4):588-592.

[25] Rugo HS, Klein P, Melin SA, et al. Association between use of a scalp cooling device and alopecia after chemotherapy for breast cancer[J]. JAMA,2017,317(6):606-614.

[26] Park HY, Kim JH, Choi S, et al. Psychological effects of a cosmetic education programme in patients with breast cancer[J]. Eur J Cancer Care (Engl),2015,24(2):493-502.

[27] 褚彦香,邓妍,熊欢. 手足综合征分级护理在乳腺癌化疗患者中的应用[J]. 中华护理杂志,2023,58(21):2583-2588.

[28] 刘璐,甘佳伟,姜桐桐,等. 乳腺癌患者放射性皮炎护理方案的构建及应用研究[J]. 中华护理杂志,2023,58(21):2575-2582.

[29] 周玲,祝娉婷,王亦雄,等. 乳腺癌术后化疗期患者体像水平现状及其影响因素分析[J]. 临床医学研究与实践,2024,9(9):30-34.

# 第二章 淋巴水肿

乳腺癌相关淋巴水肿(breast cancer-related lymphedema，BCRL)是因手术或放化疗破坏正常淋巴结构，引起淋巴液在组织间隙滞留所引起的包括上肢水肿、慢性炎症和组织纤维化等一系列的病理改变。乳腺癌相关淋巴水肿是乳腺癌术后常见并发症，病因和发病机制较为复杂。其发生时间可能于术后数月、数年甚至数十年，发病率随着时间的推移而增加，具有终身发病的特点，一旦发生不可逆转。众多研究证实，淋巴水肿在于早期发现、早期诊断、及时干预和治疗，不仅可以控制和缓解症状，也能够最大限度地提升患者生活质量。

## 第一节 概 述

淋巴水肿是淋巴循环障碍引起的富含蛋白的淋巴液在组织间隙滞留所引起的进展缓慢的慢性病，主要发生在四肢，也可发生在颜面部、颈部、腹部。表现为上肢或下肢甚至会阴部、臀部、腹部的肿胀、增粗、皮肤纤维化和脂肪沉积、组织变硬、表皮过度角化，长期发展可致关节功能障碍、行动不便。同时，可并发淋巴管炎及周围组织炎症，严重影响患者日常生活。淋巴水肿分为原发性和继发性，乳腺癌相关淋巴水肿属于继发性淋巴水肿。

乳腺癌相关淋巴水肿发生因素包括治疗因素、疾病因素、行为因素和个体因素，其中手术创伤和放疗是主要因素。对于淋巴水肿患者而言，患肢外观异常、疼痛、麻木等症状对身体层面造成严重影响，继而加重恐惧、焦虑和抑郁等情绪反应，同时水肿治疗所带来的高花费也给患者经济上造成沉重负担。所以，淋巴水肿的预防重于治疗。作为临床医护人员，应该为患者提供信息支持和专业指导，包括教会患者如何进行淋巴水肿自我监测，如何使用连续周径测量法进行测量、应用乳腺癌相关淋巴水水肿症状指数量表(BCLE-SEL)自我症状评估、自我监测感染征象(如皮肤发红、患肢肿胀、疼痛、麻木、发红发热等)。当出现症状时，患者要主动自我报告症状，便于早期干预。另外，应对所有乳腺癌术后患者进行风险筛查，宜采用乳腺癌术后淋巴水肿风险评分表识别高危风险患者，对于高风险患者，术后2年内应至少每半年监测1次患者预防行为依从性，并评估是否发生淋巴水肿。

当前，乳腺癌相关淋巴水肿不能完全治愈，治疗目标主要是减轻肿胀、缓解相关症状、避免恶化、改善肢体功能和生活质量。BCRL的治疗方法分为非手术治疗和手术治疗。非手术治疗主要是综合消肿治疗(complex decongestive therapy,CDT),被认为是 BCRL 治疗的基石;手术治疗是在保守治疗效果不佳时的补充,主要有淋巴管-静脉吻合、自体淋巴结/淋巴管/静脉移植、病损切除皮瓣移植、负压吸脂等。CDT 包括手动淋巴引流(manual lymph drainage,MLD)、压力治疗、功能锻炼和皮肤护理。分为以治疗师为主导的强化治疗阶段与以患者和(或)照顾者为主导的居家自我维持阶段,通过制定行为准则和对患者进行定期随访,从而提高患者居家维持阶段对淋巴水肿的自我管理能力,继而减轻水肿。

目前,淋巴水肿的诊治仍然是世界性难题。我们通过对淋巴水肿的危险因素分析,根据患者的个体差异,制定关于 BCRL 的预防措施及诊疗方案,从而更好地改善患者的生活质量,减轻淋巴水肿带来的困扰和心理负担。

本章节通过六个案例的描述,对乳腺癌相关淋巴水肿的发病原因、主要治疗措施、措施的有效性和可行性进行了分析和阐述。同时,也对淋巴水肿今后的研究方向进行了展望,希望本案例分析处理的应用实践能够对临床有帮助和指导作用。

(王影新　王　悦)

## 第二节　案例解析

### 案例一　CDT 结合无缝随访服务

**案例简介**:患者行右乳癌改良根治术及腋窝淋巴清扫术后放疗引发水肿,诊断为乳腺癌相关淋巴水肿。患者前臂早期出现硬化,治疗过程中主要应用 CDT 治疗,除此之外在手法引流前予以空气波压力治疗、超声波,并对硬化部位采用提捏的手法按摩,使得局部组织软化,取得很好成效。淋巴水肿治疗具有特殊性,治疗时间长,其间易反复,容易受到其他因素影响。为提升患者依从性,我们采用了无缝随访方式,在维持期增加随访频率,同时建立微信群,督促患者每日在微信群小程序打卡,分享锻炼、压力套袖佩戴情况与自身感受,康复师每日查看,进行点评,指导规范锻炼方法。通过全面、系统、连续且无缝隙的延续性服务,保证了该患者良好的治疗效果。

### 一、案例描述

#### (一)病情描述

1. **基本情况**　患者王女士,54 岁,小学文化程度。
2. **现病史**　患者 2023 年 3 月发现右上肢水肿,休息后不能缓解并逐渐加重,前臂外侧水肿处有 7 cm×4 cm 大小区域,按之较硬,无凹陷,无疼痛等其他不适。
3. **既往史**　既往无慢性病史。
4. **诊断**　乳腺癌相关淋巴水肿。
5. **主要治疗**　2021 年 9 月 13 日在全麻下行右乳癌改良根治术+腋窝淋巴结根治性切

除术,术后病理示:右乳浸润性癌Ⅱ级,免疫组化示右乳癌:ER(3+,90%),PR(+,10%),AR(2+,40%),见癌转移(6/18),HER2(1+),Ki67(35%),FISH检测(-)。根据结果给予患者行AC序贯P方案辅助化疗+靶向治疗+内分泌治疗。2021年9月23日在局麻下经左上肢置入中心静脉导管,2022年3月18日行放射治疗,照射区域为乳房、锁骨上部、腋窝附近等区域,放疗总数25次。放疗后右上肢前臂出现肿胀,休息后不能缓解并逐渐加重,前臂外侧水肿处有7 cm×4 cm大小区域,按之较硬,无凹陷,无疼痛等其他不适。其间并未寻求专业诊疗和支持,后于2023年12月20日来院治疗。

**6. 肢体功能评估** 通过相关评估工具,对患者治疗前后进行肢体功能客观评估。评估内容包括患者肢体周径、组织水肿程度、Neer肩关节功能评定量表、血管彩超等方面,并以患者主诉、乳腺癌相关淋巴水肿症状指数量表及癌因性疲乏为主观评估结果。见表2-2-1-1至表2-2-1-3。

表2-2-1-1 患者治疗前相关评估结果

| 评估项目 | 治疗前 |
| --- | --- |
| 人体成分分析仪 | 右侧(2.98 L),左侧(1.63 L) |
| Neer肩关节功能评分 | 65分(差) |
| 彩超 | 未见明显异常 |
| 患者主诉 | 右前臂手臂肿胀,像要撑破一样,有牵拉疼痛感,右侧手臂抬起困难、有沉重感 |
| 乳腺癌相关淋巴水肿症状指数量表 | 12项有症状 |
| 癌因性疲乏得分(癌症疲乏量表中文版) | 40分 |

表2-2-1-2 肢体周径测量(cm)

| 阶段 | 部位 | 腕横纹/定位17 cm下 | 腕横纹下5 cm | 虎口11 cm下 | 腕横纹上5 cm | 肘关节定位40 cm下 | 肘关节下10 cm | 肘关节上10 cm | 腋窝59 cm下/定位 |
| --- | --- | --- | --- | --- | --- | --- | --- | --- | --- |
| 治疗前 | 患侧(右) | 19.3 | 23.7 | 21.2 | 23.6 | 29.3 | 28.2 | 33.7 | 34.7 |
| | 健侧(左) | 17.7 | 22.8 | 19 | 20.5 | 26.9 | 25 | 30.7 | 31.7 |

表2-2-1-3 肩关节活动度测量(度)

| 阶段 | 部位 | 前屈 0~180 | 后伸 0~60 | 水平内收 0~130 | 水平外展 0~40 | 内旋 0~70 | 外旋 0~90 | 外展 0~180 |
| --- | --- | --- | --- | --- | --- | --- | --- | --- |
| 治疗前 | 患侧(右) | 95 | 30 | 90 | 10 | 55 | 60 | 110 |
| | 健侧(左) | 150 | 35 | 90 | 15 | 50 | 35 | 140 |

(1) 客观评估

1) 肢体周径测量：参照乳腺癌术后淋巴水肿预防和护理的中华护理学会团体标准，使用软皮尺对患侧上肢虎口、上肢腕横纹、腕横纹上 10 cm、肘窝、肘窝上 10 cm、腋下顶部等部位周径进行测量，测量时保持皮尺与皮肤表面平行，每次尽量使用相同的位置进行测量，减小误差，记录测量数据。

2) 组织水肿程度：使用 InBody10 人体成分分析仪分析组织水肿程度。人体成分分析仪将无害的细微交流电流通过人体，当电流通过某一身体部位时测量对电流流动的阻抗，检测治疗前后健、患肢组织水肿程度，即细胞外液含量的变化。测量值越高，水肿越严重。

3) 肩关节活动度：选用 Neer 肩关节功能评定量表评定肩关节活动情况。Neer 评定量表，主要通过评估患者疼痛（35 分）、功能（30 分）、运动范围（25 分）、解剖（10 分）等 4 个指标结果来评价肩关节活动度情况，总分（100 分）＞90 分为优，80～89 分为良，71～79 分为中，≤70 分为差。

4) 超声：排除肢体血栓。

(2) 主观评估

1) 患者主诉：右前臂手臂肿胀，牵拉有疼痛感，手臂抬起困难伴沉重感。

2) 乳腺癌相关淋巴水肿症状指数量表：评估患者主观症状，包括肩部活动受限、上肢肿胀、患肢无力、患肢疲乏等，9 个条目及以上则判断为淋巴水肿。

3) 癌因性疲乏：包括躯体疲乏、情感疲乏、认知疲乏 3 个维度，总分越高说明癌因性疲乏水平越严重。

## （二）患者康复需求

1. 患者希望治疗后沉重感减轻，不影响日常生活。
2. 患者希望肢体肿胀消退，肩关节活动度恢复正常。

## （三）采取的治疗措施

患者及家属签署治疗同意书后告知相关注意事项。根据评估结果，结合患者的年龄偏大、小学学历、经济条件不佳等具体情况制定治疗计划，包括治疗期和维持期。治疗期的手法引流综合消肿治疗（complex decongestion therapy，CDT）与维持期的压力臂套治疗两个阶段，治疗期每次手法前配合以空气波压力治疗 30 min、超声波 20 min 治疗，治疗周期为 10 d。

### 1. 手法引流综合消肿治疗（CDT）

(1) 手法引流：依次开通锁骨上及颈部淋巴结区、腹部及腹股沟、健侧腋窝区淋巴通路；采用固定画圈、旋转技术、压送手法、铲形技术将患肢淋巴液引流至锁骨上淋巴结等已开通的淋巴结区。手法以轻、柔、缓、慢为主，以使用最大力度也不造成局部皮肤发红为宜。当致水肿淋巴液通过手法引流已经被大量疏散开后，治疗师还需要其他特殊技术来帮助软化患者硬化区域。治疗师用其拇指和食指捏起一块已硬化的组织皱襞，然后用拇指和食指按摩此处皮肤皱襞。虽然这些技术方法略微激进，治疗师仍要以患者的疼痛感为准，并且要缓慢按摩。这样，水肿液也能再次被疏散到已预处理治疗过的淋巴引流区。

(2) 局部超声治疗 20 min，在硬化区域旋转打圈，有助于组织软化。

(3) 涂抹皮肤保护剂。

(4) 包扎：用"8"字包扎法，从远心端向近心端包扎，遵循松紧合适、平整、均匀受压包扎原则。前臂较硬处皮肤,包扎时将内层聚酯衬垫用高密度海绵代替。选择一块海绵,裁剪范围大于硬化区域 7 cm×4 cm 大小,约 9 cm×6 cm,周围要剪成椭圆形,以减小剪切力,增加舒适感。放置在硬化部位,先包扎管状绷带,以保护皮肤。后放海绵,再使用低弹力绷带利用特殊技巧进行包扎,以便于强化组织软化的效果。

2. 健康宣教

(1) 功能锻炼:指导患者包扎后进行以下运动,3 次/d,每次 15~20 min。① 以腹式呼吸为主进行呼吸功能锻炼;② 肢体功能锻炼:上肢水肿行伸展运动,包括扩胸运动、上举运动;③ 爬墙运动:双脚分开面对墙站立。手掌贴在墙上与肩同高,手指逐步向上爬;④ 外展运动:双手先平举,然后外展,再双手叠加于脑后,两肘在前面开合。

(2) 饮食:低钠、高纤维、优质蛋白饮食;戒烟酒。

3. 压力臂套维持治疗　患者经 10 次 CDT 治疗后,再次测量肢体周径,根据周径尺寸选择合适型号的压力臂套,指导患者正确佩戴和保养手套方法,以维持治疗效果。维持期随访频率为治疗后 1 个月每周回访 1 次,1~6 个月 2 次/月回访,6~12 个月,每月回访一次,1 年后回访 2 次/年。在维持期,建立微信群,督促患者每日在微信群小打卡程序打卡,分享锻炼、佩戴情况与自身感受,康复师每日查看,进行点评,指导规范锻炼方法。

(四) 效果评价

见表 2-2-1-4 至表 2-2-1-6。

表 2-2-1-4　患者治疗前后相关评估结果

| 评估项目 | 治 疗 前 | 治 疗 后 |
|---|---|---|
| 组织水肿程度 | 右侧(2.98 L),左侧(1.63 L) | 右侧(1.73 L),左侧(1.63 L) |
| Neer 肩关节功能评分 | 65 分(差) | 83 分(良) |
| 患者主诉 | 右前臂手臂肿胀,像要撑破一样,有牵拉疼痛感,右侧手臂抬起困难、有沉重感 | 肿胀减轻,牵拉疼痛感消失,沉重感减轻,右上臂抬起较前好转,整个手臂感觉正常 |
| 乳腺癌相关淋巴水肿症状指数量表 | 12 项有症状 | 5 项有症状 |
| 癌因性疲乏得分(癌症疲乏量表中文版) | 40 分 | 34 分 |

表 2-2-1-5　肢体周径测量(cm)

| 日期 | 部位 | 腕横纹 | 腕横纹下 5 cm | 虎口 11 cm下 | 腕横纹上 5 cm | 肘关节定位 40 cm下 | 肘关节下 10 cm | 肘关节上 10 cm | 腋窝 |
|---|---|---|---|---|---|---|---|---|---|
| 治疗前 | 患侧(右) | 19.3 | 23.7 | 21.2 | 23.6 | 29.3 | 28.2 | 33.7 | 34.7 |
| | 健侧(左) | 17.7 | 22.8 | 19 | 20.5 | 26.9 | 25 | 30.7 | 31.7 |

(续　表)

| 日期 | 部　位 | 腕横纹 | 腕横纹下5 cm | 虎口11 cm下 | 腕横纹上5 cm | 肘关节定位40 cm下 | 肘关节下10 cm | 肘关节上10 cm | 腋窝 |
|---|---|---|---|---|---|---|---|---|---|
| 治疗后 | 患侧（右） | 18.5 | 23.4 | 20 | 22.8 | 28 | 27.3 | 32 | 33 |
| | 健侧（左） | 17.7 | 22.9 | 19.2 | 21 | 27 | 25.1 | 30.6 | 31.5 |

表 2-2-1-6　肩关节活动度测量（度）

| 日期 | 部　位 | 前屈 0～180 | 后伸 0～60 | 水平内收 0～130 | 水平外展 0～40 | 内旋 0～70 | 外旋 0～90 | 外展 0～180 |
|---|---|---|---|---|---|---|---|---|
| 治疗前 | 患侧（右） | 95 | 30 | 90 | 10 | 55 | 60 | 110 |
| | 健侧（左） | 150 | 35 | 90 | 15 | 50 | 35 | 140 |
| 治疗后 | 患侧（右） | 140 | 35 | 90 | 10 | 55 | 60 | 130 |
| | 健侧（左） | 150 | 35 | 90 | 15 | 50 | 55 | 140 |

## 二、案例分析

### （一）案例相关理论与方法

1. 患者发生乳腺癌相关淋巴水肿的原因　患者接受了乳癌根治术＋腋窝淋巴结清扫（18个），导致上肢淋巴回流障碍，出现右侧肢体水肿，局部放射治疗进一步加重了淋巴管的损伤。患者在早期出现水肿后未引起足够重视，也未及时就医，直至两年后水肿加重方来医院就诊。这主要与患者的经济状况及淋巴水肿未对她本身生活质量造成严重影响相关，导致延误了治疗的最佳时机。

2. 所采取治疗方法的理论基础　目前所有针对淋巴水肿治疗策略目的在于减轻水肿症状，保护患肢功能，减少相关并发症，延缓甚至逆转淋巴水肿病程的进展。以 CDT 为主的治疗是目前国际公认最有效的非手术治疗方法，用于早期淋巴水肿，但其复发率高且需患者长期的依从性。该患者通过评估后给予了 10 次 CDT 治疗及弹力臂套维持治疗，取得了一定的疗效。

CDT 是本科室治疗乳腺癌术后上肢淋巴水肿的主要手段，至今已治疗近 300 多例患者，疗效满意。该患者经 1/2 个疗程（10 d）的治疗，水肿程度均显著减轻。说明乳腺癌根治术后的上肢淋巴水肿经治疗能有效控制并改善。手法淋巴引流不仅加速组织间隙蓄积的水分和蛋白质的排除，也加速致炎性产物吸收，降低炎症的发生概率，并可以预防组织纤维化的发生，形成水肿恢复过程的良性循环。

手法淋巴引流综合治疗，使用低延展绷带包扎是重要环节。低延展绷带包扎能减少患肢细胞外液的形成，减少水分在组织中再聚集，促进淋巴管的输送功能。低延展绷带包扎还能加强肢体活动时淋巴管、静脉功能和淋巴血液循环。治疗中由于个人皮肤状况、绷带透气性、天气等客观因素,使得个别患者有不同程度的不适感,但该患者能够继续接受治疗。我们的治疗在短期内疗效显著,但想长时间维持并且不反复发作,就需要患者具备较强的依从性。同时,治疗师应该做好相应的宣教工作,如:① 术后避免剧烈的上肢运动;② 不可长时间或反复做同一个动作;③ 防止蚊虫叮咬,避免采血、测血压等。实践表明,手法淋巴引流综合治疗是行乳腺癌根治术后上肢淋巴水肿的有效治疗手段,疗效确切,无副作用。

为保证护理服务的连续性达到维持期效果的维持,随访是一个有效的支持方式。我科对该患者制定规范的随访流程,要求患者每日微信打卡锻炼,由治疗师每月对该患者进行电话随访,了解患者压力臂套维持治疗、居家运动、肢体周径监测情况,督促患者落实功能康复目标,对不利于患者恢复的生活方式进行指导纠正。通过全面、系统、连续且无缝隙的延续性服务,保证治疗效果的有效性。

### (二)具体措施效果分析

1. 客观评价:2023 年 12 月 30 日采用乳腺癌相关淋巴水肿症状指数量表对患者右侧肩功能进行评估,评价仅有 5 项有症状,淋巴水肿症状减轻;采用 Neer 肩关节功能评分,评分为 83 分,从差达到良;采用 Barthel 指数评定量表评估患者自理能力得分为 90 分,自理能力恢复正常;徒手肌力评定(MMT)右侧上肢肌力从 3 级达到 4 级,肌力有所提高;采用癌症疲乏量表中文版测得其 34 分,疲乏感减轻;采用人体成分分析仪,右上肢水分含量为 1.73 L,恢复正常值(1.15 L~1.73 L);右侧肢体周径差值减少 8.7 cm,前臂硬化处变软,按之有皮肤弹性;肩关节活动度前屈角度增加了 45°,外展角度增加了 20°。

2. 主观评价:患者主诉通过绷带包扎以及规律、循序渐进地锻炼,右侧上肢牵拉疼痛感消失,沉重感较前缓解,右侧上肢功能较前好转,活动范围增大,右侧上肢有力量感,运动后疲乏感减轻;徒手淋巴引流采用有松解效果的特殊手法,降低皮肤硬度,改善纤维化程度,促进淋巴的回流。低弹力绷带+高密度海绵加压包扎可增强淋巴管的输送功能,减轻淋巴液积聚,在有效控制淋巴水肿的同时,还可以减少淋巴水肿导致的皮肤改变,如过度角化和纤维化。

依据上述评价标准,对患者进行主观、客观评价,评价结果证明为该患者制定的淋巴水肿治疗方案是有效的。

### (三)进一步研究热点

1. 未来可在评估工具方面进行研究,例如使用仪器设备测量淋巴水肿组织纤维化的程度,以及治疗后测量组织纤维化是否减轻、减轻程度,以判断治疗效果。目前只是用肢体周径测量肢体大小,仅反映肢体变小,并不能反映纤维化改善情况,无法全面评估治疗效果,并且会影响患者治疗淋巴水肿的信心。另外目前仍缺少规范、有针对性的继发性淋巴水肿相关组织纤维化的评估方法,因此探索有效、规范、可推广的纤维化评估方法十分必要。皮肤纤维化测量仪检查结果有助于早期发现淋巴水肿肢体的纤维化改变,提供皮肤纤维化的量化数据,对临床诊断和疗效观察提供可靠的方法。但仅通过症状评估和触诊判断,不能客观反映患者纤维化程度,存在较大误差。

2. 构建乳腺癌上肢淋巴水肿患者运动管理循证实践方案,为今后医护人员以及患者运动管理提供科学依据。

3. 肢体周径测量具有一定的主观性,不同人测量结果会存在一定误差,同一人测量不同肢体也会有差异。利用信息化技术研发一种可以自动测量肢体周径,既做到测量数值的精准性又大大提高工作效率。

4. 研究发明一种淋巴水肿绷带压力测量装置,可以测量压力绷带的压力梯度,保证疗效。临床操作过程中人为判断压力梯度,靠操作者经验,压力梯度不能得到有效实现,难以达到最佳疗效。

(胡元萍)

## 案例二　CDT 结合中医调理治疗

**案例简介:** 患者因乳腺癌术后半年出现右上肢肿胀,诊断为乳腺癌相关淋巴水肿。治疗过程中应用综合消肿治疗(CDT)和中医调理,结合外涂芦荟保湿胶、多磺酸黏多糖软膏(喜疗妥)、老夫子草本抑菌软膏等,多管齐下地解决了患者的淋巴水肿问题。治疗中,通过徒手淋巴引流、压力波水肿治疗和弹性绷带加压包扎等方法,配合个性化的饮食和心理护理,显著改善了患者的水肿症状和肩关节活动度。治疗结果显示,患者的肢体周径差值从 6.2 cm 降 3.1 cm,Stemmer 征由阳性转为阴性,纤维化症状得到缓解,皮温恢复正常,患肢功能显著改善。此外,患者的心理状况和生活质量也得到了提升,体现了该治疗方案在改善患者生理功能和心理状态方面的综合效果。

### 一、案例描述

#### (一)病情描述

1. **基本信息**　患者李某,女,63 岁,已婚,文化程度初中。

2. **现病史**　患者无意中发现右乳腺大小约 1 cm×2 cm 肿物。病理穿刺示:右乳浸润性癌Ⅱ级伴右侧腋窝及锁骨淋巴结转移。术前新辅助化疗 6 次后行右乳腺癌改良根治手术,后续放疗、靶向及内分泌治疗,术后半年出现右上肢肿胀而就诊。查体:患者两侧肢体最大周径差 6.2 cm、呈象皮肿改变,患侧右上肢皮肤颜色暗紫、皮温低;前臂触摸桡动脉较对侧波动减弱,手腕及指关节活动障碍,Stemmer 征阳性,右上肢紧绷伴有沉重感。

3. **家族史**　家族无肿瘤病史。

4. **过敏史**　无。

5. **既往史**　既往无高血压、糖尿病、心脑血管疾病史,确诊高血脂(口服阿托伐他汀治疗后,现已停药)、无手术史。

6. **诊断**　右侧乳腺癌术后上肢淋巴水肿。

7. **主要治疗**　患者于 2022 年 11 月 17 日因无意中发现右乳肿物入院,病理穿刺确诊:右乳浸润性癌,于 11 月 21 日顺利植入手臂输液港进行多西他赛 110 mg+卡铂(AUC=5)500 mg+曲妥珠单抗 408 mg(首次)+帕托珠单抗 840 mg 的 6 个疗程新辅助化疗,治疗期手臂输液港维持良好;于 2023 年 3 月 29 日在全麻下行右乳腺癌改良根治+腋窝淋巴结清扫术(6/23);术后完成 28 次放疗,后续双靶向及内分泌治疗;术后半年出现右上肢肿胀而就诊淋巴水肿综合治疗护理门诊。

8. 肢体功能评估

(1) 全面评估:治疗师体查患侧上肢肿胀,呈象皮肿改变,紧绷伴有沉重感;皮肤颜色暗紫、皮温低;前臂触摸桡动脉较对侧波动减弱,手腕及指关节活动障碍,Stemmer 征阳性。皮肤粗厚完好,无破溃。

(2) 客观评估

1) 周径测量:参照乳腺癌术后淋巴水肿预防和护理的中华护理学会团体标准,使用软皮尺对患侧上肢虎口、上肢腕横纹、腕横纹上 10 cm、肘窝、肘窝上 10 cm、腋下顶部等部位周径进行测量,测量时保持皮尺与皮肤表面平行、每次尽量使用相同的位置进行测量,减小误差,记录测量数据。最大周径差 6.2 cm(表 2-2-2-1)。

表 2-2-2-1 上肢肢体周径测量(cm)

| 日期 | 部 位 | 虎口 | 上肢腕横纹 | 腕横纹上 10 cm | 肘窝 | 肘窝上 10 cm | 腋下顶部 |
|---|---|---|---|---|---|---|---|
| 治疗前 | 患侧(右) | 21.1 | 20.1 | 29.3 | 31 | 35.7 | 39 |
| | 健侧(左) | 19.5 | 16.5 | 23.5 | 25.5 | 29.5 | 35.5 |
| 治疗后 | 患侧(右) | 19.5 | 17.5 | 24.7 | 26.6 | 32.6 | 36.5 |
| | 健侧(左) | 19.5 | 16.5 | 23.5 | 25.5 | 29.5 | 35.5 |

2) 肩关节活动度:《肩关节评分量表(CMS)》包括疼痛程度、日常生活、肩关节活动度及肌力四个方面,其中疼痛程度 15 分、日常生活 20 分、肩关节活动度 40 分、肌力 25 分,总分 100 分。表格中疼痛程度和日常生活部分由患者根据实际情况自行填写,肩关节活动度和肌力部分由治疗师或医师评估后填写。除肩关节活动度评定中的外旋项目评定采用累计积分外,其余项目均采用单个计分。在治疗前后分别进行评测,分值越高,肩关节功能越好(表 2-2-2-2)。

表 2-2-2-2 肩关节活动度评估

| 项 目 | 分 数 | 项 目 | 分 数 | 项 目 | 分 数 |
|---|---|---|---|---|---|
| 肩关节功能评定量表 | 86 分 | 疼痛 | 15 分 | 正常生活 | 3 分 |
| 正常娱乐运动 | 3 分 | 正常睡眠 | 2 分 | 手无痛能达到的位置 | 8 分 |
| 肌力 | 25 分 | 上举 | 10 分 | 外展 | 8 分 |
| 外旋 | 6 分 | 内旋 | 6 分 | 合 计 | 86 分 |

(3) 主观评估

1) 患者主诉:行乳腺癌改良根治术后半年无明显诱因出现患侧上肢肿胀,伴紧绷沉重感,无疼痛及麻木不适,上肢活动稍受限,局部区局稍硬,无头晕头疼,无心慌胸闷。大小便正常。发病以来体重未见明显改变。

2) 依从性评估:采用自行设计 5 个项目的依从性评估量表。① 您是否每天都佩戴绷带?② 您是否每天都进行手法引流?③ 您是否每天按照医嘱制定合理饮食计划?④ 当您自觉功能锻炼不明显时,是否自行停止?⑤ 您是否自觉症状减轻,拒绝治疗?4～5 个答"否"为依从性好,≤3 答"否"为依从性较差,1 个答"否"或第五项答"是"为不依从。

### (二) 患者的康复需求

1. 患者希望患侧上肢淋巴水肿的症状减轻和有效控制。
2. 患者希望患侧上肢功能恢复。
3. 患者希望掌握居家自我照护的方法。

### (三) 采取的护理措施

1. 制定淋巴水肿的个性化治疗护理方案  持续综合消肿治疗(CDT)10 次合并中医调理及芦荟保湿胶、喜疗妥、老夫子草本抑菌软膏等外涂。

(1) 皮肤护理:首先评估观察患者右上肢的皮肤情况,发现患者有少量的红疹、皮温低(相差 3℃)、Stemmer 征阳性、象皮肿、干燥,给芦荟胶保湿、喜疗妥及老夫子草本抑菌软膏等外涂。

(2) 徒手淋巴引流(MLD):见表 2-2-2-3。

表 2-2-2-3  徒手淋巴引流

| 步　骤 | 操　作　流　程 | 注　意　重　点 |
| --- | --- | --- |
| 第一步:开通淋巴结 | 嘱患者腹式深呼吸 5～10 次,在处于完全放松的状态,用指腹定圈法进行划半圈的适度按压,压力为 25 mmHg(1 mm=0.133 kPa);<br>锁骨上下淋巴结区→颈部淋巴结区→耳前、耳后淋巴结区→胸骨两旁淋巴结区→腋窝淋巴结区→肘部淋巴结区→胸部→背部→腹股沟淋巴结区 | 手法轻柔,适度的压力,强压会致淋巴管痉挛闭塞 |
| 第二步:舒缓瘢痕组织 | 舒缓瘢痕组织、疏松结缔组织,减少因瘢痕挛缩引起的淋巴回流受阻、肩关节活动能力下降,以及胸部的紧缩感 | 顺着淋巴回流的方向,患肢需避开堵塞部位另辟蹊径,速度缓慢,每个部位重复 10 次 |
| 第三步:徒手淋巴引流 | 在不同的部位常使用旋转法、勺形法、泵送法、定圈法,进行徒手淋巴引流,原则是从患侧肢体从近心端向远心端沿浅表淋巴管走向进行抚摩:<br>胸部切口上侧→对侧腋窝或锁骨下;胸部切口下侧→同侧腹股沟;上臂内侧→上臂外侧直至锁骨上;上臂外侧→背部或经背侧躯体引流至同侧腹股沟;手背、手掌、前臂、肘窝→上臂外侧 | 先治疗近静脉角的部位,先近心端再远心端,区域淋巴结优先 |

(3) 压力波水肿治疗:设定气压治疗压力从 30～45 mmHg 逐渐加强,每次 15～

30 min,1 次/d;压力波治疗仪治疗结束后,再次进行徒手淋巴引流一遍,着重在局部肿硬及纤维化部位,并检查皮肤的完整性。

(4) 弹性绷带加压包扎：包扎时注意调节绷带包扎力度不宜过大,一般在 25 mmHg,妥善固定手指绷带,观察手指血运。每阶段治疗结束后重新包扎,3 个疗程(一个疗程为 15 d),要求绷带层数由远端(手腕部)向近端(肘肩部)逐渐减小,这样可以保证由远端至近端压力逐渐减小,防止淋巴液倒流,并促进肌肉泵的压力作用。

(5) 功能锻炼：患者在弹性绷带加压包扎后指导患者做握拳、屈肘运动及肩胛骨和肩的各种方向运动。如肩关节向前或向后的运动,每日 2～3 次。另外在功能锻炼过程中,向患者示范每个步骤,确认患者掌握锻炼动作要领,并根据患者的实际情况循序渐进。

2. **饮食护理**　首先纠正患者饮食误区、制定饮食计划、合理调整饮食结构,避免辛辣刺激的食物。同时,又要满足身体所需要的能量,所以应食用低脂、含优质蛋白质的食物,如鱼类、蛋类、低脂的牛奶等。减少动物内脏的摄入,补充维生素。保持大便通畅,根据大便的情况,及时调理饮食是否合理。

3. **心理护理**　由于淋巴水肿行 CDT 治疗是一个长期坚持的过程,患者易产生消极的负面情绪,可导致应激反应,不能配合,无法长期坚持治疗。因此,在治疗过程中应及时心理疏导,主动和患者及其家属沟通,共同讨论病情及治疗方案,介绍成功的特殊案例,消除其顾虑,以取得信任和配合。该例患者无负性情绪,依从性好。

4. **居家护理**　指导患者家属参与,向家属及患者讲解居家自我护理的重要性及必要性。指导患者及家属 CDT 治疗的步骤、方法,动作要领,功能锻炼的方法及如何预防淋巴水肿宣教等内容,特别是绷带包扎技术。要在治疗师的监控下独立完成 10 次 CDT 的五个步骤,学会自我护理,消除负面情绪,从而提高患者的生活质量,降低医疗费用。

5. **健康教育**　加强科普宣教降低淋巴水肿风险的策略,避免反复或加重淋巴水肿。每天检查淋巴水肿区域的大小、形状、质地、是否疼痛、酸胀麻木及有无沉重感、紧绷感;定期观察皮肤情况,如有发红、皮疹、疼痛、皮肤增厚的情况立即报告;所有有创的治疗如抽血、注射等都在健侧肢体上进行;日常皮肤护理,保持皮肤柔软湿润;平时做家务如洗碗时戴防护手套,避免灼伤和蚊虫叮咬;小心对待宠物,避免抓伤和咬伤;避免极端温度和长时间暴露在高温下(例如蒸桑拿或热水浴);避免反复推拉揉搓、搬运重物和过度使用患肢;避免患侧背包等受压;穿着宽松舒适服装,穿戴没有钢圈的合适文胸;避免过度劳累。

6. **维持期的随访及护理措施**　乳腺癌术后淋巴水肿一旦发生,无法治愈,伴随患者终身。通过规范 CDT 及中医辅助治疗获得良好结局后维持期的随访和护理尤其重要,医护人员要秉承以患者为中心的理念,关注患者的全程照护和随访,特别是淋巴水肿维持期患者,具体如下。

(1) 随访的方式：通过电话、短信、微信病友群等方式进行随访,定期发放健康科普资讯,提醒复诊,答疑解惑。

(2) 随访频率：根据病情的严重程度和患者的需求而定。

(3) 随访内容和护理措施：① 局部皮肤的情况,包括是否有红肿、硬化、溃疡等症状。② 评估症状和功能状态：包括水肿程度、皮肤状态(如是否有感染迹象)、疼痛或活动受限等。注意淋巴水肿的不同部位,如手臂、腿部或其他身体部位的水肿情况。③ 淋巴引流治疗：患者可能需要定期进行淋巴引流治疗，以减轻水肿和改善淋巴液的流动。应根据治疗师或医生的建议进行按摩、减压或其他专业的淋巴引流技术。④ 皮肤护理：保持皮肤清洁和干燥，以预防皮肤感染的发生。使用保湿剂和非刺激性的皮肤护理产品。⑤ 运动和活动：建议患者进行适当的运动，促进血液循环和淋巴流动。避免长时间静坐或站立，有助于减轻水肿。⑥ 营养与饮食：合理控制盐分摄入，避免过量摄入可能导致水肿的食物。饮食应均衡，有利于身体的整体健康。⑦ 教育和支持：向患者和家属提供关于淋巴水肿防治的教育，包括病因、症状管理、预防和治疗选项。提供情感支持，帮助患者应对疾病对生活质量可能产生的影响。

（四）效果评价

本案例通过制定淋巴水肿的个性化治疗护理方案：持续综合消肿治疗（CDT）辅以中医调理和芦荟保湿胶、喜疗妥、老夫子草本抑菌软膏等外涂。同时，指导教会患者及家属综合消肿治疗时的开通方法、引流技术、力度、包扎的方法与技巧要领、居家自我维护注意事项等。通过主观、客观评价证明为该患者制定的个性化综合治疗方案是有效的：治疗后患者最大周径差 3.1 cm，Stemmer 征阴性，纤维化症状缓解，皮温正常，患肢功能恢复正常，并掌握了功能锻炼、手法引流及包扎方法、18 条预防标准（详见表 2-2-2-4、表 2-2-2-5）。

表 2-2-2-4　患者 CDT 治疗前后皮尺测量结果

| 次数 | 左/右上肢臂围 | 虎口 | 上肢腕横纹 | 腕横纹上 10 cm | 肘窝 | 肘窝上 10 cm | 腋下顶部 |
| --- | --- | --- | --- | --- | --- | --- | --- |
| 1 | 左（健侧） | 19.5 | 16.5 | 23.5 | 25.5 | 29.5 | 35.5 |
| | 右（患侧） | 21.1 | 20.1 | 29.3 | 31 | 35.7 | 39 |
| 2 | 患侧 | 20.8 | 19.9 | 28.5 | 30.5 | 35.3 | 38.5 |
| 3 | 患侧 | 20.5 | 19.4 | 27.3 | 29.5 | 34.8 | 37.5 |
| 4 | 患侧 | 19.7 | 19 | 26.5 | 29 | 34.2 | 37 |
| 5 | 患侧 | 19.2 | 19.1 | 26.5 | 28.5 | 34 | 37 |
| 6 | 患侧 | 19 | 18.7 | 26.3 | 27.7 | 33.8 | 37.2 |
| 7 | 患侧 | 19.5 | 18.5 | 26 | 27.3 | 33.5 | 37 |
| 8 | 患侧 | 19.6 | 18.3 | 25.6 | 27 | 33.1 | 36.4 |
| 9 | 患侧 | 19.3 | 17.8 | 24.9 | 26.7 | 32.8 | 36.8 |
| 10 | 患侧 | 19.5 | 17.5 | 24.7 | 26.6 | 32.6 | 36.5 |
| 差值 | / | 0 | 1 | 1.2 | 0.9 | 3.1 | 1 |

注：轻度水肿，患肢上侧水肿最明显处的周径比健侧粗 3 cm 以下；中度水肿，患肢上侧水肿最明显处的周径比健侧粗 3～6 cm；重度水肿，患肢上侧水肿最明显处的周径比健侧粗 6 cm 以上。

表 2-2-2-5 肩关节活动度测量(°)

| 日期 | 部位 | 前屈 0~180 | 后伸 0~60 | 内旋 0~70 | 外旋 0~90 | 外展 0~180 | 上举 0~180 |
|---|---|---|---|---|---|---|---|
| 治疗前 | 患侧（右） | 95 | 30 | 30 | 40 | 125 | 160 |
|  | 健侧（左） | 150 | 35 | 50 | 55 | 140 | 170 |
| 治疗后 | 患侧（右） | 140 | 35 | 45 | 50 | 135 | 170 |
|  | 健侧（左） | 150 | 35 | 50 | 55 | 140 | 170 |

## 二、案例分析

### （一）案例相关理论与方法

1. **患者发生乳腺癌相关淋巴水肿原因** 目前手术治疗是乳腺癌的主要治疗方法之一。除前哨淋巴结活检和保乳手术外，改良根治及腋窝淋巴结清扫手术最为常见。该手术方式将乳房及周围组织进行切除，并对腋下淋巴结进行结扎，阻断淋巴回流；加之后续局部放化疗会引起淋巴液回流受阻、反流，导致肢体浅层软组织内淋巴液集聚，继发纤维结缔组织增生、脂肪硬化、筋膜增厚及整个患肢变粗。本案例是行右侧乳腺癌改良根治术，术前新辅助化疗 6 次、术后放疗 28 次，后续双靶及内分泌治疗出现的右上肢淋巴水肿。主要是由于手术切除患者乳房及周围组织，同时进行腋下淋巴结清扫(6/23)导致淋巴回流的受阻；其次患者采用 TCbHP 化疗方案进行治疗，该化疗药物的副作用之一就是可能导致淋巴水肿的发生。

具体来说，TCbHP 化疗可能通过以下几种方式引起淋巴水肿。

（1）淋巴管损伤：该化疗药物可能会导致淋巴管的损伤或炎症反应，使得淋巴液的流动受阻，从而引发局部淋巴水肿。

（2）淋巴结受损：该化疗药物可能影响淋巴结的结构和功能，造成淋巴结肿大或功能障碍，进而影响淋巴液的正常排泄和循环。

（3）血管渗透性增加：该化疗药物有时会导致血管壁的损伤或增加血管的渗透性，导致液体和蛋白质从血管内渗漏到周围组织中，加重水肿的形成。

（4）免疫反应：该化疗药物对免疫系统的影响可能导致局部炎症反应，进而影响淋巴液的正常循环和排泄。加之后续放疗引起肌肉纤维组织压迫静脉或者是淋巴管影响回流，从而最终导致该患者右上肢淋巴水肿。

2. **所采取治疗方法的理论基础** 本案例给予持续淋巴水肿综合消肿治疗（CDT），并辅助中医调理加芦荟保湿胶、喜疗妥、老夫子草本抑菌软膏等外涂，效果明显。其理论基础如下。

（1）淋巴水肿综合消肿治疗（CDT）的理论基础：CDT 被国际淋巴协会推荐为非手术治疗淋巴水肿的标准治疗方法，是世界公认的治疗淋巴水肿最有效的方法，具有缓解肿胀、减轻疼痛与增加活动度的作用。包括徒手淋巴引流、弹性绷带包扎、功能锻炼、皮肤护理。手法康复治疗是综合消肿疗法的核心技术，该方法使用专业的淋巴引流手法由肢体近心端向远心端沿浅表淋巴管协助淋巴液引流,通过增强淋巴循环刺激淋巴系统功能,降低交感神经反应,达到减轻水肿、增强副交感神经张力的作用。CDT 的基本理论是基于淋巴循环系统的工作原理。淋巴系统是身体的一部分,负责清除组织间液体中的废物和毒素,维持体液平衡。CDT 的方法通常是多样化的,并且可以根据患者的具体情况进行调整,通过不同的治疗方法促进淋巴液的重新循环和排出,可以最大限度地减轻淋巴水肿带来的不适,并帮助患者恢复到最佳的生活状态。

（2）中医辅助调理及外涂的机制：淋巴水肿在中医理论中通常被喻为"淤泥",是指淋巴液在组织间隙中滞留,形成肿胀的情况。中医治疗淋巴水肿注重整体调理,通过调理气血、祛湿化浊、理气通络等方法,促进体内环境的平衡,从而达到治疗淋巴水肿的目的。因为中医认为淋巴水肿的形成与以下因素有关。① 气滞血瘀：指气血运行不畅,导致局部气血不足或淤滞,影响了淋巴液的正常循环和排泄。② 湿邪困脾：湿邪是中医术语,指体内湿气积聚过多,困阻了脾胃运化,影响了水液代谢和淋巴排泄功能。因此,中医通过活血化瘀、祛湿化浊、理气通络来调理淋巴水肿。常使用芦荟保湿胶、喜疗妥、老夫子草本抑菌软膏药物外敷或者推拿手法,通过局部刺激或者药物渗透,促进局部淋巴液的流动和排泄,加快废物的清除和水肿的吸收。本案例应用效果显著。

### （二）具体措施效果分析

1. 该例患者实施两周 CDT 治疗合并中医调理及芦荟保湿胶、喜疗妥、老夫子草本抑菌软膏等外涂后,效果显著。患者淋巴水肿症状缓解,生活质量明显提高。针对患者上肢肿胀,两侧肢体最大周径差 6.2 cm；右上肢皮肤颜色暗紫、皮温低；右前臂触摸桡动脉较对侧波动减弱,Stemmer 征阳性,呈象皮肿改变,手腕活动较差；右手背 Stemmer 征阳性、象皮肿改变、指关节活动度差等症状,行 10 次 CDT 治疗及皮肤芦荟胶保湿、喜疗妥、老夫子草本抑菌软膏外涂后,患者最大周径差 3.1 cm,Stemmer 征阴性,纤维化症状缓解,温差减小、手腕及指关节活动恢复正常功能、生活质量明显提高。

2. 淋巴水肿具有反复发作的特性,预防大于治疗,在目前的治疗中是受到局限的。需要患者长期坚持居家自我照护,建立良好的依从性,包括定期进行按摩、佩戴压力装置等。然而,某些患者可能因为各种原因而无法或不愿意坚持这些治疗方法,从而影响治疗效果。Rogan 等对患者院内治疗后自我护理的依从性进行跟踪研究发现,由于需要花费时间照顾家庭＋完成工作致功能锻炼时间无法得到保障、弹力绷带带来的压力会造成肢体不适、无法得到相关专业人员及时的支持等,都严重影响患者自我照顾的积极性,致使患者院外自我管理的依从性总体处于较低水平,易导致患者淋巴水肿反复发生、增加其身心负担。

### （三）进一步研究热点

1. **提高淋巴水肿患者居家预防和自我照护的依从性** 国外对淋巴水肿患者自我依从性研究较早。Ridner 等研究指出,74 例 BCRL 患者中,仅 45% 的患者表示会按照淋巴水肿治疗师的处方在家坚持自我护理。国内对乳腺癌患者的研究多集中在乳腺癌术后患者上肢功能锻炼依从性、预防淋巴水肿及淋巴水肿评估和治疗方面,尚未涉及治疗、康复环节的自我护理依从性。居家自我管理是患者在淋巴水肿治疗师或其他专业人员的系统指导下,了解相关知识、熟悉或掌握预防、减轻淋巴水肿行为的能力,以保守治疗为主、自身为主要管理者的一种照护行为。淋巴水肿患者在实际践行过程中受多因素的限制,整体的居家自我管理质量不容乐观。淋巴水肿是乳腺癌患者术后常见的并发症之一,常伴有患肢功能障碍,严重影响患者生活质量。因其发展缓慢隐匿且易复发,严重时致残,甚至危害生命,故淋巴水肿预防大于治疗。现有的淋巴水肿护理干预模式较为单一,不能满足患者多样化、个体化需求,患者依从性差,防治效果不佳。

2. **确定淋巴水肿患者居家自我管理时的问题与需求**　淋巴水肿作为一种特殊的慢性疾病,患者长期有效的自我管理在疾病的发生、发展、康复等过程中发挥了非常重要作用。国内的研究多集中在淋巴水肿的评估与健康宣教,目前多从单一角度探索为淋巴水肿患者提供居家自我管理的实施效果,以及了解、确认淋巴水肿患者在出院后居家自我管理过程中所面临的各种实际问题与需求。淋巴水肿患者的自我管理能力需面对不同方面的专业照护需求,而需求未满足状态在我国仍普遍存在且持续时间较长。因此,及时了解并满足淋巴水肿患者的照护需求,提高其自我管理能力,可有效改善患者的康复效果及照护质量。

3. **个体化干预**　了解每位患者的独特需求,制定个体化的干预计划,考虑患者的教育水平、文化背景、心理健康状态等因素。检索淋巴水肿患者居家自我管理及社会生态系统理论相关文献,同时结合我国文化背景、实际情况及现行的卫生政策,成立相关课题组,成员包括淋巴水肿治疗师、心理咨询师、营养师、康复师及社工或志愿者等。由课题组全体成员分析讨论,拟定居家自我管理方案。

4. **社会文化支持**　研究不同文化背景下患者对治疗的态度和照护习惯,以制定更贴近实际情况的干预措施。了解社区资源的利用情况,通过有效的教育和信息传递方式提高患者对乳腺癌治疗的理解,包括治疗的目的、副作用、预期效果等。考察使用移动应用程序、在线平台或其他技术手段,为患者提供更便捷的治疗信息、提醒用药时间、记录症状等功能,以提高治疗依从性。

(宋淑芬)

## 案例三　CDT 结合体重控制治疗

**案例简介**:患者行左乳切除+同侧腋窝淋巴结清扫术后 10 个月出现左上肢肿胀,伴疼痛,诊断为乳腺癌相关淋巴水肿。采用综合消肿治疗(CDT)配合功能锻炼,半年后患者自诉疼痛、肿胀明显好转,胳膊较治疗前"瘦"且轻松。淋巴水肿与 BMI、高血压、糖尿病等个人因素息息相关,乳腺癌患者如果没有接受关于淋巴水肿危害和预防的健康教育,毋庸置疑会阻碍淋巴水肿预防和管理。所以,我们通过制定运动计划、开具饮食处方对该患者进行个性化指导,使得患者体重从 65 kg 降到 60 kg,体质指数从 26 kg/m$^2$ 下降到 23.44 kg/m$^2$,达到健康标准。这一行为提高了患者自我效能,也实现患者自身与疾病治疗达到良好适应的状态,同时也是强化健康教育的良好成果,值得借鉴。

### 一、案例描述

#### (一)病情描述

1. **基本情况**　患者朱某某,女,68 岁,已婚,配偶健在,文化程度文盲。

2. **现病史** 患者主诉行乳腺癌根治术后10月余,2月前自感患侧肿胀,近日进展较快,肢体功能有轻度障碍或者受限。

3. **既往史** 左乳癌根治术后;冠心病病史2年余,服用通心络、阿司匹林肠溶片、单硝酸异山梨酯缓释片等。无相关肿瘤疾病家族史,无药物过敏史。

4. **诊断** 乳腺癌相关淋巴水肿。

5. **主要治疗** 患者于2022年4月发现左乳肿块4月余,患者入院后行左乳肿块穿刺+左腋窝淋巴结穿刺。病理:左乳腺、腋窝淋巴结浸润性癌;在排除禁忌后,在右侧上臂置入PICC导管,行新辅助TAC方案化疗4次。2022年8月在我科行左乳切除术+腋窝淋巴结清扫术。腋窝淋巴结(10/15),术后继续化疗4次;化疗结束后行胸壁及腋窝一个周期三维适形调强放疗强度50 Gy,25次,5周完成。2023年6月出现患肢水肿,按照水肿的分级,用臂围测量的方法,该患者处于Ⅱ级或中度淋巴水肿。

6. **肢体功能评估**

(1) 客观评估

1) 周径测量:参照乳腺癌术后淋巴水肿预防和护理的中华护理学会团体标准,使用软皮尺对患侧上肢虎口、上肢腕横纹、腕横纹上10 cm、肘窝、肘窝上10 cm、腋下顶部等部位周径进行测量,测量时保持皮尺与皮肤表面平行,每次尽量使用相同的位置进行测量,减小误差,记录测量数据。指导患者及家属学会测量臂围周径,告知准确测量水肿肢体的周径是判断淋巴水肿的发生率、危险因素以及干预措施有效性的前提。由水肿治疗师或专科护士指导在测量时对每一个点的周径都测2次,以保证测量的准确,回家由患者或家属测量。每周测量1次,演示正确的测量方法。

2) 功能评定

肩关节功能评定:肩关节功能评定根据:疼痛(P)、肩关节活动(R)、日常生活活动能力(A)、肌力(M)和关节局部形体(F)等5方面进行综合评估,总分为100分,分值越高,肩关节功能越好。该患者肩关节功能评定量表54分,说明该患者肩功能活动受限。

肘关节功能评定:从患者痛苦(45分)、运动(20分)、稳定性(10分)及平时生活功能(25分)满分100分,优90分以上;良75~89分;可60~74分,差60分以下。分数越高,说明肘关节功能越好。该患者肘关节功能评定50分,说明功能差。

上肢功能评定:分为A、B及C三部分。A和B部分适合一般人员。C部分延伸到音乐及体育人士。A部分根据患者上1周内活动情况,在23个项目中填写等级(1~5)的数字,B部分根据上一周的严重程度在7个项目填写(1~5)的数字,DASH值为0分表示上肢功能完全正常,为100分表示上肢功能极度受限,DASH值={(A、B两部分值总和)-30(最低值)}÷1.20=总分。该患者DASH上肢功能评定量表92.5分,说明该患者上肢功能活动受限。

3) 体质指数(BMI)是目前国际上常用的衡量人体胖瘦程度以及是否健康的一个标准。该患者体重65 kg,身高1.58 m,目前体质指数是26 kg/m$^2$。

(2) 主观评估

1) 患者主诉:患者自诉乳腺癌术侧肢体肿胀,活动受限,影响日常活动,尤其是睡眠时会感觉很沉重并影响睡眠,日常生活尚能自理。

2) 乳腺癌相关淋巴水肿症状指数量表：从肩关节受限到患肢疲乏共 24 个项目，从无症状、轻度症状、中度症状、重度症状及极重度症状评分 1～4 分。说明：总分 0～96 分，分数越高症状越重；有淋巴水肿风险：2 个症状；有淋巴水肿：9 个症状。该患者乳腺癌相关淋巴水肿症状指数量表评分 86 分。

患者为老年农村家庭妇女，平时仍干农活，吃苦耐劳，情绪乐观，能够较配合治疗，相信医护人员会全力治疗其疾病，有疼痛，评分 4 分；肿胀、患侧手臂麻木及抬起有困难，目前会影响睡眠。

### （二）患者康复需求

1. 患者希望在医务人员及家属的协助下，能减轻水肿及防止水肿的进一步发展，做好淋巴水肿居家维护。
2. 患者希望 BMI 维持在正常标准范围（18.5～23.9 kg/m$^2$），按时随访，防止肿瘤复发。

### （三）采取的治疗措施

**1. CDT 综合治疗**

（1）采取淋巴水肿治疗师为主导的综合消肿治疗（CDT）。

1）手法淋巴引流（MLD）：该操作是沿着人体淋巴系统解剖和生理路径展开的治疗方法。首先淋巴开通，其次舒缓瘢痕组织，最后进行淋巴引流。淋巴开通治疗顺序：嘱患者先深呼吸，处于完全放松的状态，用指腹定圈法，依次从耳前、耳后、颈部淋巴结、锁骨上下淋巴结、腋窝淋巴结、肘窝、胸部、背部进行划半圈的适度按压，压力为 25 mmHg（1 mmHg＝0.133 kPa），对每个开通部位按压 10～15 次。先激活淋巴结；其次舒缓瘢痕组织时，沿着伤口上方对胸部瘢痕部位、腋窝进行按压，使结缔组织达到疏松为宜，根据患者耐受程度按压时间和程度给予及时调整。该患者因是农村患者，能够吃苦耐劳，按压能够耐受。最后沿着淋巴引流方向按摩引流，最终淋巴液引流到锁骨下静脉角。右侧锁骨下静脉角负责右上肢，左侧锁骨下静脉角负责左上肢。为患者施行完整的 45 min 的 MLD 治疗。治疗 1 次/d，每周 5 d；治疗次数≥20 个疗程（d），该患者治疗周期为 21 d。

2）绷带加压治疗：采用低弹性绷带对患肢进行梯度压力包扎治疗：第一次 6 月 7 日，压力梯度由远心端向近心端逐级递减，患者感觉能耐受，然后用螺旋包扎法将绷带依照螺旋方向，自下而上，从手掌→前臂→上臂逐层包扎。要求后一层绷带覆盖前一层绷带宽度的 50%，一卷绷带包扎结束后，绷带尾端以两根胶布竖行固定，松紧以能容纳一指为宜。压力包扎约 30 min，包扎后患者携带加压包扎好的绷带居家 24 h。患者于次日来淋巴水肿护理门诊松解接受第 2 次的综合消肿治疗。绷带松解后，从外到内逐层撤除绷带与包扎物，检查皮肤的完整性，及局部有无红疹等。如此循环，该患者进行 20 次为一个疗程。治疗期间同时指导患者学会自我绷带包扎。1 个疗程后患者在家能在家属的帮助下坚持包扎。由淋巴水肿专科护士对患者进行随访。患者家离医院较近，能按时 1～3 个月返院复查 1 次。

3）弹力或压力袖套或手套：患者居住在农村，年纪大，压力袖套或弹力袖套价格偏高，患者及家属暂缓应用。与患者和家属沟通后继续指导居家手法按摩、绷带加压包扎及康复操锻炼。

（2）康复操锻炼：按照比较成熟的康复操脚本，指导患者锻炼，并做好记录（表 2-2-3-1）。

表 2-2-3-1 康复操锻炼情况

| 时间 | 6.9 | 6.10 | 6.11 | 6.12 | 6.13 | 6.14 | 6.15 | 6.16 | 6.17 | 6.18 | 6.19 |
|---|---|---|---|---|---|---|---|---|---|---|---|
| 完成 | √ | √ | √ | √ | √ | √ | √ | | | √ | √ |
| 没有完成 | | | | | | | | 发热 | 发热 | | |
| 康复操说明 | 1. 每一节操需做 4 个 8 拍,整套运动操完成时间一般为 10~15 min。功能锻炼时健侧和患侧一起锻炼,且是必须穿戴压力手套或使用压力绷带的情况下进行锻炼。在锻炼中和锻炼后密切观察自己的肢体,一旦有任何异常变化或不适及时向医生或治疗师咨询。该患者使用的是压力绷带<br>2. 没有完成注出原因(如 6 月 16 日和 6 月 17 日) | | | | | | | | | | | |

**2. 信息支持**

(1) 健康教育

1) 患肢保护及皮肤护理:指导患者保持皮肤清洁,平时尽量用温水洗手,建议洗衣时尽量戴保护性手套。大件物品比如被单、羽绒服等尽量用洗衣机,由家属协助晾晒,减少患肢上举的幅度及物品的重量等。应避免患肢任何外伤,如烫伤、晒伤、冻伤、蚊虫叮咬,如果患肢发生皮肤损伤时应及时处理。穿衣是尽量先穿患侧,脱衣时先脱健侧等,平时尽量抬高患肢,应保持水肿侧手臂血液循环通畅。

2) 水肿侧肢体不宜进行按摩或治疗性操作:告知患者尽量不在患肢如采血、注射及输液、测量血压、推拿、拔罐、针灸、艾灸等,协助患者在水肿手臂上佩戴黄色淋巴水肿标记。一旦患肢出现任何感染或过敏症状,如疼痛、皮温增高、发红、皮疹时,应及时联系医生或淋巴水肿治疗师,必要时立即就医。

3) 日常锻炼康复:可进行深呼吸锻炼及全身有氧运动,如散步、慢跑等;应经常活动水肿侧的手臂,避免患肢长时间处于同一姿势或下垂;普及度比较广泛的广场舞,要注意上举的幅度及速度,如避免剧烈重复用力的离心性动作,如球类运动、推拉等,避免过度疲劳。

4) 养成良好的生活方式:饮食方面应限制钠盐摄入,多进食优质蛋白,如鱼肉、鸡蛋等,体质指数应保持在 23 kg/m² 以下;沐浴时应避免过冷刺激、桑拿或长时间热浴,温度应低于 41℃,并保持水温相对恒定;外出时不宜长途旅行,乘坐飞机或处于高原地区需做好防护,例如佩戴弹力袖套、适度活动患肢并在静止时尽量抬高。

(2) 周径测量实施:见表 2-2-3-2。

表 2-2-3-2 淋巴水肿居家测量表

| 姓名 | 朱** | | 床号 | 56 | 性别 | 女 | 年龄 | 68岁 | 住院号 | ******* |
|---|---|---|---|---|---|---|---|---|---|---|
| 诊断 | 左乳癌术后淋巴水肿 | | | | 水肿日期 | 2023.6 | | | | |

| 日期 | 6.7 | 6.14 | 6.21 | 6.28 | 7.4 | 7.11 | 7.18 | 7.25 |
|---|---|---|---|---|---|---|---|---|
| 健侧/患侧 | 患侧 | 健侧 | 患侧 | 患侧 | 患侧 | 患侧 | 患侧 | 患侧 |
| 手掌虎口 | 21 | 19 | 20.5 | 20 | 20 | 19.8 | 19.8 | 19.7 | 19.5 |

（续　表）

| 腕横纹处 | 18 | 16 | 17.6 | 17.1 | 17 | 17 | 17 | 16 | 16 |
| --- | --- | --- | --- | --- | --- | --- | --- | --- | --- |
| 肘横纹下 10 cm | 19 | 17 | 17 | 18 | 17.8 | 17.3 | 17.2 | 17.2 | 17 |
| 肘横纹上 10 cm | 30 | 25 | 25.7 | 25 | 25 | 24.6 | 24.6 | 24.5 | 24.5 |
| 腋窝处 | 35 | 31 | 34.5 | 34 | 33.8 | 33.6 | 33.5 | 33.4 | 33.3 |

注：极轻度，两手臂围差 0.5～2 cm，体积测量<5%～10%；轻度，两手臂围差 2～3 cm，体积测量 10%～20%；中度，两手臂围差 3～5 cm，体积测量 20%～40%；重度，两手臂围差>5 cm，体积测量>40%。

（3）保持正常体重：向患者及家属解释体重控制对乳腺癌的预后及对淋巴水肿恢复的重要意义，指导患者及家属注意饮食及锻炼，积极配合控制体重到一定范围。

（四）效果评价

1. 运用肩功能评定量表（CMS）：水肿坚持每月进行评估，2023 年 6 月 24 日评分为 54 分，到 2023 年 12 月 24 日评分为 88 分。

2. Mayo 肘关节功能评定：从患者开始治疗 1 个月到 6 个月，从最初评定的 50 分到 6 个月以后的 80 分，肘关节活动度为 60°。

3. DASH 上肢功能评定量表：该患者经过 6 个月的治疗，从最初的 92 分到 6 个月的 60 分，肩关节活动适度。

4. 乳腺癌相关淋巴水肿症状指数量表从开始评分 86 分，经治疗后患者评分达到 52 分。

5. 患者自诉疼痛、肿胀明显好转，胳膊较治疗前"瘦"且轻松，能够积极配合各项治疗。在予患者手法引流及应用绷带过程中，治疗师与患者彼此间建立了相互信任的护患关系，通过随访了解到患者对治疗满意度很高。

6. 患者体重从 65 kg 降到 60 kg，体质指数为 23.44 kg/m²，在正常范围内，主诉自己会继续控制体重，争取再减一些。

## 二、案例分析

（一）案例相关理论与方法

1. **患者发生乳腺癌相关淋巴水肿的原因**　乳腺癌相关性淋巴水肿（breast cancer-related lymphedema，BCRL）是乳腺癌术后引起的继发性淋巴水肿。主要是由于乳腺癌根治术腋窝淋巴结清扫术、化疗、放疗及患者肥胖等，使受到损伤的残存淋巴管发生阻塞，淋巴液回流不畅而引起肢体远端组织水肿。从高危因素上剖析，首先患者肿瘤分期较晚，腋窝淋巴结转移数目较多为 10 个，医生为其进行了乳腺癌改良根治术，患者术前行新辅助 TAC 治疗 4 次，术后辅助化疗 4 次，应该说手术和治疗因素是患者形成淋巴水肿的主要诱因。其次，患者体型肥胖，居家期间对功能锻炼的依从性较差，在进行较轻的农活时，没有保护患肢的意识，这些因素是次要诱因。

2. **所采取治疗方法的理论基础**

（1）综合消肿治疗（CDT）：主要指手法淋巴引流（MLD）、低弹性绷带包扎治疗。

1) 手法淋巴引流(manual lymph drainage, MLD) MLD 是沿着人体淋巴系统解剖和生理路径展开的治疗方法,可促进淤滞的组织间液进入初始淋巴管,接着由初始淋巴管进入前集合淋巴管,再进入集合淋巴管,并引导淋巴液一节一节地向近心端流动,最后回到静脉循环。还能减轻组织纤维化增加患部的免疫防御功能,作为综合治疗的一部分 MLD 能够促进淋巴回流代偿通道的建立,肿胀的肢体可恢复正常外形和功能。

2) 低压力治疗:弹性压力绷带包扎可降低微血管水分渗透到组织间隙,改善肌肉泵的效果。防止水分再度回流至组织间隙,软化瘢痕与结缔组织的纤维化堆积。常使用低弹力绷带,规范的包扎是获得良好治疗效果的前提。包扎要根据部位的不同而选择相应的材料。例如包扎手指选择网状绷带,包扎手掌或手臂应用低弹性绷带包扎。另外要注意的是包扎时应对肢体产生压力梯度,一般地说,肢体远心端包扎产生的压力较近心端大。该患者使用的手法引流及低压力治疗,包扎网状绷带,并告知观察末端循环及自我感觉,如有麻木、末梢循环差等,要及时与医务人员联系。

(2) 皮肤护理:主要包括保持皮肤清洁及皮肤湿润,检查皮肤有无感染或刺激的迹象等。防止被蚊虫叮咬及受到较重外力的作用,不要给予太热或太冷的刺激。手法引流时用力要均匀,不要太用力。绷带包扎期间应密切观察手指末梢皮温、皮肤颜色,手指及手掌是否活动自如等。皮肤护理也是 CDT 和烘绑治疗顺利开展的前提。该患者能够按照指导的要求积极配合做好皮肤护理。

(3) 功能锻炼:淋巴水肿患者因有患肢功能障碍和疼痛、肿胀等,患者一般对功能锻炼依从性不高,可告知患者功能锻炼的意义,嘱其在采取规范的弹性压力包扎的情况下可进行适当的锻炼。一方面防止水分在组织间隙再次聚集,另一方面肢体在运动状态下会对患肢软组织产生一定的压力或驱动力,起到协助淋巴管完成输送功能的动力作用。淋巴水肿肢体功能锻炼原则上先较轻活动,逐渐增加运动量,有的可以在床上进行,有的在站立时操作如行走、做操及非剧烈的跳舞等,均可作为日常的训练项目。该位患者在护士的指导下,每天将康复操完成情况进行记录。另外她还充分发挥家人的监督作用,所以患者在治疗期间能够积极进行功能锻炼,锻炼依从性较高。

(二)具体措施效果分析

患者行 CDT 治疗半年后通过各项评价,肩关节活动度达标,BMI 下降,患者自觉疼痛、肿胀明显好转,胳膊也比以前"瘦"、轻松多了,能够积极配合各项治疗,说明该项治疗是有效的。治疗师在给患者手法引流及应用绷带包扎的过程中,与患者建立了较好的护患关系,在医院及科室的随访中满意度较高。需要说明的是,虽然患者在功能锻炼中的依从性较高,因考虑经济问题及佩戴的舒适性方面,患者没有及时使用袖套,还是存在一定隐患的。因此,后续治疗中的持续性需要关注。

(三)进一步研究热点

1. 建立统一规范的乳腺癌淋巴水肿风险预警管理平台,针对高危患者能够定期预警,定期随访,随访方式包括电话、微信及平台信息。临床医务人员针对不同年龄 BCRL 患者,筛查出高危因素,建立风险预测模型。应用模型进行评价后有针对性分析及防范,并为患者制定出个性化的锻炼及预防方案。

2. 建立 CDT 的动态模型或规范流程,有利于护理人员执行、掌握和普及。

3. 根据患者不同年龄、文化水平、知识背景选择多样化的健康教育模式,应用信息化平台采用多元化手段对患者健康管理及随访。例如应用视频指导,从皮肤保护、功能锻炼及肢体异常识别等。

(孙彩霞)

## 案例四　CDT结合肩关节粘连松解

**案例简介:** 一位淋巴水肿存在多年,处于失代偿期、重度淋巴水肿的乳腺癌术后患者。其病史长,病情相对复杂,存在淋巴水肿的感染并发症、患肢功能障碍、生活质量降低、心理焦虑等问题。从病史采集、评估到诊疗方案的制定,实施治疗、后期随访,由乳腺外科医生、淋巴水肿治疗师、康复科医师、康复技师、乳腺专科护士共同参与完成,体现了多学科合作的特点。乳腺外科医生详细采集病史,排除治疗禁忌,乳腺专科护士进行心理疏导,淋巴水肿治疗师结合病情特点制定综合消肿治疗目标,辅助专业设备提高疗效,康复科医师评估肩关节活动度、肌力,制定肩关节粘连松解,肌肉能量技术训练方案,为患肢的康复起到了至关重要作用。阶段性治疗后,尽管与预期的康复目标还有差距,但是患肢状况得到良好改善,让患者看到希望,后期专科护士会继续跟踪随访,巩固治疗效果,争取更理想的康复效果。

### 一、案例描述

#### (一) 病情描述

1. **基本信息**　孙某,女,56岁,已婚,大专文化程度。
2. **现病史**　2022年10月16日因"左侧乳腺癌术后25年,左上肢水肿10年加重2个月"为主诉来院就诊。
3. **家族史**　无肿瘤病史,无过敏史。
4. **既往史**　2015年12月于北京某医院行左锁骨下动脉狭窄扩张术,无血栓、高血压、心脏病、糖尿病病史。
5. **诊断**　乳腺癌相关淋巴水肿。
6. **主要治疗**　患者1997年12月6日无意中发现左侧乳腺2 cm×3 cm大小无痛性肿物,在当地医院超声检查后行病灶组织病理活检,提示:左乳腺浸润性癌。1997年12月17日于当地医院行左侧乳腺癌根治术,术后病理回报:① 左乳腺浸润性导管癌(2级),脉管内瘤栓(+),可见神经侵犯。② 左腋窝淋巴结见瘤组织5/20,免疫组化结果:ER(+80%),PR(+30%),CerbB2(1+),Ki-67(+20%),术后行EC3-T3方案化疗,25次放疗,放疗区域包括胸壁、腋下、锁骨区域,口服三苯氧胺内分泌治疗5年。术后3年内患肢功能经过规范锻炼后恢复正常,偶尔有患肢麻木沉重感,经过休息后能够好转,未引起重视。2012年3月患者在提拉重物后出现肉眼可见的左上肢肿胀,伴酸痛,未行系统治疗,症状逐渐加重,上肢水肿由左上臂逐渐进展至左前臂及手背、手指,患者曾经使用中药、针灸、利尿药物,无明显好转,患肢运动后肿胀加重,休息后好转不明显,患者因此不敢多活动,日常生活及工作受到很大影响。患者近2年出现左上肢肿胀加重,抬举受限,发生淋巴管炎2次,口服抗生素后炎症好转,为求减轻水肿、改善患肢功能来就诊。

7. 肢体功能评估

(1) 客观评估

1) 周径测量:参照乳腺癌术后淋巴水肿预防和护理的中华护理学会团体标准,使用软皮尺对患侧上肢虎口、腕横纹、腕横纹上5/10 cm、肘窝、肘窝上10 cm、腋下顶部等部位周径进行测量,测量时保持皮尺与皮肤表面平行、每次尽量使用相同的位置进行测量,减小误差,记录测量数据(图2-2-4-1)。

表 2-2-4-1 治疗前患肢周径基线评估(2022-10-16 入院)

| 位　　置 | 右臂(cm) | 左臂(cm) | 差值 D(cm) |
| --- | --- | --- | --- |
| 虎口 | 18 | 20 | −2 |
| 腕横纹 | 15 | 18.6 | −3.6 |
| +5 cm | 17 | 22 | −5 |
| +10 cm | 19.3 | 26.5 | −7.2 |
| +15 cm | 22 | 28.5 | −6.5 |
| +20 cm | 24.3 | 32 | −7.7 |
| +25 cm | 25 | 31 | −6 |
| +30 cm | 25.9 | 34.7 | −8.8 |
| +35 cm | 28 | 31 | −5 |
| +40 cm | 31 | 34.5 | −3.5 |

2) 肌力测量:MMT肌力分级,是一种常用的肌力评定方法,用于评估肌肉力量的程度。MTT通常分为0～5级,0级为无可测知的肌肉收缩,1级可有轻微收缩但不能引起关节活动,2级可在减重状态下作关节全范围运动,3级能抗重力作全范围运动但不能抗阻力,4级能抗重力、抗一定阻力运动,5级为正常肌力且能抗重力、抗充分阻力运动。徒手肌力测量方法:在特定体位下让患者做标准动作,通过触摸肌腹,观察肌肉克服自身重力或对抗阻力完成动作的能力,再对肌肉主动收缩的能力进行评定。测量方法为患者平卧于床,嘱其握拳松拳,检查者手置于上臂,感受是否有前臂肌肉收缩;再嘱患者在床面平行移动,检查者给予患肢一定阻力,再让患者抵抗重力抬高,给予一定阻力抬举上臂,检查者根据患者患肢肌肉舒缩、平移,对阻力、重力的反应弧能力做出评定。

3) 肩关节活动度:Neer肩关节功能评定量表由疼痛(35分)、功能(30分)、运动范围(25分)、解剖(10分)组成,总分100分:＞90分为优、80～89分为良、71～79分为中、≤70分为差、低于70分为肩关节功能障碍。测量方法为将量角器以肩峰、鹰嘴、肱骨外上髁、中指尖、尺骨茎突等部位为轴心,分别对采取不同体位时的肩、肘、腕部进行屈伸、外展、内旋活动角度进行测量。

4)日常活动能力:选择 Barthel 指数评定量表,从进食、洗澡、修饰、穿衣、控制大便、控制小便、如厕、床椅转移、平地行走、上下楼梯十个方面进行评分。满分为 100 分,总分≤40 分为重度依赖,41~60 分为中度依赖,61~99 分为轻度依赖,100 分为无需依赖;患者及家属根据量表内容结合患者日常状况进行填写。

(2)主观评估:患者主诉左上肢手臂肿胀,有紧绷感,下垂后酸胀,沉重,乏力,背伸及抬举受限。

(3)临床体检和检查

1)治疗师体检:患侧上肢肿胀,紧绷伴有沉重感;皮肤完整,皮温高,皮色发红;Pitting 征(一),Stemmer 征(+),肘背侧皮肤纤维化,桡动脉搏动良好;上肢抬举及外展外旋受限。见图 2-2-4-1。

2)辅助检查(图 2-2-4-1、表 2-2-4-2):血常规,肝肾功能,血糖;心电图,心脏超声,患肢血管超声,乳腺超声。

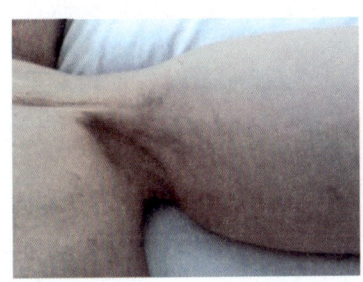
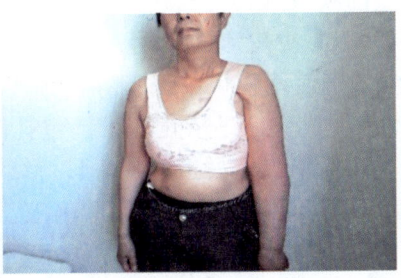
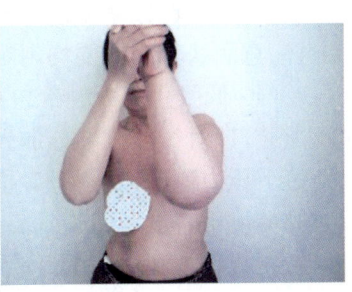

图 2-2-4-1　治疗师体检(2022-10-16)

表 2-2-4-2　治疗前的基线检查

| 评估项目 | 治疗前 |
| --- | --- |
| 肩功能评分(肩功能评定量表) | 瘢痕粘连,活动受限,左肩关节前屈 90°,后伸 30°,肩部外展,外旋受限 |
| 自理能力评分(Barthel 指数评定量表) | 75 分 |
| 肌力分级(徒手肌力评定) | 4 级 |
| 血常规,肝肾功,血糖 | 未见明显异常 |
| 心脏超声,心电图 | 未见明显异常 |
| 血管超声,乳腺超声 | 未见明显异常 |

(二)患者康复需求

1. 患者希望在医务人员的治疗下水肿减轻,患肢功能得到改善。

2. 患者希望生活自理能力提高,有较好的生活质量。

(三)采取的治疗措施

根据患肢康复评定的结果,评估心脏、肾脏功能无异常,排除静脉血栓、肿瘤转移等禁忌证,优先处理皮肤炎症反应,局部加全身应用抗生素1周,炎症消退后进行综合消肿,1次/d。综合消肿治疗计划30 d,每日康复科物理治疗师进行肩关节粘连松解,肌肉能量技术训练30 d。之后进入居家巩固治疗,每月随访一次,指导患者维持治疗要点。

1. 处理皮肤炎症反应　针对皮肤红、皮温高、血常规结果正常,给予青霉素类抗生素口服1周,利凡诺溶液进行患肢局部湿敷。一周内禁止按摩,减少活动,尽量抬高患肢。

2. 综合消肿治疗(CDT)　皮温皮色正常后,由淋巴水肿治疗师完成综合消肿治疗。

(1)徒手淋巴引流:1次/d,每次30 min。针对肘部背侧纤维化,给予负压促回流装置震动软化,频率80 Hz,震动时间10 min。

(2)间歇性充气压力治疗(IPC):在手法引流后进行,选择序贯加压模式,1次/d,每次30 min,压力强度30~40 mmHg。

(3)皮肤护理:温水清洗患肢,特别注意指缝间的清洁,待干后选择pH为5.5~6的润肤液涂抹患肢,按摩促进润肤液的吸收,以无黏腻感为宜。此阶段最主要的就是做好皮肤保湿,注意润肤乳涂抹要均匀足够,以减少皮疹的发生。

(4)低张力压力绷带包扎:分别使用管状绷带、手指绷带、海绵衬垫、低张力绷带包扎手及上肢,针对纤维化部分加入泡沫衬垫,促进软化纤维。包扎时注意形成压力梯度,从手指到腋下压力递减,观察患者指端血运情况。绷带包扎每日持续21 h以上,夜间持续包扎。压力绷带使用时注意保护骨突处,防止压力性损伤,保证患者安全。对于压力值大小评估依靠患者自我感觉和操作者经验,以及患者手指血运的观察。

(5)功能锻炼:压力绷带包扎后指导患者进行锻炼。为患者制定个性化运动方案,腹式呼吸2次/d,每次10 min;热身运动主要活动大关节、转头、耸肩、屈肘,20~30次;有氧运动采用散步3次/d,每次30 min;抗阻训练可让家属协助上举1 kg哑铃,3组/d,10次/组;推墙,30~50次/d,分时段完成;两手对压,100次/d,分次完成。功能锻炼需要注意的是循序渐进,不能达标的动作请家属协助完成。

3. 康复科治疗师完成肩关节粘连松解,肌肉能量技术训练(MET)　1次/d,每次30 min,促进肩关节功能恢复及肌力恢复,提升患者自理能力,满足自我需求。

(1)肩关节粘连松解的方法

1)外展外旋摆动:患者仰卧,肩外展,曲肘90°,治疗师站在患侧肩关节外侧,上方手握住前臂远端及腕部,下方手托住肘关节前面,上放手将前臂向床面运动,使外旋。

2)增加肩外展活动范围:侧卧位,上肢外展90°,曲肘70°,前臂旋前放在治疗师前臂内侧。治疗师坐在患者治疗肩的外侧,外侧手握住肘关节内侧,内侧手虎口放在肱骨近端外侧,四指向下,外侧手稍向外牵引,内侧手向足方向推动肱骨。

(2)肌肉能量技术训练方法

1)胸大肌:患者平卧,患肢外展。治疗师站在患侧头部,右手压住患侧胸大肌,左手扶住患侧手腕,缓慢拉伸上臂,使肌肉拉长至有阻力,患者轻微对抗为止。保持收缩3~5 s,呼气时拉伸至心得阻力点,重复3~5次。

2) 肩胛下肌：治疗师引导患者的肩膀外旋，直至感到束缚。从束缚点开始，要求患者通过内旋肩膀以收缩肩胛下肌。10 s 后进入放松状态，治疗师对肩关节施加牵拉，缓慢地引导患者进一步外旋肩膀。

4. 健康教育

(1) 心理支持：告知患者淋巴水肿需要长期管理，治疗的目的是控制进展，促进患肢功能恢复，提高生活质量。需要患者及家属有较好的依从性，积极配合治疗，并掌握一些护理的基本方法。

(2) 避免肥胖，应保持体重指数在 23.9 kg/m² 以下，限制钠盐摄入，多进食富含优质蛋白质的食品及蔬菜水果，适当增加运动量。

(3) 避免患肢长时间处于同一姿势或下垂，睡眠时减少患侧卧位时间。

(4) 绷带包扎后着装要宽松，袖口不可过紧，防止局部重复加压。

(5) 如果患肢出现瘙痒、疼痛、手指血运不良，要及时报告医务人员。

5. 维持期治疗方案

(1) 培训患者家属绷带包扎方法，居家绷带巩固治疗。

(2) 满 3 个疗程后(21 d 为 1 个疗程)，佩戴治疗型压力臂套。

(3) 坚持压力保护状态下功能锻炼。

(4) 教会自我测量，手法引流，皮肤护理。

(5) 放松心情，控制体重，结合个人喜好制定锻炼计划。

(6) 康复科门诊继续进行肌肉能量技术训练。

(7) 每个月线上随访一次，患者汇报巩固治疗效果及存在问题，督促患者每日按时完成治疗计划及锻炼计划。

6. 居家改善患肢功能，自我能力提升措施指导

(1) 爬墙运动：离墙一臂距离，两腿分开站立，患侧手臂前伸一指尖触墙，手指沿墙缓慢上爬，使患侧上肢尽量高举到最大限度，停留 2 min 后缓慢放下。

(2) 站立位，健侧手握患侧肘部，帮助上抬，达到可以忍受疼痛的最高点，停留 5 s，重复 20 次。

(3) 毛巾拉伸：站立位，两手从背后水平握住毛巾两端，用健侧手向上牵拉毛巾，使患肢向对侧运动，重复 10~20 次。

(4) 双手抱头：坐位，双手上抬做抱头状，若感到疼痛可将双手分开至耳侧，双肘带动肩部向前，向后运动。

(5) 滑轮运动：借助小区，健身广场的肩部运动滑轮或在家中用一根绳子制作左右手上下交替拉动的小装置，以增加肩部向上伸展的灵活性。

(四) 效果评价

经过 39 d 综合消肿治疗及康复专业治疗，效果如下。

(1) MMT 肌力评分：左肱二头肌，肱三头肌，腕屈肌，指伸肌肌力 4 级，肌张力正常。

(2) 肩关节活动度：左肩关节前屈 110°，后伸 35°，外展外旋有改善。

(3) 生活治理能力评定：Barthel 指数评分 80 分，生活基本自理。

(4) 双上肢周径测量(表 2-2-4-3、图 2-2-4-2)。

表 2-2-4-3　出院时双上肢周径测量值(2022-12-02)

| 位　　置 | 右臂(cm) | 左臂(cm) | 差值 D(cm) |
| --- | --- | --- | --- |
| 虎口 | 18 | 18.5 | -0.5 |
| 腕横纹 | 15 | 16.7 | -1.7 |
| +5 cm | 17 | 19 | -2 |
| +10 cm | 19.3 | 22.3 | -3 |
| +15 cm | 22 | 25 | -3 |
| +20 cm | 24.3 | 27.8 | -3.5 |
| +25 cm | 25 | 27.5 | -2.5 |
| +30 cm | 25.9 | 27.9 | -2 |
| +35 cm | 28 | 30 | -2 |
| +40 cm | 31 | 32 | -1 |

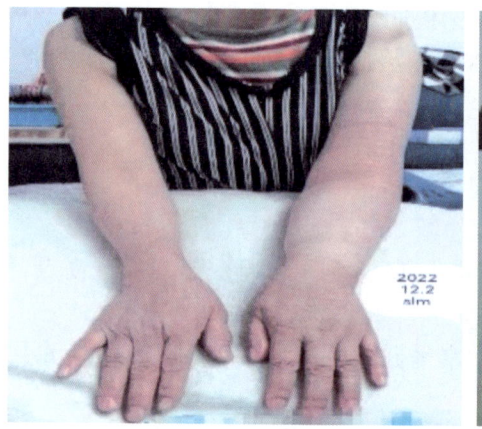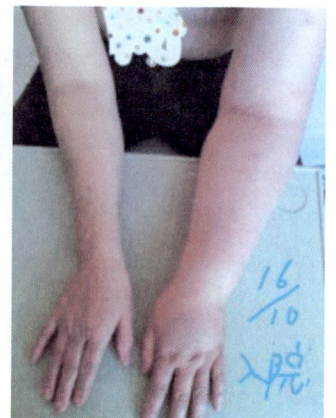

图 2-2-4-2　治疗后患肢周径评估

## 二、案例分析

（一）案例相关理论与方法

1. 患者发生乳腺癌相关淋巴水肿的原因　该患者行乳腺癌改良根治手术,清扫 20 个淋巴结,淋巴循环通路受损,胸壁、腋下、锁骨区 25 次放疗又引起淋巴管再次损伤。这些治疗相关因素,是其淋巴水肿发生的主要原因。另外,患者在提拉重物后出现肉眼可见的左上肢肿胀,伴酸痛,未及时就医,在水肿期间还曾经 2 次发生过淋巴管炎,说明其对于淋巴水肿预防知识是缺乏的,最终因未及时干预导致淋巴水肿逐渐进展致功能障碍。在与患者沟通中还发现其获得信息渠道是有限的、在日常生活中肢体保护不足,对于科学规范的锻炼不知晓。综上所述,该病例说明了乳腺癌术后淋巴水肿健康教育的重要性,术后应从自我监测、生活方式、功能锻炼、预防保护、早诊早治等方面进行指导,以期让患者早发现、早治疗、症状得到有效控制。

2. **所采取治疗方法的理论基础** 根据病程、疾病分期,本病例采用的是安全有效的综合消肿疗法(CDT)治疗。综合消肿疗法分四部分:皮肤护理,手法引流,压力疗法,功能锻炼。进行综合消肿治疗,首先要评估皮肤改变,其次是做好皮肤护理、皮肤清洁保湿,避免破损。该病例首诊时因皮温高,皮肤发红,尽管没有血象改变,还是采用口服加外用抗生素一周控制炎症,在皮肤炎症消退后,进行了下一步治疗,安全有效。手法引流是遵循淋巴系统的解剖和生理通路来实施,通过治疗师轻柔缓慢按摩,促进淋巴管蠕动,增加或促进淋巴液和组织间液的回流。本案例设计引流路径为将水肿侧的淋巴液引流到同侧锁骨上淋巴结,同侧腹股沟淋巴结及健侧腋窝淋巴结方向,手法引流轻柔缓慢,每个淋巴结区域按摩 7~10 次,给皮肤施加的压力为 30~40 mmHg。手法引流结束后,给予皮肤涂抹润肤液,反复涂抹,使其充分吸收。压力疗法是淋巴水肿综合治疗的基石。本案例在手法引流后,进行间歇性充气压力泵治疗进一步促进淋巴回流,再使用低张力压力绷带包扎,居家管理时使用平织的压力臂套巩固维持治疗,白天佩戴臂套,夜间取下。国内外多项循证医学证明,有氧运动、抗阻运动对淋巴水肿患者是安全有效的。该患者功能锻炼方案中腹式呼吸训练安全有效,患者自己能够完成,接受度较好。抗阻力运动对患者有一定难度,需要家属、康复治疗师协助,运动的强度和时间从小到大,从短到长,循序渐进地完成。

(二)具体措施效果分析

该例患者经过综合判断为"淋巴水肿失代偿期",治疗目标是"控制水肿进展,减少并发症发生,促进患肢功能康复"。患者病史长,症状重,已经出现淋巴水肿并发症,且有皮肤炎症表现,严重影响患者自理能力。治疗方案中首先选择控制炎症,然后综合消治疗,难点在于患肢长期制动,肩关节粘连,患肢功能障碍,由康复治疗师应用康复专业技术松解粘连组织,配合肌力训练,促进患肢功能康复,不仅体现了多学科合作的重要性,更是让患者的自理能力得到了提升,满足了患者对于康复的自我需求,以上结果说明综合消肿治疗是有效的。目前,患者进入巩固治疗阶段,需要对患者治疗的依从性、自我管理方法,包括基础预防、皮肤护理、自我手法引流、压力产品使用注意事项、患肢功能锻炼等进行强化教育,并做好患者随访。

(三)进一步研究热点

1. **淋巴水肿的预防诊断** 淋巴水肿的预防重于治疗,建立风险预测模型,进行风险评估,分级管理,将关口前移,会大大降低水肿发生率。开发安全便捷的水肿早期诊断的仪器设备,特别是亚临床期水肿的检测,也是很好的研究方向。

2. **淋巴水肿的治疗模式** 淋巴水肿的治疗方式很多,每种治疗方法有不同的适应证和优缺点。临床医生应根据患者个体情况,选择一种或几种方式联合治疗。如何为患者选择更为合适的个性化的治疗方案,优选组合方案,是值得深入研究的。

3. **淋巴水肿运动处方研究** 目前已有更多的循证医学证明运动对于淋巴水肿的康复

是有益的。如何根据患者的体力体能、水肿程度、个人喜好制定科学的个体化的运动方案，即淋巴水肿运动处方的开发，需要多学科合作的方式共同研发。

4. **淋巴水肿全程化管理信息系统开发**　利用信息化手段对患者的淋巴水肿预防、高危人群预警、水肿治疗、随访进行跟踪管理。

（王　丽）

## 案例五　CDT结合自我管理

**案例简介**：患者行左乳全切＋前哨淋巴结活检术后2个月出现上肢水肿，诊断为乳腺癌相关淋巴水肿。患者正处在化疗期间，随着应用淋巴水肿综合消肿治疗（CDT）技术，辅助红光、气压辅助治疗后两周，双侧上肢周径差值显著缩小，成功缓解水肿。对于淋巴水肿患者而言，掌握正确的自我照护措施可以使患者的淋巴水肿程度减少，患肢水肿体积明显减少，生活质量也更高。因此，我们通过多种形式的健康教育，帮助患者有效控制体重，指导患者规避上肢不当负荷，使其个人自我护理技能显著提升，为巩固成果打下基础。最终在CDT与自我管理协同下，手术侧上肢水肿得以控制，肢体活动度增加，疼痛减轻，也为类似乳腺癌术后淋巴水肿治疗树立了典范，极具临床参考价值。

### 一、案例描述

#### （一）病情描述

1. **基本情况**　患者女性，48岁，已婚，文化程度初中。

2. **现病史**　患者术后2个月左右发现左上肢水肿，曾有负重史，后逐渐加重，测量双侧上肢周径差值大约3.6 cm，左上肢上举受限。7个月发现左下肢水肿，8个月起右下肢水肿。2023-08-22住院，查生化示：总蛋白：57.7 g/L↓，白蛋白：31.9 g/L↓，遵医嘱给予"人血白蛋白"5支注射，口服"呋塞米"1片/d。人体成分分析示：阶段水分分析，右上肢1.74 L，左上肢2.57 L，2023-08-22开始左上肢行CDT治疗1疗程（10次），治疗效果佳，双侧上肢周径差值均＜1 cm。

3. **既往史**　患者无基础疾病，在乳腺手术前无特殊手术史，术后未放疗、化疗。

4. **诊断**　乳腺癌相关淋巴水肿。

5. **主要治疗**　患者主诉2023年2月前发现左乳肿块，于外院查乳腺B超（2023-03-13）示：双侧乳腺结构不良；左侧乳腺囊实性混合回声结节，BI-RADS 4a。查钼靶（2023-03-24）示：双乳腺体改变，考虑BI-RADS 2。查MRI（2023-03-28）示：左乳内上9～11点非肿块样强化，BI-RADS 4c，病灶内侧缘一枚复杂囊肿紧邻；余左乳数枚复杂囊肿，右乳11点囊肿，BI-RADS 2；左侧腋下形态饱满小淋巴结，BI-RADS 4。门诊拟"乳房肿物"收治入院。2023-04-17全麻下行患侧乳房切除术＋前哨淋巴结活检术。术后常规病理示：（左乳前哨淋巴结）淋巴结未见肿瘤转移（0/10）。免疫组化病理检查示：常规病理FW2301618石蜡切片免疫组化示：（左乳肿块）Calponin（肌上皮＋，灶性缺失），P63（肌上皮＋，灶性缺失），CK5/6（－）。结合HE切片，本例为浸润性导管癌，非特殊类型，伴导管原位癌。镜下浸润性癌最大径 1.2 cm。浸润性癌示：ER(>90% 2+)，PR(>90% 2+～3+)，HER2(2+)，Ki-67(25% +)，AR(80% 1+～2+)，CK5/6(-)导管原位癌示：ER(>90% 2+)，PR(>90% 2+～3+)，HER2(2+)，Ki-67(5% +)。术后拟行 TC 方案(艾素 130 mg+CTX0.95 g)+内分泌治疗。2023-05-09 健侧上肢留置手臂输液港后，于 2023-05-10 开始第一次化疗，21 d/次，至 2023-08-12 共 5 次化疗结束。未放疗。患者主诉于 2023-07-13 第四次化疗期间，左上肢出现水肿。2023-08-22 入院，排除治疗禁忌后，同期给予患者淋巴水肿综合消肿治疗(CDT)一疗程。水肿得到缓解后于 2023-09-01 出院。

6. 肢体功能评估

(1) 客观评估

1) 周径测量：参照乳腺癌术后淋巴水肿预防和护理的中华护理学会团体标准，使用软皮尺对患侧上肢虎口、上肢腕横纹、腕横纹上 10 cm、肘窝、肘窝上 10 cm、腋下顶部等部位周径进行测量。测量时保持皮尺与皮肤表面平行、每次尽量使用相同的位置进行测量，减小误差，记录测量数据。

2) 皮肤硬度：通过触诊全身 17 个皮肤部位(双侧指背、手背、前臂、上臂、大腿、小腿、足背、前额、胸壁、腹壁)来评估判断水肿部位的硬度分级。分为 0～3 分 4 个等级，分值越高皮肤纤维化硬度越严重。

3) 上肢功能：应用上肢功能障碍评定量表-DASH：患者根据上 1 周内您的活动情况，在以下项目相应等级(1～5)的数字上画圈，并请患者回答问题。DASH 值为 0 分表示上肢功能完全正常，为 100 分表示上肢功能极度受限，DASH 值=[(A、B 两部分值总和)-30(最低值)]÷1.20。

4) BMI 正常范围：18.5～23.9 kg/m$^2$。

(2) 主观评估

1) 患者主诉：患者主诉左上肢伴有明显的紧绷、肿胀感。活动时伴有明显牵拉痛。

2) 疼痛评估：疼痛数字评分法(NRS)。将疼痛程度用 0～10 共 11 个数字表示，0 表示无痛，疼痛 10 分表示最强烈的疼痛，数字越大，疼痛程度越重，4 分及以上表示疼痛影响睡眠。

3) 症状评估：MD Anderson(MDASI)症状量表。患者根据过去 24 h 内经历的症状严重程度，选择每个症状对应的分数。将每个症状的分数相加，得到总分。总分越高，表示患者的症状越严重。总分 0～12 分：无症状或轻度症状；总分 13～24 分：中度症状；总分 25～36 分：重度症状；总分 37～48 分：非常重度症状。

4) 生活质量：① FACT-B 问卷，是一种用于评估乳腺癌患者健康相关生活质量(HRQoL)的工具。它由美国国立癌症研究所(NCI)开发，共包含 37 个问题，5 个维度。② 身体健康状况(physical well-being, PWB)，主要评估患者的体力、精力、睡眠、食欲等方面。③ 社会/家庭健康状况量表(social/family well-being, SWB)，主要评估患者与家人、朋友的社交互动和支持。情绪健康状况(emotional well-being, EWB)，主要评估患者的情绪、焦虑、抑郁等方面。④ 功能性健康状况(functional well-being, FWB)，主要评估患者的工作、学习、家务劳动等方面的能力。⑤ 乳腺癌特异性(breast cancer subscale, BCS)，主要评估患者因乳腺癌而出现的特有症状和困扰,如疼痛、肿胀、淋巴水肿等。每个问题有4个选项,每个选项对应一个分数。将所有问题的分数相加,得到总分。总分越高,表示患者的生活质量越好。总分:0~132分;0~44分:极低;45~67分:低;68~90分:中等;91~113分:高;114~132分:极高。生活质量由治疗前的60分低到治疗后的69分中等级别,生活质量得到改善。

### (二)患者康复需求

1. 患者希望通过系统治疗,手术侧上肢水肿得到控制,肢体活动度恢复正常,疼痛缓解。
2. 患者希望了解并掌握治疗后的自我护理的方法。

### (三)采取的治疗措施

通过对患者全面评估,明确患者淋巴水肿后,根据患者水肿后出现的功能障碍、肌力下降等临床表现,评估严重程度;根据患者的症状、体征和辅助检查结果,判断淋巴水肿的严重程度。根据患者的具体情况,制定个体化的治疗方案,针对患者水肿情况,排除治疗禁忌后行淋巴水肿综合消肿治疗,加红光、气压辅助治疗,10次为一疗程。见表2-2-5-1。

表2-2-5-1 治疗前对患者的全面评估

| 条 目 | 具 体 内 容 |
| --- | --- |
| 双侧上肢周径差值 | 指根:2 cm;虎口:2.4 cm;腕横纹:2.8 cm;腕横纹上5 cm:2.9 cm;肘横纹下10 cm:3.5 cm;肘横纹下5 cm:3.6 cm;肘横纹:3.6 cm;肘横纹上5 cm:3.6 cm;肘横纹上10 cm:1.7 cm;手臂根部:1.7 cm |
| 皮肤护理 | 1. 保持皮肤清洁干燥,注意皮肤的清洁,使用温和无刺激的洁肤产品或温水清洁皮肤<br>2. 每次治疗前评估皮肤的完整性,注意观察皮肤有无压疮、水疱、湿疹等各种皮肤问题<br>3. 可以使用保湿霜,防止皮肤干燥和开裂<br>(操作详见乳腺癌术后淋巴水肿皮肤护理流程及质量标准) |
| 手法引流(30 min/次) | 按照淋巴循环通路的方向,通过激活淋巴结、水肿区域淋巴液的手法引流,达到缓解水肿症状。对于纤维化较严重的部位,适当加强引流(操作详见乳腺癌术后淋巴水肿手法引流流程及质量标准) |
| 红光治疗 | 30 min/部位 |
| 气压治疗 | 40 mmHg,30 min/次 |
| 压力绷带 | 操作可按照乳腺癌术后淋巴水肿加压包扎流程及质量标准 |
| 功能锻炼 | 指导患者在绷带包扎后行手部(手指、腕部抓握训练)、两臂、肩部的锻炼运动(全关节运动)共七节,每次锻炼20~30 min。每一节需做4个8拍,整套运动操完成时间一般为15~20 min。做操时同步配合呼吸锻炼,以胸式呼吸为主,频率为15次/min,嘱患者心中默数4 s完成一个呼吸节奏 |

(续 表)

| 条　目 | 具　体　内　容 |
|---|---|
| 注意事项 | 1. 在治疗期间要时刻关注患者的主诉<br>2. 及时评估治疗过程中皮肤的问题、压力治疗的效果,根据每次的疗效动态调整治疗的方案<br>3. 交待患者治疗过程中可能出现的情况,及时沟通,若出现无法耐受等特殊情况时及时拆除<br>4. 优质蛋白质饮食、双下肢压力袜穿戴 |

**1. 第一阶段** 2023-08-22至2023-08-23,前两次治疗,按照常规CDT治疗流程给予患者治疗。治疗前期给予患者适中的压力治疗,绷带加压包扎时按照患者的耐受情况,给予较轻的压力维持,给予患者充分的压力适应时间,避免因无法耐受而提前拆除影响治疗进度。

本阶段患者治疗效果反馈:患者该阶段在适中的压力下未出现异常不适,经过48 h CDT治疗后,24日晨测量双侧上肢周径,腕部皮肤硬度3分,测量水肿上肢周径,患者手部水肿消退,腕部至肘横纹上5 cm处水肿处超过健侧最粗处1~2.4 cm,水肿明显得到缓解,疼痛感为4分,轻度疼痛;上肢功能评分50分,活动度有所缓解;生活质量评分有所增加,62分。

**2. 第二阶段** 2023-08-24至2023-08-27,在患者能承受的范围内,逐渐增加绷带包扎的压力,继续指导患者治疗期间功能锻炼。见表2-2-5-2。

表 2-2-5-2　第二附体功能锻炼

| 条　目 | 具　体　内　容 |
|---|---|
| 皮肤护理 | 同第一阶段(皮肤完好,无异常) |
| 手法引流<br>(30 min/次) | 同第一阶段,对于纤维化严重的部位,局部加强手法引流 |
| 红光治疗 | 30 min/部位 |
| 气压治疗 | 30 min/次 |
| 压力绷带 | 同第一阶段。在包扎过程中,适当较第二阶段增加包扎压力(或添以泡沫块等辅具局部加压),以增加治疗效果 |
| 功能锻炼 | 指导患者在绷带包扎后行手部(抓握训练)、肩部的锻炼运动(全关节运动),每次锻炼20~30 min/次,3次/d(具体锻炼同第一阶段) |
| 注意事项 | 1. 在治疗期间要时刻关注患者的主诉<br>2. 根据患者耐受度加压包扎,注意包扎时保证有效的压力梯度<br>3. 保护好易受压部位,防止压疮的发生<br>4. 水肿尺寸难降的部位或纤维化严重的部位给予泡沫块加压包扎<br>5. 优质蛋白质饮食 |

本阶段患者治疗效果反馈：患者该阶段适应当下的压力治疗，皮肤硬度降为2分，测量水肿上肢周径超过健侧最粗处1 cm左右，疼痛感为3分，轻度疼痛；上肢功能评分43分，活动度有所缓解；生活质量评分有所增加，65分。

3. **第三阶段** 经过第一、二阶段的CDT治疗后，水肿上肢的水分得到充分引流，进入第三阶段治疗，由于水分的及时循环回流，前期达到了很好的消肿效果，在第三阶段水肿的下降空间有所下滑。2023-08-28—2023-09-01的治疗目标是维持效果，纤维化维度下降周期较长的部位，给予泡沫块等辅助材料加压治疗，以增加疗效，继续指导患者进行手部、肩部等全关节的活动，保证有效的上肢功能，同时促进淋巴回流。见表2-2-5-3。

表2-2-5-3 第三阶段功能锻炼

| 条 目 | 具 体 内 容 |
| --- | --- |
| 皮肤护理 | 同第一阶段（皮肤完好，无异常） |
| 手法引流<br>（30 min/次） | 同第一阶段，对于纤维化严重的部位，局部加强手法引流 |
| 红光治疗 | 30 min/部位 |
| 气压治疗 | 30 min/次 |
| 压力绷带 | 同第一阶段。在包扎过程中，适当较第二阶段增加包扎压力（或添以泡沫块等辅具局部加压），以增加治疗效果 |
| 功能锻炼 | 指导患者在绷带包扎后行手部（抓握训练）、肩部的锻炼运动（全关节运动），每次锻炼20～30 min/次，3次/d（具体锻炼同第一阶段） |
| 注意事项 | 1. 在治疗期间要时刻关注患者的主诉<br>2. 根据患者耐受度加压包扎，注意包扎时保证有效的压力梯度<br>3. 保护好易受压部位，防止压疮的发生<br>4. 水肿尺寸难降的部位，或纤维化严重的部位给予泡沫块加压包扎<br>5. 优质蛋白质饮食、双下肢穿戴压力袜 |

本阶段患者治疗效果反馈：患者适应当下的压力治疗，皮肤硬度降为1分，水肿上肢周径超过健侧最粗处<1 cm，疼痛感为0分，轻度疼痛；上肢功能障碍评分32.5分，活动度有所缓解；生活质量评分增加，69分。维持期指导治疗结束后坚持每日自我居家手法引流及绷带压力包扎治疗。待水肿控制稳定后，日间使用压力袖套、手套维持治疗，夜间绷带压力包扎，长期对水肿肢体进行维持治疗。定期门诊复诊，通过微信一对一及时评估日常护理情况。

(四) 效果评价

1. 患者治疗2周后，上肢水肿消退，测量周径尺寸，接近健侧上肢周径，最粗处较健侧粗约0.7 cm，患者满意。见表2-2-5-4。

表 2-2-5-4　治疗 2 周效果评价评估

| 测量部位 | | 指根 | 虎口 | 腕 | 腕横纹上5 cm | 肘下10 cm | 肘下5 cm | 肘关节 | 肘上5 cm | 肘上10 cm | 手臂根部 |
|---|---|---|---|---|---|---|---|---|---|---|---|
| | 健侧 | 19.3 | 20.4 | 16.0 | 17.6 | 23.5 | 26.0 | 26.0 | 29.0 | 32.0 | 34.5 |
| 2023-08-22 治疗前 | 患侧 | 21.3 | 22.8 | 18.8 | 20.5 | 27.0 | 29.6 | 29.6 | 32.6 | 33.7 | 36.2 |
| | 差值 | 2 | 2.4 | 2.8 | 2.9 | 3.5 | 3.6 | 3.6 | 3.6 | 1.7 | 1.7 |
| 2023-09-01 治疗后 | 患侧 | 19.0 | 19.7 | 16.0 | 18.3 | 23.6 | 26.0 | 25.7 | 29.4 | 32.5 | 34.0 |
| | 差值 | −0.3 | −0.7 | 0 | 0.7 | 0.1 | 0 | −0.3 | 0.4 | 0.5 | −0.5 |

2. 经 1 个疗程治疗后，患者左上肢不适症状得到缓解；皮肤硬度由重度增厚改善为轻度增厚；治疗+功能锻炼后左上肢活动度正常；水肿症状降低到了中度症状的下限；生活质量由治疗前的 60 分升到治疗后的 69 分中等级别，生活质量得到改善；患者 BMI 控制稳定，无明显异常变化。见表 2-2-5-5。

表 2-2-5-5　治疗一个疗程后效果评估

| 评估时间 | 疼痛 | 皮肤硬度 | 上肢功能 | 水肿上肢症状 | 生活质量 | BMI（kg/m²） |
|---|---|---|---|---|---|---|
| 治疗前 | 5 | 3 | 51.67 | 27 | 60 | 30 |
| 治疗1周 | 3 | 2 | 43 | 21 | 65 | 29.33 |
| 治疗2周 | 0 | 1 | 32.5 | 14 | 69 | 29.56 |

## 二、案例分析

### （一）案例相关理论与方法

1. **患者发生乳腺癌相关淋巴水肿的原因**　腋窝淋巴结清扫术是乳腺癌术后淋巴水肿的主要原因之一。虽然该患者术中取的是左乳前哨淋巴结［淋巴结未见肿瘤转移（0/10）］，腋窝未行淋巴结清扫，与传统的腋窝淋巴结清扫术相比，水肿发生率较低，但患者仍旧发生了水肿，证明淋巴结清扫数目少并不意味着风险低，也存在发生淋巴水肿的概率。因此，即使前哨淋巴结活检的患者仍应该重视淋巴水肿的预防。从药物因素分析，该患者术后接受了 5 次化疗，所用化疗药物多西他赛（艾素）会直接损伤淋巴管内皮细胞，导致淋巴管壁增厚、狭窄甚至闭塞，引起血管内皮细胞损伤，导致血管通透性增加，使液体渗漏到组织间隙，加重淋巴水肿。这说明化疗会导致淋巴管损伤，增加淋巴水肿的风险。患者因化疗用药后，白蛋白降低，导致全身水肿，从而诱发左上肢不可逆的淋巴水肿，而利尿剂的使用又加速水肿区域的纤维化，使得患者病情加重。最后，从患者自身因素进行分析，入院时 BMI 为 30 kg/m²，属于肥胖范畴，肥胖患者的脂肪组织较多，淋巴液回流受阻，增加淋巴水肿的风险；患者在家中负责家务、照顾孩子饮食等,上肢常会有额外负荷或使用不当等行为,增加水肿的风险。

2. **所采取治疗方法的理论基础** 淋巴水肿的治疗措施包括物理治疗、药物治疗和手术治疗。物理治疗是治疗淋巴水肿的有效方法之一,它可以有效减轻淋巴水肿的症状,改善患肢的功能。研究表明,物理治疗可以使患肢周径减少20%~50%,并改善患肢的活动范围和肌力。该病例也主要以物理治疗为主,主要包括淋巴水肿综合消肿治疗(皮肤护理、手法引流、压力包扎、功能锻炼)、红光治疗、气压治疗等。患者经过1个疗程的CDT治疗,右上肢水肿明显消退,各项评估指标均有改善,说明CDT治疗对患者有效。

### (二)具体措施效果分析

1. **有效的措施** CDT治疗占整个治疗的主导作用,对于急性期水肿效果明显。患者水肿上肢的周径明显下降,甚至小于健侧上肢;发硬的纤维化部分,皮肤硬度也有一定的改善;通过合理的锻炼运动后,肢体活动度提升,疼痛缓解。治疗结束后的长期居家压力治疗对此次治疗效果的维持也至关重要。患者其间对淋巴水肿有新的认识后,加强自我管理,对体重进行控制及尽量避免日常生活中加重淋巴水肿的不当行为,也是保持治疗效果的基础。

2. **效果有限的措施** 红光治疗、气压治疗。结合水肿纤维化改变的特点,治疗难度大。该方案在基础的CDT治疗后期,纤维化仍无法完全缓解。结合红光及空气压力波治疗仪的辅助治疗只能适当改善纤维化局部的状态,为CDT做辅助,并不能单独依靠这两个措施来达到更好的效果。

总之,患者淋巴水肿治疗方案总体有效,水肿明显消退,各项评估指标均有改善。建议患者继续进行康复治疗,巩固治疗效果,提高上肢功能。

### (三)进一步研究热点

1. **治疗方面** 开发新的治疗方法,个性化治疗方案与综合治疗方法相结合。在基础治疗的同时,根据水肿的不同阶段,分析诱因、病程、水肿现状等各方面的情况,制定个性化的、疗效较好的治疗方案;运用综合消肿的理念,对患者进行治疗。针对治疗过程中遇到的各种个性化的问题,及时做好动态调整,不断积累治疗经验,制定不同问题的处理方案,将特殊问题解决方法变为常规化,为患者带来更快、更有效的治疗打下基础。比如针对不可逆的纤维化问题,研究更多的干预措施,提高疗效,改善患者的生活质量等。

2. **患者管理方面** 建立完善的患者数据库,一对一动态追踪;制定居家护理计划,定期随访、反馈,提高患者居家治疗依从性,延长复发周期的管理干预措施的实施时间。

3. **创新、发明** 结合临床治疗过程中出现的难点、常见问题等,发散思维,设计制作出更多的物理治疗辅具,解决问题,以提高治疗效果。

(王莉莉)

## 案例六 CDT结合心理社会支持

**案例简介**:患者行右乳癌改良根治术6年后出现前臂肿胀不消退,诊断为乳腺癌相关淋巴水肿。治疗过程中应用综合消肿治疗(CDT),配合功能锻炼,治疗5个月后患者自我感觉症状减轻、肢体周径明显缩小。在整体治疗中,采用以个案管理师为主导的强化治疗阶段和以患者为主导的居家自我维持阶段,通过制定行为准则和个案管理师对患者进行定期随访,从而提高患者自我管理能力,减轻上肢肿胀程度。此外,患者因为上肢水肿带来的苦恼产生负面情绪和心理问题,由个案管理师组织建立淋巴水肿患者微信群,为患者提供专业指导及答疑解惑;举办同伴教育病友会,通过病友间良好的榜样作用提高患者的自我效能。通过以上举措,患者能够分享积极情绪,配合所有治疗取得良好成效。

## 一、案例描述

### (一)病情描述

1. **基本信息** 患者傅某,女,66岁,已婚,文化程度初中。

2. **现病史** 2022年12月感染新冠病毒后,出现患肢肢体酸胀。2023年1月打扫房屋、包饺子后出现前臂肿胀,晨起可缓解,未予特殊处理。2023年4月,跳广场舞后再次出现前臂肿胀,不消褪。于当地中医医院进行治疗,口服中药1月余,稍缓解,但仍自感肿胀,经荧光淋巴造影确诊为乳腺癌相关淋巴水肿,2023年7月来院门诊就诊。

3. **家族史及过敏史** 家族无肿瘤病史,无过敏史。

4. **既往史** 高血压病史,服药后血压稳定控制在135/80 mmHg左右。

5. **诊断** 乳腺癌相关淋巴水肿

6. **主要治疗** 患者2016年5月10日体检时发现右侧乳腺有一1.5 cm×2 cm大小肿物,在当地医院行B超引导下乳腺穿刺活检术,提示:右乳浸润性癌。2016年6月11日右乳癌改良根治术,切除范围包括乳头乳晕在内的部分皮肤及全部乳腺组织、部分腹直肌前鞘、胸大肌筋膜及腋窝的淋巴脂肪组织。术后病理回报:乳腺浸润癌,非特殊型,Ⅱ级7分,伴中级别导管内位癌,未见脉管癌栓和神经侵犯。免疫组化示:ER(3+,80%),PgR(3+,70%),AR(2+,10%),HER2(3+)。淋巴结:腋窝4/21可见癌转移,未见脉管内癌栓。患者于2016年7月14日行输液港植入术,输液港放置位置为右胸壁,导管间端位置为上腔静脉,化疗方案为TCHP×6周期,行序贯靶向治疗至一年。术后行放射治疗25次,范围胸壁和锁骨上淋巴引流区及腋窝区域,口服阿那曲唑内分泌治疗至今。

7. **肢体功能评估**

(1)客观评估

1)周径测量:参照乳腺癌术后淋巴水肿预防和护理的中华护理学会团体标准,使用软皮尺对患侧上肢虎口、上肢腕横纹、腕横纹上10 cm、肘窝、肘窝上10 cm、腋下顶部等部位周径进行测量,测量时保持皮尺与皮肤表面平行、每次尽量使用相同的位置进行测量,减小误差,记录测量数据。患者患肢周径差值为4~6 cm(中度水肿)(见表2-2-6-1)。

表2-2-6-1 双侧肢体周径数值对比

| 肢体侧 | 虎口 | 腕横纹5 cm | 肘横纹下10 cm | 肘横纹上5 cm | 肘横纹上10 cm |
| --- | --- | --- | --- | --- | --- |
| 健侧 | 19.7 | 18 | 22 | 28.5 | 31.5 |
| 患侧 | 20 | 21 | 25.2 | 33 | 35.6 |

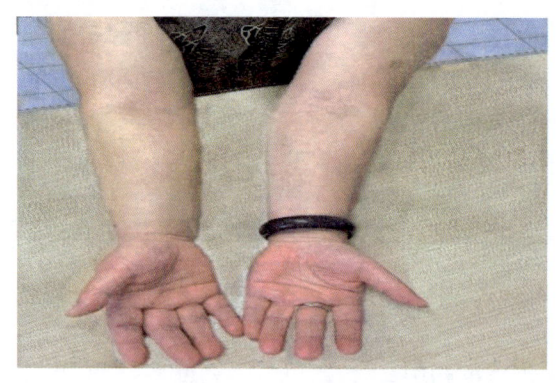

图 2-2-6-1 淋巴水肿

2）辅助检查：① 荧光淋巴造影，确诊淋巴水肿。② 上肢血管 B 超，无异常，排除深静脉血栓所致水肿。③ 全身检查（乳腺 B 超、腹部 B 超、胸片、肿瘤标记物检查、骨扫描）无异常，排除淋巴水肿治疗禁忌证。

经辅助检查，排除深静脉血栓所致淋巴水肿。荧光淋巴造影检查诊断淋巴水肿，未出现淋巴转移，诊断为单纯淋巴水肿，可行综合消肿治疗（CDT）。水肿程度见图 2-2-6-1。

3）BMI 为 27.8（超重），为肥胖。

（2）主观评估

1）患者主诉：患者自感患肢皮肤干燥粗糙，凹陷性水肿，已影响日常生活能力，担心治不好，情绪低落，心理负担重。

2）乳腺癌相关淋巴水肿症状指数量表（BCLE-SEI）：9 个条目及以上则判断为淋巴水肿。评估患者所经受的症状，包括肩部活动受限、肘部活动受限、腕部活动受限、手指活动受限、手臂活动受限、上肢肿胀、乳房肿胀、胸壁肿胀、沉重、僵硬、紧绷感、皮肤增厚、不灵活、麻木、触痛、疼痛/隐痛/酸痛、发红、皮温升高、起水疱、烧灼痛、刺痛、针扎样感觉、患肢无力、患肢疲乏 24 个条目。每个条目按"有"或"无"评估该症状是否出现；或采用 Likert 5 级评分，将每个条目赋予 0（未出现该症状）到 4 分（症状非常严重），得分范围为 0～96 分，分数越高症状程度越重。

3）心理评估：医院焦虑抑郁量表（hospital anxiety and depression scale，HADS），于 1983 年 Zigmond AS 与 Smith RP 编制出该量表，并且被广泛地应用于医院中对患者焦虑、抑郁的筛查。HADS 分为 2 个分量表：焦虑（HADS-A）和抑郁（HADS-D），共 14 个条目，每个条目都用 0～3 分的 4 级评分法，其中第 2、4、6、7、10、14 条目为反向计分；每个分量表总分的计分方法是将该分量表所包括的所有条目分数相加，范围是 0～21 分；分数高低与焦虑、抑郁症状程度成正相关。当 HADS 各分量表得分 0～7 时，表明患者没有焦虑和抑郁的症状；当 HADS 各分量表得分 8～10 时，表明患者可能存在轻度焦虑和抑郁的症状，应尽快进行介入治疗；当 HADS 各分量表得分 11～21 时，表明患者患有严重的焦虑和抑郁的症状，应尽快寻求心理健康专业人员的帮助。

4）生活质量：乳腺癌患者生命质量测定量表 FACT-B 中文版（V4.0），是一种用于评估乳腺癌患者健康相关生活质量（HRQoL）的工具。它由美国国立癌症研究所（NCI）开发，共包含 37 个问题，5 个维度。包括身体健康状况（physical well-being，PWB），评估患者的体力、精力、睡眠、食欲等方面；社会/家庭健康状况（social/family well-being，SWB），评估患者与家人、朋友的社交互动和支持；情绪健康状况（emotional well-being，EWB），评估患者的情绪、焦虑、抑郁等方面；功能性健康状况（functional well-being，FWB），评估患者的工作、学习、家务劳动等方面的能力；乳腺癌特异性（Breast Cancer Subscale，BCS），评估患者因乳腺癌而出现的特有症状和困扰，如疼痛、肿胀、淋巴水肿等。每个问题都有 4 个选项，每个选项对应一个分数。将所有问题的分数相加,得到总分。总分越高,表示患者的生活质量越好。总分:0～132分。0～44分:极低;45～67分:低;68～90分:中等;91～113分:高;114～132分:极高。以上评估内容见表2-2-6-2。

表2-2-6-2 患肢淋巴水肿相关评估结果

| 评估内容 | 评估时间 | 2023-07-20 |
| --- | --- | --- |
| 淋巴水肿症状(BCLE-SEI) | | 手臂肿胀、沉重、紧绷、僵硬、活动受限、疲乏无力(>3种以上自觉症状) |
| 心理状况评分(HADS) | HADS-A | 14分 |
| | HADS-D | 20分 |
| 生活质量评分(FACT-B) | | 48分(生活质量低) |
| 患肢周径 | | 差值为4～6 cm(中度水肿) |
| BMI | | 27.8(超重) |
| 患者主诉 | | 自感患肢皮肤干燥粗糙,凹陷性水肿,已影响日常生活能力,担心治不好,情绪低落,心理负担重 |

(二)患者康复需求

1. 患者希望患侧肢体肿胀程度较前减轻,肢体活动自如。
2. 患者希望通过治疗缓解症状,减轻由于肢体水肿带来的心理负担。

(三)采取的干预措施

根据患者出现淋巴水肿的临床表现,结合其文化程度初中,对淋巴水肿认知不足,个人喜好太极拳、八段锦,家属给予较高支持需求,特制定个体化康复计划,包括针对患肢淋巴水肿的手法引流、压力治疗、皮肤护理、功能锻炼及行为准则五方面实施。预计整体在院治疗次数为8～10次,每周2～3次门诊治疗。因患者家在外地,离医院较远,后续半年返院复查。回家期间,通过微信与患者保持沟通,教会患者测量方法,每周线上进行随诊,让患者发送相关数据及视频,并给予及时指导。

1. **手法引流** 教会患者及家属详细的操作步骤,便于居家康复训练。

患者取平卧位,操作者位于患侧,沿着患者体表淋巴系统分布以及淋巴回流途径采用旋转技术、泵送手法、固定打圈、铲型技术进行淋巴引流。在患者完全放松的状态下,首先进行头颈部的淋巴引流,再对区域淋巴结用指腹进行固定打圈法对浅表淋巴结进行划半圈的适度按压,并将锁骨上窝、肋间、胸骨旁、脊椎旁、腋窝等淋巴结进行依次排空。指导患者并拢健侧四指,以指腹与掌心力量在患肢画圈,使用放置技巧、勺状手法、泵送手法由近端向患侧肩、上臂、肘、前臂、腕、手掌、手指依次进行引流,控制速度在1次/s,每个部位5～7次,禁止逆向引流,20 min/次,2次/d。需注意结合患者的耐受性和组织完整性,不要损伤淋巴系统。

个案管理师对家属及患者进行操作指导,便于居家康复训练。

2. **压力治疗** 患者为老年女性,文化水平不高,平时跟老伴生活,选择弹力绷带有一定难度。鉴于此情况,为患者选择合适的可调节款压力套袖,具体操作见表2-2-6-3。

表2-2-6-3 淋巴水肿患者压力治疗操作

| 项 目 | 具 体 内 容 |
|---|---|
| 测量方法 | 患者取平卧位或坐位,用软尺与皮肤贴紧,测量上肢腕横纹处、腕横纹上10 cm、肘窝上10 cm三点位的周径,对于连手套的压力袖套加测量虎口处平行位处的周径 |
| 穿戴方法 | 将患肢手穿过弹力袖套放到正确位置,紧贴上臂,轻柔地拉紧手套的固定装置。从下到上至上臂的位置,调整弹力袖套平整。前端开口位置应与手指根部持平,不宜向手背方向拉拽过多,虎口处也不宜压迫过紧,由下向上调整袖套的压力。袖套完整穿戴完,调整细节,不要有过多褶皱,尽量平整敷贴于手臂 |
| 注意事项 | ① 压力袖带的尺寸严格按照测量结果进行选择,白天活动时或者夜间睡眠时均可佩戴,每天佩戴时间不少于12 h。② 佩戴压力袖带前,先做相关的皮肤护理,保持皮肤清洁干燥,摘除首饰,如戒指、手镯。③ 弹力袖套的压力可持续6个月,6个月后更换。④ 清洗时水温低于30℃,使用中性洗涤剂,不可用洗衣粉和柔顺剂,浸泡后轻挤冲干,用干毛巾吸干水分(勿用脱水机)或者自然晾干(勿暴晒、烘干),不要使用甩干机,也不要剪去牵拉突出的线 |

3. **皮肤护理** 患者皮肤干燥,自诉皮肤偶有瘙痒,会不自觉抓挠,尤其是洗澡后,并得知患者应用碱性皂液进行洗浴。根据皮肤状况及患者描述,进行以下皮肤护理。

(1) 预防皮肤老化:避免强烈日光照射,外出打伞或用防晒剂;进行皮肤按摩保健,改善血液循环,使皮肤富有光泽和弹性。

(2) 皮肤洗护:选择无皂、温和的药用清洗乳液清洗皮肤,并将皮肤及时擦干,选择含有脂肪和油质平衡配方的产品护肤。

(3) 干燥皮肤护理:每日最少两次涂抹润肤乳防止皮肤干裂。淋巴水肿患者皮肤通常是受损并且极其敏感,皮肤干燥、发痒,容易发炎和感染。组织中的慢性炎症引起纤维蛋白和胶原沉积,使皮肤纤维化。皮肤护理主要是为了避免皮肤损伤,防止发生感染。

4. **功能锻炼** 规律、有效的功能锻炼可以加快淋巴循环,对减轻患肢水肿改善肢体功能锻炼具有非常重要的作用。功能锻炼并结合运动锻炼,可通过提高心肺功能,促进局部血液循环,提高酶的活性,使肌纤维增粗,关节滑液分泌增加,发展身体代偿功能,从而有利于保持和改善上肢运动功能,使患者的日常活动能力得到恢复和改善。患者在患肢水肿前有步行及打八段锦的运动习惯,因此可以鼓励患者继续通过该方式进行运动锻炼,运动锻炼具体操作见表2-2-6-4。

表 2-2-6-4　淋巴水肿患者步行及八段锦运动锻炼操作

| 条　目 | 具　体　内　容 |
|---|---|
| 运动前评估 | 患者无运动禁忌,如极度疲劳、重度贫血、感染活动期、病情恶化和共济失调症状,水肿目前处于稳定期 |
| 运动基础 | 佩戴压力套袖基础上进行,避免紧紧包裹手臂 |
| 运动类型 | 有氧运动:步行,可做腹式呼吸、运动、唱歌等,避免高强度运动,如长时间跳广场舞、快跑等<br>八段锦:共含有 8 个招式,分别为两手托天理三焦、左右开弓似射雕、调理脾胃需单举、五劳七伤向后瞧、摇头摆尾去心火、两手攀足固肾腰、攒拳怒目增力气、背后七颠百病消 |
| 运动强度 | 中、低强度运动,即低于50%的1RM或等于20～25RM |
| 运动频率 | 30～60 min/d,5～7 次/周 |
| 运动强度 | 避免每天长时间不活动,运动期间有足够的休息间隔,白天和晚上选择不同时间进行锻炼 |
| 随访 | 在运动初期至少每周监测一次运动耐量和不良反应;定期评估淋巴水肿症状有无恶化,如果淋巴水肿恶化,应停止锻炼;注意潜在损伤或症状爆发的早期迹象(例如,肌肉酸痛加剧、过度疲劳、红肿或患侧手臂、骨骼和关节疼痛);运动期间保持充足的水分 |

(1) 八段锦:这是一项注重调节自身身体活动、呼吸吐纳、心理的传统运动项目,练习无需手持器械,不受场地局限。此锻炼方式通过肢体导引,可疏通血液循环,还可调节神经系统,提高机体代谢,调整不同中枢的兴奋水平,减轻焦虑、抑郁情绪,起到强身健体、愉悦身心的目的。

(2) 患肢功能锻炼指导:操作前保持站立(靠墙),注意收腹挺胸,保证双肩处于同一水平。① 肩关节运动,手臂自然下垂,向前向上抬起至最高点,再转向外侧,慢慢放下恢复原位;再从反方向(从外侧举起后从前面放下)进行锻炼,每天至少练习 20 次。② 患者面向墙壁站立,举起患侧手臂,靠在墙壁上,手指尽可能向上伸展,每天至少练习 20 次。③ 后伸运动:手臂用力从后侧向上抬起,再恢复原位,每天至少练习 20 次。以上运动可促进肌肉收缩,推动淋巴液流动。进行腹式呼吸或者扩胸运动,以改变胸廓内压力,对淋巴回流产生刺激。在锻炼过程中观察患者患侧肢体疼痛等情况,避免过度锻炼。

5. 行为准则　患者睡眠不佳,血压高,进行家务劳动时不好掌握运动力度,不知何种家务适合自己。针对患者存在的问题,制定了以下行为准则。

(1) 指导患者日常生活中避免淋巴水肿相关促发因素:如蚊虫叮咬、抽血、静脉注射、测量血压、割伤或抓伤、感染等。

(2) 指导患者避免淋巴水肿相关危险行为:如用术侧手臂持重(>5 kg)、洗澡水过热或洗桑拿、修剪指甲时损伤甲床等;避免用患侧上肢做重复性多的劳动,如拖地板、搓衣服、切菜、包饺子；穿过紧的内衣、外衣、戴过紧的首饰。

(3) 指导患者可减轻淋巴水肿的保护行为：如循序渐进进行八段锦练习、搽润肤乳或霜、散步、深呼吸、握拳、抬高或垫高患侧手臂。

(4) 鼓励患者保持良好睡眠：患者平卧位时患侧肢体垫高，手臂呈一条直线，手掌高度高于心脏平面。健侧卧位，患肢放于体侧或枕头垫高超过心脏水平。

**6. 社会支持及心理护理** 研究发现，乳腺癌患者心理支持需求水平最高，且患者得到的家庭支持或社会支持越多，患者自我效能越高。因此，首先向患者发放淋巴水肿护理健康手册，内容涵盖康复功能锻炼操及综合消肿治疗视频（扫描二维码形式）等宣教材料，以满足其对护理知识的需求。同时，鼓励家属参与患者的居家治疗，让患者获取更多的家庭支持；由个案管理师组织建立淋巴水肿患者微信群，为患者提供专业指导及答疑解惑；举办同伴教育病友会，鼓励患者主动与病友沟通，通过病友间良好的榜样作用提高患者的自我效能；对于患者的负面情绪，通过与医疗人员的有效沟通建立医患之间的安全感和信任感，引导患者分享积极情绪，鼓励其投入到自己热爱的事情中；纠正患者对于淋巴水肿治疗、康复的错误观点并引导其树立正向的疾病观念，从而促进患者积极参与疾病自我管理，减轻患者的心理负担，缓解忧郁、焦虑等负面情绪，使患者对病情有比较现实的预期，从而积极参与治疗与护理。

（四）效果评价

**患者康复训练反馈**：经过为期6个月的干预，结合患者生活习惯制定的综合消肿治疗和结合行为准则的康复训练，患者依从性好，每天坚持按要求完成锻炼，淋巴水肿症状较前减轻，焦虑、抑郁情况缓解，生活质量提高。具体效果评价见表2-2-6-5、表2-2-6-6。

表2-2-6-5 患者淋巴水肿相关效果评价

| 评估内容 | 评估时间 | 2023-08-17 | 2024-01-20 |
|---|---|---|---|
| 淋巴水肿症状（BCLE-SEI） | | 患者上肢肿胀、沉重感、患肢疲乏、肩部及手腕受限、僵硬皮肤逐渐变软、患肢不灵活较前减轻（＞3种自觉症状） | 上肢肿胀明显缓解、活动不受限，紧绷感消失，僵硬皮肤明显变软（＜3种自觉症状） |
| 心理状况评分（HADS） | HADS-A | 9 | 7 |
| | HADS-D | 12 | 8 |
| 生活质量评分（FACT-B） | | 80 | 120 |
| 患肢周径 | | 差值在3 cm左右（轻度水肿） | 差值在2 cm左右（轻度水肿） |
| BMI | | 27.2 | 26 |
| 患者主诉 | | 消肿效果不明显，依然担心肿胀手臂的活动力 | 水肿明显缓解，体重减轻，情绪好转，恢复了正常的社交状态，心理负担减轻 |

表 2-2-6-6　患肢周径干预前后对比

| 时　　间 | 虎口 | 腕横纹 5 cm | 肘横纹下 10 cm | 肘横纹上 5 cm | 肘横纹上 10 cm |
|---|---|---|---|---|---|
| 2023-07-20（首次） | 20 | 20 | 25.2 | 33 | 35.6 |
| 2023-08-17 | 19.6 | 19.6 | 24 | 31.6 | 33.9 |
| 2024-01-20 | 19.6 | 18.9 | 23.5 | 30.8 | 32.5 |

## 二、案例分析

### （一）案例相关理论与方法

**1. 患者发生乳腺癌相关淋巴水肿的原因**　乳腺癌相关淋巴水肿（BCRL）的发病机制主要包括两个方面。

（1）术后即刻出现的患肢淋巴水肿基于手术的创伤性操作，可对腋窝局部软组织产生一定损伤，进而引发局部软组织水肿。在此基础上，再加以局部加压包扎，可对上肢回流血管产生压迫，引起上肢回流障碍，进而导致上肢淋巴水肿的发生。

（2）术后数月或数年出现的患肢淋巴水肿基于术后时间的延长，组织间隙堆积大量液体，明显增加淋巴液的积聚，进而引发淋巴水肿，且可为细菌繁殖创造良好条件，一旦皮肤损伤，可导致感染反复发作。文献报告显示，淋巴水肿会严重影响乳腺癌患者术后伤口愈合，增加伤口感染和罹患其他上臂疾病的风险，呈慢性、进展性特点。尚无有效的治愈方法，一旦发生，难以逆转，严重影响患者身心健康及生活质量。

本案例患者进行了右侧乳腺癌根治及前哨淋巴结活检术，随着术后时间的延长，BCRL 的发病率也逐年增高，其在术后 6 年，新冠病毒感染后出现了肢体肿胀，未予重视。而乳腺癌治疗是一个长期过程，预防淋巴水肿更是伴随终身。早期 BCRL 患者的手臂尚光滑柔软，水肿处于可逆阶段，可以通过适当治疗（如综合消肿治疗）恢复到最初状态。所以患者要重视早期水肿的防治，但该患者忽视了患侧肢体的保护，继续对患肢进行伤害性操作，进而导致水肿程度逐渐加重。

本案例患者年龄 66 岁，属于老年人，随着年龄的增长，淋巴管静脉吻合网逐渐减少，淋巴引流代偿能力随之下降；既往有高血压病史，导致体内水钠潴留，细胞外液量增加，局部淋巴回流功能下降，增加了淋巴水肿的风险；BMI 为 27.8 kg/m² 属超重，过多的脂肪组织促进淋巴液的积聚和增加淋巴系统的负担；手术方式为右侧乳腺癌改良根治术，淋巴结见 4/21 可见癌转移，破坏了血管的动静脉分枝，影响乳房胸壁的血供与静脉回流，前哨淋巴结活检对神经和淋巴管网造成损伤，导致患者术后神经支配区域出现皮肤麻木、感觉迟钝、疼痛等异常感觉与上肢淋巴水肿。术后行化疗 TCHP×6 周期，序贯靶向治疗至一年，放疗、内分泌治疗至今，化疗药物增加了细胞间液，导致组织液积聚超过淋巴循环回收能力而出现淋巴水肿，放疗使照射区域静脉闭塞、淋巴系统损伤，局部肌肉纤维化压迫静脉和淋巴管，影响上肢淋巴回流。功能锻炼有助于活跃交感神经，促进细胞代谢及血液循环，从而加速受损血管及淋巴管恢复，减轻淋巴水肿。而本案例患者未能坚持功能锻炼，受损血管及淋巴管恢复较为缓慢，其发生淋巴水肿的可能性相对更高。综合上述患者基本情况，其具备了 BCRL 发生的危险因素。

2. 所采取治疗方法的理论基础

（1）综合消肿疗法（CDT）旨在缓解症状并延缓疾病进展，而不是治疗淋巴水肿。CDT能显著降低患侧肢体体积，改善肢体功能、减轻疼痛感并提高患者生活质量。国外学者将CDT应用于乳腺癌相关淋巴水肿患者的院内治疗中，发现CDT可以有效促进淋巴液回流，促使患肢水肿体积减小30%～70%，同时因水肿引起的疼痛和/或功能失调等症状也得到改善。文献中也提示通过制定家庭锻炼计划，观察居家护理对患者心理、上肢功能的改善情况，发现经过持续有效的肢体锻炼，患者因水肿引发的负面情绪得到有效改善，肩关节运动范围增加，患者治疗康复的信心和积极性明显提高。国内学者对功能锻炼进行探索，通过进行抗阻运动、打太极拳等运动锻炼干预，发现有效地活动上肢可以增加上肢肌肉力量，改善肢体功能障碍，并能在一定程度上促进患肢淋巴回流，减轻患肢淋巴水肿。

（2）CDT结合患者自我管理行为准则的康复训练方案：行为准则旨在提高患者对疾病的自我管理能力，以不断促进其健康行为的形成，进而实现患者自身与疾病间达到良好适应的状态。国外学者研究发现，掌握正确的自我照护措施可以使患者的淋巴水肿程度在院内治疗的基础上进一步减少10%以上，同时因水肿所引起的相关症状也可以得到进一步缓解。CDT可用于水肿的各个阶段，早期阶段的目的为治疗水肿，后期阶段则为控制水肿，其有效性已得到国内外学者研究的证实，对疾病的自我管理与生活质量密切相关。因此，本研究拟采取CDT结合患者自我管理行为准则的康复训练方案对患者进行为期半年的干预。

（二）具体措施效果分析

BCRL会伴随着许多淋巴水肿相关症状（患肢沉重、患肢的活动受限等）以及外形的变化，给患者造成许多困扰，给患者施加了很大的心理压力。本研究中，干预后6个月患肢肿胀程度由中度水肿转为轻度水肿，生活质量较干预前提高，心理负担减轻，以上结果均说明康复方案可以逐渐提高患者的生理健康和心理健康。生理健康改善的原因主要由两方面因素构成：一是由于患肢淋巴水肿相关症状严重程度得到改善使患者生活质量得到提高；其二，由于患肢臂围减小，水肿情况减轻，从而改善了患者的生活质量。

本案例采用徒手淋巴引流（MLD）对患肢进行早期手法康复，并结合患者年龄及认知，患者佩戴了可调节压力套，以弥补水肿后的组织和皮肤压力的减少，从而阻止渗出停滞的淋巴液再聚积，进而减轻患肢沉重感。本案例根据患者爱好，制定了切实可行个体化的运动类型，通过练习八段锦，患者的日常生活起居情况发生了改变，全身气血舒畅，缓解了躯体不适感，精力得到了改善，身体功能得到提升，提高了运动依从性，促进了BMI降低。另外，经过干预，由于患肢消肿，外形改善，淋巴水肿相关症状得到减轻，患者精力充沛，精神愉悦，不仅生理健康水平得到提高，心理健康水平也得到改善。

但是，手掌、肘窝与肘窝上10 cm等部位的淋巴水肿消肿效果不明显，原因可能是：淋巴液的回流是向心性的，手掌离心房较远，因此促进淋巴回流时相对困难，液体容易在远端聚集，且手掌部位因肌肉及脂肪不足，使淋巴管缺乏支撑，导致淋巴液回流动力不足。同时，中老年女性肘部皮肤松弛，容易导致淋巴液淤积。

（三）进一步研究热点

1. **CDT缺乏个性化差异** CDT可用于水肿的各个阶段，早期阶段的目的为治疗水肿，后期阶段则为控制水肿,多为专业人员指导训练,如何保证居家锻炼的依从性是预防淋巴水肿的关键。因此,未来可根据患者喜好,制定个体化CDT,运用现代电子科技,对居家治疗进行督促和监测。

2. **八段锦运动** 八段锦是我国传统的健身功法,简便易学,动作简练容易掌握,且对练习场地无要求。老年人往往热衷于此项运动,未来可制定渐进式八段锦循证方案,以期预防淋巴水肿,调节患者身心。

3. **量化居家功能锻炼模式** 目前研究多关注术后早期功能锻炼(术后2个月),淋巴水肿多在淋巴管损伤后的12个月出现,高达54%的患者在术后36个月发生淋巴水肿,且随着时间推移,淋巴水肿发生风险逐年增高。建议未来可量化居家功能锻炼模式,以保证功能锻炼的规范性与连续性,有助于提高患者的积极性及训练兴趣。

(王 悦)

## 参考文献

[1] 沈傲梅,路潜,符鑫,等. 基于前瞻性队列研究的Meta分析构建乳腺癌相关淋巴水肿风险预测模型研究[J]. 中国全科医学,2023,26(17):2078-2088.

[2] 郭员志,张红梅,赵培,等. 乳腺癌术后淋巴水肿预防与护理的循证实践[J]. 中华护理杂志,2023,58(7):773-781.

[3] 邢乃芳,王国蓉,杨婧,等. 乳腺癌相关淋巴水肿手法康复治疗的最佳证据总结[J]. 中华护理杂志,2023,58(21):2589-2597.

[4] 吴天宇,郭莹,吴季祺,等. 体外冲击波联合手法淋巴引流治疗乳腺癌术后上肢淋巴水肿的疗效观察[J]. 中华物理医学与康复杂志,2022,44(10):920-922.

[5] 刘颖,龙笑,赵沃娃,等. Vodder手法淋巴引流与自我淋巴引流对乳腺癌相关淋巴水肿的即时疗效观察[J]. 中国康复医学杂志,2021,36(12):1570-1573.

[6] 邵志敏等. 中国抗癌协会乳腺癌诊治指南与规范(2024年版)[J]. 中国癌症杂志,2023,33(12):1092-1186.

[7] 刘飞,王影新. 乳腺癌相关淋巴水肿患者抗阻力训练的证据总结[J]. 中华护理杂志,2021,56(5):755-761.

[8] 龙渺宁,万巧琴. 乳腺癌相关淋巴水肿患者的自我护理的研究进展效果评价[J]. 中华护理杂志,2021,56(3):464-467.

[9] 李佳倩,强万敏,魏婷婷. 乳腺癌相关淋巴水肿非药物干预的证据总结[J]. 中华护理杂志,2023,58(3):349-355.

[10] 吴美玲. 基于运动康复的抗阻力训练在乳腺癌相关淋巴水肿中应用的研究现状[J]. 中国康复医学杂志,2023,38(1):115-119.

[11] 中华护理学会. 中华护理学会团体标准:乳腺癌术后淋巴水肿预防和护理(T/CNAS 14-2020)[S]. (2021-02-01)[2025-03-20]. http://www.zhhlxh.org.cn/cnaWebcn/upFilesCenter/upload/file/20210209/1612868699948019882.pdf.

[12] 张弛,赵仕奇,唐少文,等. 渐进性抗阻训练在乳腺癌中应用效果的系统评价和Meta分析[J]. 中华现代护理杂志,2022,28(13):1717-1726.

[13] 韦小夏,符鑫,沈傲梅,等. 乳腺癌患者淋巴水肿自我管理的证据总结[J]. 中华护理杂志,2022,57(2):237-244.

[14] 赵慧慧,周春兰,吴艳妮,等. 乳腺癌相关淋巴水肿患者运动指导方案的证据总结[J]. 中华护理杂志,

2020,55(5):779-785.

[15] 王艺璇,李惠萍,江笑笑,等.乳腺癌术后淋巴水肿防治相关系统评价的再评价[J].中华肿瘤防治杂志,2019,26(8):588-594.

[16] 中国抗癌协会肿瘤营养专业委员会,国家市场监管重点实验室(肿瘤特医食品),北京肿瘤学会肿瘤缓和医疗专业委员会.中国恶性肿瘤患者运动治疗专家共识[J].肿瘤代谢与营养电子杂志,2022,9(3):298-311.

[17] 王玲,尚少梅,王海燕,等.继发性淋巴水肿皮肤护理的最佳证据总结[J].护理学杂志,2021,36(9):102-105.

[18] 史博慧,吕爱莉,王恋,等,乳腺癌术后上肢淋巴水肿预防策略的证据总结[J].护理学报,2020,27(22):32-38.

[19] Davies C, Levenhagen K, Ryans K, et al. Interventions for breast cancer-related lymphedema: clinical practice guideline from the academy of oncologic physical therapy of APTA[J]. Phys Ther, 2020, 100(7): 1163-1179.

[20] Lin YW, Chen Y, Liu RR, et al. Effect of exercise on rehabilitation of breast cancer surgery patients: a systematic review and meta-analysis of randomized controlled trials[J]. Nursing Open, 2023, 10(4): 2030-2043.

[21] Kabak-V Yildiz, Gursen C, Aytar A, et al. Physical activity level, exercise behavior, barriers, and preferences of patients with breast cancer-related lymphedema[J]. Support Care Cancer, 2021, 29(7): 3593-3602.

[22] M Perdomo, Davies C, Levenhagen K, et al. Patient education for breast cancer-related lymphedema: a systematic review[J]. J Cancer Surviv, 2023, 17(2): 384-398.

[23] P Martinez-Jaimez, Fuster Linares-P, Piller N, et al. Multidisciplinary preventive intervention for breast cancer-related lymphedema: an international consensus[J]. Eur J Cancer Care (Engl), 2022, 31(6): e13704.

[24] Executive Committee of the International Society of Lymphology. The diagnosis and treatment of peripheral lymphedema: 2023 consensus document of the international society of lymphology[J]. Lymphology, 2023, 56(4): 133-151.

[25] Aguilera-Eguía RA, Gutiérrez-Arias R, Zaror C, et al. Effectiveness of physical exercise programmes in reducing complications associated with secondary lymphoedema to breast cancer: a protocol for an overview of systematic reviews[J]. BMJ Open, 2023, 13(7): e071630.

[26] Davies C, Levenhagen K, Ryans K, et al. Interventions for breast cancer-related lymphedema: clinical practice guideline from the academy of oncologic physical therapy of APTA[J]. Phys Ther, 2020, 100(7): 1163-1179.

[27] The National Comprehensive Cancer Network (NCCN). Survivorship care for cancer-related late and long-term effects 2020 [EB/OL]. (2024-01-31) [2025-04-26]. https://www.nccn.org/patientresources/patient-resources.

[28] Torgbenu E, Luckett T, Buhagiar MA, et al. Guidelines relevant to diagnosis, assessment, and management of lymphedema: a systematic review[J]. Adv Wound Care, 2023, 12(1): 15-27.

[29] Hayes SC, Singh B, Reul-Hirche H, et al. The effect of exercise for the prevention and treatment of cancer-related lymphedema: a systematic review with meta-analysis[J]. Med Sci Sports Exerc, 2022, 54(8): 1389-1399.

[30] Bu XF, Ng PH, Xu WJ, et al. The effectiveness of virtual reality-based interventions in rehabilitation management of breast cancer survivors: systematic review and meta-analysis[J]. JMIR Serious Games, 2022, 10(1): e31395.

# 第三章　心理情绪

随着传统医疗体系向生物-心理-社会医疗模式的转变,心理因素在乳腺癌病因和预后中的作用越来越受到重视,抑郁、焦虑等负性情绪可对乳腺癌患者的生理功能、心理健康、治疗依从性和生命质量产生深远影响。

## 第一节　概　　述

乳腺癌患者容易产生焦虑、抑郁、恐惧等一系列不良情绪,影响治疗依从性及疾病转归进程,严重影响乳腺癌患者的生活质量。通过心理情绪评估,可以及时识别乳腺癌患者的负性情绪,采用相应的心理干预技术,可以有效减少乳腺癌患者的负性情绪,促进患者的康复。

### 一、心理情绪评估工具

对于乳腺癌患者心理情绪的评估,常用的评估工具如下。

1. **抑郁自评量表**(self-rating depression scale,SDS)　共20个条目,主要用于评价研究对象现在或过去一周的主观感受,采用4级评分,"1"没有或很少有时间,"2"有部分时间,"3"相当多时间,"4"绝大部分时间或全部时间,主要评判定义症状所出现的频率。所有条目相加为粗分,粗分×1.25取整数部分为标准分,按照中国常模结果,标准分以53分为界线,53~62分为轻度抑郁,63~72分为中度抑郁,≥73分为重度抑郁。

2. **焦虑自评量表**(self-rating anxiety scale,SAS)　共20个条目,主要用于衡量焦虑状态的轻中重程度。条目采用4级评分,"1"没有或很少时间,"2"小部分时间,"3"相当多时间,"4"绝大部分时间或全部时间,用来判断定义症状所出现的频率。所有条目相加为粗分,粗分×1.25取整数部分为标准分,按照中国常模结果,标准分以50分为界线,50~59分为轻度焦虑,60~69分为中度焦虑,≥70分为重度焦虑。

3. **广泛性焦虑量表**(generalized anxiety disorder-7,GAD-7)　共7个条目组成,用来了解患者在过去两周的焦虑症状频率和严重程度。条目采用4级评分,0分=从来没有,1分=偶尔几天有,2分=经常有,过去两周多于一周时间有,3分=几乎天天有,总分为各条目得分之和。分值 5、10、15 分别对应代表"轻度""中度""重度"焦虑程度分界值。

4. 乳腺癌患者身体意象量表（the body image after breast cancer questionnaire，BIBCQ） 共 53 个条目，包括疾病易感性、功能局限性、身体污名、外观满意度、透明度、患臂的关注问题 6 个维度，可用来有效评估乳腺癌术后患者的身体意象水平。条目采用 Likert 5 级评分法，不同维度计分方式不同，分值越高表明乳腺癌患者的身体意象水平越低。

5. 癌症患者恐惧疾病进展简化量表（fear of progression questionnaire-short form，FoP-Q-SF） 共 12 个条目，主要用于测评癌症患者及其他慢性病患者对于疾病进展的恐惧程度。条目采用 Likert 5 级评分法，1 分代表"从不"，5 分代表"总是"，总分为 12~60 分，得分越高代表患者疾病进展的恐惧程度越高，当得分＞34 分时，表示达到临床意义的界定水平，患者心理功能失调，应给予相应的干预措施。

## 二、心理情绪干预技术

对于乳腺癌患者心理情绪的干预，临床常用的干预技术如下。

1. **支持性心理治疗** 是指医护人员针对患者病情及心理状态合理采用倾听、解释、鼓励安慰、保证、支持等方式，帮助患者消除紧张焦虑心理和不良情绪，抱有摆脱困境的希望，使患者处于最佳心理状态接受治疗，以促进疾病顺利康复。

2. **放松训练** 主要通过将注意力集中在呼吸、声音、想象等方面以降低个体对周围环境的感应能力，减少交感神经活动，使肌肉松弛，心理放松。放松训练需要个体集中精力，进行自己所喜欢的想象及活动，具体方法如下。① 深呼吸训练是最简单的放松方法，深呼吸可将人的注意力转移到呼吸动作，使交感神经兴奋性降低，心率减慢，从而降低焦虑情绪。② 听音乐或其他美妙的自然声音，美妙的音乐能提供一个松弛的环境，使人产生愉悦的情感体验。③ 渐进性肌肉放松训练，是指一种逐渐的、有序的、使肌肉先紧张后放松的训练方法。

3. **合理情绪疗法** 是一种常用的认知行为治疗技术，它的基本理论主要是 ABC 理论。ABC 理论指出，诱发性事件 A 只是引起情绪及行为反应的间接原因，而人们对诱发性事件所持的信念、看法、理解 B 才是引起人的情绪及行为反应的更直接的原因。人们的情绪及行为反应与人们对事物的想法、看法有关。合理的信念会引起人们对事物的适当的、适度的情绪反应；而不合理的信念则相反，会导致不适当的情绪和行为反应。合理情绪疗法是要以理性、合理的思维和信念代替非理性、不合理的思维和信念，从而最大限度地减少不合理的信念给情绪带来的不良影响，帮助患者减少或消除情绪障碍。

4. **叙事疗法** 摆脱了传统上将人看作为问题的治疗观念，通过"故事叙说""问题外化""由薄到厚"等方法，使人变得更自主、更有动力。通过叙事心理治疗，可以让当事人的心理得以成长，找到属于生命的力量。

总之，乳腺癌患者的抑郁与焦虑等负性情绪对其治疗与康复产生负面影响，借助心理情绪评估工具能够及时识别乳腺癌患者的负性情绪，通过科学、有效的心理干预技术，可以有效地减少患者的负性情绪，促进身体恢复，并提高生活质量。

（石　纳、赵权萍、杨　英、余　纯、王　玲）

## 第二节 案例解析

### 案例一 个体咨询结合团体干预

**案例简介**：一位年轻乳腺癌患者,针对其心理状况,医护人员计划实施了分阶段、多层次的心理干预。① 放松训练：通过渐进性肌肉放松法降低交感神经兴奋性,缓解失眠和躯体不适,两周后患者焦虑评分下降且情绪有所缓解。② 认知行为治疗(CBT)以纠正患者不合理信念为核心,通过合理情绪疗法(RET)进行行为矫正,逐步改善其负性认知模式,抑郁水平显著下降。③ 团体叙事治疗利用病友支持和叙事干预方法,引导患者重构生命意义,增强心理韧性与社会适应能力。最后,患者各项心理指标趋于正常水平,显示个性化心理干预在乳腺癌术后康复中起到关键性作用。

### 一、案例描述

#### （一）病情描述

1. **基本信息** 患者杨某,女,35岁,已婚,文化程度本科。
2. **现病史** 患者主诉2017年9月自行触及发现左乳肿物,2017年10月10日B超提示：左乳多发实性结节;BI-RADS 4B;左腋下淋巴结可见。
3. **家族史** 无。
4. **既往史** 无慢性病史。
5. **诊断** 左乳腺癌。
6. **主要治疗** 2017年10月17日在全麻下行左乳改良根治术+左腋窝前哨淋巴结清扫术。术后病理提示：(左乳肿物)乳腺浸润性癌(非特殊型,中分化,直径1 cm)。免疫组化结果：ER(−),PR(−),HER2(1+),Ki67(index70%),$P53$(−),CD10(−),CK14(−),CK5/6(+),EGFR(3+),$P63$(−),CgA(−),Syn(−),免疫组化提示三阴性乳腺癌之基底样癌。淋巴结转移性癌(左腋窝0/14),T1N0M0IA期。术后行6疗程AC-T化疗+放疗。
7. **心理评估** 采用焦虑自评量表(SAS)、抑郁自评量表(SDS)、90项自评量表(SCL-90)等心理评估工具,对患者术前及术后3个月的心理状况进行评估。评估内容包括患者躯体、情绪、人际关系、睡眠饮食等方面,具体评估结果见表3-2-1-1。

表3-2-1-1 患者术前术后心理评估结果

| 评 估 内 容 | 评估时间 | |
|---|---|---|
| | 术前(2017-10-10) | 术后1个月(2017-11-14) |
| 焦虑自评量表(SAS) | 56 | 69 |
| 抑郁自评量表(SDS) | 45 | 57 |

(续 表)

| 评估内容 | 评估时间 | |
|---|---|---|
| | 术前(2017-10-10) | 术后1个月(2017-11-14) |
| SCL-90总分 | 144 | 186 |
| 躯体阳性因子 | 1.53 | 2.92 |
| 人际关系阳性因子 | 1.87 | 2.44 |
| 敌对阳性因子 | 1.79 | 2.67 |
| 其他(睡眠饮食)阳性因子 | 2.15 | 2.32 |

8. 患者主观感受及主诉　患者乳腺癌改良根治术后1个月,在百度上查询信息得知三阴性乳腺癌预后差,担心疾病复发和转移,渐出现焦虑、抑郁、失眠、胸闷、腰背部疼痛等症状。患者在地方电视台工作,正值事业上升期,不愿向单位和同事透露病情,但面对工作重任又担心身体健康再出问题,内心矛盾焦虑。丈夫是典型的IT理工男,每次当她情绪低落时,不能给予安慰和疏导,患者情绪低落程度加重。

(二) 患者心理干预需求

1. 患者希望改善睡眠状况,避免影响工作和身体状况。
2. 患者希望缓解焦虑抑郁情绪,平静生活。
3. 患者希望改善人际关系,更好地面对工作和家庭。

(三) 采取的心理干预措施

根据患者测评结果,结合患者的年龄、学历、经济状况、社会支持等具体情况制定心理干预方案,采用个体干预和团体干预相结合的方式,具体如下。

1. 个案干预

(1) 放松训练(表3-2-1-2):手术1个月后(2017年11月14日至11月30日),本阶段会谈为期2周,每周一次,患者睡眠障碍严重,指导患者渐进式肌肉放松训练方法,布置家庭作业,学会自我释放压力和紧张感。

表3-2-1-2　放松训练干预

| 条　目 | 具　体　内　容 |
|---|---|
| 会谈时间 | 预约、确定面谈时间 |
| 会谈场地 | 提供温暖尊重的谈话氛围,建立双方彼此信任 |
| 会谈前准备 | 签署心理咨询协议书,告知来访者权利和义务,以及保密原则和保密例外。事先调取患者病历,了解患者真实客观的疾病情况和治疗信息 |
| 会谈方式 | 采用摄入性会谈方式收集患者背景资料、咨询目的,以及对咨询的期望。了解患者心理和行为特点,以及既往史,结合患者年龄、文化程度、家庭状况、经济状况、社会支持等具体情况,对其进行全面评估并协商咨询方案 |

(续 表)

| 条 目 | 具 体 内 容 |
|---|---|
| 会谈目标 | 改善失眠 |
| 会谈内容 | 指导渐进式肌肉放松法：选择一个安静、舒适的环境，坐下或躺下，让身体放松。用力收缩、紧绷身体某一处的肌肉，持续 5～10 s，然后慢慢放松肌肉，放松 30～40 s。在紧张期内，要将注意力集中于紧张的肌肉上，感受肌肉的收缩和紧绷感；在放松期内，要专注于肌肉放松的感觉，并留意身体的变化。按照一定的顺序，对身体的不同肌肉群进行训练。通常可以从头部开始，一直向下直到脚趾。每个肌肉群的训练时间可以根据个人情况适当调整。训练完成后，可以静静地坐一会儿，感受身体的放松和舒适感。也可以进行其他活动，但要避免过度劳累或紧张刺激的事情 |
| 会谈时长及频率 | 50 min＋10 min 总结，每周一次 |
| 注意事项 | 第一次放松训练，应给患者示范，提供模仿信息。请患者注意，放松训练的关键是放松，强调身体、肌肉的放松，更强调精神、心理的放松。在做放松训练时，需要集中精力，全身心地投入，避免各种干扰，放松训练引导语有录音和口头两种，依据患者的需要使用。叮嘱患者每晚睡前在家练习，第二天早上起床记录练习感受以及睡眠情况 |

**本阶段患者心理评估反馈**：两周后患者焦虑自评量表(SAS)得分 59 分；抑郁自评量表(SDS)得分 53 分；90 项自评量表(SCL-90)得分 171 分，其中躯体阳性因子 2.23 分；人际关系阳性因子 2.34 分；敌对阳性因子 2.21；睡眠饮食阳性因子 2.14 分。表明患者能每天按要求做放松训练，但仍存在不合理认知，焦虑从中度降到了轻度，胸闷、腰背部疼痛减轻，睡眠稍有改善。与患者沟通，下一阶段将针对其不合理认知制定干预方案。

（2）认知行为干预（表 3-2-1-3）：术后 1～2 个月(2017 年 12 月 1 日至 2018 年 1 月 2 日)，面对患者的不合理认知以及负性思维采用认知行为疗法(CBT)中的合理情绪疗法＋行为技术矫正法。本阶段会谈为期 4 周，每 2 周一次，引导患者用合理的信念代替不合理的信念，布置家庭作业，建立全新的行为模式。

表 3-2-1-3 认知行为干预

| 条 目 | 具 体 内 容 |
|---|---|
| 会谈时间 | 预约、确定面谈时间 |
| 会谈场地 | 提供温暖尊重的谈话氛围，使患者安心倾诉 |
| 会谈方式 | 使用开放式提问，控制会谈方向和时间，利用"内容反应"把患者说的内容中重要的部分提炼出来，避免患者因情绪激动"喋喋不休"。纠正"绝对化、概括化"，引导患者用合理的信念代替不合理的信念 |
| 会谈目标 | 缓解焦虑、抑郁情绪，纠正不合理认知 |

（续　表）

| 条　目 | 具　体　内　容 |
| --- | --- |
| 会谈内容 | 提问和自我审查：发现患者行为背后的不正确认知观念，引导她自我提问和反省。对患者非现实的假设给予认知重建<br>合理情绪疗法：包括心理诊断、领悟、修通、再教育四个步骤<br>行为技术矫正：设计行为模式，及时给予积极强化，并内省强化后的情绪体验<br>巩固新认知：用新的积极思维代替旧的负性思维 |
| 会谈时长 | 50 min＋10 min 总结 |
| 会谈频率 | 每 2 周一次 |
| 注意事项 | 布置家庭作业，请患者及时给予自己积极行为强化、认知复习 |

**本阶段患者心理评估反馈：**前两周患者焦虑自评量表（SAS）得分 54 分；抑郁自评量表（SDS 得分）48 分；90 项自评量表（SCL－90）得分 163 分，其中躯体阳性因子 1.96 分；人际关系阳性因子 2.17 分；敌对阳性因子 1.95；睡眠饮食阳性因子 2.04 分。后两周患者焦虑自评量表（SAS）得分 50 分；抑郁自评量表（SDS 得分）49 分；90 项自评量表（SCL－90）得分 157 分，其中躯体阳性因子 1.88 分；人际关系阳性因子 2.05 分；敌对阳性因子 1.74 分；睡眠饮食阳性因子 1.88 分。表明患者能坚持按要求做行为训练，在焦虑时察觉到自己认知缺陷，患者完成行为矫正，建立全新的行为模式和认知信念，腰背部疼痛以及睡眠趋于好转，情绪逐渐稳定，人际关系有待进一步改善。与患者沟通希望她参加团体治疗，在与病友的交流互动中探索生命故事，从而改写自己的生命剧本。

2. **团体治疗**（表 3－2－1－4）　也就是第三阶段，术后 3 个月（2018 年 1 月 20 日），借助病友支持，采用叙事治疗开展团体治疗，解决患者工作和家庭的人际关系，促使患者成为自己生命的主人。

表 3－2－1－4　团体治疗

| 条　目 | 具　体　内　容 |
| --- | --- |
| 组织报名 | 确定团体人数 6～8 人 |
| 场地 | 温馨、整洁 |
| 方式 | （1）通过与有相同经历的病友交流和共享经验，让患者讲述自己的生命故事<br>（2）干预者协助患者探寻患者病痛故事中普遍的、导致痛苦的因素和患者特有的个体化的因素，以及理解她所处的社会文化环境对她的影响<br>（3）咨询师用解构式问话技巧让患者重写生命故事。不分析、不评判，带着理解与欣赏听"故事"，而不是听"问题"，相信问题是存在于人之外的，让患者跳脱出"受害者"的身份，移位到生命自主的位置，对问题更有掌控感，成为自己生命问题的专家<br>（4）应用叙事语言的力量，寻找他人生命困境中的希望，用积极的语言回应他人生命故事 |
| 目标 | 改善人际关系，更好地回归社会和家庭 |

（续　表）

| 条　目 | 具　体　内　容 |
|---|---|
| 时长 | 2～3 h |
| 注意事项 | 叙事治疗实质上是一种态度而非技巧，要相信每一位患者都是自己的生命专家。咨询师要站在"不知道"的立场提问式引导，不要分析和忠告 |

**本阶段患者心理评估反馈：**患者焦虑自评量表（SAS）得分45分；抑郁自评量表（SDS得分）42分；90项自评量表（SCL-90）得分143分，其中躯体阳性因子1.62分；人际关系阳性因子1.78分；敌对阳性因子1.70；睡眠阳性因子1.66分。表明患者通过三个阶段的心理治疗，逐渐恢复身体和情绪，同时患者表示坚持正向思维，自我管理，用积极乐观的心态面对工作、家庭和社会。见表3-2-1-5。

表3-2-1-5　患者心理治疗后心理评估结果

| 评估内容 | 评估时间 | | | | |
|---|---|---|---|---|---|
| | 术后1个月<br>2017-11-14 | 术后1个月+2周<br>2017-11-30 | 术后2个月<br>2017-12-19 | 术后2个月+2周<br>2018-01-02 | 术后3个月<br>2018-01-20 |
| 焦虑自评量表（SAS） | 69 | 59 | 54 | 50 | 45 |
| 抑郁自评量表（SDS） | 57 | 53 | 48 | 49 | 42 |
| 90项自评量表（SCL-90）总分 | 186 | 171 | 163 | 157 | 143 |
| 躯体阳性因子 | 2.92 | 2.23 | 1.96 | 1.88 | 1.62 |
| 人际关系阳性因子 | 2.44 | 2.34 | 2.17 | 2.05 | 1.78 |
| 敌对阳性因子 | 2.67 | 2.21 | 1.95 | 1.74 | 1.70 |
| 其他（睡眠、饮食）阳性因子 | 2.32 | 2.14 | 2.04 | 1.88 | 1.66 |

（四）效果评价

1. 患者睡眠得到改善，精神状态佳。
2. 改变不合理认知，缓解焦虑抑郁情绪。
3. 通过团体叙事，解构了"人即是问题"的观念改善人际关系，更好地面对工作和家庭。

## 二、案例分析

（一）案例相关理论与方法

1. **术后心理治疗的目的和重要性**　乳腺癌术后心理治疗与护理是为了帮助患者有效

应对术后面临的压力和情绪,提高自身的心理韧性,从精神心理层面增强患者对治疗的耐受性,以及创伤后成长的能力,提升其治疗的积极性,增加面对疾病的信心和勇气,提高生活质量,促进康复。

**2. 心理治疗的方法及理论基础**

(1) 个案咨询是针对个人的特殊情况或问题进行的心理咨询。

1) 渐进式肌肉放松训练(progressive relaxation training):是指一种逐渐的、有序的、使肌肉先紧张后放松的训练方法。它强调,放松要循序渐进地进行,要求被试者在放松之前先使肌肉收缩,继而进行放松。这样做的目的,是为了进一步要求被试者肌肉收缩和放松后,通过比较从而细心体验身体所产生的那种放松感。同时还要求被试者放松训练时,自上而下有顺序地进行,放松一部分肌肉之后再放松另外一部分,"渐进"而行。

2) 认知行为疗法(CBT):是一种常用的心理疗法,通过帮助识别和改变消极的思维模式和行为习惯,来缓解焦虑、抑郁和其他负面情绪。CBT可以教授患者有效的应对技巧,帮助她们重塑积极的自我认知和应对方式。

乳癌术后患者容易产生负性思维(信念),例如,如果一个人的核心信念是"我是没有能力的""我会复发转移",那么在生活中他就会倾向于选择性地注意与此信念有关的某些信息,即使有积极的信息,他也倾向于消极解释,会持续相信和维护这一信念。

认知行为治疗需要在行动中识别不合理认知,在行动中替代不合理认知,在行动中改变核心信念,所以行动很重要。在治疗中会布置家庭作业,要求每天完成家庭作业。不合理的认知是经年累月形成的,要想改变它们需要不断地实践。所以认知行为治疗不是单纯地改变认知,而是在行动中体会和修正认知。

3) 合理情绪疗法(RET):认为人们情绪困扰的并不是外界发生的事件,而是人们对事件的态度、看法、评价等认知内容,因此要改变情绪困扰不是致力于改变外界事件,而是应该改变认知,通过改变认知,进而改变情绪。其中包括不合理信念的几个特征:绝对化的要求、过分概括化、糟糕至极。这种疗法就是要以理性治疗非理性,帮助求治者以合理的思维方式代替不合理的思维方式,以合理的信念代替不合理的信念,从而最大限度地减少不合理的信念给情绪带来的不良影响,通过以改变认知为主的治疗方式,来帮助患者减少或消除他们已有的情绪障碍。

(2) 团体干预:是一种解决某些共同的心理问题,将多个患者集中起来加以干预的心理治疗方法。通过在团体内的人际交往、互相学习、互相探讨,认识自我、接纳自我,是患者改善与他人和社会关系方式的一个过程。此方法高效易行,适合乳腺癌术后患者群体。在团体治疗中患者与有相同经历的病友交流和共享经验,在互动中找到共鸣,宣泄负性情绪,提高自信心,接受现实中的不完美,感悟生命的意义。

(3) 叙事治疗:是后现代心理治疗方式,它的理念是认为人们的问题并不是内在的、固定的,而是通过故事、叙述和语言构建的,是可以重新审视和重塑生命故事,从而改变他们对自己和世界的看法。它摆脱了传统上将人看作为问题的治疗观念,透过"故事叙说""问题外化"等方法,使人变得更自主、更有动力,强调"每个人都是自身问题的专家"。叙事的观点提倡对人的尊重,将问题和人分开,"人≠问题"。叙事疗法的创始人麦克怀特说:"个人问题的形成,有很大因素与主流文化的压制有关。"社会文化通过引导社会评价体系来塑造社会成员的行为(如什么样的人才是成功的?什么样的生活才是幸福的),社会成员间的相互对比成为个体社会化的主要途径。文化主流总是有一定的压迫性,其忽略了个体生活的丰富性,很多人对自己的消极结论就是在文化的大背景上形成的,叙事治疗可以帮患者解构主流文化对我们的影响,虽然很多问题没有答案,但它使人们相信并自我认同,在探索的历程中找寻到生命的力量。

(二)康复效果评价

1. 客观评价

(1) 2017-11-30:采用焦虑自评量表(SAS)对患者焦虑进行评估,评分为59分;抑郁自评量表(SDS)对患者抑郁进行评估,评分为53分;90项自评量表(SCL-90)对患者90项因子进行评估,评分为171分,其中躯体阳性因子2.23分;人际关系阳性因子2.34分;敌对阳性因子2.21分;睡眠饮食阳性因子2.14分。患者焦虑抑郁减轻。

(2) 2017-12-19:采用焦虑自评量表(SAS)对患者焦虑进行评估,评分为54分;抑郁自评量表(SDS)对患者抑郁进行评估,评分为48分;90项自评量表(SCL-90)对患者90项因子进行评估,评分为163分,其中躯体阳性因子1.96分;人际关系阳性因子2.17分;敌对阳性因子1.95;睡眠饮食阳性因子2.04分。患者焦虑抑郁评分趋于正常,腰背部疼痛缓解,睡眠得到改善。

(3) 2018-01-02:采用焦虑自评量表(SAS)对患者焦虑进行评估,评分为50分;抑郁自评量表(SDS)对患者抑郁进行评估,评分为49分;90项自评量表(SCL-90)对患者90项因子进行评估,评分为157分,其中躯体阳性因子1.88分;人际关系阳性因子2.05分;敌对阳性因子1.74分;睡眠饮食阳性因子1.88分。患者焦虑抑郁评分正常,躯体症状及睡眠正常。

(4) 2018-01-20:采用焦虑自评量表(SAS)对患者焦虑进行评估,评分为45分;抑郁自评量表(SDS)对患者抑郁进行评估,评分为42分;90项自评量表(SCL-90)对患者90项因子进行评估,评分为143分,其中躯体阳性因子1.62分;人际关系阳性因子1.78分;敌对阳性因子1.70分;睡眠阳性因子1.66分。患者精神状态佳,各项评分正常。

2. 主观评价 患者主诉,通过制定的心理方案,循序渐进地学习放松和行为矫正,改变了自己的认知信念,身体的不舒适也随着思维的改变逐渐减轻,相信自己有能力面对疾病和困难,感恩自己遇到很多提供帮助的病友和医护人员,感恩工作中的同事们给予的照顾以及家庭带来的温暖。

依据上述评价标准,对患者进行主观、客观评价,评价结果证明为该患者制定的心理治疗方案是有效的。

(三)进一步研究热点

乳腺癌是目前危害女性健康最常见、最严重、最多发的疾病,由于乳腺部位的特殊性,多数患者在确诊时都无法接受和直接面对,它作为人生中的突发应激事件,也有和创伤后应激障碍(PTSD)类似的症状,如"警觉性增高",乳腺癌术后患者如身体稍有不适就会怀疑自己复发转移,继而影响睡眠,出现躯体症状;另一部分患者则表现为"回避或麻木",不愿再提及疾病和手术,也不再随访复查。无论是警觉性增高或是选择逃避都将埋下心理隐患。如何将有限的生命投入到自我价值实现的意义中,可能是下一阶段的研究方向。

人作为一个生命,就要在这一世中寻找自己的价值和意义。马丁·塞里格曼倡导的积极心理学是心理学领域的一场革命,也是人类社会发展史中的一个新里程碑,研究发现积极情绪和良好的人际关系是影响生命意义感的重要因素。在将来的研究中可以引入创伤后成长量表、生命意义感量表来探寻患者创伤后的成长历程,设计多种形式的心理干预方法,创造一个让患者自我探索、自我调适、自我实现的内环境,协助其用积极的心态认知并追寻生命的意义。

（石 纳）

## 案例二 认知行为疗法(CBT)干预焦虑

**案例简介**：一位38岁的女性患者,确诊为乳腺癌,患者接受了左乳全切加前哨淋巴结活检术,并进行了TC方案化疗。在疾病的治疗过程中,患者出现了轻度焦虑,广泛性焦虑量表(GAD-7)评分为9分,护士使用认知行为疗法(认知干预+行为干预)对患者进行干预。认知评估中通过苏格拉底提问的方法,引导患者自己发现并纠正思维中的扭曲和错误。通过认知重建和行为干预,使患者在术后2个月内缓解了焦虑情绪,广泛性焦虑量表(GAD-7)评分由术前9分变为0分,患者恢复正常生活。

### 一、案例描述

#### （一）病情描述

1. **基本信息** 患者李某,女,38岁,已婚,文化程度本科。
2. **现病史** 患者主诉于2023年7月偶感左乳针刺样疼痛,行乳腺彩超示：左乳外上象限腺体内可见范围1.7 cm×1.6 cm低回声,边界模糊,形态欠规则,无包膜。左腋窝可见皮质明显增厚淋巴结,1.5 cm×0.6 cm;左乳肿物,BI-RADS 4c。钼靶示：左乳外上象限中央区可见不规则高密度影,有毛刺,2 cm×1.7 cm,BI-RADS 4c。于外院行肿物穿刺示：浸润性乳腺癌。我院病理会诊：(左侧乳腺)穿刺活检组织：可见呈实性条索状排列的肿瘤成分,细胞胞浆淡染,可见核分裂象,结合我院补充免疫组化染色结果,符合非特殊类型浸润性癌(Ⅱ级,Nottingham 评分：3+1+1=5分)。分子分型：Luminal A 型。免疫组化：ER(>95%强+),PR(>95%强+),CerbB-2(1+),Ki-67(10%+)。(左腋窝淋巴结)穿刺涂片：血性背景中可见少量淋巴细胞,散在淋巴细胞。现为进一步诊治,门诊以"左乳癌"收入院。入院后完善相关检查,未见全身转移迹象。结合患者病史、体征及辅助检查,考虑左乳癌(T1N0M0)诊断基本明确,具备手术指征。
3. **家族史** 家族无肿瘤病史。
4. **既往史** 无既往史。
5. **诊断** 左乳癌。
6. **主要治疗** 于2023-08-30在全麻下行左乳全切+前哨淋巴结活检术,术中冰冻病理回报：左前哨淋巴结可见转移(1/2)。石蜡病理回报：乳腺浸润性导管癌及小叶癌,Ⅱ级(3+2+1),大小1.8 cm×1.5 cm×1.2 cm,可见脉管内癌栓,切缘未见癌。免疫组化结果：

AR(98%+++)、ER(98%+++)、PR(30%++)、CerbB-2(0)、CK5/6(—)、p63(—)、p120(+)、TOPOⅡ(5%+)、E-cadherin(+)、EGFR(—)、Ki-67(10%+)。患者术后于2023-09-27置入PICC,于2023-09-28、2023-10-21、2023-11-12、2023-12-03行TC方案化疗,具体方案：多西他赛125 mg+环磷酰胺(安道生)1 000 mg,化疗过程顺利,患者无特殊不适。

7. **心理情绪相关评估** 通过相关评估工具,对患者术前及术后进行心理情绪客观评估,并以患者主诉为主观评估结果。所采用的评估工具为广泛性焦虑量表(GAD-7),由7个条目组成,用来了解患者在过去两周有多少时间受到包括"难以放松""对各种各样问题担忧过多"等7个问题的困扰。每个条目的分值如下：0分=从来没有,1分=偶尔几天有,2分=经常有(过去两周多于一周时间有),3分=几乎天天有,总分为各条目得分之和。分值5、10、15分别对应代表"轻度""中度""重度"焦虑程度分界值。

## (二)患者心理康复需求

患者希望术后2个月内能缓解焦虑情绪,正常生活。

## (三)采取的心理干预措施

对患者进行全面评估,根据患者术前的临床表现,使用广泛性焦虑量表(GAD-7)对其术前心理状态进行评估,评分9分,为轻度焦虑。再结合患者的年龄、学历、经济状况、社会支持、个人兴趣爱好等具体情况制定认知行为干预计划,包括认知干预和行为干预两个方面,分阶段实施。具体如下。

**1. 认知干预**

(1) 认知评估：依据贝克认知疗法,护理人员通过与患者的沟通,建立信任关系。每天加强巡视,采用倾听、面对面交谈的方式,了解患者病情及心理状态,针对患者的疑虑,及时作出反馈。

1) 第一阶段：见表3-2-2-1。

表3-2-2-1 第一阶段沟通情况

| 时间 | 沟通内容 |
|---|---|
| 术前 | 护士：您好,您即将进行乳腺的手术,现在感觉怎么样？(建立关系,表达关心)<br>患者：我很紧张,也很害怕,担心手术会不成功,或者术后会有很多并发症,而且我怕治不好我的病,导致以后孩子没人管,我自己也会被家人嫌弃。(表达担忧)<br>护士：您提到担心手术不成功,这个担心是怎么产生的呢？是有什么具体的事情让您有这样的想法吗？(苏格拉底式提问：探索假设)<br>患者：我在网上看到了一些关于手术风险和并发症的信息,感觉很害怕。(说明担忧的来源)<br>护士：那么,您认为这些信息都是可靠的吗？有没有可能有些信息是被夸大了,或者并不适用于您的情况呢？(苏格拉底式提问：探究解释)<br>患者：嗯,可能有些信息是被夸大了,但我确实担心自己会遇到不好的情况。(开始反思)<br>护士：非常理解您的担忧,但我们也知道,每个人的情况都是不同的。您的医生已经为您制定了详细的、适合您的手术方案,并会尽最大努力确保手术的成功。那您认为您的医生值得信赖吗？(苏格拉底式提问：引导觉察)<br>患者：是的,我肯定相信我的医生。他们很专业,也有鼓励我。(增强信心) |

（续　表）

| 时间 | 沟　通　内　容 |
|---|---|
| 术前 | 护士：很好！那么，如果我们把注意力放在积极的方面，比如您即将战胜病魔、恢复健康，您会感觉怎么样？（苏格拉底式提问：推测结果）<br>患者：我想想……如果我真的能够战胜病魔，那我会感到非常开心，感觉自己之前是被网上的内容吓着了。（开始想象积极的结果）<br>护士：没错，您完全有能力战胜病魔。现在，让我们一起制定一个应对术前问题的计划，您觉得怎么样？（将注意力转移到实际行动上）<br>患者：好的，我愿意尝试这些方法。谢谢您，我感觉舒服多了。（情绪得到缓解）<br>护士：那太好了，那我们就调整好状态等待两天后的手术吧。<br>患者：好的，太感谢您了，多亏有您的开导和宣教。<br>（在以上聊天内容中，护士通过苏格拉底式提问的方式，引导患者自己发现并纠正了思维中的扭曲和错误，帮助患者从担忧和恐惧中走出来，增强了信心并制定了简单易行的应对焦虑的计划。患者完全信任护理人员，愿意主动说出自己的疑虑） |

2) 第二阶段：见表3-2-2-2。

表3-2-2-2　第二阶段沟通情况

| 时间 | 沟　通　内　容 |
|---|---|
| 术后2周 | 护士：您好，您已经完成了手术，也拿到了病理结果。现在感觉怎么样？（建立关系，表达关心）<br>患者：我的伤口都长得很好，也有按您的宣教进行功能锻炼，目前感觉一天比一天好。之前的部分计划也可以完成，确实对我的情绪缓解帮助很大。但是，现在我有些担心，病理结果显示有一些淋巴结转移，是不是说明我的病情很严重？（表达担忧）<br>护士：了解到您对病理结果有些担忧，这是很正常的反应。不过，我们一起来探讨一下这个病理结果，看看能否找到一些更积极的解读方式，好吗？（引入苏格拉底式提问）<br>护士：首先，我们知道乳腺癌的病理结果会受到多种因素的影响，包括肿瘤的大小、类型、分级以及淋巴结的情况等。那么，除了淋巴结转移之外，病理报告中还有其他哪些积极的信息呢？（苏格拉底式提问：探究全面信息）<br>患者：嗯，肿瘤本身的大小和分级都还不错，没有发现其他地方的转移。（开始思考并发现积极面）<br>护士：非常好！这确实是一些非常重要的积极信息。淋巴结转移虽然存在，但它并不是决定病情严重程度的唯一因素。现代医学对于乳腺癌的治疗手段非常丰富，包括手术、化疗、放疗、靶向治疗等。那么，根据您的病理结果，医生有没有给出后续的治疗建议呢？（苏格拉底式提问：引导关注治疗建议）<br>患者：是的，医生说接下来可能会需要进行化疗，以进一步控制病情。（回答治疗建议）<br>护士：非常好，这说明医生已经为您制定了详细的治疗计划。化疗虽然会带来一些副作用，但它们也是目前最有效的治疗手段之一。那么，您对于接下来的治疗有什么想法或担忧吗？（苏格拉底式提问：探讨治疗态度）<br>患者：我担心化疗的副作用会很大，我不知道自己能不能承受。（表达担忧）<br>护士：完全理解您的担忧。化疗的副作用因人而异，但大多数患者都能够通过药物和护理措施来有效缓解。同时，我们也知道，积极的心态和良好的生活习惯对于减轻副作用、促进康复也是非常重要的。那么，您有没有想过采取一些措施来增强自己的身体素质和心理韧性呢？（苏格拉底式提问：引导积极应对）<br>患者：是的，我应该加强锻炼、调整饮食、保持乐观的心态。（开始思考积极应对策略） |

(续　表)

| 时间 | 沟 通 内 容 |
|---|---|
| 术后<br>2周 | 护士：相信您一定能够以积极的心态面对接下来的治疗，并取得良好的康复效果。如果您在过程中遇到任何问题或困扰，都可以随时找我聊聊，好吗？（鼓励并结束对话）<br>患者：那太好了，能随时和您沟通我就踏实很多，感觉不会太迷茫。<br>〔通过这种提问方式有助于患者调整不良认知、减轻负面情绪，并促进积极的心态和康复进程。同时，护士也通过提问的方式鼓励患者表达自己的想法和担忧，增强了与患者的沟通和信任。患者完全信任护理人员，愿意主动说出自己的疑虑，接受宣教全面，对乳腺疾病相关知识了解增加，认识到自己曾经对癌症治疗知识有误区，焦虑减轻了很多。此时，采用广泛性焦虑量表（GAD-7）对患者进行评估，评分为4分，正常〕 |
| 第二次<br>化疗后 | 护士：您好，最近感觉怎么样？第二次化疗结束后，您的身体状况和情绪有哪些变化吗？<br>患者：嗯，化疗后感觉身体有些虚弱，但比第一次好像稍微好了一些。上次和医生沟通了，在化疗前吃了止吐药，这次的反应减轻了不少。情绪上偶尔还是有些起伏，有时候会担心病情的发展有些恐惧。<br>护士：您意识到了身体上的不适和您的情绪。那么，您这个过程中有没有用什么方法来减轻这些影响呢？<br>患者：我有按之前的计划去每天放松，也记录下了每天的情绪，并去觉察它。咱们的计划也都可以完成，和家人朋友聊聊天，看看电影，而且没有什么压力。而且我还通过和朋友的聊天中了解到精油芳疗，对我的放松和睡眠也都有改善效果。<br>护士：这些做法都非常好。那么，在寻求社会支持方面，您是如何与家人朋友交流的？他们给予您的支持是否满足了您的需要？<br>患者：我会和老公和朋友分享我的感受和担忧，他们总是很耐心地听我倾诉，并给我鼓励和支持。<br>护士：确实，有效的沟通是双向的。您已经表达了自己的需求，那么接下来，您可以尝试更明确地告诉他们您希望他们如何支持您。同时，也要给自己一些时间和空间来处理情绪，不要过于苛求自己或他人。<br>患者：好的，我会尝试这些方法的。谢谢您今天的指导！<br>护士：不客气，希望这些建议能对您有所帮助。记得随时与我们保持联系，我们一直在这里支持您。祝您早日康复！<br>（在这个对话中，护士通过苏格拉底提问法引导患者自我探索和发现解决问题的方法，促进患者的自主性和积极性，帮助患者更好地应对化疗带来的挑战） |
| 化疗后<br>4周 | 护士：您好，您化疗结束后身体状况如何？有没有想分享的感受或想法？<br>患者：现在化疗的副作用都消失了，身体也感觉到开始慢慢有所恢复，头发也开始长出来了，好像比之前还黑了。感觉我又活过来了。<br>护士：那太棒了，看您的状态感觉非常好，非常阳光和积极啊。<br>患者：是的，我打算过仨月复查一次。如果没有什么问题，和病友姐妹约着旅行呢！我们都选好了地方。<br>护士：那真是太为你们开心了！记得听医生的定期复查，都没事的，提前预祝玩得开心！<br>患者：感谢这一路有你们的陪伴，未来我也会传递下去这份爱与鼓励。<br>〔本阶段患者反馈：此时，患者已经相对全面地了解自己的疾病，并完全接纳自己的疾病，目前的心态很放松，也知道如何面对自己的负性情绪。采用广泛性焦虑量表（GAD-7）对患者进行评估，评分为0分，正常〕 |

（2）认知重建：根据患者的反馈，讲解疾病相关知识，纠正患者因主观臆断而过分夸大自己的病情，帮助患者重建新的积极正确的认知模式。为患者进行健康讲座，主要内容见表3-2-2-3。

表 3-2-2-3　认知重建内容

| 时间 | 健康讲座条目 |
|---|---|
| 术前 | 乳腺癌围手术期的注意事项 |
| 术后 | 患侧肢体淋巴水肿的预防 |
| 化疗前 | PICC 导管的护理 |
| | 乳腺癌化疗后常见不良反应及护理 |

本阶段患者反馈：患者文化程度较高，愿意接收更多的疾病相关知识，重新建立新的积极的认知模式。

2. 行为干预

（1）住院期间：每天带领患者进行渐进式肌肉放松练习：为其播放有指导语加背景音乐的 MP3 音频文件，此音频文件经过咨询心理专家确保对患者有渐进性放松的作用。播放时保证病房环境安静，指导患者使用耳机以降低外界不必要的干扰，音量选择以患者感到舒适为宜。在放松训练之前嘱患者尽量排空脑海，把注意力集中在音乐上，患者根据音乐语音的指导进行全身肌肉的放松训练，从而转移其注意力，缓解负性情绪。基本动作要领：先深呼吸 3 次放松全身，然后依次收缩并放松右手、右臂、左手、左臂、面部、颈部、肩部、胸部、背部、腹部、臀部、双腿、双脚等肌群，达到全身肌肉的紧张松弛，每次播放 25～30 min。

本阶段患者运动反馈：患者依从性较好，住院期间能坚持每天进行一次放松训练。

（2）出院后：把音乐以邮件形式发给患者，出院期间指导患者自己播放，护理人员每周随访，情绪状态。每天晚饭后外出散步 10 min。每个月和好朋友或者病友见面一次，出去看电影或者吃下午茶、聊聊天等方式放松。

本阶段患者运动反馈：经过住院期间的训练，患者已完全掌握训练要领，出院后能继续坚持每天训练，且能按时完成计划内容。

（四）效果评价

1. 患者术后 2 周广泛性焦虑量表（GAD-7）评分由术前 9 分变为 4 分，化疗后 4 周评分为 0 分。表 3-2-2-4 为患者心理情绪相关评估结果。

表 3-2-2-4　患者心理情绪相关评估结果

| 评估内容 | 评估时间 | | |
|---|---|---|---|
| | 手术前 | 手术后 2 周 | 化疗后 4 周 |
| 焦虑评分 | 9 分 | 4 分 | 0 分 |
| 其他主诉 | 感觉害怕，担心疾病会影响生命，担心自己无法耐受化疗不良反应 | 对疾病的预后有了一定预期，不再过度紧张 | 掌握了自我情绪管理的方法，能积极正向地面对疾病 |

2. 患者主诉　通过乳腺癌疾病相关知识的增加和每天的放松训练,自己的焦虑情绪慢慢缓解。每周期的化疗前以及放疗开始前,还是会有些情绪上的波动,但已经掌握了如何进行自我情绪管理的方法,增强了对抗疾病的信心。

## 二、案例分析

### (一)本案例参考的理论和方法

1. 心理功能康复的重要性　乳腺癌是全球常见的恶性肿瘤之一,严重威胁女性健康。随着医疗技术提高,患者生存时间延长,但心理问题突出。近半患者出现心理问题,影响治疗依从性和生活质量。焦虑、抑郁尤为常见,需关注确诊、病情变化、复查随访、发生重大生活事件等时期的心理评估。

2. 认知行为疗法及理论基础　认知行为疗法(CBT),主要包括认知疗法(CT)和行为疗法(BT)。认知疗法主要包括指导想象、自律训练、注意力分散、思维检测、应对方式、问题解决等技术方法。认知疗法主要有渐进式肌肉放松、放松训练、催眠等。认知行为疗法一般被公认为是乳腺癌患者心理问题的有效治疗方法之一,这种疗法通过寻找和纠正自身错误或片面的感觉、认知和行为来改善不良心理症状。有研究表明,接受认知行为疗法的乳腺癌患者在情绪有显著好转后,他们的生活质量也有了显著的改善。

《中国抗癌协会乳腺癌诊治指南与规范(2024版)》中有心理功能康复管理方案:轻度的心理异常可以通过认知行为疗法等非药物手段进行干预,如评估发现中重度心理异常患者,需要及时转诊心理科医师或心理治疗师应用包括物理治疗、心理治疗及药物治疗在内的跨学科综合治疗手段介入并密切随访。

3. 本案例认知行为疗法的制定　本案例制定的个性化认知行为治疗,包括认知评估、认知重建、放松训练及效果评价,是通过主观、客观评价,基于患者手术前出现的焦虑情绪,同时结合了患者的年龄、学历、经济状况、社会支持、个人兴趣爱好、康复需求等具体情况而制定的。

### (二)康复效果评价

1. 客观评价　2023年8月28日采用广泛性焦虑量表(GAD-7)对患者进行评估,评分为9分,属于轻度焦虑;9月13日评分为4分,焦虑情绪有所缓解;12月31日评分为0分,焦虑情绪完全缓解。

2. 主观评价　患者主诉,通过护理人员面对面交谈及时为其解答疑虑、每天放松训练、每周听知识讲座,已经完全缓解了她焦虑的情绪,并且能积极正向地面对疾病。评价结果证明,为该患者制定的心理功能康复计划是有效的。

### (三)进一步研究热点

目前,我国乳腺癌患者在住院期间的心理关怀主要由护士施行。调查显示:58.1%的非精神科医护人员认为自身缺乏心理干预知识,无法处理患者的心理问题。未来可以在如何提高护士心理干预知识水平上进行研究,且可多学科协作,推动乳腺癌心理护理与医疗、康复、社会支持等多学科协作,形成综合干预模式。

(赵权萍)

## 案例三　青年患者心理支持

**案例简介：** 本科在读、未婚未育，行乳房重建手术的黄女士接受支持性心理治疗从而进行心理照护的过程。黄女士接受了化疗及背阔肌乳房重建，因化疗致脱发引发形象改变、手术/癌症复发转移风险、治疗所致角色冲突等情绪波动大，表现出情绪低落、自卑、焦虑、烦躁不安、恐惧及忧虑。结合该年龄段患者心理特点，本团队针对黄女士的心理情绪问题，对其进行了12次分阶段的支持性心理治疗。随访中黄女士自觉情绪、精神状态和食欲、睡眠情况等都有很大改善，对自我形象及角色变化的认知和接受度均有提高，现已积极投入日常生活与学习。这一案例充分体现了支持性心理治疗对青年乳腺癌患者重拾信心、重返社会的身心康复具有重要作用。

### 一、案例描述

#### （一）病情描述

1. **基本信息**　黄女士，22岁，未婚未育，本科在读，免费医疗。

2. **现病史**　患者自诉4个月前洗澡时无意中发现右乳内下方一"鹌鹑蛋"大小质韧包块，无压痛，局部皮肤无红肿、破溃，乳头无歪斜、内陷，积压无出血、溢液，未做特殊治疗；患者主诉除1个月前偶感上述包块周围轻微刺痛不适，可自行缓解外无其他不适。2024年1月8日本院超声检查提示：① 右乳腺体层内低回声结节，BI-RADS 4a类，纤维腺瘤？请结合其他检查；② 双侧腋窝可见多个淋巴结，形态尚可。2024年1月13日本院病理（日间病房）检查提示：（右乳3～4点包块）高级别浸润性乳腺癌，结合形态及免疫组化，符合具有髓样特征的浸润性癌；全自动快速免疫组化结果：2号片，CK5/6（小灶+），E-cad（+），p53（-），CK14（小灶+），Syn（-），ER.（-），PR（-），GATA3（弱+），AR（-），Ki-67（70%+），CD8（TILs 30%+），FOXC1：（50%中+），HER2（浸润性癌0），P120（膜+），CK（+），Vim（-），EGFR（+），p53（-，提示突变）。现为行手术来院，门诊以"右乳癌"收治。

3. **家族史**　父母健在，姨婆患乳腺癌。

4. **既往史**　平素身体健康，既往无相关病史。

5. **诊断**　右乳髓样癌（内下象限 pT2NxM0）；右乳癌新辅助化疗后。

6. **主要治疗**　综合患者病情及意愿，分别于2024年1月24日、2024年2月20日予以新辅助化疗2次，方案为TEC，用药结束后无特殊不适办理出院。详细与患者本人及家属沟通讲解病情及治疗方案后，于2024年3月6日在全麻下行右乳皮下腺体切除术+右腋窝淋巴结清扫术+右背阔肌皮瓣转移右乳重建术。嘱患者保持术区背部加压包扎，避免牵拉、严格卧床、多饮水、注意活动下肢、预防深静脉血栓形成。

术后病理检查提示：（"右乳癌包块切除术后"右乳皮下腺体标本）腺病伴纤维腺瘤形成，部分区域纤维组织增生伴玻璃样变性、黏液变性，可见淋巴细胞浸润、含铁血黄素沉积及多核巨细胞反应，未见明确癌组织；（上切缘、下切缘、外切缘、乳头侧切缘、乳头后方组织）未见癌组织；（右腋窝核素检查示淋巴结2枚）结合冰冻切片（FS202400978），2枚淋巴结中1

枚查见癌转移(1/2),转移灶最大径约1.5 mm;(右腋窝无核素淋巴结6枚)未见癌转移(0/6);(右腋窝淋巴结9枚)未见癌转移(0/9);(右腋窝组织)见淋巴结2枚,未见癌转移(0/2);术后逐步恢复出院。

伤口愈合后分别于2024年5月7日、2024年5月28日予以TEC化疗方案行2次化疗,后按时进行长期随访复查。患者精神、睡眠及饮食可,无头晕、头痛、发热、畏寒、恶心等不适。嘱患者:① 注意休息,加强营养,避免受凉感冒,勿至人群聚集地。② 长效升白针于化疗后48 h皮下注射,每7 d外院复查血常规。若白细胞计数低于$2\times10^9/L$,在当地医院升白治疗;若白细胞为$2\sim4\times10^9/L$,观察。③ 如无特殊异常,2周后门诊就诊。④ 不适随诊。

7. **心理评估** 通过乳腺癌患者身体意象量表(body image after breast cancer questionnaire,BIBCQ)、癌症患者恐惧疾病进展简化量表(fear of progression questionnaire-short form,FoP-Q-SF)、焦虑自评量表(SAS)、抑郁自评量表(SDS),对患者入院当天、术前一天、术后第1 d、术后1周、术后第2周、术后1个月、术后第一次化疗前及术后化疗结束后1个月时的心理状况进行系统评估记录,具体评估结果见表3-2-3-1(见第114页)。患者情感主要主诉:

(1)"我的乳房形状真的能跟手术前一样吗?""做背阔肌移植手术复发风险大吗?"

(2)"做背阔肌乳房重建手术为什么要一动不动平躺这么多天啊,真的好难受,坚持不下去了。""一直不能下床,什么都要家人照顾,我真的好无力。"

(3)"手术之后还要化疗,我的癌症是不是最严重的,还能治好吗?什么时候能像女孩子一样?""不知道头发什么时候才能长出来,哎……"

(二)患者心理康复需求

1. 患者希望解决因对乳房重建术不了解而产生的治疗困惑和不确定感。
2. 患者希望减轻因疾病导致的对自身形象自卑感。
3. 患者希望减轻因家族史中有乳腺癌确诊史而产生的癌症复发/遗传恐惧。
4. 患者希望减轻自患病以来产生的焦虑、抑郁。

(三)采取的心理干预措施

1. **心理干预方法** 根据患者疾病治疗阶段,通过对患者进行心理评估后决定采用支持性心理治疗为患者进行心理支持干预。

2. **干预目标** ① 短期目标:帮助该患者学会应对负性心理症状、改善自我认知、减轻患者各种负性情绪,恢复并保持良好健康的情绪状态,防止更严重的心理疾病出现。② 长期目标:提升心理素质,培养积极心理品质,促进身心康复。

3. **干预内容** 针对黄女士的症状,主要运用支持性心理治疗对她进行心理干预,支持性心理治疗主要围绕以下方面开展。

(1)倾听:与患者建立良好关系,护理人员应主动、热情与患者交流,真诚地倾听患者主诉,便于发现其心理问题,让患者感受到护理人员的关心和关爱。与患者及家属积极沟通,提升患者对医护人员的信任度,拉近医患关系,与患者互留联系方式,方便及时联系,耐心倾听患者倾诉,选择明亮而温馨的房间与患者面对面地进行谈话,引导患者打开心扉,了解患者的日常点滴,在交流过程中仅对患者进行引导,由患者讲述、护士倾听为主,护士仅给予鼓励性的肯定回复,微笑面对,在交流过程中可增加肢体性语言使患者能够感受到护士对于其的关怀及鼓励,记录谈话内容,明确患者潜在问题。

(2) 解释:掌握患者、家属对疾病、治疗的认知程度,通过健康讲座、健康手册、一对一讲座等方式,采用恰当的语言进行健康宣教。主要内容为乳腺癌治疗、乳房重建术及预后知识、康复锻炼方法、化疗药物作用机制、复发风险、业界治疗水平、注意事项等,以患者、家属可以接受的方式进行讲解,使其对疾病形成正确认识,最大程度减轻患者负面情绪。对患者进行正确的认知干预,解释过程遵循实事求是原则。

(3) 鼓励:在准确评估和了解患者心理状态后,对患者的积极语言和行为、取得的进步进行适当鼓励表扬,帮助患者树立坚持治疗的信心并提高其积极性。

(4) 保证:护理人员应列举同类型、同年龄段、同术式治疗成功的案例,针对患者担心病情及转归的心理特点,给予利他性保证,取得患者信任和配合,帮助其树立战胜疾病的信心,减少负性思维。在此过程中注意勿使患者期望值过度增长,避免术后短期复发、病情加重等负面结果对患者造成再次打击,可请成功病例现身说法,并为患者传导治疗经验;在护士和医生的能力范围之内,以诚恳的态度对患者进行保证,既能够提升患者治疗配合度,同时又可使用真实的数据强化患者的治疗信心。

(5) 指导:告知患者,良好的心理状态能够降低交感神经的刺激,引导患者注意力转移至自身兴趣,使患者保持平和心态。调整患者心态后依据患者自身特点,为患者选择符合患者个性的疏泄方式,比如谈话、倾听音乐、散步、集体读书等,提升患者自身幸福感,促进负面情绪疏解。制定合理的术前运动计划及术后康复计划,患者熟悉后由家属或护理人员监督实施;指导患者理性评估各种社会支持系统,学会理性自我鼓励,将患者的负性情绪转化为治愈疾病的动力。同时,帮助患者改变对不良生活事件的认识,鼓励患者培养积极的兴趣爱好,增加日常生活活动和人际交往,有效改善社会和家庭关系。

(6) 促进环境改善:了解自身对于周围亲朋好友的价值,不将注意力过度集中在病情上,引导患者家属及朋友多与患者沟通,激发患者的生活热情,肯定个人存在的意义。评估者与患者建立良好的护患关系,结合患者病情、心理状态、文化程度、性格特点等,通过倾听、解释、鼓励、保证、指导等方法进行心理干预,最大程度减少患者负面情绪,提高治疗依从性,加快疾病康复速度。考虑到患者术前一直在我院进行新辅助化疗,评估者在与患者接触过程中初步明确患者心理困扰,因此分别于患者手术入院当天、术前一天、术后第一天、术后一周、术后两周、术后一个月、术后第一次化疗前、术后化疗结束后一个月,由评估者指导患者填写 BIBCQ、FoP-Q-SF、SAS、SDS 量表,并分别于围术期、术后化疗期采取分阶段的支持性心理治疗对患者进行心理支持。干预共进行 12 次,每周一次,分三个阶段进行,与黄女士共同制定具体计划。

4. 支持性心理治疗具体计划

(1) 成立支持性心理治疗小组:针对该青年乳腺癌患者围手术期及术后化疗期护理需要,成立专项心理支持护理小组。① 筛选成员:成员主要包括乳腺外科医生、护士、康复师、心理治疗师。② 明确职责:由乳腺外科 1 名护士长担任组长,护士长及护士为主要干预人员,心理治疗师、乳腺外科医生及康复师提供关于支持性心理治疗、乳房重建术、术后康复等方面的专业知识和操作注意事项指导。③ 专科培训:所有人员接受培训及考核,熟悉支持性心理治疗干预要求,共同拟定个性化的心理支持方案。

(2) 三阶段支持性心理治疗总体开展内容

1) 第一阶段（手术入院当天～术前一天）：建立良好的咨访关系，采用支持性心理治疗和放松训练改善患者紧张不安情绪。

患者已进行 2 次新辅助化疗，此阶段为手术前的准备期，患者在得知可行手术治疗时呈现出兴奋，自觉"有药可治"，但又将接受一种不同于化疗"脱发"反而可能会"失去乳房"的恐慌、焦虑中，对手术治疗的选择犹豫不决。本阶段干预目标为帮助黄女士认识问题，缓解心理冲突，提高疾病认知和自信，改善情绪。经过两次的会谈，黄女士同意继续接受心理帮扶，并同意尝试在术前阶段按照以往正常作息规律、思考习惯进行日常生活交往和学习。

2) 第二阶段（术后第一天～术后一个月）：心理治疗方案如下。

本阶段是患者人生以及治疗病程中最关键的时期，乳房重建手术这一方式给患者带来了"生"和"美"的希望，对于正值青年时期的未婚女性来说，这一能保留乳房但不同于传统切除术的术式，又让她感到害怕和不确定：害怕手术后还是复发，不确定是否能保持与患病前一样美观的乳房……此外，由于背阔肌重建手术要求患者背部严格卧床制动，患者初期会因乳房和背部伤口剧烈疼痛、长时间（至少1周）卧床平躺、插导尿管、经家属喂食和清洗护理等反复陷入质疑自我和质疑手术、埋怨他人却又无能为力的情感冲突。因此，本阶段的辅导目标是指导黄女士进行自我分析与辩论，对自己的心理进行剖析，找出自己的错误观念，并通过自我对话改变认知获得领悟。

在黄女士接受辅导之前，先帮助她分析其症状产生的原因：黄女士目前作为一名在读大学生，虽然自我意识发展快、对疑惑的查询解决方式较多，有自己的独立意愿和思想，但对癌症、愈后恢复相关知识的认知不专业，在面对人生中大问题的时候仍然以不成熟的应对方式来处理现在遇到的问题，故而产生紧张不安和焦虑的情绪。其次，要求黄女士在每次面询时，要反映自己症状的变化情况。再次，对她存在的紧张不安症状进行分析和解释，当她有初步的体会之后，指出她的紧张不安和焦虑症状主要是没有掌握应对恐惧的正确方式，未能合理处理对癌症和治疗方式及术后康复注意事项的认知，以及对家庭、医护人员的依赖，让黄女士意识到处理自己的紧张、焦虑症状实际上是要处理好自己如何获得心理适应的问题，通过分析，制定计划、与家属一起参与，帮助患者树立坚持治疗的信心并提高其积极性。

3) 第三阶段（术后化疗期）：支持性心理治疗方案如下。

考虑到这一阶段是患者关键病程治疗的结束期，这一时期的到来会让患者产生一定的希望感，因此本阶段治疗团队指导黄女士把患病自我与患病前正常自我做出区分。医护人员建议她给自己的患病前正常自我写一封信，把自己的患病成长经历作一个详细的描述，尤其是经受过恐惧的经历，并把疾病发现、手术和化疗期各种社会支持资源对她的过度保护找出来。她意识到自从患病后整个人总是处于怀疑自我、担心癌症复发转移、罹患乳腺癌的病耻感自卑感和无力感中，对于自己的学业、日常生活、社交和家庭不再关注，而在整个患病-治疗过程中，几乎是父母和爷爷奶奶一切为她代劳，她也完全沉浸在家庭的"溺爱"当中，这使她逐渐失去思考、解决问题的思路和产生改变现有心理状况的想法。通过与黄女士的回忆、思考，使黄女士意识到自己现在逐渐成长，需要负担起一定的责任并应该拥有自己的未来与生活，由此实现自我的统一和独立。

### (四)效果评价

患者经过为期12周的支持性心理治疗达到了不错的情绪调节效果。

患者第一阶段相关心理评估结果(表3-2-3-1)显示入院当天BIBCQ、FoP-Q-SF、SAS、SDS得分分别为155、59、80和92.5,在经过第一阶段的支持性心理治疗后,患者各类得分均有一定降低,患者顺利出院。

表3-2-3-1 第一阶段心理评估结果

| 评估时间 | 评估工具(分) | | | | 患者主诉主题提取 | 患者主要照顾者感知患者主诉主题提取 |
|---|---|---|---|---|---|---|
| | BIBCQ | FoP-Q-SF | SAS | SDS | | |
| 入院当天 | 155 | 59 | 80 | 92.5 | 手术方式未知、未来及身体形象担心 | 焦虑不安 |
| 术前一天 | 143 | 50 | 71.25 | 78.75 | 表示对手术有了一定了解,但仍有些担心术后恢复 | 紧张 |

患者第二阶段心理评估随访结果(表3-2-3-2)显示在术后第一天BIBCQ、FoP-Q-SF、SAS、SDS得分出现新高,本次评估得分为三次干预阶段中最高的一次,提示术后第一天对于患者来说是一个重要、复杂、情绪易波动的时期,患者遭受着身体上的疼痛以及心理上对自身形体恢复、术后锻炼等方面的困惑和焦虑。随着患者逐渐适应术后卧位要求、伤口愈合、患者强有力的社会+心理支持,我们发现患者BIBCQ、FoP-Q-SF、SAS、SDS各得分逐渐降低,提示患者心理状态的转归并趋向正常。

表3-2-3-2 第二阶段心理评估结果

| 评估时间 | 评估工具(分) | | | | 患者主诉主题提取 | 患者主要照顾者患者主诉主题提取 |
|---|---|---|---|---|---|---|
| | BIBCQ | FoP-Q-SF | SAS | SDS | | |
| 术后第一天 | 175 | 47 | 86.25 | 98.75 | 身体疼痛、担心手术伤口及恢复情况、术后康复锻炼方法未知 | 局促不安、难受 |
| 术后一周 | 136 | 51 | 77.5 | 88.75 | 长期卧床感知肢体活动受限、不舒适 | 烦躁易怒 |
| 术后第二周 | 124 | 43 | 68.75 | 77.5 | 逐渐适应、放松 | 心平气和 |
| 术后一个月 | 113 | 34 | 41.25 | 50 | 结束手术治疗的愉快、术后恢复较好 | 心态转好、逐渐适应正常生活 |

患者第三阶段心理评估随访结果(表3-2-3-3)显示,虽患者已完成最重要的手术治

疗,保证了正常的乳房形体并经过一段时间的恢复后再次返院化疗,但在术后第一次化疗前患者 BIBCQ、FoP-Q-SF、SAS、SDS 各得分较术后一个月时得分差别不大。通过支持性心理治疗我们了解到患者这一时期面临着的新困扰,比如化疗所致脱发对自身美观及重返社会的影响等。随着支持性心理治疗的开展和患者治疗疗程的结束,其 BIBCQ、FoP-Q-SF、SAS、SDS 各得分呈明显、逐步降低的趋势。在最后一次评估(术后化疗结束后一个月时)BIBCQ、FoP-Q-SF、SAS、SDS 各得分分别为 87、17、33.75 和 42.5,较第一次评估时降低十分显著,也提示了我们所开展的三阶段共 12 次的支持性心理治疗发挥的重要作用。

表 3-2-3-3　第三阶段心理评估结果

| 评估时间 | 评估工具(分) | | | | 患者主诉主题提取 | 患者主要照顾者患者主诉主题提取 |
|---|---|---|---|---|---|---|
| | BIBCQ | FoP-Q-SF | SAS | SDS | | |
| 术后第一次化疗前 | 102 | 32 | 42.5 | 53.25 | 担心术后化疗不良反应、焦虑脱发 | 焦虑不安 |
| 术后化疗结束后一个月 | 87 | 17 | 33.75 | 42.5 | 结束所有主要治疗的轻松、愉悦、自觉创伤后成长 | 轻松、愉快 |

此外,除了客观的量化评估和患者自身主诉提取外,我们还收集提取了患者家属对患者情绪及心理变化的主诉主题,以期从患者主要照顾者角度发现和证实患者呈现给我们干预者的情绪和心理状态,以便为患者制定最符合有效的支持性心理支持干预方案。

## 二、案例分析

### (一)案例相关理论与方法

1. 青年乳腺癌患者适时心理评估和干预的重要意义　美国国家癌症研究所(NCI)预测,至 2030 年美国女性患乳腺癌的风险将会增加 1.5 倍,而我国女性患乳腺癌的风险则是美国女性的 2 倍多。目前,我国乳腺癌的发病率更是以每年 2.70% 的幅度迅速增长,而且有明显年轻化的趋势。调查表明,2015 年美国有 24 000 多例青年(<45 岁)女性被诊断为乳腺癌,我国青年乳腺癌患者占比也高达 10%~20%。在临床结局方面,专家表示,年轻乳腺癌较其他年龄组患者具有更差的预后。究其原因,一方面,年轻乳腺癌常表现出高危复发的病理特征,提示其肿瘤本身存在高度侵袭性的内在特征;另一方面,年轻患者卵巢功能活跃,进一步刺激了激素受体阳性乳腺癌细胞的生长,使得年轻患者具有更高的复发风险。

青年乳腺癌患者发病时年龄尚轻,治愈后的生存期明显更长,在家庭、职场、社会中有承担更多角色的机会和需求。在抗肿瘤治疗的同时,临床工作者还应对年轻乳腺癌患者生育力保护、保留乳房外形等个性化需求加以关注。由于青年人在家庭、社会中扮有重要角色,且青年乳腺癌具有恶性程度高、预后差等特点,因此青年乳腺癌患者存在更复杂的应激反应和适应障碍。相比于其他癌症而言,乳腺癌处于以健康为中心的内在疾病和以形象为中心的外在表现的交界处,该特点的存在使女性患病后的身体呈现出一种性别态的身体特征,女性的乳房在现代社会背景下被赋予重要意义。研究表明，虽然手术切除肿瘤联合放/化疗是现阶段较为成熟的乳腺癌治疗手段，但治疗引起的乳腺缺失、形象紊乱、生育障碍及疲乏无力等问题，不仅给患者带来了巨大的症状负担，还易使患者产生自卑、愧疚等病耻感。这既增加了患者的自责体验，又使其行为风格发生改变，对患者的癌症适应提出了严峻挑战。为了重塑体型，避免佩戴义乳，恢复生活质量并找回自信，越来越多的女性选择乳房重建。然而乳房重建患者也需要经历手术带来的困苦和磨难，如康复过程的艰难，亲密关系的改变和对心理造成的创伤及癌症复发恐惧等。

2. 心理干预支持对于患者身心康复具有重要意义　Henselmans 研究表明，在积极抗癌治疗期间，33%的乳腺癌患者经历了心理困扰，15%的患者在治疗多年后仍然感到痛苦。因此，癌症和/或其治疗的心理后果似乎是持久的。虽然乳腺癌患者治疗后幸存者的人数比例逐年增加，但是青年女性作为一个特殊群体，通常处于家庭、职业和社会非常活跃和关键的时期。乳腺癌患者经历身体形象的改变后，可能会出现自我形象障碍、家庭角色障碍、社交及复发恐惧等严重问题，导致患者心理压力大、心理状况差等。化疗作为乳腺癌系统治疗的辅助手段，然而，化疗一些副作用，如脱发、恶心、呕吐、食欲减退、体重减轻等，不仅使机体功能减弱，还给患者带来巨大的心理痛苦，影响患者的自尊、职业、社会角色、家庭问题及生活质量。Ganz 详细讨论了年轻女性特有的生活阶段，年轻女性在治疗癌症时，常常要照顾年幼的孩子。未生育的女性会面临不孕的可能性和过早绝经的症状负担。此外，没有伴侣的女性可能会更加担忧未来。与有既往经历的老年女性相比，癌症诊断可能是除分娩或其他健康问题外，年轻女性第一次接触乳腺癌医疗系统，这给她们增加了相当大的痛苦。癌症诊断、治疗的复杂性及信息过载都威胁着年轻女性的情绪健康。研究显示，在确诊后 2~5 年，年龄较小是抑郁和焦虑的一个风险因素，且长期的情绪和社会功能障碍随着诊断时年龄的降低而增加。与老年患者相比，青年乳腺癌患者会患有更严重的抑郁症，面临额外的身心压力源，影响患者的自我认知能力和调动自身资源的能力，导致患者心理失调，严重影响患者的身心健康、治疗效果和生活质量。

研究发现，躯体症状的出现常伴随着抑郁或焦虑等情感症状的发生，并进一步加重患者的心理痛苦。有随访研究显示，乳腺癌患者心理痛苦若未能及时有效识别和管理干预，则其在诊断后第 6 年的心理痛苦水平将显著高于其他疾病患者，其生命质量和社会适应会显著低于其他疾病患者。因此，乳腺癌尤其是年轻乳腺癌患者的心理状况识别和适时、合适的科学规范心理干预支持对于患者身心康复具有重要意义。

（二）具体措施分析

1. 本案例选择支持性心理治疗对患者进行三阶段共 12 周的心理干预，结合了患者的评估结果，并由临床医师、护士、心理咨询师、患者共同选定，干预实施者由临床医师、护士、心理咨询师、患者共同完成。

2. 康复效果评价

（1）客观评价：① BIBCQ 在化疗结束一个月时评分为 87 分，较术前及入院前的身体意向评分显著降低。② FoP-Q-SF 在化疗结束一个月时评分为 17 分，疾病恐惧感较低且无需进行心理干预。③ SAS 在化疗结束一个月时评分为 33.75 分，存在一定焦虑，未达到轻度焦虑(50~59 分)临床界值。④ SDS 在化疗结束一个月时评分为 42.5 分，未达到轻度抑郁(53~62分)临床界值。

（2）主观评价：依据上述评价标准，对患者进行主观、客观评价，评价结果证明为该患者制定的支持性心理治疗方案是有一定效果，对于缓解患者的焦虑、抑郁、恐惧情绪，提高生活质量和希望水平等方面有一定影响。

### (三) 建议研究热点

1. 未来以期基于新辅助化疗、放疗、内分泌治疗等，为不同治疗阶段/方式/年龄段的乳腺癌患者人群研发适宜的支持性心理治疗方案并开展相关心理支持干预，可促进乳腺癌患者全病程的心理动态评估、心理状况预警识别并实现及时有效的心理支持，减轻患者负性情绪，增强患者战胜疾病的信心。

2. 开展支持性心理治疗 vs. 正念疗法/认知行为疗法/叙事疗法对乳腺癌患者负性情绪改善有效性的对比研究，以不断改进当前乳腺癌患者支持性心理治疗方案的内容。

3. 开展乳腺癌患者对于所参与的支持性心理治疗体验的质性研究，明确患者对该心理支持方法的看法、需求、意愿，以期形成考虑患者意愿的支持性心理治疗方案的内容，促进决策共享。

4. 结合临床客观化特征指标，如生物信息（脑电、心电、肌电、分子生物等）对开展支持性心理治疗对患者心理状况改善效果进行更客观评估。

（杨 英）

## 案例四　正念自我关怀实践

**案例简介**：一例老年乳腺癌患者实施正念自我关怀训练。训练措施主要包括引导患者进行自我关怀呼吸、放松触摸、行走静观、慈爱冥想、饮食静观、身体扫描、即时自我关怀，以及减少对抗给自己造成不必要的痛苦等，旨在帮助患者有意识地关注身体的感受，训练与身体的连接，并逐步建立对自己身体部位觉察自己思绪的觉察能力。经过训练后，患者的心理痛苦水平显著降低，自我关怀能力得到明显提升。在焦虑方面，患者能够更平和地面对疾病和治疗带来的压力，焦虑情绪得到了有效缓解。同时，患者的抑郁、悲伤情绪也有所减轻，在日常生活中能善待自己，友善地接纳自己的疾病，更加积极地面对生活，对未来充满希望。

### 一、案例描述

#### (一) 病情描述

1. **基本信息**　患者朱某，女，62岁，已婚，文化程度中专。

2. **现病史**　患者主诉10 d前体检发现左乳包块，无红肿热痛，乳头无溢血溢液，左乳头内陷。2022-10-24于某区人民医院彩超提示：左乳乳头下方可见1.3 cm×0.7 cm低回声肿块 BI-RADS 5，双侧腋窝可见异常肿大淋巴结，最大者为1.3 cm×1.1 cm。患者为进一步治疗来院门诊，以"左乳结节"收入院。入院后行全身检查，血常规、肝肾功能、心电图、凝血机制未见明显异常。PET-CT示左乳内上象限见结节状异常放射性浓聚影，考虑左乳癌，余检查未见明显转移现象。乳腺MRI示：左乳内上象限多发肿块，符合BI-RADS 4c。

3. **家族史**　家族无肿瘤病史。

4. **既往史** 既往无慢性病史。

5. **诊断** 左乳浸润性乳腺癌(根据术后病检结果)。

6. **主要治疗** 2022-11-09根据病理免疫组化"左乳"免疫表型：CK(＋),ER(强＋,约90%),PR(强＋,约70%),HER2(1＋),CK5/6(－),EMA(＋),P63,Calponin示肌上皮消失,Ki-67阳性率约25%。结合"左乳"穿刺结果符合浸润性乳腺癌,考虑非特殊型,含少许浸润性微乳头状癌(7分,2级)。建议患者先行术前新辅助化疗,与患方充分沟通后制定PAC化疗方案,患者于2022-11-11行PICC置管,2022-11-14行第一次化疗,化疗方案为：PAC(环磷酰胺0.8 g＋白蛋白脂质体紫杉醇400 mg＋多柔比星脂质体40 mg),2022-12-07行第二次化疗,患者由于经济原因,要求更改化疗方案,化疗方案：(环磷酰胺0.8 g＋白蛋白紫杉醇400 mg＋盐酸表柔比星120 mg),2023-01-03、2023-01-31、2023-03-02、2023-03-30第三、四、五、六次化疗均按此方案,化疗后无明显不良反应。2023-04-28在全麻下行左乳全切术＋同侧腋窝淋巴结清扫＋筋膜组织瓣成形术,术后病检示：左乳高级别导管原位癌,可疑有浸润,腋窝淋巴结见癌转移(2/8)。

7. **心理评估** 借助心理痛苦温度计(distress thermometer,DT)、自我关怀水平量表(SCS)、抑郁自评量表(SRDS)、焦虑自评量表(SAS)对患者进行评估。从测试结果看,患者近期的心理痛苦水平高达8分;自我关怀水平1.08,属于低水平自我关怀;处于中度焦虑、中度抑郁的心理状态。见表3-2-4-1。

表3-2-4-1 患者干预前后心理护理评估结果

| 评估内容 | 评估时间 | |
|---|---|---|
| | 干预前 | 干预后 |
| 心理痛苦温度计 | 8 | 3 |
| 自我关怀程度自测量表 | 1.08 | 2.6 |
| SDS | 67 | 48 |
| SAS | 63 | 40 |

(二)患者心理康复需求

1. 患者希望降低心理痛苦水平。
2. 患者希望提高自我关怀水平。
3. 患者希望降低焦虑、抑郁程度。

(三)采取的心理干预措施

1. 患者在住院期间除接受常规护理外,住院期间和康复期间参加正念自我关怀训练4次,包括住院期间2次线下心理团体,出院后2次线上心理团体(考虑老年患者年龄和身体状况)。团体形式为封闭式团体,每次90 min,共四周。

2. **正念自我关怀团体训练** 主要内容见表3-2-4-2。

表 3-2-4-2　正念自我关怀团体训练主要内容

| 课程编号 | 标题 | 主题 | 冥想(M)与非正式练习(IP) | 课堂练习 |
|---|---|---|---|---|
| 1 | 初相逢：介绍正念自我关怀（团体） | 欢迎和自我介绍<br>如何学习正念自我关怀<br>正念自我关怀在乳腺癌方面的研究成果 | 呼吸冥想(M)<br>放松触摸(IP)<br>即时自我关怀(IP) | 我为什么到这里来<br>制定团体规则<br>我会怎样对待生病的朋友和自己<br>家庭练习 |
| 2 | 正念与自我关怀在乳腺癌患者中的应用 | 什么是正念<br>正念与自我关怀的意义 | 自我关怀呼吸(M、核心)<br>日常生活中的正念(IP)<br>日常生活中的自我关怀(IP)<br>行走静观(IP) | 理解疾病过程中对抗是如何给我们造成痛苦的<br>家庭练习 |
| 3 | 培养正念慈悲之心 | 学习唤起慈悲与关怀的身体感觉<br>练习慈爱冥想<br>找到慈爱话语 | 自我关怀呼吸(M、核心)<br>给所爱的人慈爱(M)<br>寻找自己的慈爱话语(IP)<br>给自己慈爱(M、核心) | 把慈爱的觉知带给生病的自己<br>用自我关怀激励自己<br>家庭练习 |
| 4 | 拥抱你的生活 | 培养病友的幸福感<br>品鉴与感恩<br>自我欣赏<br>坚持练习的小建议 | 饮食静观(M)<br>身体扫描(M)<br>为小事感恩<br>欣赏我们的美好品质(IP) | 探讨如何把练习带入日常生活<br>给每位学员送礼物 |

3. 开展正念自我关怀团体训练具体方法　每次课程由2名护士负责，其中一位具有正念培训师资质。具体训练课程安排如下。

第1周课程：介绍正念自我关怀（团体），包含以下内容。① 带领者和病友的自我介绍。② 乳腺癌疾病相关健康教育。③ 介绍正念自我关怀在乳腺癌方面的研究成果。④ 自我关怀呼吸训练。⑤ 什么是自我关怀。⑥ 放松触摸训练。⑦ 如何在身体不舒服时给予自己即时自我关怀。⑧ 病友分享今天练习的感受，探询对练习的理解和困惑。⑨ 布置家庭练习。

第2周课程：正念与自我关怀在乳腺癌患者中的应用，包含以下内容。① 什么是正念。② 自我关怀呼吸训练。③ 讲解我们对抗罹患的疾病或身体不舒服时，给自身造成的不必要痛苦。④ 正念行走训练。⑤ 日常生活中的正念训练和自我关怀心理。⑥ 病友分享今天练习的感受，探询对练习的理解和困惑。⑦ 布置家庭练习。

第3周课程：培养正念慈爱之心，包含以下内容。① 学习唤起慈爱与关怀的身体依据。② 自我关怀呼吸训练。③ 慈爱冥想训练。④ 找到慈爱话语的训练。⑤ 病友分享今天练习的感受，探询对练习的理解和困惑。⑥布置家庭练习。

第4周课程：拥抱您的生活，包含以下内容。① 正念饮食训练。② 欣赏自己美好的品质。③ 自我关怀身体扫描训练。④ 为小事感恩。⑤ 与病友探讨学习后静观自我关怀如何开展，带领者给予坚持练习的建议。⑥ 病友分享四周课程学习的感受，探询对练习的理解和困惑。⑦ 给每位病友送小礼物，感谢自己愿意花时间照顾自己。

## 二、案例分析

### (一) 案例相关理论和方法

**1. 乳腺癌患者心理护理的目的和重要性** 乳腺癌患者在诊断和治疗过程中会经历身体多方面的变化,比如乳房切除后形象的改变、化疗药物造成的脱发、癌性疲乏、激素改变引起的失眠、潮热等不适,以及性生活问题等。这些问题均会影响患者的身体状态和心理状态,患者常常会选择回避和退缩等心理防御机制来应对,以致产生负面的心理和生理状态,增加心理社会问题的发生率。因此,护理人员有必要关注患者的精神心理状态,进行必要的心理评估及心理护理干预。

**2. 正念自我关怀训练方法及理论基础** 静观自我关怀(mindful self-compassion, MSC)作为体验式的心理减压课程,由美国心理学家 Neff 于 2003 年提出。Neff 将自我关怀(self-compassion)定义为:对自身困难和痛苦保持开放性,不去回避或隔离,且面临困境时可以给予自己以关爱与支持,面临痛苦、不足和失败时可以给予自己不加评判的理解,同时还能意识到自己的遭遇是大部分人类所共同经历的一部分,有一份渴望减轻痛苦和治愈自己的友善。自我关怀包括三个基本成分。① 善待自我(self-kindness),即在失败和痛苦时理解和宽容自己。② 共通人性(common humanity),即把自己的经验看成人类经验的一部分,不孤立地看待自己的遭遇。③ 正念(mindfulness),即觉察和面对痛苦,不夸大不缩小。本案例通过四周正念自我关怀训练让乳腺癌患者了解到我们的经历和痛苦是人类所共有的,而非仅仅是自身的原因;同时让患者了解到自我友善的力量,在感到痛苦或者是失败的时候能给予自己温暖,而不是一味地自责自己;让患者以一种非评判的态度接纳自己当下的状态,不论是自己好的部分还是不好的部分。

**3. 正念自我关怀训练国内外研究现状** Breines 研究发现自我关怀可以在个体应对压力时生理有更健康的反应。Gilbert 和 Glover 等学者研究发现当让个体做简单的自我关怀练习时,就可以降低他们的压力激素皮质醇,并增加其心率可变性,从而增强他们应对压力时的自我安抚能力。国内目前有少数几例关于自我关怀的心理学研究。陈迪等针对体外受精-胚胎移植者实施静观自我关怀八周干预计划,有效提升患者的自我关怀水平,减轻疾病及辅助生殖带来的病耻感。刘取芝等人通过研究发现静观自我关怀训练能够总体上改善参与者的抑郁情绪和交往焦虑、疏离感状态,对个体心理健康和社会交往具有促进作用。

**4. 本案例心理干预计划的制定** 针对患者心理测评结果:心理痛苦水平>4分,引起心理痛苦的原因主要包括身体问题、情绪问题、交往问题和实际问题。其中,身体问题包括疼痛、消化不良,情绪问题包括担忧、悲伤、恐惧、睡眠问题等,实际问题主要是经济问题,交往问题主要是与亲友相处问题。自我关怀水平在 1~2.5 分,说明患者自我关怀程度较低;SDS 抑郁自评量表 67 分,SAS 焦虑自评量表评分处于 63 分,该患者处于中度抑郁、焦虑状态。我们采取四周正念自我关怀训练帮助患者缓解焦虑、抑郁、恐惧等,提高睡眠质量及与家人交往质量,提升自我关怀水平。

### (二) 具体措施分析

1. 指导患者进行自我关怀训练是有效的,患者通过参与科室心理团体活动,心理状态明显好转,主动向家人及其他病友分享自己的改变和感受。

2. 疾病心理健康教育是非常必要的,很多患者的恐惧、担心是源于对疾病的不了解,长期的负面情绪将会影响患者的正常生活,甚至会影响治疗的依从性。

3. 在线上课程中,患者对一些理论部分的内容了解不清楚,可能与线上教学,有时网络原因或者在家里受到外界干扰有关。

4. 课后练习完成不够好,可能与肿瘤患者疲乏、化疗后副作用等有关,效果有限。

5. 术后患者没有按照护理人员指导多饮水,导致术后发生了下肢静脉血栓。主要是在健康教育宣教接受方式上,患者选择听信了其他患者的建议,认为少喝水可以减少引流量,所以一直不喝水直到发生血栓。

(三) 提出研究热点

1. 患者的正念自我关怀方案还有待进一步细化及个性化。现有与乳腺癌正念相关的研究多在术后或者化疗期的应用效果,今后可进一步研究针对肿瘤患者正念康复方案在不同年龄段患者心理护理的效果差异,细化正念康复方案并形成指南,供临床选择。

2. 未来国内的研究者可针对正念康复开展多中心相关研究,从而规避目前所开展研究的样本量较少,可能存在民族、地区差异等影响因素。

3. 利用信息化技术探索正念康复训练实时反馈系统的构建与研发,对患者正念康复的实施进行督促和监测,以提高正念康复的效果。同时,还便于延长随访时间,观察患者的远期效果。

(余 纯)

## 案例五 基于正念的妊娠期乳腺癌患者的心理干预

### 一、案例描述

(一) 病情描述

1. **基本信息** 伍女士,39 岁,二婚二育,大专,城镇医疗。

2. **现病史** 患者主诉 2022 年 1 月体检时发现乳房肿块大小约为 1 cm,9 月份再次体检时,肿块增大至 5 cm。10 月份在当地在局麻下行右乳穿刺活检,确诊三阴性乳腺癌,患者为进一步治疗于 2022 - 11 - 03 入院。乳腺及腋窝彩超右乳导管增宽。双侧腋窝多发淋巴结可见。右乳出现以实性低回声为主的混合回声包块,考虑为乳腺癌 BI - RADS 5:高度怀疑恶性。产科彩超:宫内单活胎妊娠,约 24 周,ROA。胎盘Ⅰ级(建议复查)。子宫及双附件彩超妊娠子宫,单活胎,建议复查。腹部彩超胆囊多发结石,胆囊炎。穿刺活检:结果(右乳肿物穿刺组织)乳腺浸润性导管癌 3 级,癌细胞胞浆透亮,可能是妊娠激素所致。免疫组化:CK7(+)、SMMHC(−)、E-cadherin(+)、$P120$(膜+),CK5/6(+),CK(+),$P63$(−),ER(−),PR 散在(弱+),Mammaglobin(−),GATA3(+),Ki - 67 约 40%(+),CerbB - 2(1+)。产科查体:宫底脐上 1+指,胎心 147 次/min,未扪及明显宫缩。末次月经:2023 - 05 - 19,根据 NT 推算预产期:2024 - 03 - 01,G6P2 宫内妊娠 24 周 5 d 单活胎。

3. **家族史** 家族无肿瘤病史。

4. **既往史** 既往无慢性病史。

5. **诊断** 乳腺癌(临床分期 T3N0M0,病理结果ⅢA 期,三阴性乳腺癌),孕 24 周。

6. **主要治疗** 2022 - 11 - 10 产科和临床药学中心共同召开大会诊,制定了综合治疗计划方案,包括表柔比星、环磷酰胺、多西他赛以及放疗。首先进行 EC 序贯 T 化疗联合放疗,即表柔比星和环磷酰胺进行 4 次化疗,随后进行生产,再进行多西他赛 4 次化疗。在化疗过程中出现了白细胞降低和胎动加快的情况。2023-02-14 顺利产女。2023-05-20 行右乳腺癌根治术,术后病理检查显示:右乳浸润性导管癌Ⅲ级,肿块大小为 5.5 cm×4 cm×2.6 cm;乳头未见癌侵犯,皮肤切缘及基底部未见癌残留。符合化疗后反应为 G4 级(浸润癌组织数量减少比>90%,Miller-Payne 系统)。仅有少数残余的癌细胞散在分布;未见肯定的脉管内癌栓,淋巴结未见转移(0/18)。免疫组化显示:肿瘤细胞 ER(-)、PR(-)、AR(-)、CerbB-2(-)、CK5/6(-)、EGFR(++)、E-cadherin(++)、Ki67(45%)。TNM 分期为 T3N0M0。ⅢA 期。2023-06-20 伤口愈合后行 25 次放疗,后期根据指南进行长期复查随访。

7. **心理相关评估** 通过 PHQ-9 健康问卷、广泛性焦虑障碍识别评估工具 GAD-7 量表、相关评估工具,对患者术前及术后第 1 d 进行肢体功能客观评价并以患者主诉为主观评估结果,具体评估结果见表 3-2-5-1。

表 3-2-5-1 患者入院心理相关评估结果

| 时间 | PHQ-9 | GAD-7 | 主诉 |
|---|---|---|---|
| 入院 2022-11-03 | 14 | 18 | 1. 经济压力非常大<br>2. 二婚,需要通过小孩维持夫妻关系,担心疾病治疗方案会导致胎儿流产与畸形 |

(二) 心理干预目标

在 2 个月内患者焦虑抑郁症状减轻。

(三) 采取的心理干预措施

对患者及胎儿进行全面评估,根据患者的心理问题及胎心监护等,结合患者的年龄、学历、经济状况、社会支持、个人兴趣爱好等具体情况制定心理康复计划。包括针对患者心理康复及针对胎儿监测两个方面,以心理干预处方的形式分阶段实施。具体如下。

1. **第一阶段** 从入院至第四次化疗结束(2022 年 11 月 3 日至 2022 年 1 月 25 日):建立群体打卡制度,患者参与团体正念认知疗法课程培训,并向其介绍干预流程和正念知识。正念训练的主要内容包括身体扫描、正念呼吸、坐姿冥想、正念瑜伽以及正念行走等。干预处方如表 3-2-5-2 至图表 3-2-5-9。

表 3-2-5-2 第一周:正念与乳腺癌

| 条目 | 具体内容 |
|---|---|
| 第一步:介绍与健康教育,同伴教育 | 1. 患者分组,相互介绍<br>2. 健康教育:首先介绍乳腺癌(特别是妊娠乳腺癌)治疗结束后对(胎儿会有什么影响)及患者产生哪些负性情绪及其对生活和治疗的影响;如何数胎动;乳腺癌患者为什么适用于这项正念技术;正念的定义、来源和机制;正念疗法的主要技术(分别适用于的人群);正念训练的态度<br>3. 曾患有妊娠期乳腺癌的志愿者分享育儿与抗癌经历 |

(续 表)

| 条 目 | 具 体 内 容 |
|---|---|
| 第二步：正念进食练习 | 正念葡萄干练习：<br>　　音频话术：让我们开始正念葡萄干练习。请拿起一粒葡萄干，将其放在你的手掌心。现在，想象一下你从未见过这个小东西，就好像你是第一次看到它一样。请细心观察，这个练习可能会持续几分钟<br>　　首先，仔细观察它的形状、颜色、表面和表面的纹理。用拇指和食指轻轻捏住它，感受它的温度和质地。观察当你转动它时，表面反射的光线和色彩的变化。接下来，温柔地闭上双眼，体会指尖触摸它的感觉，并感受它的重量、质地和表面的褶皱<br>　　将葡萄干放到鼻尖深深地吸入一口气，闻它的气味。想象它入口会有什么味道？描述一下这种味道。是甜的还是咸的？还是有些泥土芳香的味道？留意一下你的嘴里或消化道里可能会有的反应<br>　　此刻可能会有一些念头在你脑海中闪现，例如关于你对这个东西的喜好或不喜好的记忆。只需觉察这些念头的存在，然后将注意力收回到当前对气味的觉察上<br>　　将这个葡萄干举到耳边，用手指轻轻搓动几下。你能听到什么声音吗？是它自己发出的声音，还是手指搓动时发出的声响？放松心态，尝试一下<br>　　现在，轻轻地将它放在嘴唇上，用嘴唇来感受它的质地。和之前用手指感觉有什么不同吗？<br>　　接下来，如果你准备好了，就请将它放入口中。先在舌头上待一会儿，感受它的质地。当你准备好后，开始咀嚼。注意它质地的变化和口中滋味的变化。当你慢慢地咀嚼时，留意是否有想要咽下它的冲动。当咀嚼充分时，慢慢地咽下它。你能感觉到它从食管通过的感觉吗？留意口中是否还有余味，以及身体是否感觉到了一粒葡萄干的重量<br>　　以上练习强调了初学者的心态，即用好像第一次见到它那样来观察我们已经熟悉的事物。用这种方式来吃葡萄干，会带来一种全新的感受。它吃起来的味道可能会更加丰富，因为你更加专注地品味每一口食物。与平时匆忙地将葡萄干塞进嘴里相比，用正念进食的方式会让你更加细致地感受到食物的质地和味道。如果你更多地用这种正念的方式来进食，你可能会吃得更少，但更加满足，因为你会更加享受食物的美味。建议你尝试用这种方式来吃一餐饭。每吃一口，放下餐具，闭上眼睛，用心地充分地咀嚼这口饭，观察食物质地和滋味的变化。然后再拿起餐具，吃下一口。虽然这样一餐饭会花更长的时间，但相信你会更加享受食物的美味和进餐的快乐 |
| 第三步：正念呼吸练习 | 　　音频话术：请找一个舒适的坐姿，让上身保持端正和平衡，背部尽量挺直，不要含胸。让自己既放松又保持清醒。现在，将一只手轻轻地放在腹部，就在肚脐下面的位置，另一只手放在上胸部，靠近锁骨的位置。闭上双眼，专注地感受呼吸。只需觉察，无需做出改变<br>　　当你吸气时，意识到自己在吸气；当你呼气时，意识到自己在呼气<br>　　留意双手随着呼吸的运动。是否有一只手的运动比另一只手大？在哪里感觉到最大的运动？是否有一只手根本没有运动？吸气和呼气的持续时间如何？它们的长度相同还是不同？哪个阶段更长？吸气和呼气之后是否存在短暂的停顿？整个呼吸是否顺畅？还是在某些部位有些许阻塞<br>　　当你专注于呼吸时，你是否察觉到呼吸发生了什么变化？这种变化是什么样的？现在，只需静静地坐着，专注地体察呼吸。如果你的注意力开始飘移到其他想法，只需轻轻地将它们带回呼吸 |

(续 表)

| 条 目 | 具 体 内 容 |
|---|---|
| 第三步：正念呼吸练习 | 　　当你坐在这里，你是否能感受到身体其他部位的感觉？脖子是否感到紧张？肩膀和手臂呢？你是否能感受到心脏的跳动和胃肠的蠕动？几分钟后，放松双手，让它们自然地放在身体两侧，慢慢地睁开双眼，回到此刻所在的房间里。在进行这个练习时，你觉察到了什么？通常，人们会试图调整呼吸，尤其是听说某些方式更好时，会不断评判"我的呼吸太浅了，不够深长"等。这个练习的目的是不改变呼吸方式，你能做到吗？或许会感到有些困难。许多人反应，仅加强呼吸的关注就能导致一些改变，如呼吸变慢，感到更加放松等。每个人的情况各不相同。有些人可能会觉得呼吸困难或焦虑。所有这些感觉都是正常的，不需要担心和忧虑<br>　　另外一个常见的现象是注意力会从呼吸上移开，往往练习一会儿就会发生。请记住，注意力是一种能力，需要通过练习来加强 |
| 第四步：交流与反馈 | 交流此刻练习的体会与提问 |
| 第五步：发放音频、正念手册 | 正念进食与正念呼吸音频；教患者填写正念练习记录手册内容 |
| 第六步：布置家庭作业 | 根据正念进食与正念呼吸音频练习上课内容 |
| 心理干预形式 | 集中练习与独自练习 |
| 练习的频次 | 集中：每周一次<br>日常：每周5～7次 |
| 练习的时间 | 集中：1.5～2.5 h<br>日常：20～30 min |
| 注意事项 | 1. 练习的过程中如出现胎动频繁或头晕等不适要休息<br>2. 一定要集中注意力，也就是专注<br>3. 必要时有人陪伴 |

表3-2-5-3 第二周：压力与乳腺癌

| 条 目 | 具 体 内 容 |
|---|---|
| 第一步：分享与答疑 | 对上次的家庭作业及练习情况进行讨论与分享，解答训练过程中的疑惑 |
| 第二步：复习正念呼吸 | 具体内容同上 |
| 第三步：躯体扫描 | 　　音频话术：开始前找个舒适的地方坐下或躺下来，闭上眼睛。从脚趾开始，慢慢地扫描身体每个部位，留意感受，不评判，只是觉察。如果感受到紧张，停留片刻，深呼吸放松。这个过程可以帮助你更深入地感知身体的感受，促进放松和心理平衡 |

(续表)

| 条目 | 具体内容 |
|---|---|
| 第三步：躯体扫描 | 慢慢地闭上眼睛，让眼睑缓缓合拢，让呼吸变得自然而无拘无束。感受横膈膜的放松，让吸气和呼气自然地流动，不用刻意地放慢呼吸也不要刻意呼吸。保持这种放松的呼吸节奏，成为自然律动<br>或许你会察觉到吸气和呼气之间的微妙差别，一股凉意随吸气进入，而呼气时则带着温暖流出。再次吸气，再次呼气，继续保持自然的呼吸节奏<br>我们现在开始放松全身的每一块肌肉，你只要把注意力放在我们引导的地方就可以了<br>现在把注意力放在右脚，右脚的趾头、脚背、脚底、脚跟、脚踝，接下来，把注意力往上移到小腿、膝盖，大腿，一直到臀部。你可能感觉到整个右腿完全放松了<br>现在把注意力移到左脚，左脚的趾头、脚背、脚底、脚跟、脚踝。然后，缓慢地将注意力向上移至小腿、膝盖、大腿，直到臀部。让左腿完全放松，感受所有的紧张都完全释放，沉浸在这种轻松的感觉中<br>现在，将你的注意力转移到右手：从手指开始，逐渐移向手腕、手背，再延伸至手肘，直至手臂，最终抵达肩膀。全神贯注地感受右手的每个部位，让它们完全放松<br>现在，将你的注意力转移到左手：从手指开始，逐渐移向手掌、手腕，再延伸至手背、手肘、手臂，直至肩膀。全神贯注地感受左手的每一寸，让它完全地放松<br>接着，将注意力集中在脊椎，感受着脊柱周围的肌肉完全放松。然后，将注意力移至腹部，包括小腹、腰部、胸膛，你会发现整个躯干完全放松了<br>现在，将注意力转移到脖子，包括前颈和后颈，感受整个脖子完全放松<br>接下来，将注意力集中在下颚、嘴巴、鼻子、脸颊、眼睛、额头，感受整个脸部、头部，甚至包括耳朵和周围肌肉的放松。他们也都放松下来了<br>最后，将注意力放在头顶，感受头顶被头发覆盖的区域一直连接到脖子，让整个头部完全放松。是的，你的身体、躯干、四肢和头部都完全放松了<br><br>接下来有 2 min 的时间，在这个深度的放松里面，现在做一次呼吸，感觉有能量进入你的身体，进入宝宝的身体里，进入你的手背，进入你的腿。你可以动一动手指头，或者是动一动脚趾，让自己慢慢地复苏 |
| 第四步：交流与反馈 | 交流此刻练习的体会与提问 |
| 第五步：发放音频 | 躯体扫描音频 |
| 第六步：布置家庭作业 | 继续正念进食与呼吸练习及进行躯体扫描的练习 |
| 心理干预形式 | 集中练习与独自练习 |
| 练习的频次 | 集中：每周一次<br>日常：每周 5～7 次 |
| 练习的时间 | 集中：每次 1.5～2.5 h<br>日常：每次 20～30 min |
| 注意事项 | 身体扫描时一定要放松，跟着音频走 |

表3-2-5-4 第三周：正念瑜伽

| 条　目 | 具　体　内　容 |
| --- | --- |
| 第一步：分享与解答 | 对上次的家庭作业及练习情况进行讨论与分享，解答训练过程中的疑惑 |
| 第二步：坐姿冥想练习 | 音频话术：找到一个舒适的姿势坐好，确保脊柱挺直，头位于颈部的正中间，双肩自然下垂。若坐在椅子上，向前坐，双脚平放于地板或垫子上，脊柱平衡，避免靠在椅背上。若坐在垫子上，可垫高臀部，保持双腿有足够空间放松，也可用垫子支撑腿的外侧。双手轻松置于大腿或膝盖上，保持舒适稳定的姿势<br><br>现在，用注意力关注呼吸时气流的出入……放松思绪……给予自己一些空间……不刻意制造任何情境……只需简单地感受……随着每一次吸气，胸腔和腹腔轻轻隆起……随着每一次呼气，胸腔和腹腔轻轻下落……让呼吸自然而然地发生……感受气流的吸入和呼出……不必控制或改变呼吸……只需感受……一进，一出，一起，一落……让呼吸按照自己的节奏自然进行……让我们的思绪停驻于此刻……觉察呼吸时身体的微妙变化……<br><br>当我们专注于感受呼吸时，请将注意力再次集中……感知气流流入时的感觉……气流流出时的感受……即随着呼吸而产生的胸腔和腹腔的轻微起伏……温柔地、安静地体验……体验这份呼吸的知觉……感受每一次的呼吸，每一次的起伏……将注意力聚焦于呼吸之上……一次又一次，并不需要干预呼吸的深浅或节奏……每一次呼吸都有其独特之处……只需任其自由地发生、自由地变化……此刻，只需感知……这一吸，这一呼……也许你会发现注意力分散了……这是正常的……也许脑海中涌现着一连串的想法……计划……回忆……或担忧……或许你已经有一段时间没有意识到呼吸了……这都没关系……不必责备自己，分析是如何走神的……只需温柔地让这些想法离去……然后重新开始……将注意力回归到呼吸的感受之上……这个过程会反复发生……注意到分心的现象……然后回到呼吸上……一次又一次……这正是冥想练习的核心……耐心与平静在这个过程中不断增长……<br><br>接下来，在感受呼吸的同时，有意识地关注此刻身体的感觉……有时，某些感觉会变得强烈……以至于你不得不从呼吸中移开注意力……这也没关系……如果身体的某些部位感觉强烈……试着不要刻意抑制或排斥这种感觉……而是用知觉全面地感知这一部位的感觉和变化……这时，身体感觉成为冥想练习的焦点，而呼吸则成为背景的锚点……<br><br>当强烈的身体感觉涌现时，在心中给它贴上一个标签……也许是疼痛、瘙痒、麻木、压迫……无论标签是什么，只需知道即可……不必判断好坏对错……只是与此刻的感觉相处……观察它和它的变化……不要试图捕捉它，也不要试图改变它……就像对呼吸一样对待这种感觉……给予它一些空间……用开放、放松和自由的态度来对待它……不必刻意改变或控制这种感觉……只需体验它们是否也在发生变化……只需用放松的态度体验这些不舒服的感觉，而不是与它们对抗或抗争……<br><br>当不舒服的感觉涌起时，我们会自然地想要摆脱它或感到生气和害怕……也许这些感觉会引起精神和身体上的紧张……在这时，只需意识到这些反应的出现……然后回归到直接的感受之中……以轻松的心态观察这些感觉的变化。如果不舒服的感觉进一步加剧，可以适当地调整一下姿势……有意识地感知整个调整过程的发生……考虑如何进行调整……然后用知觉来体察整个过程……调整完毕后，再次回到静止和放松的坐姿……意识到整个调整过程的发生……<br><br>现在，再次将注意力聚焦在呼吸上……感受每一次呼吸的开始和结束……感受吸气时腹部的隆起，然后自然转变为呼气，腹部缓缓下降……对每一次呼吸的吸气和呼气保持觉知，就像每一次都是第一次发生一样……保持这份觉知……在当下， |

(续 表)

| 条　目 | 具 体 内 容 |
|---|---|
| 第二步：坐姿冥想练习 | 一切都只是简单地存在着……无需去任何地方，也无需做任何事情……就是这样，在此刻……生命就在当下这一时刻……在这里，存在于呼吸的一进一出中<br>　　接下来，将觉知扩展，从呼吸的觉知扩展到包括其他类型的觉知，同时保持呼吸始终作为一个锚点。如果发现注意力漂移到过去或将来，可以利用呼吸帮助我们回到现在<br>　　然后，将注意力集中在声音之上……只需聆听……注意到听其实无需太多的努力……声音会自然地传入我们的耳膜……只需认真地聆听……这来自身体内部、房间内外的声音，甚至是寂静……无需制造声音，也不需要让某个声音停止……不必辨别声音或评判它的好坏，与自己的喜好无关……只需轻松地聆听……用我们的觉知，当声音出现时，听到它、接受它，然后自然地离去……让自己沉浸在声音的海洋之中。允许意识进一步扩展，包括感觉和情绪……留意此刻内心的情感色彩……是平静、安详，还是有些枯燥？是快乐、烦躁、悲伤、恐惧，还是中立？敞开心扉，用觉知感知情感，就像感知呼吸、身体和声音一样……意识到任何特殊情感的涌现……留意情感可能出现在身体的某个部位，比如腹部、心脏、咽喉，甚至聚集在眼睛周围……接受此刻可能存在的情感……体验情感的涌现和消散……变化和转变……随着每一次呼吸，没有对错之分，只是允许情感的流动，接受情感的出现和消逝……<br>　　接下来，观察头脑中的想法……不需刻意制造，只需简单观察它们的涌现与离去……用一点好心态，"下一个想法会是什么呢？"……觉察想法出现的瞬间……感受它们的形成……观察它们的升起、达到顶峰，然后逐渐减弱消失……就像蔚蓝宁静的天空中飘过的一朵白云……看到想法的出现……想法的离去……不管它们愿意与否……只需静静地看着它们来，看着它们去……不必被这些想法带走，无论内容是愉快还是不愉快的……只需用我们的觉知去感受……去感受可能的平静或安详……接受想法，就是它们此刻的样子……意识到想法只是想法，而你比想法要宽广得多<br>　　最后，再次回到呼吸……感受随着每一次吸气、呼气，胸腔和腹腔的扩展与起伏……一吸、一呼、一起、一落……此刻，无需刻意发生任何事情，只需有意识地存在，与呼吸在一起……用知觉关照着每一次呼吸。如果注意力飘移……昨天的情景……明天的计划……身体的不适和疼痛……这都没有关系……意识到注意力的分散，然后简单地不加任何责备地将它收回到呼吸之上……一次又一次地将注意力收回，正是这项练习的核心……一次又一次，用爱心和耐心来完成训练……<br>　　下面，我们将要结束这个练习，轻轻地睁开眼睛……花一点时间倾听此刻周围的声音……感受一下身体……然后将这份对此时此刻的觉知……带入到你接下来一天的生活中去…… |
| 第三步：正念瑜伽 | 让我们深入了解瑜伽的起源、作用以及练习中需要注意的事项，特别强调瑜伽练习中的安全性。在引导患者时，强调用正念的态度对待每个动作，用觉知关照每个运动的感觉和呼吸是此项练习的核心<br>　　在进行瑜伽练习时，首先要确保选择一个舒适的姿势，仰面朝天躺下，让身体放松。在执行动作过程中，务必注意保持平稳的呼吸，不要过度用力或呼吸急促。如果感觉有不适或紧张，可以通过调整姿势或放松身体来缓解。强调患者要专注于每个动作的觉知和呼吸，不要匆忙完成动作，而是要细心感受每个动作带来的效果<br>　　下面是一些常见的瑜伽练习动作及注意事项：<br>1. 舒服的姿势仰面朝天躺下<br>2. 当伸展手臂举过头顶时，同时向远处蹬脚跟，让整个身体得到伸展和拉伸 |

（续　表）

| 条　目 | 具　体　内　容 |
|---|---|
| 第三步：正念瑜伽 | 3. 骨盆摇动时，呼气时将后腰贴向地面，摇动尾骨，收缩小腹<br>4. 在吸气时，向脚的方向摇动坐骨，让后腰离开地面，小腹隆起<br>5. 将大腿贴向胸口时，双手搂住双膝盖，向胸口抬起，身体蜷成一个球。轻轻摇动双膝，放松背部肌肉<br>6. 为了深化这个动作，呼气时抬头，前额伸向膝盖，下一个吸气时慢慢放松头部回到地面<br>7. 进行髋屈肌伸展时，双手搂住右侧膝盖贴向胸口，呼气时用力，吸气时放松，左腿直平放在地上。反复几次后，放松右腿回到地面，然后换左侧膝盖，将单侧膝盖贴向胸口，另一条腿伸直<br>8. 要加深以上动作，可以在呼气时抬头，前额向弯曲的膝盖贴近，坚持几秒钟，然后吸气放松全身。头向膝盖，另一条腿伸直<br>9. 在猫式伸展中，身体摆成四脚桌子的姿势，呼气时，背向天空拱起，低头看肚脐。吸气时，放松脊背，腹部向下落，抬头看天并撅起臀部，感受从尾骨到颈椎像一条曲线在波浪起伏。随着呼吸，反复几次这样的运动<br>10. 在平衡式中，在四脚桌子姿势的基础上，吸气时抬起右臂和左腿，并与地面平行。保持稳定的呼吸来支持这个平衡姿势，下一个呼气时放松手臂和腿回到中立的四脚桌子姿势。吸气换到另一侧<br>11. 在弓桥式中，慢慢地将身体转回到平躺放松姿势。吸气时双手举过头顶，手背放在地面上。弯曲双膝，双脚平放在尽量靠近臀部的地方。抬起臀部，用大腿、后背和腹部的肌肉保持这个姿势。双手也可以放在身体的两侧<br>12. 脊柱扭转时，双手十指交叉，托住头发，双肘向侧面打开成"T"的姿势。呼气时，将并在一起的弯曲双膝落到身体的一侧，头转向另一侧。吸气时，身体回到中央，下一个呼气时做另一侧<br>13. 抬单侧腿时，吸气时将左腿直着抬起指向天空，右侧膝盖弯曲，右脚平放在地面上保持平衡。同时转动举起的脚踝<br>14. 要加深这个动作，可以用双手托住举起的腿的小腿或者大腿，轻轻向头的方向扳<br>15. 持续加深这个姿势，可以在呼气的时候，抬起头伸向膝盖，呼气的时候慢慢放松，头和腿回到地面上<br>16. 侧面抬单侧腿时，身体侧躺，胳膊支撑头部。抬起上面的那条腿，脚尖勾向前方。呼气的时候慢慢落下这条腿。然后身体转向另一侧重复<br>17. 在低眼镜蛇式中，平趴在地面上，双臂放在身体的两侧，下巴或一侧脸颊放在地面上。双脚并拢，收紧臀部和腹部的肌肉。吸气时慢慢抬起头看远方。保持住这个姿势，然后慢慢放松头回到地面上<br>18. 在初级蝗虫式中，头依然放在地上，双脚并拢，收紧臀部和腹部。吸气时保持右腿伸直抬起右脚后跟。保持片刻，呼气时放松右脚回到地面上。重复另外一侧<br>19. 全身蝗虫式中，如果想加深这个姿势，吸气时，同时抬起头、上半身、双腿和双脚<br>20. 在结束动作时，缓缓转过身体，回到仰面朝天的休息姿势，然后静静地躺下，保持5～10 min<br>在这个姿势中，将注意力聚焦在呼吸之上，观察腹部随着呼吸的起伏。逐渐将注意力扩展到全身，将呼吸传送到任何感到紧张或不适的部位 |
| 第四步：交流与反馈 | 交流此刻练习的体会与提问 |

(续　表)

| 条　目 | 具　体　内　容 |
| --- | --- |
| 第五步：练习一遍 | 教会患者将坐姿冥想、躯体扫描、正念瑜伽按顺序练习一遍 |
| 第六步：发放音频 | 坐姿冥想、正念瑜伽 |
| 第七步：布置家庭作业 | 将正念进食、正念呼吸、坐姿冥想、躯体扫描、正念瑜伽进行练习 |
| 心理干预形式 | 集中练习与独自练习 |
| 练习的频次 | 集中：每周一次<br>日常：每周5～7次 |
| 练习的时间 | 集中：1.5～2.5 h<br>日常：30～40 min |
| 注意事项 | 瑜伽练习需量力而行，如果有些动作无法完成，切勿强行练习。需要有人陪伴 |

表3-2-5-5　第四周：正念行走

| 条　目 | 具　体　内　容 |
| --- | --- |
| 第一步：分享与解答 | 对上次的家庭作业及练习情况进行讨论与分享，解答训练过程中的疑惑 |
| 第二步：5人一组分享 | 目前的状况，内心的想法和感受，指导患者如何采用正念训练觉察自己的想法 |
| 第三步：坐姿冥想练习 | 具体内容同上 |
| 第四步：正念行走练习 | 音频话术：首先，以舒适的姿势站好，保持身体直立和平衡。让我们明确这项练习的目的：只是简单地行走，全然地存在于当下，感知每一步行走的感觉和体验<br>　　刚开始，安静地站立片刻……感受整个身体平衡地站在这里的感觉……感受呼吸的流动……让双臂放松下垂……双手可以放在身体的两侧，或者十指交叉置于身前或身后……在接下来的练习中，缓慢地移动……不必像平时匆忙赶路时那样甩开双臂……目光柔和地注视前方……不用刻意观察或寻找什么……也不必紧盯着双脚……而是用感觉来感知它们的位置……相信它们知道如何行走<br>　　当注意力清晰地集中于当下时……开始迈出第一步……感受现在正在发生的一切……注意身体的重量是如何转移到一只脚上……又是如何抬起另一只脚……向前迈步……然后将这只脚轻放到地面上……现在……开始下一步…… |

(续 表)

| 条 目 | 具 体 内 容 |
|---|---|
| 第四步：正念行走练习 | 从重心的转移开始……用好奇心和细心来观察每一步<br>　　带着微笑和感激的心情，看待这个练习……在内心深处意识到每一个行走的动作……转移重心、抬脚、伸脚、放下……保持对行走的觉察<br>　　当到达需要折返的地方时……停下来……感知身体停下来的感觉……开始转身……感知转身的过程……然后开始新方向的行走<br>　　以上是正念行走练习的基本指导……你可以加入很多变化……例如放慢脚步……改变行走的速度……帮助打破无意识行走的习惯……或者加快步伐……或者注意到呼吸和行走之间的自然联系……比如吸气时抬脚，呼气时放下……然后将这样的觉知延伸到随后的活动中去……就像在静坐冥想时会发生的那样……注意力会漂移……这很正常……如果注意到注意力从行走上移开……只需温柔但坚定地将注意力重新集中到行走上……无需责备或判断……只需觉察……然后重新集中注意力……这个过程可能会发生很多次……这也很正常……每一步都是新的开始……每一步都会稍有不同<br>　　接下来，在感知行走的基础上，你可以尝试加入一些文字……例如，与其关注抬脚-迈步-放下……你可以在心里说：这儿，现在，美好……任何可以培养对此刻觉知的词语都可以尝试。更多的变化是将正念行走练习带入我们生活的世界……用同样的清醒觉知来观察每一步……听周围发生的声音……观察周围色彩和变化……感受微风拂面的感觉……和每一步脚踏在地面上的感觉……在此期间，如果注意到注意力漂移……开始分析……鉴别……思考……只需要放下这些想法……就像放下一根没有用的枯树枝……一切重新开始……请记住……没有一个目标或终点比全然地活在当下更重要……当你全然地活在当下时……你已经到达目的地 |
| 第五步：交流与反馈 | 交流此刻练习的体会与提问 |
| 第六步：发放音频 | 正念行走音频 |
| 第七步：布置家庭作业 | 继续正念进食与呼吸音频练习及进行躯体扫描的练习、熟练掌握正念行走 |
| 心理干预形式 | 集中练习与独自练习 |
| 练习的频次 | 集中：每周一次<br>日常：每周5～7次 |
| 练习的时间 | 集中：每次1.5～2.5 h<br>日常：每次20～30 min |
| 注意事项 | 行走一定要量力而行，妊娠期乳腺癌患者需要监测胎动，胎动＞10次/h，要去医院进行监测 |

表 3-2-5-6  第五周:正念应对癌症相关症状

| 条　目 | 具　体　内　容 |
| --- | --- |
| 第一步:分享与解答 | 对上次的家庭作业及练习情况进行讨论与分享,解答训练过程中的疑惑 |
| 第二步:5 人一组分享 | 现在身体主要的不适 |
| 第三步:躯体扫描 | 具体内容同上 |
| 第四步:小组分享性生活 | 小组分享自己目前性生活的状况,对性生活的态度,老师适当引导 |
| 第五步:正念观想法 | 指导患者如何采用正念训练察觉自己的想法。让患者意识到,不管想法是否真实,如果我们的思绪被这些想法所笼罩,我们将失去这最美好和最珍贵的当下时刻,学会接纳 |
| 第六步:睡眠练习 | 音频话术<br>(1) 躺在床上之后开始关注你的呼吸:a. 放松让呼吸变得缓慢和深长;b. 尽量减少吸气和呼气之间的停顿;c. 开始"2 对 1"呼吸节律(呼气的长度是吸气的两倍)<br>(2) 接下来按照以下顺序呼吸:a. 仰面躺着做 8 个呼吸;b. 左侧躺着做 16 个呼吸;c. 右侧躺着做 32 个呼吸<br>(3) 如果还没有睡着,再重复一遍 |
| 第七步:交流与反馈 | 交流此刻练习的体会与提问 |
| 第八步:发放音频 | 睡眠练习音频 |
| 第九步:布置家庭作业 | 继续正念进食、正念呼吸、躯体扫描的、正念行走的练习,熟练掌握睡眠练习 |
| 心理干预形式 | 集中练习与独自练习 |
| 练习的频次 | 集中:每周一次<br>日常:每周 5~7 次 |
| 练习的时间 | 集中:每次 1.5~2.5 h<br>日常:每次 30~40 min |

表 3-2-5-7  第六周:想象冥想

| 条　目 | 具　体　内　容 |
| --- | --- |
| 第一步:分享与解答 | 对上次的家庭作业及练习情况进行讨论与分享,解答训练过程中的疑惑 |

(续 表)

| 条 目 | 具 体 内 容 |
|---|---|
| 第二步：简单介绍想象冥想的定义、意义等 | 简单介绍想象冥想的定义、意义等，采用望梅止渴的例子进行阐述 |
| 第三步：湖的冥想练习 | 音频话术：让我们来到一片碧绿的湖水边，雨后初晴，湖水变得如此澄净与平静。微风轻拂，湖边的垂柳柔软地摇曳着，似在轻声低语。不远处，一只金色的蜻蜓掠过湖面，轻柔地触动了一池涟漪。周遭的空气清新愉悦，吸入肺中，如同洗涤了内心<br>缓慢地吐出一口气，将体内积攒的不愉快一并排出，感受身体渐渐变得轻盈，仿佛蜻蜓翩翩起舞。想象我们挥动着晶莹的翅膀，停泊在湖心如镜的水面上。湖水润湿我们的脚趾，传递给我们一股清凉的舒适感。再次深吸一口气，尽情享受大自然的恩赐，让心灵充盈满足；然后，缓缓呼出，将内心的烦恼与忧虑排尽，让我们回归纯真真实的自我<br>在朦胧之中，我们再次聆听到秋蝉低吟的声音，树叶轻轻摇曳的声响。这安宁的环境仿佛在慢慢地带走我们生活中的烦恼，将内心的不安渐渐抛诸脑后<br>我们开始以腹式呼吸调整呼吸，吸气时感受清新的空气缓缓进入肺腔，轻轻触摸脏器，最终渗入我们的身体。腹部轻轻隆起，呼气时感受体内的污浊气息慢慢地排出，内心变得清澈明亮<br>微风轻轻吹拂着我们的脸庞，让我们忘记一切烦忧，内心变得宁静愉悦。我们仿佛在翻滚的绿波之上轻轻摇晃，落日的余晖温暖地照在我们的肌肤上，每一个细胞都感受到了滋润。身体宛如一朵无瑕的莲花，没有一丝尘埃和倦意，感觉舒畅无比 |
| 第四步：交流与反馈 | 交流此刻练习的体会与提问 |
| 第五步：发放音频 | 湖的冥想音频 |
| 第六步：布置家庭作业 | 继续前几周的练习，领悟湖的冥想练习 |
| 心理干预形式 | 集中练习与独自练习 |
| 练习的频次 | 集中：每周一次<br>日常：每周 5～7 次 |
| 练习的时间 | 集中：每次 1.5～2.5 h<br>日常：每次 30～40 min |

表 3-2-5-8 第七周：一日静修

| 条 目 | 具 体 内 容 |
|---|---|
| 第一步：分享与解答 | 对上次的家庭作业及练习情况进行讨论与分享，解答训练过程中的疑惑 |

（续 表）

| 条 目 | 具 体 内 容 |
|---|---|
| 第二步：讲解一日静修 | 讲解为什么要进行一日静修，并介绍注意事项 |
| 第三步：重温所有练习 | 具体内容同前 |
| 第四步：爱心冥想练习 | 音频话术：选择一个舒适的姿势坐下来，不需要强求任何特定的感受或状态的出现，也不需要刻意制造某种超凡脱俗的爱的感觉。只需放松身心，舒适地坐好。想象自己置身于一片广阔的原野，正有意识地播种爱的种子<br>现在，我们开始进行爱心冥想练习。首先，向自己敞开心扉，向自己发送爱、友善、仁慈和连接的能量。只需让意识专注于发送这些美好祝愿。这些祝愿是如此合情合理和美好。就像你一样，你渴望快乐。考虑到你在癌症经历中所遭受的痛苦和折磨，现在真诚地祝愿自己能够走出这段经历，感受到快乐和完整<br>这里有几句经典的爱心冥想练习用语："愿我远离危险，安全地生活。愿我快乐。愿我健康。愿我生活自在。"自在意味着允许每天的生活（包括家庭和工作）自然地展开，无需纠结和挣扎。让每一句话从内心发出，真正地去感受，不需要刻意寻求某种特殊的感觉或者有意让某事发生。"愿我远离危险，愿我健康，愿我快乐，愿我自在。"你可以以此为模板创造适合自己的语句。不要着急，在语句之间留出充分的空间和静寂。再一次，让这些语句浮现："愿我远离危险，愿我健康，愿我快乐，愿我自在。"反复重复这些语句一到两次之后，保持一小段时间的静默<br>接下来，我们要将你的爱心和祝福送给你的"恩人"。这个人曾真心对你好，慷慨地帮助过你，关心过你，让你感到自己有充分的信心和能力去做人、去爱、去给予和感受世界。如果在你的生活中有这样一个人，你可以在脑海里想象出这个人的样子，或者在心里默念这个人的名字，回想起他/她曾经对你的关怀，或者他/她的优良品质，然后将自己的美好祝愿发送给他/她："愿你远离危险，安全地生活，愿你健康，愿你快乐，愿你自在。"反复重复这些语句一到两次之后，保持一小段时间的静默<br>接下来，将你的爱心扩展到一位你深深地珍藏在心里的人，也许是你的孩子、爱人、亲人或挚友。在脑海里浮现这个人的样子，或者在心里默念这个人的名字，在想象中将他/她拥入怀中。然后，将刚才发送给自己和"恩人"的祝愿再次发送给他/她："愿你远离危险，安全地生活，愿你健康，愿你快乐，愿你自在。"反复重复这些语句一到两次之后，保持一小段时间的静默<br>接下来，将你的爱心扩展到一位你深深地珍藏在心里的人，也许是你的孩子、爱人、亲人或挚友。在脑海里浮现这个人的样子，或者在心里默念这个人的名字，在想象中将他/她拥入怀中。然后，将刚才发送给自己和"恩人"的祝愿再次发送给他/她："愿你远离危险，安全地生活，愿你健康，愿你快乐，愿你自在。"反复重复这些语句一到两次之后，保持一小段时间的静默<br>接下来，我们要向那些"中性的人们"发送爱心。这些人也许是你在日常生活中经常碰到的人，你知道他们，但并不熟悉，也没有特别强烈的感情。请让你的心灵平静，将美好的祝愿送给这些人："愿你远离危险，安全地生活，愿你健康，愿你快乐，愿你自在。"反复重复这些语句一到两次之后，保持一小段时间的静默<br>如果你能想象到这样一个人，意识到他/她和所有的生灵一样，渴望快乐。你也许并不了解他/她，但你知道：所有的生灵都渴望快乐。因此，将你的爱心发送给这个人，祝愿他/她快乐、自由、拥有爱和喜悦，就像你刚才对自己和你所爱的人那样。"愿你远离危险，安全地生活，愿你健康，愿你快乐，愿你自在。"反复重复这些语句一到两次之后，保持一小段时间的静默 |

(续 表)

| 条 目 | 具 体 内 容 |
|---|---|
| 第四步：爱心冥想练习 | 你可能觉得应该停止了，但如果你愿意继续，下一个接收爱心的对象将是那些你觉得难相处的人。通常，不要从你认为最难相处的人开始，而是选择一位在某些方面招惹你的人。随着心胸的开放，你可以逐渐尝试那些给你的生活带来巨大痛苦的人。请记住，我们这样发送爱心和友谊并不是否认这些人所做出的伤害性行为，也不是假装我们没有受伤。这样做是为了认识到我们共同拥有的脆弱和我们作为这个世界上的万物众生之一所具有的内在联系<br>　　接下来，让我们把这份关怀和爱护发送到这个世界上的所有众生："愿众生远离危险，愿众生健康，愿众生快乐，愿众生自在。"完成这个爱心冥想练习后，尝试将这份充满爱的觉知带入你生活中的每一个时刻。你会发现，在这个练习中培养起来的联系感将为你和他人的交往带来不同的感受，并为化解由于自私和自我为中心而导致的人际关系紧张提供机会 |
| 第五步：发放音频 | 爱心冥想音频 |
| 第六步：交流与反馈 | 交流此刻练习的体会与提问 |
| 心理干预形式 | 集中练习与独自练习 |
| 练习的频次 | 集中：每周一次<br>日常：每周5～7次 |
| 练习的时间 | 集中：每次1.5～2.5 h<br>日常：每次30～40 min |

表3-2-5-9　第八周：疗愈冥想

| 条 目 | 具 体 内 容 |
|---|---|
| 第一步：分享与解答 | 对上次的家庭作业及练习情况进行讨论与分享，解答训练过程中的疑惑 |
| 第二步：疗愈冥想 | 音频话术：请坐下，找一个舒适的姿势，脊椎挺直，呼吸顺畅。当你慢慢地专注于此刻的呼吸时，用一点时间去体察自己的身体、头脑和内心。感受当前的情绪和感觉，接纳它们，无需强求改变。让呼吸逐渐变得平静，然后将注意力集中到心脏的位置<br>　　从心脏处开始，深深地吸气和呼气，感受这个部位的感觉……是温暖的、扩张的，还是没有特别的感觉……无论感觉如何，都让它自然地存在。想象将呼吸汇聚到心脏，就像是将生命的能量聚集在一个小气泡中。随着每次呼气，这个气泡逐渐扩大……用爱心和美好的祝愿填满这个气泡。慢慢地，随着呼吸，让它扩展，超越自己的身体，向着整个世界散发……每一次呼气时，发送一个祝愿疗愈和健康的词语……<br>　　首先……随着每一次的呼吸……对自己进行自我祝福……加入增进疗愈的词语……愿我康复……愿我健康……愿我圆满……加上更多祝福的词语……愿 |

(续 表)

| 条 目 | 具 体 内 容 |
|---|---|
| 第二步：疗愈冥想 | 我幸福……愿我快乐……就这样持续几分钟<br>　　接下来，将这些祝愿发送给周围亲近的人……愿你康复……愿你健康……愿你圆满……愿你生活不再挣扎……就这样将祝愿发送给你选择的人……感受此刻自己身体的感觉……心中的感受……就这样真诚地祝福着他们……意识到不管他们是什么样的人，人人都有苦恼，人人都渴望幸福和快乐……意识到世间存在的苦难……就这样持续地将美好的祝福发送出去……从身边的亲人开始……到朋友……到熟人……到陌生人<br>　　最后，想象你心中这个充满爱心的能量场继续扩大……跨过陆地……跨过海洋……到达你从来没有去过的地方……到达那些正在经历战争、饥饿、疾病的人……反复重复这些祝福的词语……愿你康复……愿你健康……愿你平安得到护佑<br>　　就这样练习几分钟……然后……当你准备好后……睁开眼睛……环视四周……感受身体和心中的温暖……然后将这份温暖带入接下来的生活中……将这份对疗愈、和平和健康的祝愿发送给那些生活中遇到困难的人……意识到所有生灵都会遭受苦难……所有生灵都渴望疗愈、和平和健康……将这份觉知转化为行动去播撒爱心、同情和慷慨……来关怀我们身边的人……不管他们现在面临怎样的挑战……尊重并意识到你生活中遇到的每一个人都和你一样渴望健康和快乐 |
| 第三步：每日正念生活 | 　　在广阔的世界中，一个人若孤独地练习正念，保持练习的初衷就会变得困难。然而，如今全世界有数百万人在进行这样的练习。就在此刻，在世界的某个角落，有人，甚至是上百万的人，正在投入爱心冥想的练习，祝愿你幸福和健康。我们可以感到欣慰地想到这一点<br>　　尽管课程即将结束，但在未来的生活中，我们可以将正念融入其中。生活本身就是我们的练习场所，如果我们能时刻提醒自己，现在的生活是一个祝福和奇迹，那么我们的生活将会有怎样的感受呢 |
| 第四步：协助患者制定自己的计划，走进生活 | 1. 育儿计划<br>2. 术前准备计划<br>3. 合理饮食计划等 |
| 心理干预形式 | 集中练习与独自练习 |
| 练习的频次 | 集中：每周一次<br>日常：每周 5～7 次 |
| 练习的时间 | 集中：每次 1.5～2.5 h<br>日常：每次 30～40 min |

**本阶段的心理反馈：**第二次化疗入院(2022-12-05)，PHQ-9 量表总分 27 分，患者得分为 9 分；CAD-7 量表总分 21 分，患者得分为 12 分。第三次化疗入院(2022-12-30)，PHQ-9 得分为 7 分；CAD-7 得分为 9 分。第四次化疗入院(2023-01-25)，PHQ-9 得分为 6 分；CAD-7 得分为 12 分。通过为期 8 周正念减压干预的练习，患者的焦虑与抑郁情绪得到了缓解，也坚持了 4 次化疗，副作用小。患者产检正常。

2. **第二阶段**　第四次化疗结束到手术后随访第三次(2022-01-25 至 2023-12-20)：

其中经历了后4次化疗及行右乳癌手术,在此期间患者每周行5~7次正念疗法的练习,每次30~40 min,每天在群里打卡。在后期的心理评估中患者为出现焦虑抑郁症状。患者于2023-02-14顺利产儿,告知患者化疗期间禁止哺乳。

(四)效果评价(见表3-2-5-10)

1. 患者经过为期8周的正念课程的干预达到了理想的效果,并借助PHQ-9量表和GAD-7表评估患者心理情况,第五次化疗时患者PHQ-9评分为3分、GAD-7评分4分,患者无焦虑抑郁症状。

2. 患者并于2023年2月14日顺利产儿,胎儿活泼健康。

3. 患者夫妻感情好,家庭和睦幸福。

表3-2-5-10 患者全病程心理评估

| 评 估 时 间 | PHQ-9 | CAD-7 | 主　　诉 |
|---|---|---|---|
| 入院(2022-11-03) | 14 | 18 | 经济压力非常大。是二婚,需要通过小孩与丈夫维持关系,担心疾病与疾病治疗方案会导致胎儿流产与畸形 |
| 第二次化疗入院(2022-12-05) | 9 | 12 | |
| 第三次化疗入院(2022-12-30) | 7 | 9 | |
| 第四次化疗入院(2023-01-25) | 6 | 12 | |
| 第五次化疗入院(2023-02-02) | 3 | 4 | |
| 胎儿出生(2023-02-14)(在当地医院)电话随访 | | | 产一女,胎儿健康,感觉非常幸福 |
| 第六次次化疗入院(2023-03-20) | 3 | 3 | |
| 第七次次化疗入院(2023-04-11) | 3 | 3 | 宝宝健康,夫妻感情好 |
| 第八次次化疗入院(2023-05-02) | 3 | 3 | |
| 手术(2023-05-20) | 3 | 3 | |
| 手术后随访(2023-06-20) | 3 | 3 | 宝宝健康,夫妻感情好 |
| 手术后随访(2023-09-18) | 3 | 3 | 宝宝健康,夫妻感情好 |
| 手术后随访(2023-12-20) | 3 | 3 | 宝宝健康,夫妻感情好 |

## 二、案例分析

(一)案例相关理论与方法

1. **心理评估和干预的目的和重要性**　乳腺癌患者在疾病治疗各个阶段和适应应对的

过程中仍然面临不同程度的心理问题。中国抗癌协会肿瘤心理学专业委员会(CPOS)2016年发布的《中国肿瘤心理治疗指南》指出,乳腺癌患者的焦虑抑郁在心理问题中占据主导地位。焦虑抑郁等负性情绪对癌症患者的康复产生三个方面的不利影响。首先,随着医疗水平的不断提升,不良心理因素致癌理论受到广泛关注和研究,焦虑抑郁等不良情绪可能通过神经-内分泌-免疫轴系统影响肿瘤的发生、发展和转归。其次,肿瘤患者的心理应对能力、接受社会支持的程度以及专业心理干预的方式,在很大程度上影响着肿瘤的预后和康复,所以专业的心理干预对肿瘤患者的生活质量有重大意义。因此,早期评估和及时干预患者的心理问题十分重要。

**2. 正念干预的方法和作用机制**　　正念干预,也称作正念疗法,是对以正念为核心的各种心理疗法的统称,主张以一种开放的、接纳的、顺其自然的态度来对待当下的情境和病症,能够提升个体在日常生活中的正念倾向,通过正念训练可以提升特质正念水平。传统心理干预聚焦于修复患者存在的心理问题,忽略了个体的自我接纳和自我认知等积极心理特质。以正念为基础的心理干预更加注重发掘积极心理因素,通过积极心理因素来抵御痛苦、保持乐观。正念疗法已被广泛应用于心理健康护理领域,其中较成熟、系统的正念疗法包括正念减压疗法和正念认知疗法。正念减压疗法(mindfulness-based stress reduction,MBSR),由Kabat-Zinn等人于1979年设计,已被广泛应用于慢性疾病的心理共病、情绪失调及行为障碍等,其核心的内容包括:身体扫描、正念瑜伽、坐禅、觉察愉快和不愉快事件、呼吸觉察和日常生活中的正念等。传统的MBSR项目一般以团体的形式进行,包括8周的现场团体训练,每周2.5~3.5 h,并在规范的训练后完成家庭作业,每周至少6 d,50~60 min/d的练习。课程教师需经过严格的训练。多项研究表明,正念减压疗法能够显著降低参与者的压力水平,改善其心理状况。在健康群体中,正念减压疗法可显著改善医护人员及学生的压力。杨芳等的研究表明,对结肠癌患者进行8周正念减压疗法干预,结果显示正念减压疗法可显著降低护士的压力水平,改善其心理健康状况,干预组的感知压力和焦虑抑郁得到明显改善。正念认知疗法(mindfulness-based cognitive therapy,MBCT)是由Zindel Segal等三位学者于2002年发展创立,是在MBSR的基础上,整合认知行为治疗(cognitive behavioral therapy,CBT)元素设计而成。传统的MBCT也是包括团体授课、全体静修和家庭作业,共8周,每周团体授课2 h。在过去的20年里,正念干预越来越受欢迎。这些正念干预被用于治疗常见的心理问题,如压力、担忧、焦虑和抑郁等,大量的荟萃分析证明,正念干预在减少心理痛苦,尤其是在疏解焦虑和抑郁方面有效,包括健康人群、躯体疾病患者及精神障碍患者。

正念干预能够培养参与者的觉察和接纳能力,帮助个体感知当下的念头及情绪,并以开放、接纳、非评判的态度对待自身状态。通过反复感知,正念干预有助于参与者重新认识事物,阻止了反刍思维,促进了正面情绪的生成。Kvillemo等的研究发现,正念干预能减少参与者的反刍思维,提高宽容和自我调节能力,减少对外界刺激的反应,促进身心健康,建立积极情绪及压力管理。长期参与正念的个体其脑结构及功能、神经和免疫系统功能均发生明显变化。Liu等的研究显示,正念干预后大脑右侧杏仁核、海马区和前扣带皮质的灰质体积明显增加,眶额皮质的灰质及后扣带皮质体积减小。此外,正念干预还能改善交感、副交感神经功能,使躯体内环境保持稳定。这些都为正念干预改善个体的自身状态和情绪调节能力提供了依据。正念干预后患者体内的白细胞介素-4明显增多,而干扰素γ显著减少,白细胞介素-4对免疫细胞的分化及成熟有重要的调节作用,这为正念减压干预能提高机体免疫力提供了依据。

3. **正念减压疗法的研究现状**　国外关于正念减压疗法的相关研究开展较早,在20世纪90年代,Kabat-Zinn教授便对慢性病疼痛患者展开研究及应用。此后,关于正念减压疗法的研究报告逐渐增多,不断被推广至临床应用。Zhang等对正念减压疗法随机对照试验改善乳腺癌患者心理状况的效果进行系统评价与Meta分析表明,正念减压疗法对改善乳腺癌患者情绪健康和认知功能起到积极作用。Carlson等对522名乳腺癌患者的癌因性疲乏应用正念减压疗法进行干预研究结果表明,正念减压疗法对患者疲乏缓解效果可达一年以上,且患者的生活质量得到有效改善。Hofmann SG等研究表明,运用正念减压疗法对重度抑郁症患者进行干预,接受正念减压疗法的患者抑郁症复发率下降40%。Whitebird等对社区老年痴呆照护者采用正念减压疗法进行干预,结果表明正念减压疗法可使照护者应对压力能力提高,且能有效控制消极情绪,改善身心健康。

正念虽然发源于东方,但目前国内对正念减压疗法的研究及应用尚在初步阶段,在2010年关于正念减压疗法的研究才开始被研究。于茜怡对15名乳腺癌患者运用正念减压疗法进行5周治疗后,发现在患者生理、心理和社会支持等方面正念减压疗法均起到积极作用。梁间芳等通过对110名乳腺癌患者进行正念减压疗法随机对照研究得出结论:正念减压疗法能有效改善乳腺癌患者的睡眠质量和应对方式。王丹丹等对73名年轻女性癌症患者运用正念减压疗法对其生育忧虑进行研究显示,经过6周干预后,患者生育忧虑水平有所下降,生育焦虑情绪有所缓解。薄海欣等采用正念减压疗法对不孕患者焦虑和抑郁水平及生活质量进行干预表明,该疗法可明显降低不孕患者的焦虑和抑郁情绪,提高其生活质量。

4. **本案例正念干预方案的制定**　本案例选择正念减压疗法对患者进行心理干预,一共进行八周的正念练习。每周一个主题,具体主题包括正念与乳腺癌、压力与乳腺癌、正念瑜伽、当下的体验、正念应对癌症相关症状、想象冥想、一日静修、更好地照顾自己。本案例正念技术的选择结合患者的评估结果,并由临床医师、护士、心理咨询师、患者共同选择,干预练习实施由临床医师、护士、心理咨询师、患者共同完成。本案例不仅包含了正念训练的相关技术,而且将正念练习与患者现存的不适体验联系起来,指导患者使用正念练习缓解自己的不适,并以良好的心态融入生活,体现了以人为本的护理理念,旨在有效缓解患者的焦虑、抑郁情绪,提高生活质量和正念水平,并维持正念效果的持续性。

## (二) 康复效果评价

1. **评价标准**　根据《中国抗癌协会乳腺癌诊治指南与规范(2024版)》中《乳腺癌患者康复管理共识》中的乳腺癌心理评估方法,通过焦虑评估量表PHQ-9、抑郁评估量表GAD-7评估患者的心理功能康复水平。PHQ-9量表得分<4分为无抑郁、GAD-7量表<4分为无焦虑。

2. **客观评价**

(1) 2023年12月20日焦虑评估量表PHQ-9得分为3分,患者无焦虑。

(2) 2023年12月20日抑郁评估量表GAD-7得分为3分,患者无焦虑。

3. **主观评价**　患者主诉,通过八周的正念练习,焦虑抑郁症状减轻,顺利生产且宝宝身体健康,夫妻感情好,感觉非常幸福。

依据上述评价标准,对患者进行主观、客观评价,评价结果证明为该患者制定的正念减压心理康复计划是有效的,并且与 Hofmann SG、于茜怡、薄海欣等国内外学者的研究结果相一致,即采用正念减压疗法对患者进行心理干预,具体包含"正念与乳腺癌、压力与乳腺癌、正念瑜伽、当下的体验、正念应对癌症相关症状、想象冥想、一日静修、更好地照顾自己"8 个主题,对于缓解患者的焦虑、抑郁情绪,提高生活质量和正念水平等方面有显著影响。

### (三) 研究方向

1. 未来可以利用信息化技术来督促和监测正念疗法的居家练习和家庭作业,以提高正念干预的依从性,同时便于延长出院后的随访时间,观察患者的远期效果。

2. 目前正念疗法的干预效果评价指标仅为心理自评量表,缺乏相应生理客观指标,且大多干预时程仅为 6~8 周,未进行长程的效果追踪,未来的研究可以挖掘客观的生理指标,并延长研究随访时间。

(王 玲)

## 参考文献

[1] 戈文心.团体心理干预对乳腺癌手术患者应对抑郁情绪和生活质量的影响[J].中国健康心理学杂志,2018,26(9):1403-1406.

[2] 杨雪柯,王颖,杨建国,等.同伴支持对乳腺癌患者生命质量影响的系统评价[J].护理研究,2019,33(15):2573-2577.

[3] 韩静,刘均娥.团体心理干预在乳腺癌患者心理调适中的应用进展[J].中华护理杂志,2017,52(5):608-613.

[4] 中国抗癌协会乳腺癌专业委员会,中华医学会肿瘤学分会乳腺肿瘤学组.中国抗癌协会乳腺癌诊治指南与规范(2024 年版)[J].中国癌症杂志,2023,33(12):1150.

[5] 国家肿瘤质控中心乳腺癌专家委员会,北京乳腺病防治学会健康管理专业委员会.中国乳腺癌随诊随访与健康管理指南(2022 版)[J].中华肿瘤杂志,2022,44(1):19-20.

[6] 唐丽丽.《中国肿瘤整合诊治技术指南(CACA)·心理疗法解读》[J].中国癌症防治杂志,2023,15(2):109-117.

[7] 巩丽,李育玲,徐勇,等.计算机化认知行为疗法对围术期乳腺癌患者焦虑、抑郁及睡眠质量的影响[J].护理研究,2021,35(23):4290-4293.

[8] 潘明月,赵佳鑫,黄海群,等.网络化认知行为疗法在乳腺癌患者中的研究进展[J].中华护理杂志,2022,57(3):363-367.

[9] Park S, ato Y, Takita Y, et al. Mindfulness-based cognitive therapy for psychological distress, fear of cancer recurrence, fatigue, spiritual well-being, and quality of life in patients with breast cancer-a randomized controlled trial[J]. J Pain Symptom Manage, 2020, 60(2): 381-389.

[10] 李娜,徐晨雪,韩然然,等.基于随机森林模型的乳腺癌患者心理资本现况及影响因素[J].护理研究,2023,37(8):1325-1331.

[11] 刘珊,王惠芬,景婧,等.健康信念模式教育对乳腺癌择期手术患者认知水平、心理健康及术后肢体功能的影响[J].中国健康心理学杂志,2023,31(6):842-845.

[12] 隋晨光,周雅静.老年肿瘤患者焦虑和抑郁影响因素分析[J].中国肿瘤临床与康复,2022,29(4):390-393.

[13] 杨涵羽,徐华.女性乳腺癌康复者心理资源的定性研究[J].中国心理卫生杂志,2023,37(8):680-686.

[14] 郑凯曦,靳玉源,杨婉,等.认知-行为管理对乳腺癌患者心理痛苦及感知益处的效果评价[J].护理与康复,2022,21(1):37-43.
[15] 李静,唐磊,强万敏.认知行为疗法对乳腺癌术后患者创伤后成长影响的Meta分析[J].护理研究,2020,34(4):625-631.
[16] 余丹妮,董佳倩,周英淑仪,等.乳腺癌患者健康行为认知及管理的质性研究[J].护理进修杂志,2020,35(21):1999-1920.
[17] Chung JOK, Li WHC, Cheung AT, et al. Relationships among resilience, depressive symptoms, self-esteem, and quality of life in children with cancer[J]. Psycho-Oncology, 2021, 30(2): 194-201.
[18] Hu RY, Wang JY, Chen WL, et al. Stress, coping strategies and expectations among breast cancer survivors in China: a qualitative study[J]. BMC Psychology, 2021, 9(1): 26.
[19] Atema V, van Leeuwen M, Kieffer JM, et al. Internet-based cognitive behavioral therapy aimed at alleviating treatment-induced menopausal symptoms in breast cancer survivors: moderators and mediators of treatment effects[J]. Maturitas, 2020, 131: 8-13.
[20] Kumari D, Kelkar P. Efficacy of supportive psychotherapy for improving the level of depression, suicidal thoughts, and quality of life[J]. Ind Psychiatry J, 2023, 32(Suppl 1): S285-S286.
[21] Terzian A, Ruble A. Brief supportive psychotherapy: a treatment manual and clinical approach[J]. Am J Psychother, 2024, 77(1): 42.
[22] Cuijpers P, Quero S, Noma H, et al. Psychotherapies for depression: A network metaanalysis covering efficacy, acceptability and long-term outcomes of all main treatment types[J]. World Psychiatry, 2021, 20: 283-293.
[23] Dafsari FS, Bewernick B, Böhringer S, et. al. Perceived physical health and cognitive behavioral therapy vs supportive psychotherapy outcomes in adults with late-life depression: a secondary analysis of a randomized clinical trial[J]. JAMA Netw Open, 2024, 7(4): e2458.
[24] 易怀秀,顾平.国外癌症患者自我同情的研究进展及启示[J].护理研究,2020,34(18):3262-3267.
[25] 胡一惠,吴非非,陈花,等.基于正念疗法的心理干预在乳腺癌患者中的护理研究进展[J].护士进修杂志,2020,35(8):720-723.
[26] 唐丽丽.中国肿瘤心理临床实践指南2020[M].北京:人民卫生出版社,2020.
[27] 徐兵河,马飞,莫红楠.中国乳腺癌随诊随访与健康管理指南(2022版)[J].中华肿瘤杂志2022,44(1):1-28.
[28] 中华医学会外科学分会乳腺外科学组.中国妊娠期与哺乳期乳腺癌临床实践指南(2022版)[J].中国实用外科杂志,2022,42(2):146-150.

# 第四章 性与生育

性是指涉及生物性别的身体和生理方面的特征、欲望、行为和表达,性需求是人类的一种自然生理需求,是正常的生理现象。和谐的性生活能够增强夫妻之间的情感交流,有助于释放压力,提高睡眠质量,增强免疫力。

## 第一节 概 述

性行为不仅是生物学的需要,还涉及情感、社会关系和心理健康。生育是指人类繁衍和繁殖,实现后代延续的复杂过程,通过生育可以实现生命延续和亲代的愿望,对整个社会亦具有重要影响。

性与生育密不可分,正常的性功能是实现生育愿望、满足生育需求的重要保证。但乳腺癌的治疗会影响患者的性功能和生育功能,导致性功能障碍和生育功能障碍。因此,在乳腺癌的全程管理中,需要重视患者性功能和生育功能的保护,提供最优生育决策和生育力保存方案。提高性生活质量,解除生育忧虑,和谐的夫妻关系与生育需求的满足有助于患者健康心态的重塑、回归家庭和社会。

### 一、性与生育问题概述

女性性功能障碍(female sexual dysfunction,FSD)被认为是康复期乳腺癌患者最常见、最棘手的健康问题之一。它主要表现为性欲障碍、性唤起障碍、性高潮障碍和性交疼痛障碍等。近5年来,美国、墨西哥等国家乳腺癌女性患者FSD发生率为32%～94%,泰国、韩国等亚洲国家为35%～90%,我国为49%～83%。由此可见,FSD严重困扰乳腺癌患者性生活质量。

我国乳腺癌患者发病年龄相对年轻,中国年轻乳腺癌患者约占全部乳腺癌的20%。随着现代生活节奏的加快和工作压力的增加,不少年轻女性进入了晚婚晚育的行列,年轻乳腺癌患者面临的生育问题更加严峻。虽然在目前的研究中,并没有证据显示生育会影响乳腺癌患者预后,但有生育意愿且成功生育者并不多。中国年轻乳腺癌幸存者中26%～30%有生育愿望,但最终成功生育的比例较低。导致这一结果的原因很多,如药物对卵巢功能的损伤,长期的内分泌治疗可能错过最佳的怀孕时间,生育认知误区带来的生育忧虑,生育咨询的欠缺等。

## 二、性与生育功能的影响因素

乳腺癌患者性与生育功能障碍的影响因素较多,除手术、化疗、放疗和内分泌治疗等治疗因素外,还受患者自身心理因素、疾病认知、社会文化因素和配偶态度等相关因素的影响。

(一)治疗因素

1. 手术　外科手术可以直接造成乳房缺失,导致形体改变,患者担心在配偶面前失去性吸引力,从而产生抑郁心理和病耻感,在性生活时不自信而致性兴趣、性生活活跃程度及性生活愉快程度降低。配偶也会因妻子外貌改变,无法接受甚至拒绝性生活,乃至引发婚姻危机。

2. 化疗　化疗会引起卵巢功能早衰,导致体内雌激素与孕激素水平下降,患者表现为阴道干燥、性交疼痛和性兴趣丧失。研究表明经化疗后的乳腺癌患者发生FSD的风险很高,尤其使用环磷酰胺等化疗药物的患者常表现为月经不规则、性欲低下及无性欲等症状。当卵巢功能衰竭不可逆时,患者会出现闭经导致生育功能障碍。

3. 放疗　放疗引起的局部皮肤颜色改变包括急性红斑、皮肤破溃、色素沉着、乳房水肿和纤维化、淋巴水肿和肩部疼痛等会损害患者身体意象,使其产生焦虑、抑郁情绪,FSD程度加重。在美国和加拿大一项多中心调查,对633例患者进行对比研究,发现放疗3年后与未行放疗者相比,患者性幸福感(47%∶52.3%)、对乳房满意状况(58.3%∶64%)明显降低。

4. 内分泌治疗　其机制是破坏激素依赖性肿瘤赖以生存的雌激素环境,降低雌激素水平,阻止肿瘤生长。研究表明,内分泌治疗后乳腺癌患者的性功能明显下降,会发生内分泌性的FSD。有学者发现应用芳香化酶抑制剂的患者中42.4%对性生活不满意,而他莫昔芬显著降低了患者的性兴趣。

(二)心理因素

焦虑、抑郁是乳腺癌患者最常见的心理问题,据报道有多达63.3%的乳腺癌患者在治疗期间出现焦虑、抑郁、社交障碍等。美国Avis等对653例患者进行性问题与心理因素关系的研究,发现抑郁、性欲低下、阴道干涩和性冷淡等与FSD有关。

(三)认知与文化因素

我国传统文化认为性是私密而敏感话题。在医疗活动中,患者本人、配偶及医护人员等大多对性功能障碍问题选择"视而不见,避而不谈"。由于乳腺癌患者、配偶及医护人员对该问题的认知不足或认知错误,导致乳腺癌患者性功能障碍患病率高,但就诊率低。多项研究表明,患者及配偶对术后性生活都有误解,普遍认为性生活会影响患者的预后,导致癌症复发,因此有意识地控制和减少性生活的频率。配偶甚至认为性生活是自私的,对妻子不利。

(四)配偶因素

配偶作为患者的精神和物质双重支持者,其态度、性观念及性心理对乳腺癌患者的性生活质量都具有重要影响。伴侣亲密度越高,性满意度越高。癌症对家人同样也是深刻的应激事件,配偶可因照顾技能不足产生不同程度的抑郁、焦虑、害怕等应激反应,反过来影响妻子的性生活。有生育愿望的青年乳腺癌患者更是常被生育能力、妊娠安全问题以及性生活的改变所困扰，配偶的支持和参与生育决策可以显著改善患者生育忧虑程度。因此，有生育需求的年轻乳腺癌患者及伴侣，应积极沟通协调夫妻关系，共同承担家庭责任，给予患者更多关爱与陪伴，以减轻患者生育忧虑。

（罗　凤、陈昆霞）

## 第二节　案例解析

### 案例一　性功能障碍

**案例简介**：一位年轻的已婚乳腺浸润性癌患者，已经接受了一系列的治疗，包括新辅助化疗、手术以及放射治疗，并正在接受内分泌治疗。在治疗过程中，研究团队对患者进行了全面的评估，包括一般状况、心理评估、性生活相关评估。经评估，患者化疗后出现性功能障碍，结合患者的需求，针对该案例采取了多学科管理模式，结合患者需求及多学科讨论结果，从认知、行为、心理3个方面设计性健康宣教课程内容。采用多学科共同管理性问题的方式为患者提供信息支持、心理支持，教授应对技巧，最大限度地减轻患者性相关负性情绪，进而改善其性生活质量。

### 一、案例描述

#### （一）病情描述

1. **基本信息**　患者卢某某，女，29岁，已婚，文化程度中专。

2. **现病史**　患者自诉于2023-04-11外院行B超提示：左乳外上象限多发低回声团块，约3.7 cm×1.6 cm，BI-RADS 4b。于2023-04-12行左乳肿物穿刺活检术，病理：乳腺浸润性癌，免疫组化示：ER（强，>95%），PR（强，+90%），HER2（2+，阴性），Ki-67（+40%），行HER2基因扩增检测检查提示：HER2基因未见扩增（阴性）。

3. **家族史**　家族无肿瘤病史。

4. **既往史**　既往无慢性病史，无性功能障碍。

5. **婚育史**　已婚已育，配偶健康状况良好。

6. **主要治疗**　患者左乳肿块多发，经评估有新辅助化疗指征，行TAC方案化疗六次，2023-04-18行第一次化疗，2023-08-02完成最后一次化疗。新辅助化疗期间，患者诉食欲较差，嘱其少量多餐，保证营养的摄入。2023-08-22行左乳癌改良根治术，术后病理示：ER（中等强+，约95%），PR（-），HER2（2+，阴性），Ki-67（+，约10%）。2023-09-11开始口服枸橼酸托瑞米芬内分泌治疗，无明显副作用。患者2023-09-22行左乳+左锁骨上下区放射治疗，放疗剂量：PGTVtb57.5Gy/25f，PCTV：50Gy/25f，放疗结束时患者自诉局部皮肤瘙痒，经对症处理后，症状缓解。

7. 性功能相关评估　由于患者较年轻,在确诊乳腺癌后,在抗肿瘤治疗之前进行以下评估。

(1) 一般情况评估:① 基本情况:患者一般情况好,神志清楚,无不适主诉;生命体征平稳;发育正常;营养情况良好;心肺腹未见异常。② 用药情况:无存在使用影响性功能的药物(如选择性5-羟色胺再摄取抑制剂、β受体阻滞剂等)、影响雌激素或雄激素的情况。

(2) 性功能评估:① 女性性功能量表;② 性需求评估;③ 主诉。

(3) 心理评估:焦虑、抑郁等。

8. 性生活相关评估　通过相关评估工具,对患者化疗前、术前及术后进行性生活质量进行评估,以问诊、量表等形式评估并随访其性生活健康。

(1) 女性性功能量表(female sexual function index,FSFI),用于评估女性的性功能状况。该量表包括6个维度,共19个条目。采用Likert 5级评分,FSFI总分为各维度评分之和,以评分低于26.55为性功能障碍,得分越高代表性生活质量越高。

(2) 其他主诉:对患者主观感受进行评估。患者一般情况好,发育正常,无焦虑、抑郁情绪,治疗前对性生活满意,无性功能障碍,化疗期间性生活较少,经过六周期的化疗后,出现性功能障碍,具体详见表4-2-1-1。

表4-2-1-1　患者治疗期间FIFS评估得分情况

| 评估内容 | 评估时间 | |
| --- | --- | --- |
| | 化疗前(2023年4月17日) | 手术前(化疗6次后)(2023年8月21日) |
| 性欲望 | 4.8 | 3.6 |
| 性唤起 | 5.7 | 2.7 |
| 阴道润滑 | 5.7 | 3 |
| 性高潮 | 5.2 | 3.2 |
| 性满意度 | 4.8 | 3.2 |
| 性交痛 | 5.2 | 2.8 |
| 总分 | 31.4 | 18.5 |

(二) 患者性生活需求

1. 患者希望了解性生活相关知识。
2. 患者希望了解性干预措施,并得到有效指导。
3. 患者希望保持正常性生活欲望,减少性生活不适。

(三) 采取的性生活指导或干预措施

对患者进行全面评估,根据患者治疗期间出现的性生活健康问题,结合患者的需求,制定有针对性的干预措施。针对该案例采取多学科管理模式应对性生活问题。

1. 成立性功能多学科管理团队　组织妇科、生殖科、心理科进行多学科讨论,制定性干预方案。

2. **全面评估** 经全面评估，根据患者现状及需求，妇科专家建议进行盆底肌放松训练，提高盆底肌群紧张度、收缩力，使用润滑剂保持阴道湿润，提高性生活满意度。生殖科专家结合患者需求，患者已婚已育，没有生育需求，建议从性器官结构、性卫生基本知识、性生活与乳腺癌的关系以及术后何时恢复性生活等知识教育，改变患者及性伴侣错误的认知。可通过雌激素疗法或性激素疗法进行药物干预，缓解性交疼痛。心理科专家建议与患者及其性伴侣耐心沟通，倾听患者存在的心理障碍，了解患者病情、性格特征、家庭及社会关系，根据不同的心理进行精准护理，从而缓解压抑、不悦等情绪，强化战胜疾病的信心。

3. **制定性问题方案** 结合患者需求及多学科讨论结果，从认知、行为、心理3个方面设计性健康宣教课程内容。包括医学知识、性科学知识、心理学知识和实践课。

4. **实施性健康教育课程** 根据健康宣教一次一主题的原则，将内容以层层递进的方式分为4次课程。4次性教育课程分为化疗期间2次，术后2次，每次课约45 min。指导患者进行盆底肌放松训练（早晚进行肛门、会阴收缩运动，吸气时收缩肛门，呼气时放松肛门，持续时间3～5 s，100～300次/d）。

（1）认知干预：讲解乳腺癌相关知识、疾病治疗对性生活的影响、性生理健康知识、性康复等相关知识，提高患者及其家属对相关知识了解，改善患者的性功能和性生活质量。

（2）行为干预：通过"患者与配偶对性生活的态度及干预、与配偶的性沟通方式、术后恢复性生活的时间、提高性生活质量的措施"等健康宣教课程，改善夫妻间性沟通方式。从沟通中了解彼此负性情绪的原因，从而改善性反应、整体的性功能。

（3）心理支持：讲解"心理暗示对性生活的影响、乳房缺失后的心理变化及应对措施、家庭关系的维护、倾听的技巧、正念减压疗法、躯体形象改变的应对"等健康宣教课程，为患者提供心理支持。

5. **随访** 患者治疗间歇期，通过电话、微信等方式对患者进行随访，每月2次，每次30 min。

（四）效果评价

1. 患者称术后前3个月没有性生活，术后3个月通过辅助工具，基本能满足患者的性生活需求。患者性生活质量较术前提高，性欲望提升，性生活不适症状减轻。

2. 女性性功能（FSFI）评估得分显示，术后3个月、术后6个月各维度得分均较术前提高；术后6个月能基本恢复至治疗前状态。每个维度具体得分见表4-2-1-2。

表4-2-1-2 患者治疗结束后FIFS评估得分情况

| 评估内容 | 评估时间 | |
| --- | --- | --- |
| | 术后3个月（2023年11月14日） | 术后6个月（2024年2月21日） |
| 性欲望 | 3.6 | 4.2 |
| 性唤起 | 4.8 | 4.8 |

(续　表)

| 评估内容 | 评估时间 | |
|---|---|---|
| | 术后3个月(2023年11月14日) | 术后6个月(2024年2月21日) |
| 阴道润滑 | 3.3 | 3.9 |
| 性高潮 | 4 | 4.8 |
| 性满意度 | 4.4 | 5.2 |
| 性交痛 | 3.6 | 4.8 |
| 总分 | 23.7 | 27.7 |

## 二、案例分析

### (一)案例相关理论与方法

1. **性生活干预的目的和重要性**　性行为是人类本能的生理反应，是具有性欲的人在躯体、情感、知识、信念、行为和社会交往等方面的健康总和。性生活与患者的婚姻质量、家庭和谐、夫妻关系及其社会适应能力密切相关。女性性功能障碍(FSD)是女性个体在性生活过程中出现性欲低下、性唤起障碍、性交疼痛、性高潮障碍等。受疾病诊断及各种治疗方式的不良反应影响，30%～70%的乳腺癌患者会发生性功能障碍，因此提高患者性生活满意度尤为重要，尤其是年轻的乳腺癌患者。通过性健康教育课程实施干预，对患者进行性生理知识宣教、性生活指导等干预，可显著提升患者术后性生活质量，保持患者夫妻关系的融洽，增强患者战胜病魔的信心，促进其身心康复。

2. **性健康教育国内外研究现状**　在一项对中国护士关于癌症患者的性健康态度调查显示，77.7%的护士认为性是私密的话题。相比于美国护士，国内护士的性健康教育能力远低于美国护士，加强中国护士的患者性健康教育意识及技能势在必行。武佩佩等调研肿瘤科护士对乳腺癌患者的性健康教育培训课程发现，仍存在培训过程中课程的学时分配、理论及实践课的安排等未进行设置的问题。李婷萱等根据半结构式访谈方式收集到患者术后在性生活中存在的问题，设计性健康教育课程，发现存在授课次数多、授课效果不均衡、干预周期短、未能继续探讨性教育课程的远期效果等问题。

3. **性教育课程设置及理论基础**　本次患者培训课程框架依据美国性治疗专家Annon1974年提出的癌症患者性康复模式理论进行设置，从以下4个阶段帮助患者恢复性功能：①提供给患者医学相关知识；②为患者提供疾病治疗对性生活影响的相关信息；③根据患者性生活背景材料，为患者提供心理支持；④实践课。

年轻乳腺癌患者存在的性卫生保健障碍，主要为性教育培训缺乏、相关医学知识缺乏等，没有系统规范的相关培训。以往调查发现，影响乳腺癌患者性功能的因素包括疾病因素、治疗相关因素、对疾病的认知不足、躯体形象紊乱等。针对以上因素，设置医学相关知识课程培训板块，指导患者学习乳腺肿瘤发病原因及各种治疗方式对患者性生活产生的影响，以及可以采取的有效应对措施。

性生理健康知识板块,通过女性功能障碍的治疗及护理,指导患者学习性健康相关知识。通过夫妻间的性健康教育、治疗后性康复知识的讲解,端正患者及配偶对性生活的态度,纠正其在性生活方面的错误认知。使其认识到双方沟通、共情的重要性,让患者感受到家庭的温暖,消除"形象残缺、无吸引力""担心家庭不和谐"等心理矛盾,使患者更加自信开朗,选择在合适的时间启动术后性生活。

性心理障碍是影响乳腺癌患者治疗后性生活质量的重要因素。心理学知识指导患者应对治疗期间出现的心理障碍,可通过心理专家咨询、配偶支持、病友志愿者支持等方式,给患者提供心理支持,并通过正念减压、正念冥想等有效措施缓解心理压力。

乳腺癌患者术后躯体形象的改变,严重影响患者的自尊心,甚至产生病耻感。因此,在实践课中,多指导患者通过义乳的佩戴、化妆的技巧、穿衣打扮等修饰技术,帮助患者重塑美丽,重拾信心。

4. 本案例性健康知识培训方案的制定  本案例对患者进行了全面评估,采用多学科共同管理性问题的方式为患者提供信息支持、心理支持,教授应对技巧,最大限度地减轻患者性相关负性情绪,进而改善其性生活质量。

(二)康复效果评价

根据《中国抗癌协会乳腺癌诊治指南与规范(2024版)》中《乳腺癌患者康复管理共识》11.1.4的标准,保持性生活健康。

1. 性功能  术后3个月FIFS评分为23.7分,术后6个月FIFS评分为27.7分,均较术前评分高。

2. 性需求  患者的性需求得到满足。

3. 心理  患者对性健康生活保持积极的心理状态,与配偶沟通良好,保持亲密关系。

4. 主诉  通过对相关医学知识的了解,术后的积极锻炼康复,使用阴道润滑剂减轻阴道不适带来的性生活改变,治疗后的性生活基本恢复至治疗前的状态。

依据上述评价标准,对患者进行主观、客观评价,评价结果证明为患者制定的健康培训内容是有效的,即针对性的医学相关知识培训、性生理健康知识、心理学知识培训、实践课培训,对改善患者的性生活状况,提高性生活健康水平有显著效果。

(三)进一步研究热点

1. 未来可在性生活评估工具方面进行研究  目前针对乳腺癌术后患者性功能状况的评估工具尚未完善。多数对乳腺癌术后患者性生活状况研究所应用的量表,为研究者自编量表,尚缺乏可广泛使用且针对性强的评估工具。

2. 性健康教育内容有待完善  针对乳腺癌患者性功能状况的干预,尚缺乏完整的理论框架指导和切实可行的干预方法,部分干预措施的有效性有待验证。

3. 由于文化差异  我国妇女由于传统文化的影响不敢大胆谈论性、获取性知识渠道窄,未来可在沟通交流方式的选择进行研究。还有就是延长随访干预时间,探讨性教育课程的远期效果。

(何英煜、卓雪飘)

## 案例二　生育力保存之卵母细胞冻存

**案例简介**：随着卵母细胞冷冻技术的发展，它已成为未婚乳腺癌患者治疗前生育力保存的一线方法之一。本案例聚焦一位具有强烈生育愿望的28岁未婚女性乳腺癌患者的性与生育问题，在新辅助化疗前为其成功进行卵母细胞冷冻。案例在性与生育问题的综合管理中，通过多学科团队（MDT）讨论，为患者制定了个性化的生育力保存方案，包括卵母细胞冷冻保存和卵巢功能保护，患者生育忧虑得到有效缓解。在性功能方面，通过化疗期和内分泌治疗期的性生活指导及心理行为干预，患者的性功能得到及时保护。该案例综合干预措施有效，为患者提供了全面的性与生育健康管理。

### 一、案例描述

#### （一）病情描述

1. **基本信息**　骆女士，28岁，未婚，文化程度本科，职业教师。
2. **现病史**　发现右乳肿物2 d，于2024-01-04门诊乳腺彩超：右乳上方肿物（大小约2.6 cm×1.4 cm×2.4 cm，BI-RADS 4b）。左乳未见明确异常（BI-RADS 1）。双腋下未见明确异常淋巴结，当日行右乳肿物穿刺活检术。
3. **家族史**　家族无肿瘤病史，否认家族性遗传病和精神病史。
4. **既往史**　既往无慢性病及基础疾病史。
5. **月经史**　既往月经规律。
6. **诊断**　右侧乳腺癌（新辅助化疗）。
7. **主要治疗**　2024-01-06病理结果：乳腺组织中见浸润性癌，需鉴别乳腺癌（非特殊类型）及转移癌。2024-01-20免疫组化结果示：ER约70%中等～强（+），PR约75%强（+），HER2(1+)，Ki67热点区域约(25%)。因患者未婚未育，有男朋友，通过了解患者需求及生育意愿，结合免疫组化结果，经过MDT讨论，制定生育力保存策略。因患者未婚，建议先行卵母细胞冷冻保存后再进行新辅助化疗并联合卵巢功能抑制剂进行生育功能的保护，减少对生育功能的损害。于当地医院行卵母细胞冷冻保存，2024-02-12局麻下行输液港植入术，制定治疗方案为：于2024-02-13开始行EC（法玛新+环磷酰胺）方案化疗（三周疗程）+戈舍瑞林10.8 mg。8个疗程后行手术治疗。根据免疫组化结果制定内分泌药物治疗方案，他莫昔芬口服5~10年。
8. **性与生育需求评估**　采用问诊及量表等相关评估工具，评估患者化疗前和化疗后对性相关知识掌握程度和生育需求，以患者的主观感受为评估结果。

（1）患者虽未婚，但目前有男朋友，感情稳定，准备今年5月份结婚。希望患病之后能够妊娠和生育。

（2）患者在第1疗程化疗结束后第14 d，开始出现严重脱发，第2疗程化疗后出现月经不规则，继而出现闭经，且出现全身症状如疲劳、虚弱等。患者担心脱发所致的身体形象改变及疲乏担心对婚后性生活质量及身体有影响。

（3）采用中文版癌症后生育忧虑量表，共18个条目，6个维度，总分90分，分数越高表示患者的生育忧虑程度越高。该患者评估得分 56 分。

(4) 病人健康问卷-9,系简明自评工具,共 9 个条目,量表得分范围为 0~27 分,5、10、15、20 分代表"轻度""中度""重度""极重度"抑郁症的临界值。该患者评估得分 6 分。

### (二) 患者康复需求

1. 对于未婚女性的性功能和生育力保护措施不了解,希望了解相关知识。
2. 希望能提前给予化疗、内分泌治疗所带来的性功能障碍的有效应对指导。

### (三) 采取的健康指导与干预措施

#### 1. 化疗期性生活指导

(1) 化疗引起的脱发是乳腺癌治疗的不良影响之一,建议患者佩戴头巾、假发,开展健康教育活动,邀请已康复患者进行美容化妆讲座,帮助其改善脱发的困扰,使其能够积极面对形象缺损,提高生活质量。

(2) 环磷酰胺是公认的卵巢毒性最大的化疗药物,会导致月经不规则、性欲低下及无性欲、阴道干涩、疼痛等症状。采用认知行为疗法、保持健康的生活方式,可提高身体的整体健康水平,从而有助于改善性欲低下的症状。

(3) 给予专业的医学知识指导:帮助患者树立正确的性观念,向患者及家属讲解治疗对性生活的影响及对策,发放健康宣教手册。

(4) 对环境加以调整:利用昏暗带有颜色的灯光营造气氛,一般粉红色灯光能激起双方性欲。适度的光照或柔和的音乐可能缓解性生活焦虑。

(5) 疲乏可能进一步加剧性功能的下降,可采取综合性的管理策略:① 适当的运动、均衡饮食和充足的休息;② 采用放松训练并通过疾病管理微信反馈;③ 遵医嘱适当给予助眠药物阿普唑仑(佳乐定)0.4 mg po qn,帮助改善睡眠质量,减轻疲乏感。

(6) 放松训练、有氧运动可减轻性生理压力,使身心得到有效放松。方法包括:情绪放松、腹式呼吸、瑜伽、盆底功能锻炼等运动,改善性生活的紧张感、焦虑感,以及改善阴道收缩。

(7) 严格进行避孕,避孕方法推荐使用避孕套。

#### 2. 内分泌治疗期性生活指导

(1) 长期使用内分泌药物会对生殖器产生不良影响,而这个部位对雌激素非常敏感,低雌激素会导致外阴阴道萎缩、阴道疼痛、干燥。可以通过专业的医疗建议,使用非激素疗法,如使用润滑剂和保湿剂。润滑剂可以是水性、硅树脂或油性,但应避免含有刺激阴道和外阴组织的添加剂,如防腐剂、甘油、温热性产品、香料等。

(2) 内分泌治疗药物他莫昔芬,性功能障碍是其副作用之一,表现为性欲减退、阴道干燥等,如副作用过于严重,可在保证治疗效果的前提下请专科医生指导减少剂量或更换其他药物。

(3) 严格进行避孕,避孕方法推荐使用避孕套。

#### 3. 生育指导

(1) 结合病人年龄、卵巢储备功能、生育意愿、肿瘤分期、生物学特点以及治疗措施等进行全面评估,合理制定生育力保存方案,实行全程、个案化管理。

(2) 制定生育力保护计划:至少在新辅助化疗前 2 周,进行卵母细胞冻存并已完成。

(3) 全身化疗＋卵巢功能保护：戈舍瑞林 10.8 mg 皮下注射。
(4) 怀孕时机选择：该患者淋巴结阴性，完成治疗及手术后 2 年内避免怀孕。
(5) 在受孕前 3 个月停止内分泌治疗，直至生育后哺乳结束，再继续内分泌治疗。
(6) 内分泌治疗期间如若需怀孕，怀孕前需乳腺专科医生随诊及评估，不可擅自停药。

### （四）效果评价

1. 根据患者免疫组化确定治疗方案，需进行 EC 方案化疗。该患者为育龄女性，有强烈的生育欲望，同时提供并制定出有效的个体化生育力保护策略。
2. 患者能掌握如何应对抗肿瘤治疗所带来的生育问题。
3. 患者对医护团队给出的个体化方案及生育保护策略认可，并在新辅助治疗前完成卵母细胞冷冻保存。
4. 癌症后生育忧虑量表复评得分 47 分，病人健康问卷-9 复评 4 分。

## 二、案例分析

### （一）案例相关理论与方法

随着乳腺癌诊断和治疗手段不断发展，患者总体生存率和无病生存率得到很大提高，其性功能和育龄期乳腺癌患者的生育需求，也越来越受到关注。乳腺癌的治疗会影响患者的性功能和生育功能，为了使患者达到全面康复，提高其生命质量，在落实各项治疗措施外，需要重视其性功能和生育功能的保护。和谐的夫妻关系与生育需求的满足，有助于患者健康心态的重塑及回归家庭和社会。

性功能障碍被认为是康复期乳腺癌患者最常见、最棘手的健康问题之一。有研究表明，确诊后的女性乳腺癌患者 50%～70% 经历过性功能的改变并持续时间长。癌症及其治疗对性功能的影响包括阴道干涩、性欲降低、性交疼痛、性高潮缺失或减弱等。谢志芬等以 98 例育龄期行乳腺癌根治术的患者为研究对象，发现 88.78%（87 例）的患者性生活质量有很大程度下降，以性欲下降改变最大。年轻女性患者最为突出的问题是性欲低下占 39%，性兴奋唤醒阈值高占 26%，性高潮困难占 21%，性交疼痛及阴道痉挛者占 16%。

乳腺癌化疗、放疗、内分泌治疗过程中，具有不同程度生殖毒性，均可能损害乳腺癌患者的生育力。目前临床常用保存乳腺癌患者生育力策略，包括胚胎和卵母细胞冻存等已较为成熟和完善的生育力保存方式。新兴的保存方法有卵巢组织冻存、卵子体外成熟（IVM）技术，以及仍然存在争议的在化疗期间联用促性腺激素释放激素激动剂（GnRHa）保护卵巢的方案。

### （二）具体措施

#### 1. 重视乳腺癌患者的性功能和生育功能的保护，提高其生命质量

经过环磷酰胺化疗后的患者多表现为月经不规则、闭经、性欲低下及无性欲等症状。该患者为育龄期女性，在确诊乳腺癌时获得生育力保护和保存的咨询，结合病人年龄、卵巢储备功能、生育意愿、肿瘤分期、生物学特点以及治疗措施等进行全面评估，合理制定生育力保存方案，实行全程、个案化管理。携带 BRCA1/2 基因突变的乳腺癌患者应同时进行生育遗传咨询。肿瘤治疗对生育能力、生殖内分泌功能和后代有一定的影响，甚至有不孕不育的可能，生育力保存应在肿瘤治疗开始前进行。

**2. 制定个性化的生育力保存策略,满足患者生育需求和愿望**

乳腺癌患者生育保护的安全性证据令人鼓舞。虽然既往大众担心生育保护会延迟癌症治疗时间,但最近的数据表明,这种延迟时间相当短,并不会影响生存。由于卵巢刺激会暂时增加体内循环的雌激素水平,因此也有人担心卵子采集可能会恶化 ER 阳性乳腺癌患者的预后。实际上,生育保护不会增加癌症复发或死亡的风险,包括 ER 阳性乳腺癌患者。经卵子/胚胎冷冻技术后的活产率为 30%~60%。患者冷冻保存时的年龄越小,冷冻的卵子或胚胎数量越多,成功率就越高。不过,接受过生育保护的乳腺癌患者的总体怀孕率高于未进行生育保护的患者。因此,对于那些希望将来有生物血缘亲属关系的患者,仍建议采用这些策略。

**3. 加强对最佳的生育力保存介入时机、生育管理,改善患者认知行为**

无论是国内还是国外,调查研究均显示乳腺癌患者生育愿望和最终怀孕之间的人数有较大的差异。唐婷婷和王锐对年轻乳腺癌患者生育忧虑情况进行研究,结果表明康复期年轻女性乳腺癌患者的生育忧虑得分为 $(63.65\pm6.67)$ 分,高于未明确分期的年轻乳腺癌患者的生育忧虑分值为 $(59.34\pm3.64)$ 分。其原因可能与治疗期患者更多地担心治疗效果,而非生育问题,相关关注点主要显示为担心疾病复发,癌症遗传给子女,体内残余的抗癌治疗药物会导致生下的子女畸形。在影响因素上,文化程度较高、无子女、有生育意愿者及未采取生育力保护措施的患者有较高的忧虑风险。较高程度的生育忧虑会对患者的生命质量带来较大的影响,医护人员应给予患者科学的心理疏导及生育信息支持,从而提高乳腺癌患者的生育认知水平。

### 三、进一步研究热点

大多数年轻乳腺癌患者和幸存者仍然需要与治疗相关的性功能障碍做斗争,特别是阻断、抑制或永久消耗激素功能的治疗可以对性功能产生深远的影响。不幸的是,临床医生并没有一致地发现年轻乳腺癌幸存者中的性问题令人苦恼,甚至可能完全忽略了。

1. 虽然性健康方面的干预研究得到了更多的关注,但对中低收入人群和接受以社区护理为基础的年轻女性的策略有效性进行评估,仍有巨大的未满足需求。

2. 如何提供随访服务并提供相关的性干预及生育指导,是否应该增加社区支持服务,并定期评估患者性健康情况及生育需求及管理,并给予信息咨询服务。

3. 需进一步研究,以获得更深入的了解文化差异并去适应各种文化背景下的乳腺癌患者性与生育需求的当前干预。

4. 对年轻乳腺癌患者肿瘤治疗前进行生育力保存如冻存卵母细胞的患者群,随访分娩成功的有效性研究。

(何海艳)

## 案例三　康复多学科门诊支持的生育力保存

**案例简介**:乳腺癌患者面临化疗等治疗时,生育力保护尤为重要。卵母细胞冻存作为一种有效的方案,适用于未婚女性。本案例从评估-干预-实施-评价为患者提供了全程的生育力保护服务,治疗前后使用合适的工具和量表对患者进行充分的评估、提供分阶段且详细的信息支持。考虑到患者个体差异以及特殊情况,通过绿色转诊通道帮助患者通过控制性超促排卵获得并冻存了15枚成熟卵子。患者在有效的时间内及时开展化疗,医护人员同时针对患者在治疗各阶段对于生育的疑虑及时提供信息支持,充分体现了全程管理的理念。这一措施不仅保留了她的生育希望,也为患者未来保存了可能的生育机会。通过此案例,提出未来展望:形成外科、生殖、康复、护理多学科MDT团队,探索出高效的乳腺癌患者生育忧虑的干预模式,利用信息化技术长期随访患者生育情况。

## 一、案例描述

（一）病情描述

1. 基本信息　患者,女,32岁未婚,文化程度本科。

2. 现病史　2019年6月10日患者因"双侧乳房肿物"于外院就诊,当时无明显疼痛不适,局部无红肿、破溃,无乳头溢液,排除手术禁忌证后,于2019-06-19行左乳肿物切除术＋双侧乳房微创旋切术,术后病检示左侧乳腺上方肿物乳腺浸润性导管癌(三阴性),患者至我院病理科会诊示:（左侧乳腺上方肿物)浸润性导管癌(Ⅲ级),部分区伴中央性坏死。ER(−),PR(−),HER2(0),Ki-67(＋约60%)。后至乳腺外科门诊就诊,建议进一步手术。

3. 家族史　家族无肿瘤病史。

4. 既往史　既往无慢性病史。

5. 诊断　左乳癌局切术后。

6. 主要治疗　2019年7月16日行左乳单切＋左侧腋窝前哨淋巴结活检术＋一期扩张器乳房重建。术后病理:（左乳)残腔周围见纤维组织增生,炎细胞浸润及多核巨细胞聚集,符合局切术后改变,未见明确癌残留。标本内上、内下、外上、外下及基底切缘均阴性。前哨:0/4。基因检测:检测到致病性/可能致病性变异如下: *BRCA1* 基因(NM_007294.3)第23号外显子移码突变 c.5470_5477 del(p. Ile1824fs),突变丰度48%。术后行ddEC×4-PC×4方案化疗,末次化疗时间2020-01-29。未行放疗。2020-03-25行左乳房组织扩张器去除术＋左单侧乳房假体置入术。后期定期随访至今。患者于2020年8月恢复月经。患者化疗前进行卵子冻存以及注射戈舍瑞林。

7. 生育相关评估　由于患者较年轻且未婚,在确诊乳腺癌之后,在抗肿瘤治疗前进行了以下评估。

（1）一般情况评估:患者32岁,未婚,文化程度本科。

（2）生育认知评估

1）生育意愿:患者有强烈的生育需求。

2）生育知识:患者对于生育相关知识较为欠缺。

（3）乳腺肿瘤专科评估

1）肿瘤学状态:T1N0M0。

2）抗肿瘤治疗方案:三阴性乳腺癌,患者术后需进行化疗。

（4）生殖专科评估:生殖中心转诊评估。

(5) 心理/决策/生命质量评估：运用相关评估工具"共同决策问卷患者版（SDM-Q-9）""中文版癌症后生育忧虑量表""决策后悔量表（decision regret scale，DRS）""决策冲突量表（decision conflict scale，DCS）"，对患者客观评估。生命质量评估：通过"乳腺癌患者生命质量测定量表（QLICP-BR）"，对患者客观评估。

(6) 其他主诉：患者主观感受。

(7) 其他问卷：患者生育相关知识、生育计划、生育知识知晓率、生育问题与治疗决策（表4-2-3-1、图4-2-3-2）。

表4-2-3-1 患者治疗前生育相关评估结果

| 评 估 内 容 | 结 果 |
| --- | --- |
| 共同决策问卷患者版 | 53分 |
| 中文版癌症后生育忧虑量表 | 64分 |
| 决策后悔量表（DRS） | 10分 |
| 决策冲突量表（DCS） | 60分 |
| 乳腺癌患者生命质量测定量表（QLICP-BR） | 106分 |
| 其他主诉 | 对生育力保护不了解 |

表4-2-3-2 患者生育相关知识、生育计划、生育知识知晓率、生育问题与治疗决策等问卷

| 项 目 | 问 题 条 目 | 答 案 |
| --- | --- | --- |
| 生育相关问题 | 1. 目前是否妊娠 | 否 |
| | 2. 治疗前主管医生是否沟通过生育相关问题 | 否 |
| | 3. 是否了解治疗会影响生育能力 | 是 |
| | 4. 生育/再生育的愿望 | 强烈 |
| | 5. 生育问题会影响治疗决定吗 | 是 |
| | 6. 对辅助生殖技术了解 | 不了解 |
| | 7. 对生育问题的关注度 | 非常关心 |
| 生育计划 | 1. 在疾病诊断前已有生育计划 | 否 |
| | 2. 诊断后是否仍有生育计划 | 仍有生育计划 |
| | 3. 关注治疗对生育问题的影响 | 是 |

(续 表)

| 项 目 | 问 题 条 目 | 答 案 |
|---|---|---|
| 生育计划 | 4. 就生育问题,感受到哪些压力 | 感受自身压力 |
| | 5. 治疗前知道治疗对生育的影响 | 是 |
| | 6. 与主诊医生讨论生育问题的时间 | 治疗开始后 |
| | 7. 在治疗开始前咨询过生殖专家 | 否 |
| | 8. 生育信息来源 | 医务人员 |
| | 9. 什么因素会影响作出生育的决定 | 怀孕会增加复发的风险 |
| 生育知识知晓率 | 1. 治疗对生育的影响 | 很多乳腺癌有激素依赖性,这是一些辅助生育药物不被推荐的原因 |
| | 2. 怀孕安全性 | 治疗后的乳腺癌患者怀孕会增加复发的风险 |
| | 3. 生育保护技术 | 在可行的生育保留措施中,体外受精胚胎移植成功率最高 |
| 生育问题与治疗决策 | 1. 做治疗决策时考虑生育问题 | 一点 |
| | 2. 生育问题影响治疗方案的程度 | 一点 |
| | 3. 为了生育改变了哪些治疗决策 | 暂不进行化疗 |
| | 4. 是否采取以下生育保护 | 卵母细胞冷冻/化疗时注射戈舍瑞林/亮丙瑞林针 |

### (二)患者生育需求

1. 患者希望了解生育相关知识及针对未婚女性的生育力保护措施。
2. 患者希望减轻生育忧虑,特别是对子女健康的担忧。
3. 患者希望做出合适的生育决策,在未来能够完成生育计划。

### (三)采取的生育力保护指导或干预措施

对患者进行全面评估,评估其肿瘤学状态,抗肿瘤治疗方案,结合个人情况,评估生育意愿、生育忧虑,从而制定有针对性的干预措施。针对该案例从确诊到随访共进行了四个阶段的干预。

**1. 确诊后至术前初步评估** 病区给予简单的需求评估,后转诊至康复多学科门诊。

(1)康复多学科门诊管理:进行全面评估,通过相关评估工具对患者进行生育力保护客观评估,评估内容包括患者决策准备水平、生育计划、生育知识知晓率、生育问题与治疗决策等方面。通过与患者沟通了解患者对于生育的忧虑以及信息需求。

(2)信息支持

1)治疗信息:因患者已有病理会诊确诊为三阴性乳腺癌,术后将行辅助化疗。

2) 生育信息：抗肿瘤治疗对于生育的危害；未婚女性可以采取的保护措施：卵母细胞冷冻保存、卵巢组织冷冻保存以及加用注射戈舍瑞林/亮丙瑞林针的生育力保护方法；妊娠对于预后的影响；手术对于哺乳的影响。患者反馈在确诊后对于生育有强烈的愿望，但是不了解相关的知识，经过与康复科医生沟通后表示需要进一步考虑并与家人商量再决定。但是患者在术前仍对手术方式有忧虑。同时，与患者沟通了重建的可能性，并建议及时与外科医生沟通治疗方案。

### 2. 术后至出院前

(1) 康复多学科门诊管理评估：了解患者手术后对于生育的具体想法与需求。

(2) 信息支持

1) 生育信息：对于患者有疑问的保护措施进一步做补充介绍，采取保护的正确时机。

2) 流程告知：转诊的医院以及相关流程。患者反馈经过之前的介绍后，已经对于生育力保护有一定的了解，并同时提出了解具体过程的要求。告知患者因院内无生殖中心，需转诊至其他生殖中心。患者表示更倾向卵母细胞冷冻保存加用注射戈舍瑞林/亮丙瑞林针的生育力保护方法。康复科医生建议患者出院后应尽早去生殖中心就诊评估并同时给予绿色转诊单，方便患者尽早咨询、尽早采取相关措施。

### 3. 出院后至治疗前（化疗）

主要是病区随访。出院后病房护士及时关注的患者的病理报告情况，同时在出院后一周、三周电话随访患者的术后相关情况以及生育力保护情况。患者反馈在出院后 2 d 拔管后就诊于生殖中心并成功取卵。

(1) 康复多学科门诊管理：行辅助生殖技术，治疗经过如下。患者平素月经 7～8/(30～50) d，月经第 12 d 检测卵泡刺激素 5.4 mU/mL，基础黄体生成素 11.7 mU/mL，血清雌二醇 66 pg/mL，抗米勒管激素 4.0 ng/mL，超声提示基础窦卵泡 10 个。查体心率、血压、呼吸均正常，无心脏病、高血压、肝肾功能异常等内科合并症及其他传染类疾病。患者身高 166 cm，体重 51 kg，BMI 为 18.5 kg/m$^2$，营养风险筛查 NRS 2002 评分 3 分，下肢静脉彩超提示无异常。

患者于 2019 - 07 - 25 进入治疗周期，进行控制性卵巢刺激治疗（controlled ovarian stimulation，COS），来曲唑 5 mg 口服 1 次/d＋尿促性腺激素 225 U 肌内注射 1 次/d，治疗第 5 d 加用醋酸西曲瑞克 0.25 mg 皮下注射，1 次/d。治疗第 10 d B 超示直径≥10 mm 卵泡 19 个，其中直径≥14 mm 卵泡 16 个，基础黄体生成素 2.6 mIU/mL，雌二醇 538 pg/mL，孕酮 0.7 ng/mL。拟该日为人绒毛膜促性腺激素（HCG）注射日，于 20:00 给予患者 HCG 2 000 U 肌内注射＋短效曲普瑞 0.2 mg 皮下注射扳机。患者于治疗第 12 d 8:00 在静脉全麻下进行 B 超引导下经阴道穿刺取卵术，左、右侧卵巢各进针 1 次。共获取卵子 22 个，最终冻存卵子 15 个，7 个因未达冻存标准丢弃。患者取卵术后状况良好。

(2) 信息支持

治疗信息：取卵术后 3 d 患者就诊肿瘤综合治疗科室治疗。完成化疗前相关检查后，化疗医生为患者开具化疗药物并预约化疗时间。此阶段因患者刚刚进行取卵术后，嘱患者需注意预防盆腔感染，2 周内不可盆浴、游泳及发生性生活。

生育信息：加用戈舍瑞林，嘱咐患者化疗前至少一周左右进行注射。

(3) 评估：患者通过生殖中心的评估成功取卵并顺利开始第一次化疗，化疗前也已经完成戈舍瑞林注射,距离患者手术日期一个半月。患者反馈对于生育力保护措施已经到位。

4. 化疗结束后至第一次随访期

(1) 康复多学科门诊管理：行全面评估：患者 2020-01-29 已完成 8 个疗程的化疗,进入随访期。相关超声检查均无异常。此具体评估结果见表 4-2-3-3。

表 4-2-3-3　患者治疗前生育相关评估结果

| 评估内容 | 化疗前结果 | 化疗后结果 |
| --- | --- | --- |
| 共同决策问卷患者版 | 53 分 | 80 分 |
| 中文版癌症后生育忧虑量表 | 64 分 | 32 分 |
| 决策后悔量表(DRS) | 10 分 | 3 分 |
| 决策冲突量表(DCS) | 60 分 | 24 分 |
| 乳腺癌患者生命质量测定量表(QLICP-BR) | 106 分 | 142 分 |
| 其他主诉 | 对生育力保护不了解 | 担心复发以及遗传 |

(2) 信息支持：主要是生育信息。患者 BRCA1 突变,存在特殊的生育相关问题。遗传性乳腺癌患者如 BRCA 突变携带者,到 80 岁时,患乳腺癌和卵巢癌的风险分别为 72% 和 44%。该人群中最重要的两个生育问题将是决定进行双侧输卵管切除术以预防卵巢癌及将突变遗传给后代的可能性。由于卵巢癌的发病时间较晚,因此建议在 35～40 岁生育后预防性双侧输卵管卵巢切除术。植入前遗传学诊断(PGD)为选择使用该技术的女性提供了在植入前确定胚胎 BRCA 状态的可能性。卵巢刺激和卵母细胞采集后,在胚胎发育的第 5 d,对滋养外胚层进行活检和遗传分析。冷冻胚胎移植在第 5 d 使用没有 BRCA 突变的胚胎进行。对于未接受试管婴儿且自然受孕的女性,她们可以选择在怀孕的前 3 个月进行产前诊断,以了解孩子的突变状态。

(3) 随访：后期常规术后 2 年内每 3 个月随访,3～5 年每 6 个月随访,5 年以后每年一次随访。经过生殖医生的专业沟通,患者对于后期子女的健康问题已得到满意的答案。

(四) 效果评价

生育指导符合《中国抗癌协会乳腺癌诊治指南与规范(2024 版)》要求。辅助生殖技术的选择：患者化疗前已行卵母细胞冷冻保存加用注射戈舍瑞林。心理/决策/生命质量评估：化疗用药前对患者运用相关问卷进行生育力保护客观评估,具体评估结果见表 4-2-3-3。

运用共同决策问卷患者版评估,患者临床实践中共同决策意愿较治疗前更高。

运用中文版癌症后生育忧虑量表评估,患者生育忧虑得分显著降低,患者更多忧虑体现在自身以及子女健康上。

运用决策后悔量表评估患者对治疗决策的后悔程度在治疗后评分降低。

运用决策冲突量表评估患者对治疗选择的不确定性;治疗后评分降低,代表患者治疗冲突低。

运用乳腺癌患者生命质量测定量表评估,患者生存质量得分也较治疗前显著提升,患者的生育意愿、生育知识:患者的生育意愿仍然强烈,且生育知识较化疗前明显丰富,对于 BACA 遗传问题也有所了解。

## 二、案例分析

（一）案例相关理论与方法

1. 本案例相关理论与方法　由于篇幅原因无法在文章中详细阐述,可参考《乳腺癌康复研究进展和实践》第四章第五节"生育管理"内容。另生育力保存方式中还有一部分人群需要关注,就是男性乳腺癌患者,目前对于男性乳腺癌患者的生育力保存的研究数据较少。ASCO 认可的男性癌症患者中唯一确定的生育力保存方法是精子冷冻保存,然后在解冻时与辅助生殖技术（ART）一起使用。

2. 本案例生育力保护方法的选择　本案例对年轻患者进行了全面评估,生育力保护方法也是结合了患者的年龄、学历、经济状况、婚姻状况、康复需求等具体情况而制定的。同时,因患者已经由第一次手术确诊为三阴性乳腺癌,所以在推荐转诊生殖中心的时机可以尽早就诊,而非要术后免疫组化结果后再行决定是否要采取生育力保护,大大缩短了考虑的时间,为患者后续的化疗争取了时机。针对该患者采用了康复多学科门诊持续管理的方法来提供全面信息支持,也缓解了患者的生育忧虑,提高了生命质量。且患者对于生育力保护方案的选择上也是采取了卵母细胞加用戈舍瑞林的保护方式,为后续妊娠做了充足的保护。

（二）康复效果评价

1. 评价标准

（1）根据《中国抗癌协会乳腺癌诊治指南与规范（2024 版）》中《乳腺癌患者康复管理共识》11.1.1.5 的标准,做到了及时告知,及时转诊。

（2）患者 BRCA 突变,建议患者定期随访,同时对于后续妊娠期间由生殖科医生进行遗传基因相关筛查。

2. 客观评价　患者治疗前后运用相关问卷进行生育力保护客观评估,得分都较前有所进步。且患者顺利进行卵子冻存而后进行化疗,未延迟化疗时机。

依据上述评价标准,对患者进行客观评价,评价结果证明为该患者制定的生育力保护方案是有效的。

（三）进一步研究热点

1. 未来形成外科、生殖、康复、护理多学科 MDT 团队,由生殖专家主导的生育咨询能更好地辅助患者决策,减少决策遗憾和心理痛苦。医护人员可在把握好信息支持和咨询时机的同时,在临床环境中主动加强与癌症患者的沟通并及时转诊至生殖医学科。建议建立以医护人员为主导的年轻乳腺癌患者生育信息支持系统,向患者提供全面、专业的生育指导,提高患者的决策能力,降低年轻乳腺癌患者在生育问题上的焦虑和担忧。

2. 未来可研究发展符合本土文化背景的测评工具,权衡工具的适用性。使用有效的评估工具,系统地解释乳腺癌患者的生育问题,进行有针对性的临床干预研究,从而对乳腺癌患者的生活质量和身心健康进行改善。探索出高效的乳腺癌患者生育忧虑的干预模式,多途径多方式地帮助患者提高生命质量,减轻疾病带来的身心压力。

3. 利用信息化技术长期随访患者生育情况,于康复期有生育需求的患者可以进一步及时提供 MDT 形式的生育咨询,并及时监测患者的健康数据,同步给肿瘤科医生。

(李 平)

## 案例四　生育力保存之胚胎冻存

**案例简介**:患者采用胚胎冷冻生育力保存技术,帮助育龄期乳腺癌患者在治疗后顺利妊娠,并成功产下一名健康女婴。此案例,通过对年轻乳腺癌患者生育需求进行全面量化评估,结合患者年龄、婚姻状态、康复需求等具体情况,多学科协作制定生育力保护方法。患者在确诊后第一时间接受多学科的生育咨询,及时转介至生殖医学中心接受专业干预,综合评估后采用胚胎冷冻技术行生育力保存、GnRH-a 皮下注射保护卵巢功能。全程生育管理中,通过对患者采用分阶段全程生育指导提供全面信息支持、叙事疗法联合配偶支持提供心理干预,缓解了患者的生育忧虑。

### 一、案例描述

#### (一) 病情描述

1. **基本信息**　患者许某,女,29 岁,已婚,文化程度本科。
2. **现病史**　患者于 2020-06-08 发现左乳外下方无痛性包块就诊。查体:左乳 5 点钟方向距乳头 3 cm 处扪及约 2 cm×1 cm 大小包块,质硬、边界不清、形态不规则、移动度差。乳腺彩超提示:左乳腺实性占位性病变,大小约 2.2 cm×1.3 cm×2.0 cm,边界不清,形态不规则,BI-RADS 4b。
3. **家族史**　父母体健,否认遗传病史。
4. **既往史**　无。
5. **婚育史**　已婚,配偶健康状况良好,G0P0。
6. **月经史**　初潮 12 岁,平素月经周期规律,5～6 d/28～29 d,量中等,无痛经。
7. **诊断**　左乳癌(根据术后病检结果)。
8. **主要治疗**　患者 2020-06-10 行左乳包块微创旋切活检术,术后病检提示左乳浸润性导管癌,CerbB-2(3+),ER(-),PR(-),Ki67 15%(+),FISH 检测结果示 HER2 基因扩增。在抗肿瘤治疗前制定生育力保存及决策辅助方案,顺利进行胚胎冷冻。患者 2020-07-06 在全麻下行左乳癌保乳手术,术中前哨淋巴结活检示阴性,切缘未见癌侵犯。术后病检示"保乳术后切缘未见癌累及,前哨淋巴结 0/2"。2020-07-10 安置输液港,开始行 EC 序贯 TH 方案八周期辅助化疗,化疗期间轻度骨髓抑制及胃肠道反应,经对症处理,2020-12-07 顺利完成化疗。2021-01-04 行放疗,区域为左乳全乳。患者 2021-09-06 完成靶向治疗,拔除输液港。
9. **生育相关评估**　患者为年轻乳腺癌患者,在乳腺癌抗肿瘤治疗前行以下评估,相关评估结果见表 4-2-4-1。

表 4-2-4-1　患者治疗前生育意愿、生育忧虑及生育信息需求评估结果

| 评 估 内 容 | 评估时间：乳腺癌病理确诊后 |
|---|---|
| 乳腺癌幸存者生育意愿量表 | 65 分 |
| 癌症后生育忧虑评分（RCAC） | 72 分 |
| 育龄期乳腺癌病人生育信息需求评估 | 120 分 |

（1）生育意愿评估：采用乳腺癌幸存者生育意愿量表评估患者生育意愿。量表包括妊娠风险、疾病控制、社会支持、幸福感 4 个维度，共计 15 个条目，采用 Likert 5 级评分法，总分 15～75 分。患者乳腺癌幸存者生育意愿量表评分 65 分，反应患者生育意愿程度较高。

（2）生育信息需求评估：采用育龄期乳腺癌病人生育信息需求评估问卷进行评估。问卷含疾病影响信息、治疗影响信息、生育力保护信息、生育管理信息、性健康信息、社会心理信息共 6 个维度，32 个条目，采用 Likert 5 级评分法，总分 32～160 分。患者评估得分 120 分，表明患者有较高生育信息需求。

（3）心理评估：使用癌症后生育忧虑量表（reproductive concerns after cancer，RCAC）对患者心理状态进行评估，RCAC 评分 72 分，反应患者生育忧虑水平较高。

（二）患者康复需求

1. 患者希望了解疾病及生育相关信息，并得到有效指导。
2. 患者希望得到心理支持，减轻生育忧虑。
3. 患者希望在专业医护人员的帮助下做出最优生育力保存决策，保持性与生育健康，在未来能顺利完成妊娠。

（三）采取的康复指导或干预措施

对患者进行全面评估，根据个人情况、治疗方案、生育意愿和信息需求，制定针对性干预措施。针对该年轻案例，从确诊到抗肿瘤治疗采用了分阶段全程生育指导和支持。

1. 确诊后至抗肿瘤治疗前

（1）多学科生育咨询

1）全面评估：患者抗肿瘤治疗前，乳腺专科协调、组织多学科（MDT）讨论，全面评估患者情况，制定患者抗肿瘤计划及生育力保存方案。乳腺专科、肿瘤科、妇科医生制定抗肿瘤计划，评估手术、放化疗等对患者性功能、生殖生育能力的影响。生殖医学中心评估及选择生育力保护及保存方法。

2）信息支持：包括介绍生育力保护及保存方案（患者有生育意愿，向患者介绍可以采取的生育力保护及保存措施）和治疗方案（手术、用药、术后放疗方案）。

手术方案：左乳肿块距乳头 3 cm，大小约 2 cm×1 cm，乳腺 MRI 提示单中心病灶，患者有保留乳房外形的意愿，拟施行左乳癌保乳手术。告知患者该术式不影响术后健侧正常哺乳，但手术及术后放疗可能导致患侧乳汁分泌量明显减少，术前充分告知病情。

用药方案：患者为 HER2 阳性型乳腺癌，选择 EC-TH 方案八周期化疗，向患者讲解用药注意事项，告知药物可能对生育能力造成的影响。

术后放疗方案：放疗区域为左乳全乳，选用高能 X 线，照射剂量 50 Gy，2 Gy/次，5 次/周，术区瘤床加量 10 Gy，2 Gy/次。告知患者，仅 2.1～7.6 cGy 的剂量可通过内部散射到达子宫位置，标准全乳腺放疗未见明显的卵巢毒性作用，患者仅需避开放疗期间妊娠或体外收获卵细胞。放疗后患侧乳房仍有可能哺乳，但乳头延展性下降，可能导致患侧母乳喂养困难，治疗前充分病情告知。

3) 生育决策辅助：决策辅助工具选择科普图册、乳腺专科及生殖医学中心科普公众号及视频号、年轻乳腺癌患者康复微信群等。根据患者生育忧虑及生育信息需求评估结果，个性化制定健康教育内容，具体信息支持内容见表 4-2-4-2。

表 4-2-4-2 患者生育决策信息支持内容

| 主 题 | 信息支持内容 |
| --- | --- |
| 疾病影响信息 | 生育对生存期及疾病复发风险影响<br>乳腺癌遗传风险<br>乳腺癌对生育能力的影响<br>乳腺癌对妊娠结局的影响 |
| 治疗影响信息 | 乳腺癌相关治疗对生育能力的影响<br>乳腺癌治疗后生育的必备条件<br>乳腺癌治疗后生育时机选择 |
| 生育力保护及保存信息 | 乳腺癌生育力保护、生育力保存异同点介绍<br>乳腺癌生育力保护、生育力保存方法<br>乳腺癌生育力保护、生育力保存风险、益处 |
| 性健康信息 | 夫妻亲密关系及性健康指导<br>避孕必要性及措施指导 |

4) 转诊：患者抗肿瘤治疗前转诊至我院生殖医学中心行生育力保存干预。

(2) 生殖医学中心干预

1) 专科评估：生殖医学中心完成患者卵巢功能评估，评估治疗计划对生育能力的影响，制定生育力保存计划。具体专科评估项目及结果见表 4-2-4-3。

表 4-2-4-3 患者及家属生育力保存实施前专科检查结果

| 女 方 | 男 方 |
| --- | --- |
| 1. 抽血检查：① 卵巢储备抗米勒管激素（AMH）：6.63 ng/ML，提示患者卵巢储备较好，自然备孕概率高。② 卵泡期促卵泡生成激素 FSH：9.8 U/L，提示卵巢生发卵泡能力好，适合促排卵。③ 基础性激素水平未见异常。④ 免疫、凝血状态正常<br>2. 阴道超声波检查：卵巢卵泡颗数评估，窦卵泡计数 AFC：左卵巢 4～5 个，右卵巢 5～6 个 | 精液检测<br>精液量：2.2 mL<br>精液酸碱度 pH：7.4<br>精子活动率：62.39%<br>精子活动：正常，A 级 32.3%<br>精子密度：64.3×$10^6$/mL |

2) 方案选择：患者已婚，家庭稳定，配偶同样有强烈生育意愿。经乳腺专科医生评估，全身化疗前等待期≥2周，生育力保存方案选择胚胎冷冻，在化疗前2周使用促性腺激素释放激素拮抗剂（GnRH-a）保护卵巢功能。

3) 生育力保存实施：一是促排卵。患者在月经周期第2d开始打排卵针，正式进入冻胚疗程。监测至目标卵泡成熟时采用GnRH-a 0.2 mg+重组人绒毛膜促性腺激素250 μg扳机。自促排卵日开始口服来曲唑5 mg/d，直至取卵后10 d。追踪卵泡并确认排卵时间，拮抗剂方案促排进程见表4-2-4-4。

表4-2-4-4 患者拮抗剂方案促排

| 日期 | 6.18 | 6.21 | 6.23 | 6.25 | 6.26 | 6.27 | 6.28 | 6.29 | 6.30 |
|---|---|---|---|---|---|---|---|---|---|
| 月经周期 | 2(1) | 5(4) | 7(6) | 9(8) | 10(9) | 11(10) | 12(11) | HCG | 14(13) |
| 右侧卵泡 | 5.5×3<br>5.0×4<br>4.0×3 | 6.5×2<br>6.2×2<br>5.0×3 | 9.0×1<br>8.0×1<br>7.5×1<br>6.5×1<br>6.0×2<br>5.5×2 | 9.5×1<br>8.5×1<br>8.0×2<br>5.0×3 | | 14.0×1<br>10.0×1<br>9.5×1<br>9.0×1<br>7.5×3<br>6.0×3 | 14.5×2<br>11.5×1<br>11.0×1<br>9.0×2<br>7.5×3 | 16.5×1<br>15.0×1<br>12.0×1<br>11.5×1<br>11.0×1 | |
| 左侧卵泡 | 5.0×5<br>4.5×1<br>4.0×4 | 5.5×2<br>5.0×1<br>4.0×3 | 9.5×1<br>8.5×1<br>8.0×3<br>5.5×3 | 12.5×1<br>11.5×1<br>11.0×2<br>9.5×2 | | 16.5×1<br>14.0×1<br>13.0×2<br>12.5×1<br>11.5×1<br>9.5×1<br>8.0×2 | 18.0×1<br>15.5×1<br>15.0×2<br>14.5×1<br>13.0×1<br>12.5×1<br>10.0×1<br>9.5×2 | 18.5×1<br>18.0×1<br>17.5×1<br>17.0×1<br>16.0×1<br>13.0×1<br>12.0×2 | |
| 内膜厚度（mm） | 10<br>B-A | 3.3<br>B | 5.3<br>B-A | 7.5<br>A | | 9<br>A | 11<br>B-A | 10<br>A | |
| 曲普瑞林 | | | | | | | | 0.2 | |
| GnRH-a(mg) | | | | | 0.25, qd×1 | 0.25, qd×1 | 0.25, qd×1 | | |
| 重组人促卵泡激素(U) | 162.5, qd×3 | 225, qd×2 | 225, qd×2 | 225, qd×2 | | 200, qd×1 | 200, qd×1 | 75, qd×1 | |
| HMG(U) | | | 75, qd×2 | 75, qd×2 | | 75, qd×1 | | 75, qd×1 | |
| 注射用绒促性素(U) | | | | | | | | 4 000 st | |
| 注射用重组人绒促性素(μg) | | | | | | | | 250, qd | |

(续　表)

| | | | | | | | | |
|---|---|---|---|---|---|---|---|---|
| FSH(mU/mL) | 4.23 | 10.20 | 13.20 | 17.20 | | 17.50 | 16.50 | 15.20 | |
| LH(mU/mL) | 2.82 | 4.00 | 2.16 | 3.64 | | 3.18 | 4.91 | 2.83 | 22.90 |
| $E_2$(pg/mL) | 95.4 | 46.0 | 150.0 | 537.0 | | 1 357.0 | 1 946.0 | 3 146.0 | 3 515.0 |
| P(ng/mL) | 0.30 | 0.22 | 0.17 | 0.29 | | 0.46 | 0.44 | 0.59 | |
| HCG(mU/mL) | | | | | | | | | 49.50 |

注：FSH(U/L)，促卵泡生成激素，促进卵泡成熟及分泌雌激素，黄体期正常参考值4~15 U/L。LH(U/L)，黄体生成素，促进排卵和黄体生成，促使分泌雌孕激素，黄体期正常值4~15 U/L。$E_2$(pg/mL)，雌激素，卵巢产生的主要激素之一，协助分析卵巢功能，黄体期50~240 pg/mL。P(ng/mL)，孕酮，由黄体、肾上腺皮质和胎盘产生利于胚胎着床，防止子宫收缩，同时促进乳腺腺泡发育，为泌乳做准备。GnRH-a(mg)，防止内源性LH高峰导致未成熟卵泡过早破裂，抑制内源性LH峰的提前出现，使卵泡的发育同步化。重组人促卵泡激素(U)，进行卵巢刺激以促进多卵泡发育。HMG(U)，人绝经后促性腺激素，也称尿促。HCG(U)，人绒毛膜促性腺激素，协助判断是否怀孕。

二是取卵取精、精卵结合：扳机后36 h行超声引导下取卵，获卵9枚(右6枚，左3枚)。行常规体外受精(IVF)，受精8个。可用胚胎7枚，优质胚胎7枚。

三是胚胎保存：冷冻胚胎7枚。使用玻璃化冷冻技术，将胚胎保存在−196℃的液态氮桶内。

患者冻胚流程结束，进入乳腺癌综合治疗阶段，再次行生育相关评估见表4-2-4-5。

表4-2-4-5　患者胚胎冷冻后生育相关评估

| 评　估　内　容 | 评估时间：胚胎冷冻后 |
|---|---|
| 癌症后生育忧虑评分(RCAC) | 50分 |
| 育龄期乳腺癌患者生育信息需求评估 | 87分 |

4) 心理支持：患者促排卵期间，对胚胎冷冻时间、冷冻过程安全性、胚胎移植成功率等感到担忧。护士通过叙事护理进行患者心理干预，改善患者对疾病的悲观认知，提高对家庭等社会支持的领悟及利用度。促排卵期间进行2次、胚胎冷冻完成后进行1次，每次时长均>20 min。

2. 抗肿瘤治疗期间

(1) 治疗评估：该患者拟使用的化疗药物中，蒽环类、紫杉醇类药物为中危性腺毒性化疗药物，烷化剂类化疗药物环磷酰胺对卵巢功能损伤最为显著，但其对生育质量、后代健康影响较小。因此，化疗药物的选择应遵循指南推荐，充分告知患者药物对卵巢功能的影响及其带来的不孕风险。

(2) 信息支持：卵巢功能保护。患者2020-07-10开始化疗，于化疗前皮下注射GnRH-a保护卵巢功能，后续每28 d注射1次，化疗结束后2周注射最后一剂。告知患者药物使用目的为行生育力保护、避免化疗药物对卵巢的打击，但仍然存在化疗药物影响卵巢功能的可能性、影响后续生育。为患者建立用药登记手册,讲解用药时间等注意事项,如用药间隔时间延长,可能刺激垂体性腺系统使血清雌激素浓度上升。定期随访,追踪患者是否出现骨质疏松、潮热、情绪变化等不良反应,指导患者适当行有氧运动、多食用高钙食物,增加户外运动及阳光照射,保持心情舒畅,定期行骨密度监测。

(3) 心理支持:叙事护理。8个化疗周期中每个化疗周期行2次叙事护理干预,每次时长均>20 min。化疗阶段,主要缓解患者对性健康受损的焦虑,提供性相关知识,给予性心理针对性教育,纠正患者及家属对性行为的错误认知。

3. 随访阶段

(1) 评估:患者完成8周期化疗后,停用GnRH-a注射,再次行生育及心理相关评估,结果见表4-2-4-6。

表4-2-4-6 患者化疗结束后生育相关评估

| 评 估 内 容 | 评估时间:化疗疗程结束 |
|---|---|
| 癌症后生育忧虑评分(RCAC) | 49分 |
| 育龄期乳腺癌病人生育信息需求评估 | 111分 |
| 卵巢储备抗米勒管激素(AMH) | 5.82 ng/mL |
| 卵泡期促卵泡生成激素(FSH) | 9.63 U/L |
| 卵巢卵泡颗数评估,窦卵泡计数(AFC) | 左卵巢3~4个,右卵巢2~3个 |

(2) 信息支持:行患者癌症综合治疗后长期随访指导,告知随访重要性。在辅助化疗结束后2~3年,综合评估患者身体状况、肿瘤复发危险度,可行妊娠准备,告知后续妊娠注意事项及胚胎解冻备孕流程。

(3) 心理支持:随访阶段,保持与患者的定期沟通,继续指导患者行器械及运动性干预。如使用性辅助器具帮助改善盆底血液循环,指导患者进行游泳、自行车、跑步等体育锻炼,改善整体性功能。

(四) 效果评价

1. 患者在乳腺癌综合治疗前,系统了解了疾病治疗及生育力保护相关信息,满足了生育信息获取需求。

2. 患者在多学科生育咨询的指导下,在医护人员的帮助下做出生育力保存决策,抗肿瘤治疗前成功完成胚胎冷冻生育力保存,并应用GnRH-a在化疗期间成功保护卵巢功能。

3. 通过叙事护理给予患者心理支持,减轻了患者生育忧虑及性健康受损焦虑水平。

4. 患者在人工周期下监测内膜和激素,于2023-09-30解冻移植胚胎一枚,2周后查HCG阳性,4周后超声见孕囊及胎心,成功妊娠,规律产检,孕39周$^{+3d}$剖宫产一女,分娩后随访身体健康。

5. 患者生育管理全程相关评估结果见表4-2-4-7。

表 4-2-4-7 患者生育管理全程生育相关评估结果

| 评 估 内 容 | 乳腺癌病理确诊后 | 胚胎冷冻后 | 化疗结束 |
|---|---|---|---|
| 癌症后生育忧虑评分 | 72 分 | 50 分 | 49 分 |
| 育龄期乳腺癌病人生育信息需求评估 | 120 分 | 87 分 | 111 分 |
| 卵巢储备抗米勒管激素（AMH） | 6.63 ng/mL | / | 5.82 ng/mL |
| 卵泡期促卵泡生成激素（FSH） | 9.8 U/L | / | 9.63 U/L |
| 卵巢卵泡颗数评估窦卵泡计数（AFC） | 左卵巢 4~5 个，右卵巢 5~6 个 | / | 左卵巢 3~4 个，右卵巢 2~3 个 |

## 二、案例分析

### （一）案例相关重要理论和方法

1. **育龄期乳腺癌患者多学科团队生育咨询** 对于有生育需求的乳腺癌患者,在确诊时就应尽早开展多学科团队生育咨询,综合评估制定患者个体化诊疗方案和生育力保存策略、共同商议妊娠时机。在整体上提高以患者为中心的全病程管理能力,在提高患者生存率的同时满足患者生育需求,提高患者生存质量。

2. **育龄期乳腺癌生育决策辅助** 在给出生育力管理方案后,超过 60% 的育龄期恶性肿瘤患者对短时间内分析生育管理方案利弊、进行生育决策感到困难。生育决策辅助,可以为患者提供基于循证的、可供选择的治疗方案和对应治疗结果信息,提高患者生育管理知识水平,帮助患者选择适合个人情况、价值观的生育管理方案,减少决策冲突和决策后悔。目前,常用的生育管理决策辅助工具包括生育决策辅助手册、在线决策辅助工具、决策树流程图等。医护人员承担了生育管理决策辅助的主要工作,应根据患者自身情况及需求,为患者选择适宜的决策辅助工具,协助患者做出决策。

### （二）康复效果评价

1. **客观评价**

（1）患者癌症后生育忧虑量表病理确诊后评分 72 分,化疗结束后评分 49 分。分析各阶段患者生育忧虑的主要相关因素,护士提供相应生育信息支持及心理支持,全程跟踪治疗全程,发挥多学科生育管理协调作用,患者生育焦虑得到缓解。

（2）患者病理确诊后 AMH：6.63 ng/mL,化疗结束后 AMH：5.82 ng/mL。患者在病理诊断明确后,积极进行生育力评估,采取生育力保护措施,避免了化疗等对卵巢功能造成的损害。

（3）患者治疗前成功冷冻胚胎 7 枚,治疗结束后成功妊娠,孕 39 周$^{+3d}$剖宫产一女,身体健康。

2. **主观评价** 患者主诉,分阶段全程生育指导,可以帮助梳理自我生育意愿及信息需求,增进与家属的沟通和交流,指导与医护的信息沟通和获取;协助自我剖析心理状态及担忧因素，在护士的指导下进行生育咨询及共享决策。在护士全程协调与叙事护理的心理干预下，自己对生育管理、成功妊娠及生产更有信心和把握。

### （三）进一步研究热点

1. 未来可通过量性研究调查育龄期乳腺癌患者的生育需求和生育力保存现状，通过质性访谈深入了解患者是否采取生育力保存的原因。分析患者偏好、价值观，开发信效度较好的决策辅助工具，并探索其在乳腺癌患者生育管理中的应用效果。

2. 生育决策辅助未来可探索方向如下。① 开发个性化决策支持工具：充分利用人工智能和大数据技术，开发个性化的决策支持工具，帮助患者和医护人员更好地评估生育选择的风险和利益，根据患者的个人情况和偏好提供定制化的建议。② 提供决策心理支持：决策辅助中提供心理支持和咨询服务，帮助患者处理生育决策带来的情绪压力和焦虑，帮助患者做出理性和自主的决定。③ 长期随访和支持：提供长期随访和支持服务，帮助解决患者在生育后的恢复和调适过程中可能出现的问题，保障患者身心健康。

在生育决策辅助中，护士可以探索发挥以下角色和作用。① 信息提供者：向患者提供有关乳腺癌治疗对生育的影响、生育选择的风险和利益等方面的信息，帮助患者了解生育相关知识。② 决策协助者：与医生共同协助患者进行生育决策，帮助患者理清思路、权衡利弊，帮助患者做出符合身体状况、自己价值观和生活情况的决定。③ 情感支持者：倾听患者的感受和担忧，提供情感支持和安慰，帮助患者缓解生育焦虑和压力。④ 全程管理者：在患者做出生育决策后，定期随访跟踪，提供必要的支持和帮助，确保患者得到分阶段全程生育指导和支持。

（黄 洁）

## 案例五　生育忧虑

**案例简介**：一位年轻的已婚未育乳腺癌患者。研究团队对患者进行了全面的评估，涵盖其一般状况、乳腺肿瘤专科评估、生殖健康专科评估、心理和认知状况，以及患者的需求等多个维度。通过这种全方位的评估，我们深入了解了患者的生理、心理和认知状态，并据此为患者量身定制了个性化的综合干预方案，旨在为患者提供全面的生殖健康管理。该干预方案内容包括提供专门手册和健康教育，生殖专家提供专业咨询，确保患者掌握必要的生育知识和帮助患者获得个性化的生育指导。同时，通过同伴支持和正念认知疗法为患者提供心理疏导和社会支持，以减轻患者的心理负担。该方案采用线上线下相结合的方式实施干预，确保患者在医院内以及出院后的治疗间歇期和随访期间都能得到连续、全程的支持。该方案的实施帮助患者做出最优生育决策，同时有效缓解了患者的生育忧虑，并促进了患者的心理健康。

### 一、案例描述

#### （一）病情描述

1. **基本信息**　患者王女士，33岁，已婚，文化程度本科。

2. **现病史** 患者主诉于2022年1月自我体检发现右乳肿块,伴有乳房疼痛,不伴有局部皮肤红肿、乳头溢液,凹陷等症状。2022-06-17于门诊B超示:右乳实质性结节:BI-RADS 5,右侧腋窝及锁骨下多发淋巴结肿大,门诊以"右乳肿物:癌?"收入院。入院后行乳腺磁共振检查示:右乳头后方肿块灶,BI-RADS 4b,右侧腋窝肿大淋巴结伴坏死。行乳腺X线检查示:右乳乳头后上方团片状密度增高影,BI-RADS 4b。双乳散在钙化灶:BI-RADS 2。右乳腋下淋巴结肿大。行全身检查,血常规、肝肾功能、心电图、凝血机制未见明显异常。

3. **家族史** 家族无肿瘤病史。

4. **既往史** 既往有乙肝病史20余年。有畸胎瘤人工流产史。

5. **婚育史** 患者已婚未育。

6. **诊断** 右乳癌(根据术后病检结果)。

7. **主要治疗** 2022-06-18在局麻下行右乳肿物及右腋窝肿物巴德针穿刺活检术,术后病理报告:(右乳)浸润性癌,非特殊类型,组织学Ⅲ级。右腋窝下未见癌。免疫组化结果示:ER(-),PR(-),AR(-),HER2(-),Ki67(70%)。术前行表阿霉素+环磷酰胺(EC)序贯多西他赛(T)方案新辅助化疗。2022-07-10行PICC置管后开始行新辅助化疗,在化疗期间患者有恶心,呕吐,食欲不佳等不良反应,予以止吐对症治疗,同时告知少量多餐,营养丰富,清淡饮食。患者经化疗7个周期后,肿块明显缩小,疗效达PR,遂于2022-11-03在全麻下行保留胸小肌三组淋巴结清扫、右侧乳腺癌改良根治术+假体置入术。术后病检:(右乳癌化疗后根治标本)未见明显癌细胞残留;肿瘤细胞核退变,胞浆空泡化,间质纤维组织增生,伴炎细胞浸润;(基底、切缘及乳头)未见癌;送检右腋窝淋巴结未见癌转移(0/16),锁骨下淋巴结未见癌(0/3)。2022-11-13行单T方案化疗,完成8个周期的化疗,化疗结束。于2022-12-28开始放疗,具体为IMRT 6MV X线:PTV1:46.25Gy/1.85Gy×25f,PTV2:56.25Gy/2.25Gy×25f;同时辅以抗肿瘤、扶正治疗,患者放疗期间出现Ⅰ度骨髓抑制,予以瑞白人粒细胞刺激因子处理后好转出院。

8. **生育相关评估** 由于患者较年轻,在确诊乳腺癌后,在抗肿瘤治疗前进行如下评估。

(1)一般情况评估

1)基本情况:患者年龄为33岁,已婚未育,有畸胎瘤人工流产史,文化程度本科,经济状况可。

2)生育意愿:评估患者有生育意愿。

3)生育相关认知:生育相关知识,通过参考文献自行设计生育知识题目,包含10个是非题,其中4个问题是关于癌症治疗对生育的影响,3个问题是关于怀孕安全性,3个问题是关于生育保留技术。每题以"正确""错误"或"不清楚"作答。每道题回答正确得10分,错误或不清楚得0分,总分100分,≥60分为及格,得分越高说明患者乳腺癌相关生育知识掌握越好。确诊时评估患者乳腺癌生育知识得分为40分。

(2)乳腺癌专科评估

1)肿瘤学状态:患者(右乳)浸润性癌,非特殊类型,组织学Ⅲ级。右腋窝下未见癌。免疫组化结果示:ER(-),PR(-),AR(-),HER2(-),Ki67(70%)。患者肿瘤学状态为中高危复发状态。

2) 抗肿瘤治疗方案：患者术前行(EC)序贯 T 方案新辅助化疗；新辅助化疗后行保留胸小肌三组淋巴结清扫，右侧乳腺癌改良根治术＋假体置入术；化疗结束后行放疗。患者行化疗，手术，放疗的肿瘤综合治疗，可导致患者卵巢功能受损，卵子质量下降，存在闭经，不孕或者发生自然流产的风险。

(3) 生殖专科评估：卵巢功能状态评估：促卵泡生成素(FSH)值为：6.97 U/L，卵巢功能正常。(FSH≤10 U/L 提示卵巢功能正常)。抗米勒管激素(AMH)值为：3.44 ng/mL (AMH 正常值范围为 2～6.8 ng/mL)。患者卵巢储备功能状态良好，且未行肿瘤相关治疗，可行生育力保护，如卵母细胞冷冻、胚胎冷冻、卵巢组织冷冻保存等。

(4) 心理、认知评估：见表 4-2-5-1。

表 4-2-5-1　患者确诊乳腺癌后各量表评分

| 评 估 内 容 | 评估时间：乳腺癌确诊后(2022-6-19) |
| --- | --- |
| 癌症后生育忧虑评分(RCAC) | 64 分 |
| 焦虑评分(SAS) | 79 分 |
| 五因素正念觉知评分(FFMQ) | 75 分 |

1) 生育忧虑：癌症后生育忧虑评估(reproductive concerns after cancer，RCAC)中文版用于测评年轻女性癌症患者的生育忧虑水平，共包含 18 个条目及 6 个维度(即备孕，怀孕能力，配偶知情，子女健康和自身健康的忧虑及不孕接受度)。采用 Likert 5 级评分，1～5 分分别代表"非常不同意"至"非常同意"，总分为 90 分，各维度平均分>4 分，3～4 分，<3 分代表生育忧虑的高，中，低水平，多得分数与生育忧虑程度呈正比。分数越高，代表患者生育忧虑程度越高。

2) 焦虑：采用焦虑自评量表(SAS)为普适性的焦虑自评量表。该量表共 20 个条目，包括 15 个反向条目和 5 个正向条目，用 Likert 4 级评分法，每个条目评 1～4 分，1 分表示"无或极少时间"，4 分表示"全部时间"。SAS 的标准得分为总分乘以 1.25 后的整数部分，标准得分为 25～100 分，得分越高表明焦虑水平越高。按照中国常模结果，SAS 标准分为 50 分，50～59 分为轻度焦虑，60～69 分为中度焦虑，≥70 分为重度焦虑。本研究中该量表 Cronbach α 系数为 0.91。

3) 正念觉知：五因素正念觉知量表(five factor mindfulness questionnaire，FFMQ)得分进行评价。该量表为自评量表，有 5 个测量维度。

4) 观察、描述、有觉知地行动、不判断、不反应，共 39 个条目，采用 Likert 5 级评分法，每个条目评 1～5 分，1 分表示"完全符合"，5 分表示"完全不符合"，分别计算 5 个测量维度得分，在 5 个分量表上得分越高，代表整体正念觉知水平越高。

(二) 患者生育康复需求

1. 患者希望通过多专科的诊疗获得更全面的诊疗意见，做出最优生育决策。
2. 患者希望减轻因乳腺癌带来的生育忧虑。
3. 患者希望获取更多的生育信息支持、社会支持，在乳腺癌治疗后顺利生育。

### (三) 采取的生育指导或干预措施

对患者进行全面的评估,评估患者的肿瘤学状态、肿瘤治疗方案、卵巢功能状态、生育意愿等,结合患者年龄、婚育状态、文化程度、经济状况,评估患者生育忧虑水平、焦虑情况、正念认知水平等情况,制定具体的干预措施。主要包括对患者提供系统的生育信息支持、辅助生殖技术指导、提供心理支持,联合线上和线下的方式实施具体干预。

**1. 生育信息支持**

(1) 编制生育健康手册:联合肿瘤科、乳腺外科、生殖科、妇产科、心理科医生编制图文并茂的乳腺癌生育健康手册。手册内容主要包括:女性生育知识,乳腺癌与生育,生育力保护/保存信息,乳腺癌后生育管理,乳腺癌后生育案例分享等。

(2) 健康教育:在患者确诊为乳腺癌后发放生育健康知识手册,并在乳腺癌综合治疗前进行3次面对面讲授乳腺癌生育知识及进行相关指导和答疑。并与患者建立微信联系,通过线上及时解答患者有关生育的疑惑。

**2. 辅助生殖技术指导** 与生殖科形成绿色通道,提供转介,由生殖专家进行专业评估,提供生殖咨询,在生殖专家的指导下选择合适的生育力保存方式。

**3. 心理、社会支持**

(1) 同辈支持

1) 匹配志愿者:在了解患者有同辈支持的意愿和需求后,为患者匹配情况类似的乳腺癌后已生育的同辈。

2) 病房探视:在患者住院期间安排1次志愿者以病房探视的方式为患者提供面对面的互助式同伴支持,时间为1 h。同辈志愿者分享生育过程、生育后子女抚养等经验,解答患者相关疑惑。

(2) 正念认知疗法:基于标准化的正念流程和临床实际情况,结合对患者的半结构式访谈结果,在正念认知督导师的指导下形成通过第一周采取院内干预,线下面对面实施正念认知干预,开始实施时间为2022-07-08,第一次化疗开始前。第2~8周采用腾讯会议线上视频干预的方式进行正念认知干预。每周六早上9:00~11:00,每次授课约2 h。在正念认知干预开始前,嘱患者选择舒适不被干扰的环境,室内温度控制在25℃,嘱患者排空膀胱,穿舒适的衣服,采取舒适的坐姿。正念认知疗法具体操作内容主题包括:从自动导航中觉醒、另一种存在(身心同在)、汇聚散乱的心、识别反应、允许和顺应自然、善巧地回应、如何照顾好自己、正念的生活。

**4. 随访** 在患者进行综合治疗结束后,患者居家期间,对患者采用微信和电话进行随访,当患者遇到生育相关问题,通过微信给予患者及时的问题答疑。并督促患者进行日常正念练习,如日常身体扫描,正念冥想等,鼓励患者将正念认知应用到日常生活中。通过电话的方式分别于2023-07-18和2024-02-01对患者进行随访,了解患者的生育意愿、遇到的生育相关问题、备孕计划、正念的生活练习和应用、生育忧虑水平等。

### (四) 效果评价

**1. 患者的生育意愿和生育知识**

(1) 评估患者有生育意愿且在随访期间患者未改变其生育意愿。

(2) 患者生育知识得分在确诊时为40分,通过生育信息支持干预后乳腺癌综合治疗前生育知识得分为100分,生育知识水平提高。并结合案例告知患者在治疗结束后2年,医生评估病情稳定后可考虑生育问题。在随访期间了解到患者目前病情稳定,未见肿瘤复发转移,考虑计划备孕,并考虑先尝试自然受孕。

2. 辅助生殖的选择  评估患者有生育意愿,且有生育力保护需求,在乳腺癌综合治疗前转介生殖专家,对其进行专业的评估和检查。生殖专科评估患者卵巢储备功能状态良好,且未行肿瘤相关治疗,可行卵母细胞冷冻,胚胎冷冻,卵巢组织冷冻等生育力保存方式。患者在生殖专家的指导下选择冷冻胚胎进行生育力保存,并在乳腺癌综合治疗前完成胚胎冷冻。

3. 心理评价

(1)患者在确诊乳腺癌时生育忧虑总分为64分,高于总分均值54分,处于中等偏高水平。经过生育信息支持联合正念认知干预后、干预1个月后、干预3个月后,患者的生育忧虑总分呈下降趋势,且各维度得分整体呈下降趋势,患者生育忧虑水平下降。

(2)采用焦虑自评量表评价患者的焦虑水平,患者在确诊乳腺癌时焦虑评分为79分,为重度焦虑。经生育信息支持联合正念认知干预后,患者焦虑水平明显下降,为轻度焦虑状态,干预1个月后、3个月后,患者的焦虑水平持续下降,得到完全缓解。

(3)采用五因素正念觉知量表评价患者的正念水平,患者在确诊为乳腺癌时正念得分为75分,正念水平处于较低水平,经生育信息支持联合正念认知干预后,患者正念觉知水平明显提高。且在干预后、干预后1个月,患者各维度正念水平也呈上升趋势。干预后3个月患者的正念水平有下降,表明正念认知干预对患者的作用有时效性。

## 二、案例分析

(一)案例相关理论与方法

1. 年轻乳腺癌患者生育忧虑的现状  由于当代社会女性因个人、教育、工作等原因延迟生育,导致越来越多的年轻乳腺癌患者未生育或仍有生育计划。有研究显示,年轻乳腺癌患者在癌症诊断和治疗后的生育需求是巨大的,但医疗工作人员为患者提供生育咨询是明显不足的。因此,少有患者采取生育力保存措施,在乳腺癌诊断后尝试怀孕和成功受孕的患者较少。癌症相关辅助治疗能够提高患者的生存率,但可能导致患者生育能力下降。如铂类、紫杉醇类等化疗药物具有不同的生殖毒性,可能损害卵巢功能,导致闭经、不孕或者发生自然流产。由于疾病治疗和生育需求之间的矛盾,年轻乳腺癌患者极易产生生育忧虑。在临床实践中,由于肿瘤专科医生更多的关注患者的生存问题,往往只基于社会人口学和临床经验为患者提供生育指导,患者缺乏详细、全面的生育相关知识,常使患者陷入生育忧虑和决策困境,更可能出现生育决策后悔。生育忧虑贯穿于癌症治疗的整个过程,甚至在治疗结束后仍可持续5年之久。因此,年轻乳腺癌患者的生育忧虑具有普遍性和持久性。生育忧虑在一定程度上会降低乳腺癌患者对治疗的依从性,同时可能成为乳腺癌患者抑郁持续发生的独立因素,并直接影响年轻乳腺癌患者的生活质量。因此,有必要为患者提供生育信息支持和心理支持,帮助她们管理生育忧虑,这对于改善她们的治疗效果和生活质量至关重要。

2. 生育忧虑的干预方案

(1)全面评估:在中国传统观念中,女性常常被赋予生育子女的重要角色和责任,特别是在"传宗接代,生儿育女"的文化背景下。面对乳腺癌治疗可能导致的生育能力受损,患者及其伴侣可能会承受来自社会舆论的压力，进而引发生育方面的忧虑。患者的一般情况，如年龄、子女数量、教育水平、家庭经济状况等因素均可能影响其生育忧虑。有生育意愿的患者往往表现出更高的生育忧虑水平，而对生育相关知识的缺乏可能进一步加剧这种忧虑。此外，患者的肿瘤学状况决定了治疗方案和适宜的生育时机。例如，化疗药物的使用可能导致卵巢早衰，甚至引发暂时性或永久性不孕，这增加了患者对未来生育能力的担忧和对妊娠结果的不确定性，从而产生负面心理影响。因此，全面评估乳腺癌患者的一般情况、肿瘤学状况、治疗方案、了解治疗对生育力的潜在影响，以及评估患者的生育力水平和心理状态，有助于对其提供具有针对性、个性化的干预方案，不仅有助于提高患者未来成功生育的可能性，还能有效降低其生育忧虑水平。

(2) 信息支持：生育咨询作为生育信息支持的基本方式，是对有生育需求的乳腺癌患者优先推荐的。《年轻乳腺癌诊疗与生育管理专家共识》指出在确诊乳腺癌后，制定抗肿瘤方案前（包括手术、化疗、内分泌治疗等），对所有年轻女性均应明确是否有生育需求，并进行卵巢功能评估。接受生育咨询的乳腺癌患者在治疗和生育保护措施上能更好地理解和决策，并可获得更高的生活质量和就医满意度。研究者开展的项目，如发放乳腺癌生育教育资料、开展24h生育热线、进行多学科协作生育咨询、肿瘤生殖病例会诊、基于网络生育信息平台建设等，使年轻乳腺癌患者获得长期且更全面的生育信息支持，提高患者的生育相关知识水平，改善了患者生育相关困扰，同时可以帮助患者加强在不同阶段对自我的生育管理。因此，为患者提供包括生育专家咨询在内的多层次生育信息支持至关重要。这不仅能让患者获得全方位的专业生育指导，降低生育决策的后悔率，还能有效减轻他们的生育忧虑程度。通过这种综合支持，患者可以做出更明智的生育决策，提高整体的生活质量。

(3) 心理、社会支持：社会支持在乳腺癌患者面对生育问题时扮演着多维度的角色。同辈支持作为这一支持体系中的重要组成部分，不仅为患者提供生育信息，还帮助他们获得情感上的慰藉，增强自我认知，改善负面情绪，并降低生育忧虑水平。裘佳佳等人的质性研究表明，年轻乳腺癌患者在生育决策中特别需要同辈支持，以实现资源共享、情感支持、获取信息和希望。同时，为了进一步降低乳腺癌患者的生育忧虑，研究者们开发了多种心理干预方案。如利用德尔菲法设计的生育忧虑支持性心理干预方案、心智觉知训练、正念认知疗法等，这些干预措施旨在减轻患者的心理负担，改善他们的身心健康。因此，本研究在心理社会支持干预方面，结合同伴支持和以正念为核心的正念认知疗法，旨在提升患者的正念认知水平和情绪调节能力，从而减轻由生育忧虑引发的心理困扰。通过这种综合干预，我们能够为乳腺癌患者提供更全面的支持，帮助他们在面对生育问题时保持积极的心态。

3. 本案例生育忧虑干预方案的制定　本案例对患者进行了全面的评估，包括患者的一般状况、乳腺肿瘤专科评估、生殖专科评估以及生育相关认知和生育忧虑水平。根据评估结果制定有针对性的干预措施，包括信息支持、同辈支持、正念认知疗法等来缓解生育忧虑。患者最终选择了适合的辅助生殖技术，积极治疗和康复的同时也能保持情绪稳定，正确应对生育相关问题。

(二) 具体干预措施评价

1. 客观评价

(1) 采用癌症后生育忧虑量表对患者进行评估：干预前、干预后、干预后1个月、干预后

3个月,患者的生育忧虑水平均下降,各维度得分整体呈下降趋势,干预方案有效。在随访期间评估患者生育忧虑水平,稳定在干预后3个月水平。

(2) 采用焦虑自评量表对患者进行焦虑状况评估:干预前患者的焦虑水平为重度焦虑,干预后患者的焦虑水平明显下降,干预后3个月患者焦虑完全缓解,患者情绪状体良好,干预方案对缓解患者焦虑状态有效。

(3) 采用五因素正念觉知量表评价患者正念认知水平:干预前患者的正念水平较低,干预后干预后1个月,患者的患者各维度正念水平也呈上升趋势。干预方案对提高患者的正念认知水平有效。但在干预后3个月患者的正念水平呈下降趋势,表明正念认知干预对患者的作用有时效。

2. **主观评价**　患者通过系统的信息支持联合正念认知练习后,患者焦虑症状得到明显缓解。在患者初诊断为乳腺癌时,患者立即面临生育的决策问题,由于对相关生育信息的缺乏,对疾病的恐惧,使患者陷入重度的焦虑中。通过系统的生育信息支持,使患者面对乳腺癌后生育问题有了掌控感。在化疗期间面临化疗相关的月经紊乱甚至闭经,也产生了焦虑和恐慌,害怕将来无法正常生育。但很快通过练习正念认知后,学会了聚焦于当下,学会了合理调节自我情绪,对生育的信心也显著提高。同时,学会将负性思维模式转变为积极的思维模式,用优势视角看待问题,去觉察身边的美好事物和体验美好的感受。

(三) 进一步研究热点

1. **在生育咨询方面**　加强多学科团队的合作,借鉴成熟的针对育龄期乳腺癌患者制定的多学科团队合作方案,规范我国多学科团队合作的细则,重视乳腺专科护士在多学科团队中的关键作用,采取病例会诊、拨打咨询热线、观看教育视频的方式为患者提供生育信息,提高患者咨询率,提高患者生育知识水平,降低患者的生育忧虑水平。

2. **促进患者生育辅助决策的研究**　一方面,开发生育决策辅助工具。基于循证,借鉴生育决策辅助工具的构建过程和经验,开发适合我国国情的生育决策辅助工具。同时,利用网络技术,建立在线生育决策辅助工具,帮助育龄期乳腺癌患者做出合理的生育决策,减少生育决策遗憾。另一方面,可开展基于乳腺癌多学科团队的生育辅助决策项目,将患者的生育问题作为诊断和生存护理目标,为患者提供及时、明确的信息,包括向患者或夫妻提供心理咨询,从而促进患者的生育决策。

3. 目前国内与乳腺癌生育忧虑相关的干预策略,多为探讨一种干预方式对生育忧虑的影响。今后可利用信息化技术进一步构建包含信息支持和社会心理支持等内容的全方位、系统的干预策略,更便于对患者的长期干预和随访,观察远期效果。

(夏　凡)

## 案例六　妊娠期乳腺癌

**案例简介**:1例妊娠16周$^{+5d}$确诊为乳腺癌的患者,从讨论诊疗方案、实施乳腺癌保乳术到术后TE方案6周期化疗后,剖宫产顺利产下一活婴的诊疗全程。案例中采用多学科联动的全方位护理管理,结合患者需求和意愿,制定了聚焦信息支持、心理支持、营养支持三个模块的护理计划。最终患者顺利完成抗肿瘤治疗及生产的全过程,未出现明显并发症,各项护理措施均取得了较好的效果。

目前妊娠期乳腺癌患者没有标准化护理流程,该案例能为类似患者的临床护理措施的制定和实施提供参考依据。建议妊娠期乳腺癌患者护理最佳的介入时机应当在确诊后就开始,尽早让患者明确疾病治疗对母体与胎儿的影响。提倡在多学科团队的支持下,结合疾病预后并充分尊重患方意愿,根据患者的临床分期、肿瘤生物学特点以及孕周制定相应的诊疗方案与康复管理策略,同时兼顾母亲的疗效及胎儿的安全。

## 一、案例描述

### (一)病情描述

1. **基本信息** 患者张女士,30岁。身高158 cm,体重48.5 kg,文化程度本科,单位职工,经济状况尚可。已婚,育有1女。

2. **现病史** G2P1,末次月经2022-01-21。主诉:孕16周$^{+5d}$,发现左乳包块2$^+$月,确诊乳腺癌8 d。诊断:左乳腺癌;妊娠状态(孕16周)。患者于妊娠期确诊乳腺癌,且较为年轻。希望能继续妊娠,但没有再生育的意愿,不要求刻意保护未来的生育力,顺其自然。

3. **治疗开始前** 孕妇各体征及血压等指标均良好。全腹软,宫高18 cm,未及宫缩,胎心好。产科超声:宫内单活胎,胎心有,胎盘0级。胎儿双顶径35 mm,头围127 mm,腹围104 mm,股骨长度20 mm。术后3 d:每日产科胎心监测,胎心好,胎动有,胎心率在120~170次,无腹痛及阴道流血。每月完成1次产检无异常。孕32周后每周行胎心监护。胎心监护为反应型,胎心率在120~170次,无腹痛、阴道出血、胎动减少等情况。

4. **主要治疗** 经MDT团队讨论后确定该患者的治疗方案为:乳腺癌保乳术+术后6周期TE方案化疗(分娩前1个月停止化疗)+产后放疗。

5. **生育相关评估** 总体来看,患者性格较独立,对生育有较积极的看法,自认能负担生育带来的一切后果。患者对常规孕期的营养知识、母乳喂养以及产后保健、新生儿保健等内容掌握较好,对乳腺疾病相关知识了解不多。对如何保障胎儿健康、治疗有效的个案、该治疗对同类患者的作用如何、治疗的全过程是什么及治疗后的身体状况最为关注,希望能详细知道所有内容。

夫妻关系及朋友关系一般,整个治疗期间有安慰但不够贴心。没有明确的金钱及工作压力,在院期间由母亲负责帮助照顾家事,自己专注于疾病康复。

化疗反应重时心情低落,各类想法较多,有自杀冲动但随化疗反应好转会缓解,基本能配合治疗。

### (二)患者生育需求

1. 患者希望获取足够的疾病相关信息和生育相关信息,能够顺利生育同时接受乳腺癌的规范治疗。

2. 患者希望在孕期保证充足营养,保障胎儿发育。

3. 患者希望能够舒缓治疗过程期间及妊娠期的负面情绪,获得平静生活。

### (三) 采取的康复指导及干预措施

患者保胎意愿较强,治疗需同时考虑妊娠期乳腺癌患者的疗效及胎儿的安全。遂组建包括药学部、甲乳外科、产科、麻醉科、肿瘤科、营养科的多学科会诊,对患者进行全面评估。评估其肿瘤学状态、抗肿瘤治疗方案、产科管理方案,结合个人需求和意愿,从而制定有针对性的干预措施。针对该案例聚焦信息支持、心理支持、营养支持三个模块,从动态评估到全面支持对患者进行多学科联动全方位管理。

1. 信息支持

(1) 动态评估:采用癌症患者信息选择问卷(information preference questionnaire for cancer patients, IPQCP)在入院时、手术后、首次化疗后三个时间节点进行了信息需求掌握情况的动态评估。

(2) 支持干预:以乳腺科专科护士为主导,结合患者入院时信息需求评估结果。按照产科及乳腺科健康教育常规通过纸质资料、视频、线上指导等方式为患者提供康复知识,并通过患者行为改变与否及康复情况来调整信息内容或方式。提醒患者在治疗期间自我管理的重点为:① 营养管理及各类并发症观察。② 同伴个体体验式信息支持,在了解患者有同伴需求后,安排1例妊娠期乳腺癌患者,以病房探视的方式为其提供面对面的同伴支持,分享生育过程、子女出生后情况等经验,解答患者相关疑惑。

2. 心理支持

(1) 动态评估:本案例在手术及化疗期间每次入院时均采用患者健康问卷抑郁症状群量表(PHQ-9)进行常规初步筛查。本案例患者前期一直评分为0分,8月30日PHQ-9评分12分时,间隔一周进行了第二次评估,分值下降为8分,2周后评分为3分。

(2) 支持干预:本案例的方案由科内高年资护士进行一对一交流,结合SNS量表评估的内容,对患者实施正念认知干预。具体为:教患者身体扫描、正念呼吸、静坐冥想的方法,在出院后嘱患者每日进行一次身体扫描、正念呼吸,每日记录一次带来愉悦体验的事情,每周至少二次随机善行。在出现负向的念头时,不跟随想法,返空或转向愉悦体验。

3. 营养支持

(1) 动态评估:在患者每次化疗开始前使用NRS 2002初步营养风险筛查表进行初筛。评分在3分以上或出现摄食情况下降明显、病情严重的情况,则采用PG-SGA量表进行进一步评估。本案例前期NRS 2002评分均为0分,无营养风险。在第四次化疗入院时患者NRS 2002评分虽然未超过3分,但诉摄食明显减少,采用PG-SGA量表进行进一步评估,评分均为6分,提示需要营养干预。

(2) 支持干预:本案例在与营养科及产科及心理卫生中心商讨后制定了营养方案。具体营养指导如下。① 食物多样化(需包含谷物、肉类、蔬菜、水果),教患者简单计算每日摄入量的方法,注意每日摄入能量需要≥1 800 kcal,其中高质量蛋白质80 g(约3个鸡蛋)。每周食用动物肝脏、动物血1~2次,多食用含铁丰富的食物如瘦肉、鸡蛋、木耳等。② 孕中期、孕晚期食物中可增加钙及不饱和脂肪酸的种类,每日250~500 mL牛奶,多吃鸡蛋、虾皮、豆类、鱼、鱼油、大豆油、亚麻油等,必要时口服补充钙及DHA。③在化疗期间食欲下降明显时采用口服肠内营养粉剂作为补充,按每餐100 g计算,冲调后口服。少进一餐或一餐量不足则按比例补充相应的量(少进一餐,其余两餐正常,则补100 g营养粉剂;每餐只进食半量,则补150 g营养粉剂;每餐只进食流质,则补充250 g营养粉剂)。

(四)效果评价

1. 患者的生育意愿与生育知识   在治疗期间,患者的生育意愿一直无变化,对各项健康教育内容掌握较好,信息需求逐渐降低(表4-2-6-1),顺利完成了各项治疗及生产,未出现重大并发症。

表4-2-6-1 患者信息选择问卷评分

| 评估内容 | 新入院时 | 手术后 | 化疗后 |
|---|---|---|---|
| IPQCP评分 | 42分 | 37分 | 27分 |

2. 心理评估   患者自诉虽然没有达到化疗中身体的不舒适也随着思维的改变逐渐减轻的效果,但是整体思维变得比较正向和积极(表4-2-6-2),不再纠结于疾病的治疗及孩子的未来,立足当下过好每一天。

表4-2-6-2 患者心理治疗后心理评估结果

| 评估内容 | 新入院时 | 发现问题时 | 干预后1周 | 干预后1个月 | 干预后3个月 |
|---|---|---|---|---|---|
| PHQ-9评分 | 0分 | 12分 | 8分 | 6分 | 3分 |

3. 营养评估   患者在整个化疗期间,体重及各项指标均维持较好(表4-2-6-3),化疗反应消失后能正常饮食及生活,胎儿正常发育未受影响(表4-2-6-4)。

表4-2-6-3 患者各项目指标

| 评估内容 | 一次化疗后 | 二次化疗后 | 三次化疗后 | 四次化疗后 | 五次化疗后 | 六次化疗后 |
|---|---|---|---|---|---|---|
| 体重(kg) | 48.5 | 49 | 50 | 51 | 51.5 | 52 |
| 总蛋白 TP(g/L) | 55 | 57 | 62 | 64 | 66 | 62 |
| 白蛋白 Alb(g/L) | 30 | 32 | 36 | 37 | 40 | 39 |
| 血红蛋白 Hb(g/L) | 83 | 110 | 102 | 110 | 136 | 118 |
| 白细胞 WBC($10^9$/L) | 4.77 | 5.23 | 5.93 | 2.9 | 4.63 | 3.4 |
| 红细胞 RBC($10^{12}$/L) | 2.67 | 3.47 | 3.17 | 3.78 | 4.93 | 4.26 |
| NRS2002/PG-SGA | 0/未评估 | 0/未评估 | 0/6 | 0/6 | 0/6 | 0/未评估 |

表 4-2-6-4　患者胎儿发育情况

| 评估内容 | 6月5日<br>化疗前 | 7月8日<br>二次化疗后 | 8月8日<br>三次化疗后 | 8月22日<br>四次化疗后 | 9月13日<br>五次化疗后 | 9月27日<br>六次化疗后 | 10月11日<br>分娩前 |
|---|---|---|---|---|---|---|---|
| 胎儿估重(g) | 298 | 650 | 1 095 | 1 526 | 2 178 | 2 369 | 2 968 |

## 二、案例分析

### (一)案例相关理论与方法

1. **妊娠期乳腺癌实施多学科管理的必要性**　妊娠期癌症指在怀孕期间诊断出的癌症,发病率为 0.038%～0.05%,其中乳腺癌约占 18.2%。由于发病率较低,相关疾病的专家可能缺乏管理怀孕患者的专业知识,而产科的专家对新的肿瘤治疗方式往往也了解不及时,成立多学科团队来同时处理母体与胎儿的问题就显得非常重要。在常规情况下,妊娠期乳腺癌的多学科管理模式是乳腺科为主导、产科医师密切配合、其余相关科室参与;而当孕妇或胎儿接受产科治疗的必要性高于乳腺癌治疗时,则应采取产科为主导的管理模式。在本案例的康复实践中,除了最重要的诊疗方案制订,多学科联合的意义在康复实践中也有明确体现。如最初营养科为患者制定了一份精确到每餐摄入的内容、种类及量的一周食谱,但在 MDT 讨论会上,心理卫生中心提出根据该患者的性格,这份食谱会让其过分追求精确度与完成度,反而增加患者的焦虑,后营养科改用只强调摄入总量和均衡营养的简略版本,同样也达到了预期目的。

2. **妊娠期乳腺癌患者的需求**　由于妊娠期乳腺癌患者数量相对较少,目前并无针对性的整体评估工具,但针对此类患者的需求评估应涉及疾病治疗、康复信息、心理健康、家庭支持、未来生育需求等方面。在临床实践中发现,不同患者的需求有较大差异,需要个性化的康复方案。在妊娠期癌症患者的各类需求中,信息与心理需求较为突出。在心理筛查的量表使用上,PHQ-9 和 GAD-7 量表均可作为临床孕妇抑郁焦虑的筛查工具,本案例采用的 PHQ-9 量表,操作简单,敏感性较好。虽然在对妊娠期患者焦虑的缓解方式上,尚未有经典方案出现,但在普通乳腺癌患者的治疗上,正念认知干预的方法已被证明具有一定效果。本案例中主要采用的方法为身体扫描、正念呼吸、静坐冥想,实施后效果较好。

3. **妊娠期乳腺癌患者的康复管理**

(1) 抗肿瘤治疗管理:乳腺癌患者康复管理最佳的介入时机应当在确诊后就开始,尽早让患者明确疾病治疗对母体与胎儿的影响。提倡在多学科团队的支持下,结合疾病预后并充分尊重患方意愿,根据患者的临床分期、肿瘤生物学特点以及孕周制定相应的诊疗方案与康复管理策略,同时兼顾母亲的疗效及胎儿的安全。在孕早期(孕周≤13 周$^{+6d}$)进行各类治疗风险较高,可建议终止妊娠后按常规乳腺癌患者完成抗肿瘤治疗。但对于孕中晚期患者终止妊娠不并能改善患者的预后,可推荐在继续妊娠的前提下完成治疗。故建议内分泌治疗、抗 HER2 靶向治疗和放疗均宜在产后进行。从本案例出发暂拟定了妊娠期乳腺癌患者管理流程,以待后期实践中继续完善,见图 4-2-6-1。

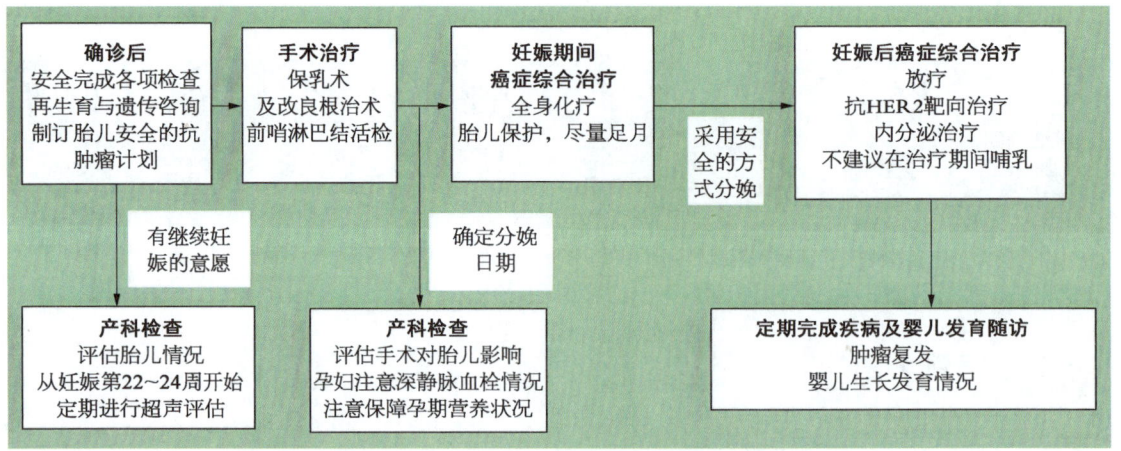

图4-2-6-1 妊娠期乳腺癌患者管理流程

(2) 围妊娠期管理

1) 在产前和孕期保健方面,建议有乳腺病史的患者在产检的时候应当进行定期乳腺查体,超声及穿刺活检均较安全,普通磁共振成像可以采用,但不建议在妊娠期间采用增强磁共振成像进行乳腺检查。

2) 虽然本案例未出现,但妊娠和恶性肿瘤状态都可增加静脉血栓栓塞的风险,应对接受非产科手术的孕妇进行静脉血栓栓塞风险筛查。围手术期应采取机械性(如弹力袜等)或药物性(如阿司匹林、低分子肝素等)血栓预防措施。此外,妊娠期间非产科手术可能会诱发子宫收缩,围手术期应当加强胎儿的检测,可预防性使用宫缩抑制剂。

3) 有专家共识中提到如患者接受中-高致吐风险药物治疗,可采用"5-HT3受体拮抗剂 + NK-1受体拮抗剂 + 地塞米松"预防治疗。但该方案中涉及的药物中,只有昂丹司琼在大量妊娠人群中进行过安全性研究,新一代的帕洛诺司琼虽然临床使用效果较好,但目前在妊娠人群中使用的报道较少,需谨慎使用。Skuladottir的证据表明母亲使用皮质类固醇与后代唇腭裂之间没有关联,但其安全性尚无法确定,可酌情选用。NK-1受体拮抗剂阿瑞吡坦、福沙吡坦的妊娠分级为B级,但目前使用的报道较少,需谨慎使用。同样,在妊娠期骨髓抑制的处理上,本案例患者未使用药物,仅靠居家休息实现自行恢复。但有回顾性研究表明,孕期使用粒细胞集落刺激因子目前证据表明对新生儿无明显不良影响,未来可进一步探究使用的安全性。

4) 国际癌症、不孕症和妊娠网络(INCIP)的一项大型队列研究,提示在1089例妊娠性肿瘤患者的单胎妊娠中,有955例(88%)为活产,提示妊娠期肿瘤治疗并未带来较大影响。但在接受过产前化疗的儿童中,有21%的儿童发现胎儿期生长迟缓(定义为胎儿未达到其全部生长潜力,如理论月龄该达到的生长指标未达到),特别是母体妊娠体重增加不良的情况下最可能出现,提示我们在康复中管理中应当关注孕期营养的问题。

5) 中国妊娠期与哺乳期乳腺癌临床实践指南及NCCN指南2022版指出,乳腺癌术后哺乳并不是禁忌,但化疗、内分泌治疗、分子靶向治疗期间均不建议进行母乳喂养。放疗可能引起乳汁质量下降、皮肤皲裂、难治性乳腺炎等,导致哺乳困难。

4. 本案例生育力保护方法的选择　本案例患者没有再次生育的计划,要求不使用保护生育力的任何措施。针对有生育需求年轻乳腺癌患者,应妥善评估其妊娠需求并选择生育力保护方案,但可选用方案较少。卵巢组织冻存移植(ovarian tissue cryopreservation and transplantation,OTCT)是近期已进行化疗的患者相对推荐的生育力保护方法。卵巢组织冻存取材手术可在患者剖宫产的同时进行,也可待分娩后腹腔镜下行卵巢组织取材手术。在未来有生育需求时,经多学科评估安全性后可考虑进行自体卵巢组织移植。卵巢组织移植后平均 2~4 个月卵巢功能可得到恢复,成功率为 88%~95%。

(二) 具体干预措施评价

1. 评价标准　妊娠期乳腺癌患者的康复并没有统一的量表及评价标准,大多以顺利完成生产及抗肿瘤治疗作为康复目标。本案例中采用的评价标准也是结合患者的需求,集中在胎儿是否正常发育、信息的获取是否充足、疾病治疗是否顺利上。

2. 客观评价　本案例中从选取的客观评价指标为信息需求量表、心理评估量表、营养筛查量表和妊娠期胎儿及母体的各项实验室检查指标。从数值上看各项康复措施均起到了较好的效果,患者对健康知识掌握较好,顺利完成了各项治疗及生产,未出现明显并发症。但这些量表均非妊娠期癌症患者的针对性量表,评价的准确性还有待进一步验证。

3. 主观评价　在对本案例中,患者表示充足的信息让其对自身疾病状况有充分了解,缓解很多不安的情绪,也增加了对医疗机构的信任度。这与多位患者的反馈具有一致性。但也提到当其知道三阴性乳腺癌预后不佳后,情绪在很长时间内无法缓解。这一反馈提示我们如何让患者接受负性信息需要技巧。在营养支持环节中,患者很满意这种带有宽松度的指导方式,觉得让其有一定自主性,在进食时心情更愉快,也没有影响胎儿发育,起到了较好的康复效果。但在其他研究有患者表示需要更详细的饮食指导方式。因此,在我们具体的康复实践中,需要考虑患者个性化的需求。本案例在患者心理问题管理上,最初按照计划的正念认知干预及同伴教育后,虽然量表评估数值下降,但患者自觉心态的改善并不明显。仍然会不时陷入负面情绪内,觉得他人均无法完全理解她的需求和痛苦,安慰都很空洞。Ripamonti 的研究表明了满足精神需求在生活质量中的重要性,找到了疾病意义的那部分患者有更好的生活质量,在 SNS 量表评估过程中患者认识到自己更喜欢的是做好事及"行善"付出后带来的愉悦感,更喜欢帮助别人而不是被帮助。遂在正念基础上,增加了随机善行和愉悦体验记录的任务,方便在出现负向的念头时,可以用大量愉悦感来冲淡消极情绪。这一改变起到了较好的效果,提示我们在心理问题管理上同样需要个体化的措施。

(三) 进一步研究热点

1. 康复需求评估与效果评价　妊娠期乳腺癌的康复管理,目前在国内及国际上均处于发展阶段。现有的研究多集中在心理问题的探讨上,对于患者营养方案、并发症观察护理要点都缺乏,也没有统一有效的康复管理流程和评价体系。未来需要我们基于循证理念及多学科的知识,来为患者构建这一内容。

2. 多学科管理中专科护士的角色　妊娠期乳腺癌的康复管理需要多学科的联合,专科护士如何在其中发挥作用,如何更好地针对每个患者需求做好个性化的管理,也是未来更高的护理要求。

3. 妊娠期乳腺癌患者通常较年轻,其生育力保存问题,未来的家庭关系处理、重返社会等问题都需要关注。同时,对于如何减轻下一代遗传性乳腺癌风险的相关管理方案也还缺乏。

(陈 越)

## 参考文献

[1] 郑莹,裘佳佳,刘叶.乳腺癌康复研究进展和实践[M].上海科学技术出版社,2023.

[2] 张超,郎洁,郭凡,等.女性乳腺癌患者乳房切除术后性教育对负性情绪及性生活质量的影响[J].中国医学前沿杂志(电子版),2022,14(3):44-47.

[3] 甘露,金玉翡,任清,等.乳房重建术后乳腺癌患者性生活及情感体验的质性研究[J].上海交通大学学报(医学版),2021,41(12):1596-1601.

[4] 裘佳佳,李平.性教育项目对提高乳腺癌患者性生活质量和减轻抑郁情绪的Meta分析[J].护士进修杂志,2018,33(4):313-318.

[5] 蓝湘鑫,张远丽,李霞,等.美国妇产科医师协会《女性性功能障碍管理指南》解读[J].中国实用妇科与产科杂志,2020,36(7):633-636.

[6] 姚丽,贾方容,任婷婷,等.乳腺癌患者性健康评估与管理的证据总结[J].中国护理管理,2023,23(2):226-231.

[7] 梁晓燕,李晶洁.生育力保存中国专家共识中华医学会生殖医学分会[J].生殖医学杂志,2021,30(9):1129-1134.

[8] Ruggeri M, Pagan E, Bagnardi V, et al. Fertility concerns, preservation strategies and quality of life in young women with breast cancer: baseline results from an ongoing prospective cohort study in selected European centers[J]. Breast, 2019, 2019(47): 85-92.

[9] 中国抗癌协会乳腺癌专业委员会,中华医学会肿瘤学分会乳腺肿瘤学组.中国抗癌协会乳腺癌诊治指南与规范(2024年版)[J].中国癌症杂志,2023,33(12):1092-1187.

[10] 赋能专科建设—共创健康中国多学科专家委员会,中国抗癌协会乳腺癌专业委员会.乳腺癌多学科诊疗标准与规范(2023年版)[J].中国癌症杂志,2023,33(12):1188-1203.

[11] Wang Y, Anazodo A, Logan S. Systematic review of fertility preservation patient decision aids for cancer patients[J]. Psychooncology, 2019, 28(3): 459-467.

[12] 乔婷婷.癌症后生育忧虑量表的汉化及其初步应用[D].郑州大学,2017.

[13] Torino F, Barnabei A, De Vecchis L, et al. Chemotherapy-induced ovarian toxicity in patients affected by endocrine-responsive early breast cancer[J]. Crit Rev Oncol Hematol, 2014, 89(1): 27-42.

[14] 中国年轻乳腺癌诊疗与生育管理专家共识专家委员会.年轻乳腺癌诊疗与生育管理专家共识[J].中华肿瘤杂志,2019,41(7):486-495.

[15] 裘佳佳,汤立晨,李平,等.年轻乳腺癌患者生育决策过程中同辈支持需求质性研究[J].中国初级卫生保健,2023,37(7):54-59.

[16] 吴克瑾,陈青,刘荫华.中国妊娠期与哺乳期乳腺癌临床实践指南(2022版)[J].中国实用外科杂志,2022,42(2):146-150.

[17] Boere I, Lok C, Poortmans P, et al. Breast cancer during pregnancy: epidemiology, phenotypes, presentation during pregnancy and therapeutic modalities[J]. Best Pract Res Clin Obstet Gynaecol, 2022, 82: 46-59.

[18] Gradishar WJ, Moran MS, Abraham J, et al. Breast Cancer, Version 3.2022, NCCN Clinical Practice Guidelines in Oncology[J]. J Natl Compr Canc Netw, 2022, 20(6): 691-722.

[19] 阮祥燕.妊娠期乳腺癌患者生育力保护专家共识[J].中国临床医生杂志,2022,50(7):772-777.

# 第五章 膳食营养

循证医学证据表明,乳腺癌患者营养状态与疾病治疗效果、复发风险、死亡风险及生活质量等密切相关。适当的营养治疗不仅帮助乳腺癌患者保持良好的营养状态和生活习惯、增加治疗耐受性、改善治疗效果、提高生活质量,而且可降低乳腺癌患者的复发和死亡风险。

## 第一节 概 述

乳腺癌确诊后应进行营养风险筛查及营养评估,一旦发现营养不良,立即采取有效的营养治疗措施,并且在整个疾病过程中定期进行随访。理想的营养风险筛查及营养评估的方法应具有简单、经济、可靠的特点。乳腺癌患者在治疗过程中及治疗后,特别是在手术前,建议应用 NRS 2002 进行营养风险筛查、借助 PG-SGA 进行营养评估,以便根据患者的营养状况、饮食习惯、时间安排、活动特点、文化偏好及个人需要采取个体化的营养治疗方法。

### 一、乳腺癌相关营养不良

营养不良包括营养不足和营养过剩两个方面,通常肿瘤营养不良特指营养不足,但是乳腺癌相关营养不良的情况更适合从营养不足和营养过剩两方面阐述。

#### (一) 营养不足

2015 年欧洲临床营养与代谢学会(ESPEN)将营养不足定义为因摄入不足、吸收不良或营养素过度消耗而引起的营养缺乏。乳腺癌患者营养不足的发生率明显低于其他常见恶性肿瘤。法国一项关于恶性肿瘤患者营养不良患病率的调查研究显示,乳腺癌患者营养不足的发生率为 20.3%;我国报道的乳腺癌患者营养不足的发生率低于 10%。

#### (二) 营养过剩

营养过剩是指机体长期摄入过多营养素,摄入的能量远超过机体消耗的能量,多余部分在体内堆积引起的病理状态。在乳腺癌化疗患者中,营养过剩较营养不足更为普遍。国内外的研究结果均显示乳腺癌患者营养过剩的发生率在 50% 以上。相对营养不足而言,乳腺癌患者营养过剩的发生率更高,国内外的研究结果均显示乳腺癌患者,尤其是绝经后的乳腺癌患者,营养过剩的发生率在 50% 以上。营养过剩可引起身体损伤、生活质量下降、治疗相关不良反应增加以及持久的心理社会问题等不良后果。有研究显示,肥胖可使乳腺癌全因死亡率增加33%,与体质指数正常的女性相比,绝经后肥胖女性乳腺癌发生风险增加20%~40%。

## 二、营养状况评价方法

人体测量可以较好地反映机体营养状况,在进行营养筛查中,需要获得患者人体测量数据包括身高、体重和BMI等。

### (一) 身体成分测量指标

目前,营养状态的测量最常用BMI评估,将营养不良标准定义为BMI<18.5 kg/m²,而超重和肥胖是营养过剩的主要表现。体重、腰围及握力等人体测量法简单易行、成本低,可以量化、客观地反映患者的营养状态,是应用较为广泛的评价营养状态的工具。然而,人体测量法在对患者进行实际测量时误差较大,因此可应用生物电阻法使用人体成分分析仪等专业设备,以更精准地测量体内脂肪、总水量及肌肉含量,帮助医护人员更准确地判断患者的营养状况。

### (二) 实验室测量指标

在对乳腺癌患者进行营养评估时,常参考实验室测量指标,其中包括红细胞、免疫细胞相关指标及血清白蛋白(清蛋白、总蛋白等)的含量。根据实验室测量结果可评估患者营养状态外,还能够衡量患者疾病的状况。相比于传统的人体测量方法,实验室测量指标更为精确,更加敏感,有利于发现早期营养问题。医护人员可尽早进行营养干预,但是其应用较为局限,必须要人员在医院环境下进行,且成本较高、耗费时间长。其次实验室测量指标大多为有创检查,因此应结合人体测量指标,合理的使用实验室指标。

### (三) 综合营养评估工具

乳腺癌患者应及早进行营养筛查与营养评估,常采用营养风险筛查2002(NRS 2002)进行营养风险筛查,国家卫生行业标准规定对肿瘤患者使用患者主观整体评估量表(PG-SGA)进行营养评估。NRS 2002量表主要适用于住院患者,可以综合考虑疾病对患者营养状态的影响,主要包括疾病评分、年龄评分、营养状态、进食量和体质量下降等情况,评分≥3分被认为存在营养风险,需要营养支持治疗,但使用较为复杂且使用者还需经过一定程度的培训。PG-SGA从患者维度(近期内体重变化、膳食摄入、症状体征、活动和功能)和医护人员维度(疾病年龄、代谢应激状态和体格检查)两方面综合评估,美国营养协会认为其是恶性肿瘤患者进行营养筛查的首选方法。《乳腺癌患者的营养治疗专家共识(2021)》推荐乳腺癌患者营养评估采用PG-SGA。

## 三、营养评定和营养支持

通过对乳腺癌患者的营养状态进行综合评定,发现营养不良引起的并发症,估计营养需要量,制定营养计划,评估营养治疗效果。从肿瘤患者临床资料中收集相关的资料,如一般状况、饮食情况、身体测量指标和生化指标,肌肉功能测量、人体组成等并对此进行综合评定。

肿瘤患者营养不良的规范治疗遵循五阶梯治疗原则:首先选择营养教育,然后依次向上晋级选择口服营养补充(oral nutritional supplements，ONS)、全肠内营养(total enteral nutrition，TEN)、部分肠外营养(partial parenteral nutrition，PPN)、全肠外营养(total parenteral nutrition，TPN)。参考 ESPEN 指南建议，当下一阶梯不能满足60%目标能量需求3～5 d时，应该选择上一阶梯。

### 四、肿瘤患者的能量和蛋白质需求

1. **无营养不良的卧床与能自主活动的患者** 能量供给建议分别为20～25 kcal(kg·d)、25～30 kcal/(kg·d)，蛋白质供给量为1.0～1.2 g/(kg·d)。

2. **存在营养不良的患者** 能量供给建议为35～40 kcal(kg·d)，蛋白质供给量为1.2～1.5 g/(kg·d)。

3. **严重营养消耗的患者** 能量供给建议为50～60 kcal(kg·d)，蛋白质供给量为1.5～2.0 g/(kg d)。

### 五、推荐意见

建议遵循《乳腺癌患者的营养治疗专家共识(2021)》的十条推荐意见(表5-1-1)，进行乳腺癌患者和照顾者的营养教育。

表5-1-1 《乳腺癌患者的营养治疗专家共识(2021)》的十条推荐意见

| 条目 | 意　　见 |
| --- | --- |
| 5.1 | 乳腺癌患者确诊后应进行营养风险筛查与营养评估，发现营养不良时立即进行营养治疗，并在疾病过程中定期监测(B) |
| 5.2 | 乳腺癌患者营养风险筛查推荐采用 NRS2002，营养评估推荐采用 PG-SGA(A) |
| 5.3 | 乳腺癌患者能量供给为25～30 kcal/(kg·d)，必要时可根据具体情况进行个体化的动态调整(B) |
| 5.4 | 乳腺癌患者蛋白质的摄入量为1.2～1.5 g/(kg·d)，存在严重消耗的患者蛋白质的摄入量可增1.5～2.0 g/(kg·d)(B) |
| 5.5 | 口服谷氨酰胺可降低放疗引起的皮肤不良反应(A) |
| 5.6 | 膳食干预和营养教育可以减轻乳腺癌患者化疗相关的消化道不良反应(B) |
| 5.7 | 建议接受芳香化酶抑制剂治疗的绝经后乳腺癌患者要进行骨折风险评估并给予相应预防及治疗措施，改变生活方式以及补充钙和维生素 D(B) |
| 5.8 | 饮食中 ω-3PUFA 与 ω-6PUFA 相对摄入比增加、低脂奶制品的摄入或增加奶制品的摄入频率可能降低乳腺癌的发生风险，摄入含咖啡因的咖啡可以降低绝经后女性乳腺癌的发病率，食用大豆食品可显著降低女性乳腺癌的死亡和复发风险(B) |
| 5.9 | 应监测乳腺癌患者体重，进行体重管理，维持健康体重(体质指数18.5～23.9 kg/m$^2$)(A) |

(续 表)

| 条目 | 意 见 |
| --- | --- |
| 5.10 | 维持健康体重的干预措施:每2周定时(早晨起床排便后空腹)监测体重1次并记录。每周至少150 min的中等强度体力活动(每周5次,每次30 min);每周至少2次力量性训练(大肌群抗阻运动)。建议增加蔬菜、水果和全谷类食物、优质蛋白的摄入,限制酒精、红肉和加工肉制品的摄入(B) |

(蔡 歆、刘 叶、何海艳、李 欢、秦文星、谢玉芬)

## 第二节 案例解析

### 案例一 保乳手术膳食营养

**案例简介:** 一位保乳手术术后的老年乳腺癌患者,使用PG-SGA进行营养评估。根据患者的实际营养状况、饮食习惯、时间安排、活动特点、文化偏好及个人需要等采取个体化的膳食营养指导,通过膳食结构、饮食模式、摄入量等评估来判断营养素搭配合理性。根据患者个体情况提供个性化的膳食指导,并结合运动、睡眠等生活习惯提高营养吸收和健康水平,提倡保持良好的饮食习惯和健康生活方式,避免过度营养进补保健品。在内分泌药物治疗阶段预防及治疗骨质疏松,适量补充维生素D和钙剂,在冬季时节特别是北方地区,更具有临床营养治疗的意义,建议患者定期检测维生素D水平以确保补充剂量的准确性。再结合每周合理运动量,营养教育和适当的心理支持,使患者机体达到最佳修复状态促进其早日康复。

### 一、案例描述

#### (一)病情描述

1. **基本信息** 患者刘女士,60岁,右乳癌,已婚,文化程度:本科,职业:公职人员。

2. **现病史** 2023-01-07无意间发现右乳肿块,无疼痛感,约蚕豆大小,自述一直处于定期观察中未行进一步检查;2024-02-02来院门诊以"右乳肿物"就诊,其携带的外院门诊超声报告,提示右乳肿物BI-RADS 4c,遂收其入院行进一步完善检查。

3. **体格检查** 入院后行全身检查,包括:血型、血常规、肝肾功能血离子+葡萄糖测定、血D-二聚体+凝血四项。自述曾有过心肌缺血症状,经检查心电图、心脏超声心动图,血清酶谱和血清肌钙蛋白测定等未见异常。肝胆脾超声、肺功能、颅脑CT(腔内多发缺血灶、腔隙灶可能大,老年性脑改变)、脑血管超声、双下肢血管超声未见异常;甲状腺结节右叶大者腺瘤型(C-TIRADS-3),双颈部淋巴结回声2级;肺CT示双肺微小结节、双肺支气管慢性炎症;乳腺超声示:右乳腺12点实质性占位病变不除外(BI-RADS 4c),双乳腺增生结节可能性大(BI-RADS 3),右锁骨上窝V区淋巴结回声(3~4级),左锁骨上窝Ⅳ区淋巴结回声(3级)。乳腺钼靶检查结论:C型乳腺腺体,右乳上象限不对称影,双乳少量细钙化(BI-

RADS 2)。

4. 家族史　家族无肿瘤病史。

5. 既往史　高血压20余年。

6. 诊断　2023-02-05局麻下行右乳肿物及锁骨上窝淋巴结穿刺术，2023-02-08病理报告：右乳肿物浸润癌（非特殊类型，2级），免疫组化结果：CK5/6（—），Calponin（—），P63（—），ER（约95%强+），PR（具有异质性，部分95%强+，部分1%中等+），CerbB-2（2+），E-cadherin（膜+），Ki-67（约10%+），GATA-3（+），右锁骨上窝淋巴结细针穿刺见淋巴细胞；甲状腺左叶细针穿刺结合图片及TCT所见：见片状排列的滤泡细胞及胶质。甲状腺左叶（L结节）BRAF基因V600E未发生突变，结果阴性。

7. 手术　2023-02-07在全麻下行右乳整形保乳手术加右腋窝前哨淋巴结活检术。术中病理检查显示：右乳安全源A~E均未见癌，保乳整形手术成功，右侧腋窝前哨淋巴结活检F1~6枚淋巴结均未见癌，更好的保留了患者腋窝功能。临床分期T2N0M0 ⅡA期，术后行内分泌治疗方案。

8. 营养评估与治疗

（1）营养相关评估

1）营养筛查：由于有营养风险的患者可能会导致不良临床结局，因此国内外指南均推荐规范化营养治疗：包括营养筛查、营养评定、营养干预和监测。营养筛查是指应用量表化的工具初步判断患者营养状态的过程。本案例患者具有轻度营养风险未发生营养不良。

2）营养筛查工具：常用工具包括用来确定营养风险的量表如营养风险筛查2002（NRS2002），为肿瘤患者设计的肿瘤特异性营养评估工具（PG-SGA），用来确定营养不良风险的通用筛查工具（MUST），围手术期营养筛查工具（PONS），微型营养评定简表（MNA-SF）和营养风险指数（NRI）。NRS2002量表的结论为营养风险程度，其余工具量表为营养不良风险。BMI<18.5 kg/m$^2$，MUST中风险（1分），NRS2002<3分，建议每周筛查一次；PONS a、b、c、d，4项指标提示不具备外科手术风险。血清Alb水平的检测维持在正常标准范围内。

3）营养评估量表：国家卫生行业标准规定对肿瘤患者使用PG-SGA进行营养评估。门诊患者在就诊时进行，住院患者入院后48 h进行评估，家居肿瘤患者每3个月到门诊接受一次营养评估，住院肿瘤患者在一个治疗疗程结束后再次进行营养评估或每2周进行一次营养评估。

4）患者入院后24 h内应用NRS 2002工具量表进行营养筛查，具体步骤包括初步营养风险筛查及再次营养风险筛查；初步营养风险筛查包括4个问题，涉及BMI、体重减轻情况、摄食情况、病情严重与否。本案例中患者情况如表5-2-1-1。

表5-2-1-1　患者用NRS 2002工具量表进行营养筛查

| 序号 | 筛查项目 | 是 | 否 |
| --- | --- | --- | --- |
| 1 | BMI<18.5 kg/m$^2$ |  | 22.03 |
| 2 | 患者在过去3个月有体重下降吗 | 轻微体重下降 |  |

(续 表)

| 序号 | 筛查项目 | 是 | 否 |
|---|---|---|---|
| 3 | 患者在过去一周有摄食减少吗 | 轻微减少 | |
| 4 | 患者有严重的疾病 | | 无严重疾病 |

以上任意一个问题回答"是",则直接进入第二步再次营养风险筛查。

如果上述所有问题回答"否",说明患者目前没有营养风险,无需进行再次营养筛查,以后每周对患者进行一次初步营养风险筛查。患者术后符合《中国抗癌协会乳腺癌诊治指南与规范(2024版)》要求。

5)患者再次营养风险筛查包括三个部分的总和,即疾病严重程度评分、营养状态受损评分、年龄评分,总分<3分说明患者暂时没有营养风险,可以每周对患者进行再次筛查。

6)人体测量:人体测量可以较好反映机体营养状况,在进行营养筛查中,需要获得患者人体测量数据包括身高、体重、BMI等。BMI临床意义是反映蛋白质营养不良及肥胖症的可靠指标(表5-2-1-2)。本案例患者身高158 cm,体重55 kg,BMI 22.03 kg/m²。

表5-2-1-2 BMI的临床意义

| 等 级 | BMI(kg/m²) |
|---|---|
| 肥胖 | ≥28.0 |
| 超重 | 24.0≤BMI<28.0 |
| 正常 | 18.5≤BMI<24.0 |
| 体重过低 | <18.5 |

7)膳食调查:在营养筛查过程中,可通过膳食调查了解患者饮食摄入种类、数量等情况。膳食调查通常采用的方法有称重法、记账法、化学分析法、食物频率法和询问法。本案例采取询问法,根据询问患者的膳食情况,对其食物摄入量进行计算和评价,具体询问法包括24 h回顾法和膳食史回顾法,这两种方法可以同时结合使用。

8)肿瘤患者治疗期间可根据有规律可循的饮食结构、饮食量等饮食模式,应用简明膳食自评工具简化膳食营养调查,这样可以较快完成对患者膳食情况的调查。该工具根据肿瘤患者进食的特征描述赋予分值,共计1~5分(表5-2-1-3)。

表5-2-1-3 肿瘤患者进食赋分表

| 特征描述 | 分值(分) | 摄入热量(kcal) |
|---|---|---|
| 以清流食为主,无肉、缺油 | 1 | 300 |
| 三餐半流食,无肉、缺油 | 2 | 300~600 |

(续 表)

| 特 征 描 述 | 分值(分) | 摄入热量( kcal) |
|---|---|---|
| 一餐正餐,两餐半流食,基本无肉、少油 | 3 | 600～900 |
| 两餐正餐,一餐半流食,少肉、少油 | 4 | 900～1 200 |
| 三餐正餐,主食、肉蛋、油脂充足 | 5 | 1 200～1 500 |

### (二) 患者营养需求

1. 患者希望通过科学的饮食指导和运动,BMI 维持在正常范围(18.5～23.9 kg/m²),促进患者健康状态。《乳腺癌患者的营养治疗专家共识 2021 版》和欧洲临床营养与代谢协会 ESPEN 指南建议,乳腺癌患者的蛋白质摄入量为 1.2～1.5 g/(kg·d)。若患者体重稳定,推荐蛋白质摄入量下限;若存在肌肉丢失或术后恢复期,则可考虑增加至 1.5 g/(kg·d),以支持愈合和免疫功能。

2. 患者希望保持最佳营养状态,不影响治疗效果,减少复发风险,避免营养不均衡事件发生。

### (三) 采取膳食指导和干预措施

1. 该患者已确诊乳腺癌,在手术前对其进行了营养风险筛查。对于营养筛查阳性的患者使用 PG-SGA 进行营养评估,同时进行膳食调查、人体学测量、病史询问、体能检查、实验室检查和能量需求估算等;但本案例中患者肺部 CT 检查结论:双肺小结节,双肺微小结节,双肺轻度支气管炎症改变可能性大,双肺陈旧性病变,建议治疗后复查。血常规检查、肝肾功能血离子、葡萄糖测定、血 D-二聚体+凝血四项等未见异常,血脂检查 HDL-L 3.54 mmol/L 偏高,自述曾有过心肌缺血症状,经检查心电图、心脏超声心动图、血清酶谱和血清肌钙蛋白测定等未见异常。遂根据患者的实际营养状况、饮食习惯、时间安排、活动特点、文化偏好及个人需要等采取个体化的膳食营养指导:包含每周合理运动量,150 min 有氧运动其中含 75 min 中等强度,结合高蛋白质、高维生素、高膳食纤维、低脂低热量的饮食方式。

2. **具体干预措施** 临床营养支持所需的营养素含碳水化合物、脂肪、蛋白质、水、电解质、微量元素和维生素,其中三大营养物质(碳水化合物、脂肪和蛋白质)的代谢是维持人体生命及内环境稳定最重要因素。对患者的营养教育也尤为重要,可以通过教授患者如何正确认识食物的能量、营养素及其对健康的影响,进一步宣教如何自我评估饮食习惯和营养状况。根据患者个体情况提供个性化的膳食指导,并结合运动、睡眠等生活习惯提高营养吸收和健康水平。针对患者可能遇到的营养问题提供解决方案,例如怎样应对营养不良或营养过剩。适当提供心理支持,帮助患者克服饮食障碍,如厌食症或暴食症。

### (四) 效果评价

1. 患者在住院期间能量摄入符合正常的营养需求,体重控制在标准范围内与术前齐平。出院时患者和家属掌握均衡膳食营养方式方法。乳腺癌内分泌治疗阶段指导患者如何减少用药后不良反应的发生,避免之前进食燕窝、冬虫夏草等保健品的高危做法。培养健康生活方式,参加户外运动比如健身操、太极拳、瑜伽等,多晒太阳增强与大自然亲和力,选择抗阻力训练与患肢功能锻炼相结合的康复模式。

**2. 开展个体化的营养干预** 定期通过膳食调查、营养评估、实验室检查等确定患者是否存在营养不良,是否需要营养干预。患者出院后随访过程中也要接受长期的营养教育,保持健康饮食习惯和生活方式,避免过度营养进补和食用保健品的误区。必要时给予临床膳食营养干预或运动训练干预,定期监测机体成分(如肌肉质量、脂肪比例)以及运动功能性指标(如步态速度、握力)等来辅助判断营养和运动干预的效果。

## 二、案例分析

### (一)案例相关理论与方法

本案例患者是手术后接受芳香化酶抑制剂治疗的绝经后乳腺癌患者,容易出现骨质流失,甚至发生骨折。我国一项前瞻性观察性研究显示,绝经早期乳腺癌患者5年芳香化酶抑制剂辅助治疗期间骨密度呈持续性下降趋势,其中骨质疏松的发生率为12.9%,骨折的发生率为1.5%。FACE的研究显示,乳腺癌患者5年阿那曲唑或来曲唑治疗后,骨质疏松的发生率为10.9%。FATA-CIM3研究显示,患者5年芳香化酶抑制剂或他莫昔芬序贯芳香化酶抑制剂治疗后,骨质疏松的发生率为5%。因此,建议使用芳香化酶抑制剂治疗的绝经后乳腺癌患者定期进行骨密度测定和骨折风险的评估(如每6~12个月)。如果患者骨密度值T≤-2或者有两个以上骨折临床危险因素,则需要进行药物干预,双膦酸盐是目前预防癌症治疗引起的骨丢失的首选疗法。

除此之外,内分泌治疗的乳腺癌患者还应补充钙(每天1 000 mg)和维生素D补充剂(800~1 000 U/d)。WEAVER等研究表明,摄入足量的钙和维生素D可降低15%的骨折发生风险,与药物联合治疗可达到增加骨密度、减少跌倒的效果,并且应对所有有风险的患者定期进行负重锻炼。钙可从乳制品、豆类等摄取;维生素D可通过富含维生素D的食物如海鱼、西兰花等或阳光照射获得。特别是在我国日照不足的冬季地区,补充剂的选择更具实际营养治疗意义,建议患者定期检测维生素D水平以确保补充剂量的准确性。

DIANA等研究显示,吸烟会加速骨丢失,使骨质疏松症的发生风险增高,相反戒烟后其风险会下降。此外,饮酒也会对骨密度产生负性影响,良好生活习惯的养成以及生活方式的改善将有益于乳腺癌患者骨质疏松的防治。

### (二)乳腺癌围术期营养支持的展望

循证医学证据表明适当的膳食营养支持不仅帮助乳腺癌患者保持良好的营养状态和生活习惯、增加治疗耐受性、改善治疗效果、提高生活质量,还可降低乳腺癌患者的复发和死亡风险。因此,中国抗癌协会肿瘤营养与支持治疗专业委员会推荐使用NRS2002作为营养评估工具,以便根据患者的营养状况、饮食习惯、时间安排、活动特点、文化偏好及个人需要采取个体化的膳食营养方案。

已有研究表明,高膳食纤维饮食对乳腺癌患者有保护作用,并随着摄入量的增加,其保护作用增强。对乳腺癌患者应提倡脂肪热量占总热量15%以下的低脂饮食,能够降低复发风险。另外研究还发现,如果将维生素C摄入量与膳食叶酸摄入总量一同进行分析时,乳腺癌风险的降低效果非常明显,提示维生素C可能有助于降低乳腺癌的风险。乳腺癌术后伤口愈合是一个多种因子和多种细胞共同参与、相互合作的过程,而各种营养物质、微量元素是促进伤口愈合的关键。如供给不足则会严重影响细胞代谢再生和机体多种生物学过程，从而延长患者康复进程，出现皮下积液、感染、出血、上肢淋巴水肿等诸多并发症，对患者术后康复极为不利。因此，术后需及时给予患者足够的膳食营养支持，才能使患者机体达到最佳修复状态，从而降低并发症发生风险，促进机体迅速恢复。

因此，落实膳食营养指导的首要措施是制定合理的营养支持方案，根据患者不同营养需求，给予个体化的营养支持方案，从而满足患者机体能量需求促进患者尽早恢复。

（刘　叶）

## 案例二　化疗患者营养干预

**案例简介**：本案例详细记录了一例巨大乳房肿物患者合并化疗前重度营养不良的个体化营养干预过程，包括住院期间和居家期间的具体营养支持计划。采用 PG-SGA、肿瘤患者简明膳食自评工具、食欲刻度尺及人体学测量、实验室指标等进行综合营养评估，根据评估结果制定了口服营养支持方案，同时考虑了患者的个人饮食习惯、年龄、学历、经济状况等因素，体现了个体化的治疗理念。经过综合营养护理干预，患者的营养状况得到了显著改善，PG-SGA 评分、体重、白蛋白、血红蛋白等营养评价相关指标均有所上升并保持在正常范围内浮动。患者的食欲及膳食摄入量逐渐恢复至术前状态，活动完全不受限，且运动后无疲乏感。综上所述，该案例为乳腺癌化疗患者的营养干预提供了有益的参考，证明了个体化营养支持方案在改善患者营养状况和生活质量方面的有效性。

### 一、案例描述

#### （一）病情描述

1. **基本信息**　患者王女士，42 岁，已婚，文化程度大专。身高 166 cm，体重 53.5 kg，BMI 19.42 kg/m$^2$。

2. **现病史**　患者主诉 2023 年 4 月体检时发现右乳囊肿，于外院行针灸等治疗，无好转。8 月时患者无明显诱因出现右乳刺痛、胀痛，伴右乳肿胀，右侧腋窝疼痛。其间多次就诊于我院门诊并行乳腺彩超，示右乳囊肿体积增大，建议手术，患者拒绝。12 月时患者右乳房开始流脓，伴流出乳白色液体及少量血水，流脓后疼痛稍缓解，疼痛及胀痛严重后患者于 2024-01-24 门诊拟"右乳脓肿"收入院。入院后体查：右侧乳房明显肿胀，直径约 20 cm，触之质硬，乳头周围皮肤红肿，直径约 15 cm，皮温稍高，触痛明显，触之有波动感。右侧乳头 10 点方向的皮肤见一直径约 1 cm 的圆形破溃，可见暗红色浑浊液体持续渗出，无酒窝征，双侧乳头无凹陷，无橘皮样改变。患者饮食单一，因针灸等中医治疗，患者每日仅食用少量猪肉及大约 250 g 蔬果，近 5 个月来体重下降 5 kg。

乳腺彩超提示右侧乳腺见一个不规则形的低回声团，因病灶范围较大，测量范围不准确，范围约 117 mm×92 mm，边界欠清，边缘不规则，部分区域可见液性暗区，范围约 64 mm×54 mm；右侧乳腺内混合回声团，考虑 BI-RADS 4b。胸部 CT 提示双肺少许炎症，双侧胸前少许积液。双肺多发实性小结节，考虑炎性可能。

检验结果提示白蛋白 28.2 g/L,白细胞 $12.89\times10^9$/L,其余检验结果无异常。

3. **家族史** 家族无肿瘤病史。
4. **既往史** 慢性乙型病毒性肝炎。
5. **诊断** 右乳癌(根据术后病检结果)。
6. **主要治疗** 2024-01-15 在全麻行乳腺脓肿切开引流术,术后伤口疼痛、渗血予头孢曲松钠(立健松)、注射用白眉蛇毒血凝酶(邦亭)、塞来昔布(优得宁)、酮咯酸氨丁三醇(尼松)、20%人血白蛋白(基立福)、中长链脂肪乳注射液(力能)、整蛋白型肠内营养剂(粉剂)(能全素)等静脉消炎、止痛、营养支持治疗。病理结果显示:符合浸润性癌(非特殊型,Ⅲ级)。免疫组化结果:ER(−),PR(−),P53(少许弱+),AR(−),P120(膜浆+),HER2(0),E-Cadherin(+),GATA3(+),Ki67(约 90%+)。术后行 EC 序贯 T 辅助化疗,T3N0M0。2024-01-30 行 PICC 置管术后,于 2024-02-02 开始化疗,化疗期间无明显不良反应。
7. **营养相关评估** 通过相关评估工具,对患者术前及术后第 1 d 进行营养客观及主观评估。营养综合评定内容包括患者膳食摄入情况、食欲、生活自理能力、肌力、人体学测量、实验室检查等方面,并以患者主诉为主观评估结果,具体评估结果见表 5-2-2-1。

表 5-2-2-1 患者术前术后营养综合评定结果

| 评估内容 | | 评估时间 | 手术前<br>2024-01-24 | 手术后第 1 d<br>2024-01-26 |
|---|---|---|---|---|
| NRS 2002 营养风险筛查 | | | 2 分 | 4 分 |
| PG-SGA | | | / | 10 分 |
| 肿瘤患者简明膳食自评工具 | | | 4 分 | 3 分 |
| 食欲刻度尺 | | | 8 分 | 5 分 |
| 握力 | | | 52.2 kg | 49.1 kg |
| 自理能力评分(Barthel 指数评定量表) | | | 85 分 | 40 分 |
| 癌因性疲乏得分[Piper 疲乏量表(PFS)] | | | 3.8 分 | 4.5 分 |
| 体格检查 | BMI | | 19.42 kg/m² | 19.23 kg/m² |
| | 上臂围 | | 14.9 cm | 14.9 cm |
| | 胸围 | | 82 cm | 85 cm |
| | 腰围 | | 77.1 cm | 77.1 cm |
| | 臀围 | | 91.4 cm | 91.4 cm |

(续 表)

| 评估内容 | 评估时间 | 手术前<br>2024-01-24 | 手术后第1d<br>2024-01-26 |
| --- | --- | --- | --- |
| | 腰臀比 | 0.84 | 0.84 |
| | 肱三头肌皮褶厚度 | 17.4 mm | 17.4 mm |
| 实验室检查 | 血红蛋白(HGB) | 124 g/L | 80 g/L |
| | 白蛋白(ALB) | 28.2 g/L | 19.6 g/L |
| | 谷草转氨酶(AST) | 27 U/L | 19 U/L |
| | 谷丙转氨酶(ALT) | 15 U/L | 11 U/L |
| | 肌酐(CRE) | 56 μmol/L | 48 μmol/L |
| | 血糖(GLU) | 4.7 mmol/L | 4.29 mmol/L |
| | 血钾(K) | 4.04 mmol/L | 4.03 mmol/L |
| | 甘油三酯 | 1.54 mmol/L | |

所采用的评估工具有如下几种。

(1) 营养风险筛查(NRS 2002)：在入院24h内进行，作为患者是否需要营养支持的筛查工具。具体步骤包括初步营养风险筛查及再次营养风险筛查。初步营养风险筛查包括4个问题，涉及BMI、体重减轻情况、摄食情况、病情严重与否，若以上任意问题回答"是"，则直接进入第二部分再次营养风险筛查。再次营养风险筛查包括三个部分的总和，即疾病严重程度评分、营养状态受损评分、年龄评分，计算总分，总分为0~7分。总分≥3分说明患者有营养风险，需结合临床制定营养支持计划；总分<3分说明患者暂时没有营养风险，一周后对患者再进行筛查。

(2) 患者主观整体评估量表(PG-SGA)：专为肿瘤患者设计的肿瘤特异性营养评估工具。《乳腺癌患者的营养治疗专家共识2021》推荐乳腺癌患者营养评估采用PG-SGA。PG-SGA由患者自我评估和医务人员评估两部分组成，具体内容包括体重、进食情况、症状、活动和身体功能、疾病与营养需求的关系、代谢需求、体格检查7个方面。前4个方面由患者自己评估，后3个方面由医务人员评估，评估结果包括定性评估及量性评估两种。定量评估将患者分为0~1分(营养良好)、2~3分(可疑营养不良)、4~8分(中度营养不良)、9分以上(重度营养不良)4类。

(3) 肿瘤患者简明膳食自评工具：根据肿瘤患者治疗期间有规律可循的饮食结构、饮食量，设计了肿瘤患者简明膳食自评工具，简化了肿瘤患者膳食调查。该工具根据肿瘤患者进食特征描述赋予分值，共计1~5分(表5-2-2-2)。

表 5-2-2-2　肿瘤患者简明膳食自评工具

| 评分 | 能量/kcal | 特征描述 |
| --- | --- | --- |
| 1 | <300 | 以清流食为主,无肉,缺油 |
| 2 | 300～600 | 三餐半流食,无肉,缺油 |
| 3 | 600～900 | 一餐正餐,两餐半流食,基本无肉,少油 |
| 4 | 900～1 200 | 两顿正餐,一餐半流食,少肉,少油 |
| 5 | 1 200～1 500 | 三餐正餐,主食,肉蛋,油脂充足 |

(4) 食欲刻度尺：是营养治疗效果评价的必需参数,建议采用食欲刻度尺,0 为没有食欲,10 为食欲最好,其他介于 0 和 10 之间,如图 5-2-2-1。

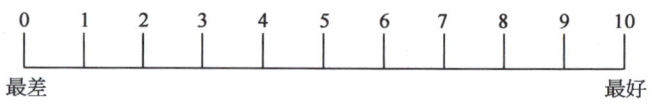

图 5-2-2-1　食欲刻度尺

(5) 人体学测量：主要包括体质指数,正常范围 18.5～23.9 kg/m²、上臂围、胸围、腰围、臀围、肱三头肌皮褶厚度,4 种参数。是一种最常用的静态营养评估方法。

(6) 体能评价：握力测定,使用握力器测定握力大小,反映肌肉功能指标,正常男性握力≥35 kg,女性握力≥23 kg。

(7) 实验室检查：主要包括血液基础(血常规、血生物化学、维生素、矿物质等),重要器官功能,如肝、肾功能；蛋白水平包括血清白蛋白、前血清蛋白、转铁蛋白浓度的测定,营养不良时,该测定值均有不同程度下降,白蛋白半衰期较长,转铁蛋白及前血清蛋白的半衰期均较短,后者常能反映短期内营养状态变化。

(8) Barthel 指数评定量表：从进食、洗澡、修饰、穿衣、控制大便、控制小便、如厕、床椅转移、平地行走、上下楼梯 10 个方面进行评分,满分为 100 分。总分≤40 分为重度依赖,41～60 分为中度依赖,61～99 分为轻度依赖,100 分为无需依赖。

(9) Piper 疲乏量表中文版(PFS)：癌因性疲乏的量表,此量表包含 23 个条目。条目 1 用于对患者的疲乏持续时间进行测评,不计入量表的评分,其余的 22 个条目划分为 4 个维度,分别从患者的行为/严重性(第 2～7 个条目)、情感(第 8～12 个条目)、感觉(第 13～17 个条目)以及认知/情绪(第 18～23 个条目)四个方面进行疲乏程度的评估。各条目从 0～10 分进行评分,患者评分数值越大,疲乏程度越严重。各维度条目的总分之和除以各维度包含的条目数即维度的疲乏得分。患者的总体疲乏得分即是 22 个条目的总和除以 22。将疲乏程度共划分三个等级,其中 0～3.3 分代表患者无疲乏或轻度疲乏,3.4～6.7 分代表患者处于中度疲乏,6.8～10.0 分代表患者处于重度疲乏。

(10) 其他主诉：患者主观感受。

**(二)患者营养需求**

1. 患者经口进食量满足能量代谢需求。
2. 患者希望住院期间白蛋白及血红蛋白等营养相关指标恢复正常,不影响伤口愈合。
3. 患者生活自理能力恢复,不影响日常生活。

**(三)采取的营养指导及干预措施**

对患者进行全面评估,根据患者术后出现食欲减退、活动力下降、低蛋白血症、贫血及伤口愈合不良等临床表现,结合患者的年龄、学历、经济情况、社会支持、个人饮食习惯等具体情况制定食谱和健康膳食选择。包括住院期间个体化营养支持干预计划及居家期间个体化营养支持干预计划两个方面,具体如下。

1. 住院期间个体化营养支持干预计划

(1) 计算患者每日所需目标蛋白质及能量供给,《乳腺癌患者的营养治疗专家共识2021》推荐乳腺癌患者能量供给为25～30 kcal/(kg·d),蛋白质摄入量为1.2～1.5 g/(kg·d),存在严重消耗的乳腺癌患者蛋白质摄入量可调整至1.5～2.0 g/(kg·d)。

目标体重(kg)=身高(166 cm)−105,患者目标体重为61 kg。

患者每日目标热量为1 525～1 830 kcal/d:目标热量=61 kg×(25～30) kcal/(kg·d)。

患者每日目标蛋白质为91.5～122 g/d:目标蛋白质=61 kg×(1.5～2.0) g/(kg·d)。

(2) 根据患者每日摄入的总热量、蛋白质、脂肪和其他营养素摄入水平,制定合理的营养计划,患者术后第1～7 d的营养治疗模式制定为肠内营养(PEN)+部分肠外营养(PPN),详见表5-2-2-3、表5-2-2-4。

表5-2-2-3 饮食+口服营养补充计划

| 术后第1～7 d食谱(可使用食物交换份法更换相应食材,根据患者食欲评分改善情况,调整食物性质逐渐过渡到半流、软食) | |
|---|---|
| 早餐 | 肝枣补血汤(猪肝15 g+鸭肝15 g+菠菜50 g+红枣10 g+黑木耳5 g) |
| 加餐 | 能全素9勺+200 mL温开水、鸡蛋1个 |
| 中餐 | 鸡蛋粥(白粥200 g+生鸡蛋1个)、牛奶250 mL |
| 加餐 | 能全素9勺+200 mL温开水 |
| 晚餐 | 五红汤(红枣、红豆、花生米、枸杞、红糖均10 g)、酸奶100 mL |
| 加餐 | 能全素9勺+200 mL温开水 |
| 热量 | 1 540 kcal(其中含优质蛋白质48.5 g) |

表5-2-2-4 肠外营养计划

| 营养相关医嘱 | 剂 量 |
|---|---|
| 复方氨基酸 | 500 mL |
| 脂肪乳注射液 | 250 mL |

(续 表)

| 营养相关医嘱 | 剂　　量 |
|---|---|
| 5%葡萄糖 | 1 000 mL |
| 20%白蛋白 | 50 mL |
| 葡萄糖及脂肪供能 650 kcal,蛋白质补充 60 g | |

本阶段患者营养状况反馈：患者术后营养计划依从性较好,患者术后食欲评分9分,肿瘤患者简明膳食自评工具5分,BMI 20.87 kg/m$^2$,白蛋白、血红蛋白等营养检验相关指标均有所上升,患者自理能力评分为95分。该患者表示每天均按计划完成饮食摄入,虽然精神、胃纳、活动、肌力均较术后有明显改善,但检验结果仍未达到正常状态,及时与患者沟通,让患者了解到营养状态恢复一定的时间,是一个需要坚持且循序渐进的过程。

2. **居家期间个体化营养支持干预计划**　由于化疗药物导致的营养相关不良反应,恶心、呕吐、腹泻、口腔炎、味觉改变等因素影响营养物质的摄入,进一步加重机体营养不足。因此,应及时给予营养干预,以确保患者营养状况处于正常水平,保证化疗的顺利进行和最佳的疗效。患者在居家期间需满足热量补充为 1 525～1 830 kcal/d,蛋白质补充为 73.2～91.5 g/d,个体化营养支持方案详见 5-2-2-5。

表 5-2-2-5　居家期间个体化营养支持方案

| | 星期一 | 星期二 | 星期三 | 星期四 | 星期五 | 星期六 | 星期日 |
|---|---|---|---|---|---|---|---|
| 早餐 | 海参紫菜瘦肉粥（大米15 g＋海参100 g＋干紫菜10 g＋瘦肉15 g）、煮鸡蛋1个 | 紫米补血粥（紫米20 g＋桂圆干10 g＋冰糖5 g）、煮鸡蛋2个 | 五红汤（配料同前）、煮鸡蛋1个 | 肝枣补血汤（猪肝15 g＋鸭肝15 g＋菠菜50 g＋红枣10 g＋黑木耳7 g）、煮鸡蛋1个 | 肉包100 g＋牛奶250 mL＋玉米100 g | 番茄鸡蛋面200 g＋牛奶250 mL | 鲜虾肠粉200 g＋鸡蛋1个 |
| 加餐 | 能全素9勺＋200 mL温开水 | 能全素9勺＋200 mL温开水 | 能全素9勺＋200 mL温开水 | 能全素9勺＋200 mL温开水、煮鸡蛋1个 | 能全素9勺＋200 mL温开水、煮鸡蛋1个 | 紫米补血粥（配料同前） | 牛奶250 mL＋苹果1个 |
| 中餐 | 鸡蛋粥（白粥200 g＋生鸡蛋1个）、牛奶250 mL | 羊肚菌煲瘦肉粥（羊肚菌25 g＋大米49 g＋瘦肉15 g）、酸奶200 mL | 软米饭100 g＋蒸鸡蛋100 g、牛奶250 mL | 软米饭100 g＋红烧带鱼100 g、牛奶250 mL | 黑米饭150 g＋芹菜炒牛肉150 g＋素炒西兰花150 g | 米饭150 g＋白切鸡150 g＋西红柿炒蛋200 g | 米饭200 g＋蒸排骨100 g＋香菇炒鸡胸肉200 g |
| 加餐 | 能全素9勺＋200 mL温开水 | 能全素9勺＋200 mL温开水 | 能全素9勺＋200 mL温开水 | 紫米补血粥（配料同前）、煮鸡蛋1个 | 猕猴桃1个、坚果30 g、酸奶200 mL | 龙眼200 g、坚果30 g、酸奶200 mL | 肝枣补血汤（配料同前）、酸奶200 mL |

(续 表)

|  | 星期一 | 星期二 | 星期三 | 星期四 | 星期五 | 星期六 | 星期日 |
| --- | --- | --- | --- | --- | --- | --- | --- |
| 晚餐 | 五红汤（红枣、红豆、花生米、枸杞、红糖各10 g）、酸奶200 mL | 香菇牛肉粥（香菇30 g+粳米25 g+牛肉25 g）、牛奶250 mL | 猪肠粉200 g、酸奶200 mL | 鲜肉馄饨100 g+红薯100 g、酸奶200 mL | 杂粮饭100 g+蒸鱼100 g+黄瓜炒鸡蛋100 g | 杂粮饭150 g+淮山煲乌鸡200 g+炒菜心200 g | 杂粮饭200 g+牛肉饼100 g+韭菜炒鸡蛋100 g |
| 加餐 | 能全素9勺+200 mL温开水 | 能全素9勺+200 mL温开水 | 能全素9勺+200 mL温开水 | 能全素9勺+200 mL温开水 | 能全素9勺+200 mL温开水 | 能全素9勺+200 mL温开水 | 能全素9勺+200 mL温开水 |
| 总热量 | 1 440 kcal | 1 573 kcal | 1 556 kcal | 1 684 kcal | 1 605 kcal | 1 626 kcal | 1 747 kcal |

注：可使用食物交换份法更换相应食材。

该患者的目标总热量为：1 525～1 830 kcal/d，该食谱热量参照薄荷健康手机客户端软件。

居家期间营养状况反馈：患者在住院期间认识到营养状况的恢复对于疾病康复的重要性，因此患者本阶段患者依从性较好，通过"饮食+口服营养补充"的方式，患者体重、白蛋白、血红蛋白等营养检验相关指标均在上升后保持在正常范围内浮动，鼓励患者继续通过此阶段的方式进行营养干预，同时进行有规律的运动，每天进行至少相当于快步走6 000步以上的身体活动，可促进患者康复。

（四）效果评价

1. 患者术后2个月营养状况恢复至正常水平，化疗期间坚持每月进行营养综合评定，每周自我体重监测，患者营养相关指标均在正常范围内波动，具体评估结果见表5-2-2-6。

表5-2-2-6 化疗期间营养综合评定结果

| 评估时间 | NRS2002 | PG-SCA | 简明膳食评分 | 食欲评分 | BMI (kg/m²) | HGB (g/L) | ALB (g/L) | AST (U/L) | ALT (U/L) |
| --- | --- | --- | --- | --- | --- | --- | --- | --- | --- |
| 第1疗程（2月2日） | 4 | 10 | 4 | 7 | 20.87 | 89 | 29.5 | 17 | 15 |
| 第2疗程（2月23日） | 否 | 2 | 5 | 8 | 21.56 | 103 | 31.7 | 18 | 20 |

2. 2024年1月28日，患者术后1周Barthel指数评定量表评估自理能力评分为95分，生活基本完全自理，为轻度依赖；2月2日自理能力得分为100分，无需依赖。

3. 采用癌因性疲乏的量表Piper疲乏量表中文版（PFS）评价癌症患者的疲乏症状，测得该患者术后1～6个月的癌因性疲乏得分逐步降低，疲乏感明显改善，每个维度具体得分见表5-2-2-7。

表 5-2-2-7　癌因性疲乏得分(Piper 疲乏量表,PFS)(分)

| 评估时间 | 行为/严重性 | 情 感 | 感 觉 | 认知/情绪 | 总 分 |
|---|---|---|---|---|---|
| 第1疗程(2月2日) | 40 | 23 | 14 | 7 | 3.8 |
| 第2疗程(2月23日) | 36 | 5 | 3 | 4 | 2.18 |

## 二、案例分析

### (一) 案例相关理论与方法

1. 乳腺癌营养干预的目的和重要性　随着治疗方法的不断完善,目前乳腺癌患者的五年生存率达到 83.2%。在提高患者生存的基础上,如何提高患者的生活质量成为重要研究方向。因此,乳腺癌患者的膳食营养问题引起了医护人员和研究者的广泛关注。研究表明,乳腺癌患者可发生不同程度的营养不足或营养过剩,可引起身体损伤、生活质量下降、治疗相关不良反应增加以及持久的心理社会问题等不良后果。对乳腺癌患者进行营养风险筛查与营养评估,发现营养不良时应立即进行营养治疗,并在疾病过程中定期监测和随访,在营养干预的过程中给予合理的营养监测与管理可以帮助乳腺癌患者保持良好的营养状态和生活习惯,提高治疗耐受性和生活质量。因此,乳腺癌营养干预在诊疗过程中发挥着重要作用。

2. 营养干预的方法及理论基础　乳腺肿瘤化疗患者诊疗过程中普遍存在营养不良或营养代谢紊乱,应对所有进行化疗的乳腺癌患者治疗前进行 NRS 营养风险筛查,筛选出有营养风险患者,使用 PG-SGA 结合膳食调查、人体测量、实验室检查等进行全面评估,存在营养不良需要营养干预的患者,制订个体化的营养治疗方法,及时给予营养治疗。

欧洲肠外肠内营养学会(ESPEN)和中华医学会肠外肠内营养学分会指出,当确定患者适宜进行营养治疗时,应早期使用,以保证营养干预最佳效果。非终末期肿瘤化疗患者的营养治疗目标是:① 预防和治疗营养不良和恶病质;② 提高对化疗的依从性;③ 控制化疗的不良反应;④ 改善生活质量。尽管目前针对化疗患者营养治疗的利弊和作用尚存争议,故《化疗患者营养治疗指南》中对化疗患者不推荐常规 PN(肠外营养)、EN(肠内营养)。但对于存在营养不良或营养风险的非终末期化疗的肿瘤患者,准确地判断适应证并恰当地给予营养治疗,既可改善营养状况,提高机体的免疫功能,增加抗癌能力,又能提高患者对化疗的耐受力,减轻药物的不良反应,从而改善生理功能、生活质量及预后。

ASPEN、ESPEN、CSPEN 的恶性肿瘤患者营养治疗的临床指南以及中国恶性肿瘤营养治疗专家共识中均表明:化疗患者营养治疗的途径选择遵循"只要肠道功能允许,应首先使用肠道途径"的原则,优先选择 EN,肠内营养时首先鼓励口服,增加饮食频次或选择高能量密度食品,当经口进食无法满足机体营养需要时,则早期给予 ONS。ONS 的疗效关键在于患者依从性的高低,因此住院患者应每日进行依从性监督,而社区或出院患者应至少每周 2 次进行依从性监督。ONS 实施后也应定期进行营养不良或营养不良风险以及饮食量等项目的评估,从而调整 ONS 配方和决定 ONS 停止时间等。ONS 的实施也需综合考虑经口进食的量、机体的代谢状态、疾病的严重程度等,同时选择合适的 ONS 制剂,遵循个体化原则,以使患者最大获益。

《中国肿瘤营养治疗指南 2015 版》和 ESPEN 指南指出,肿瘤患者能量摄入推荐量与普通健康人无异,建议卧床患者给予 20～25 kcal/(kg·d) 的能量供给;有活动能力的患者应给予 25～30 kcal/(kg·d) 的能量供给。Zuconi CP 等对 17 例乳腺癌患者和 19 例健康女性进行了营养评估,结果显示乳腺癌患者的 REE 与健康女性相似,可根据 25 kcal/(kg·d) 的快速公式计算。考虑到大多乳腺癌患者的活动能力不受限,能量需求与健康女性相似,通常情况下建议乳腺癌患者能量供给为 25～30 kcal/(kg·d)。建议乳腺癌患者蛋白质摄入量为 1.2～1.5 g/(kg·d),存在严重消耗的乳腺癌患者,蛋白质摄入量可调整至 1.5～2.0 g/(kg·d)。

3. **营养干预国内外研究现状** 中华预防医学会妇女保健分会乳腺学组组织专家对全球相关领域循证医学证据进行了系统回顾,结合中国乳腺癌患者的特点,制订了《中国乳腺癌患者健康饮食指南(2017)》。其中,指南对乳腺癌患者各类营养物质的摄入均有推荐:乳腺癌患者应提倡脂肪热量占总热量 15% 以下的低脂饮食,能够降低复发风险;推荐摄入以鱼、瘦肉、去皮的禽肉、蛋类、低脂或无脂的奶制品、坚果和豆类等优质蛋白食物。推荐将全谷物作为碳水化合物来源,同时限制含糖的饮料和果汁。同时,保证蔬菜水果的摄入,补充维生素、矿物质和膳食纤维。其中,豆类中富含大豆异黄酮,具有类雌激素作用,可降低人体血液雌激素水平,可以预防乳腺癌和降低乳腺癌复发风险。

2018 年,美国癌症研究所和世界癌症研究基金会总结了癌症预防最新研究成果《饮食、营养、身体活动与癌症预防全球报告(第三版)》,对大众提出了 10 条癌症预防的建议。这十条建议基本原则分别是:① 保持健康体重;② 积极运动,多走少坐;③ 饮食富含全谷、蔬菜、水果和豆类;④ 少吃高脂、高淀粉、高糖的"快餐"和加工食品;⑤ 少吃红肉和加工肉;⑥ 少喝含糖饮料;⑦ 限酒;⑧ 不要用保健品来预防癌症;⑨ 母乳喂养;⑩ 癌症幸存者也要尽量遵循上述建议。

乳腺癌患者无病生存期是改善生活方式的有利时机。诸多研究结果表明,膳食结构和食物选择确实与乳腺癌患者的疾病进展、复发危险、总体生存率有联系。富含蔬菜和全谷类食物的膳食结构可以使乳腺癌患者的总体死亡率降低 43%。食物摄入与生活方式有协同作用,每天摄入 5 份蔬菜水果加上每周 6 d 坚持 30 min 以上步行运动的乳腺癌患者,其生存率最高,而达到上述两项中的单独一项,并没有观察到明显的提高生存率的作用。《中国乳腺癌患者生活方式指南》也关注到越来越多的证据证实:富含水果蔬菜的膳食结构能够提高癌症患者的总体生存率,但同时也需要考虑者诊断前累积多年的饮食习惯可能比诊断后短时间的膳食结构改变对预后影响更大。《中国居民膳食指南(2022)》也完全适合乳腺癌患者在日常生活中遵循。现阶段针对乳腺癌患者的膳食指南还处于探索阶段,高质量的指南还较少,在此情况下普通膳食指南也同样适用于乳腺癌患者。对于乳腺癌患者改善生活方式,有 5 条推荐意见。① 达到和保持健康的体重。② 有规律地参加体力活动。③ 调整膳食结构,使其富含蔬菜水果、全谷物,按照中国营养学会《中国居民膳食指南(2022)》推荐合理安排饮食。④ 戒烟禁酒。⑤ 根据医师建议使用保健品。

2020 年 12 月 9 日,美国农业部(USDA)和卫生与公共服务部(HHS)联合发布了《美国居民膳食指南(2020—2025)》。该指南推荐"健康的美国膳食模式",这种膳食模式的组成包括蔬菜、水果、全谷类、豆类、坚果、种子、海鲜、鸡蛋、低脂或无脂乳制品、瘦肉和家禽等食物，不添加或较少添加糖、饱和脂肪和钠。这些食物可以为人体提供丰富的维生素、矿物质和促进健康的其他成分。

4. 本案例营养干预的制定　本案例是以"营养筛查－评定－治疗"为基础的临床营养治疗路径，以住院期间个体化营养支持干预计划及居家期间个体化营养支持干预计划两个方面制定的个体化营养支持干预计划。通过客观及主观评价，患者术后出现了重度营养不良、食欲下降、生活不能完全自理、肌力下降等康复问题，同时结合患者个人饮食习惯、年龄、学历、经济状况、社会支持等具体情况制定的个体化营养支持方案。在方案设计和选择时，主要以在个人喜好的基础上选择健康膳食，同时以营养综合评定的情况为导向，实时调整。追求治疗效果最大化，减轻患者抗肿瘤治疗过程中的身体损伤、生活质量下降、治疗相关不良反应等不良后果，使患者最大程度保持良好的营养状态，提高治疗的耐受性和生活质量。

（二）具体干预措施效果评价

1. 评价标准

（1）ESPEN 指南及国内肿瘤营养指南均推荐采用 NRS 2002 筛查患者的营养风险。乳腺癌患者在接受治疗时，入院 24 h 内进行，根据筛查结果情况决定是否需要进一步进行营养评估。

（2）国家卫生行业标准规定对肿瘤患者使用 PG－SGA 进行营养评估。门诊患者在就诊时进行。住院患者入院后 48 h 进行评估，居家肿瘤患者每 3 个月到门诊接受一次营养评估，住院肿瘤患者在一个治疗疗程结束后再次进行营养评估或每 2 周进行一次营养评估。

（3）人体测量可以较好反映机体营养状况，为治疗期制定营养方案提供充足的依据。其包括身高、标准体重、BMI、上臂围、胸围、腰围、臀围、皮褶厚度等，具体评价标准如下。

1）标准体重：也称为理想体重（ideal body weight，IBW），是最有利于健康的体重状态。我国常用标准体重公式（Broca 改良公式）为：标准体重（kg）＝身高（cm）－105；平田公式：标准体重（kg）＝［身高（cm）－100］×0.9。

2）BMI 是目前国际上常用衡量人体胖瘦程度及是否健康的标准之一，反映蛋白质营养不良及肥胖症的可靠指标。肥胖 BMI≥28.0 kg/m²，超重 24.0 kg/m²＜BMI＜28.0 kg/m²，正常值 18.5 kg/m²≤BMI＜24.0 kg/m²，体重过低＜18.5 kg/m²。

3）上臂围（mid-arm circumference，MAC）：与体重密切相关，可反映营养状况。我国男性上臂围平均为 27.5 cm，女性为 25.8 cm。测量值＞正常值的 90％为营养正常，90％～80％为轻度营养不良，80％～60％为中度营养不良，＜60％为严重营养不良。

4）腰围（waist circumference，WC）和臀围（hipline）：腰围在一定程度上反映腹部皮下脂肪厚度和营养状态。臀围的大小，对成年人体质和健康及其寿命有着重要意义。腰臀比（waist to hip ratio，WHR）［腰围（cm）÷臀围（cm）］，对成年人体质和健康及其寿命有着重要意义。标准的腰臀比为男性＜0.9，女性＜0.85。我国建议男性≥0.9，女性≥0.8 称为中央型（或内脏型、腹内型）肥胖。

5）皮褶厚度：可反映人体皮下脂肪的含量，其中肱三头肌皮褶厚度（triceps skinfold thickness，TSF）是评价脂肪贮备及消耗的最常用指标。TSF 的正常参考值男性为 8.3 mm，女性为 15.3 mm。实测值占正常值 90％以上为正常，80％～90％为轻度营养不良，60％～

80%为中度营养不良,低于60%为重度营养不良。

(4) 实验室检查

1) 人血白蛋白(ALB):半衰期为14~20,适用于长期机体营养状况指标。白蛋白降低说明蛋白质摄入不足时间已长,ALB的正常参考值是35~55 g/L。28~34 g/L提示轻度营养不良,21~28 g/L提示中度营养不良,<21 g/L提示重度营养不良。

2) 血清前白蛋白(PA):是早期内脏蛋白合成指标,半衰期为1.9 d,对蛋白质急性改变较敏感,PA的正常参考值是167~296 mg/L。100~150 mg/L提示轻度营养不良,50~100 mg/L提示中度营养不良,<50 mg/L提示重度营养不良。

**2. 客观评价**

(1) 患者化疗第2疗程,NRS 2002评估无营养风险,PG-SGA评为2分(可疑营养不良)。

(2) 患者化疗第2疗程,恢复至标准体重,BMI为21.56 kg/m²。

(3) 患者化疗第2疗程,实验室检查中人血白蛋白(ALB)为31.7 g/L,患者蛋白质状态逐步改善至正常范围。

(4) 患者化疗第2疗程,癌因性疲乏的量表Piper(PFS)测得其总分为2.18分,疲乏感明显减轻,精力充沛。

**3. 主观评价** 患者主诉,通过个体化饮食指导及口服营养补充,患者食欲及膳食摄入量逐渐恢复至术前状态,活动完全不受限,运动恢复术前状态,且运动后无疲乏感。

依据上述评价标准,对患者进行主观、客观评价,评价结果证明为该患者制定的个体化营养干预计划是有效的,通过系统性营养综合评定,根据患者营养素的需求和个人饮食习惯,制定个体化营养干预方案,同时纠正患者不良的饮食行为,指导科学选择健康的膳食,对改善患者营养状态,提高治疗耐受性和改善癌因性疲乏等方面有显著影响。

(李 欢)

## 案例三 新辅助化疗后改良根治手术患者营养干预

**案例简介**:本案例为在接受乳腺癌新辅助化疗后行改良根治术患者的营养管理。患者术前营养评估显示存在营养风险,通过NRS 2002和PG-SGA评估工具进行综合评定。术前通过饮食教育和口服营养补充(ONS)调整饮食结构,改善营养状况。术后面临食欲差和恶心等问题,通过肠内营养补充和饮食宣教逐步过渡到普通饮食,促进胃肠功能恢复。出院后,提供饮食日记登记表,指导患者合理膳食和适当运动,维持健康体重。本案例运用多维度营养评估工具,实施个性化营养干预,有效改善患者营养状况,提高手术耐受性和生活质量。最终,患者营养状况得到明显改善,白蛋白水平提升,体重保持在正常范围,体现了精准营养管理在乳腺癌围手术期治疗中的重要性和有效性。

### 一、案例描述

(一) 病情描述

**1. 基本信息** 张某,女性,51岁,已婚,文化程度高中学历,广东潮州居民,职业工人。

**2. 现病史** 患者因右乳肿物 2023-08-22 于外院行乳腺彩超：右乳 7-8 点钟方向低回声（大小约 26.3 mm×14.4 mm），BI-RADS 4c；双侧乳腺多发无回声（BI-RADS 3），右侧腋下低回声（较大者 9.1 mm×6.5 mm）。乳腺增强 MR：右乳中央区肿块影（范围约 20 mm×35 mm），BI-RADS 4c。左乳多发斑点状钙化，BI-RADS 2。右侧腋下多发淋巴结增大（较大者 11 mm×14 mm）。于我院门诊行右乳肿物穿刺术，2023-09-05 病理检查：（右乳肿物）穿刺：浸润性癌。免疫组化：ER 约 90% 中等-强（+）、PR 约 60% 中等-强（+）、HER2（3+）、Ki67 热点区域约 60%（+）。2023-09-07 于我院门诊行乳腺彩超：① 右乳晕区外侧触及肿物（大小约 3.2 cm×1.9 cm×2.9 cm），已穿刺确诊乳腺癌（BI-RADS 6）。② 双乳多发囊肿（BI-RADS 2）。③ 右腋下多发淋巴结肿大，考虑转移；左腋下、双侧锁骨上区、内乳区未见明显异常淋巴结。同日行右腋下淋巴结穿刺活检、右乳肿物及右腋淋巴结定位夹标记。制定新辅助治疗方案：ECHP×4→THP×4。2023-09-07 行输液港植入术，2023-09-08 行第 1 次化疗：多柔比星脂质体（多美素）42 mg+CTX 0.85 g+曲妥珠单抗（汉曲优）380 mg+帕妥珠单抗（帕捷特）840 mg。2023-09-11 病理活检：（右腋下淋巴结）穿刺：组织中见癌巢浸润。分别于 2023-09-27、2023-10-19、2023-11-09 行第 2~4 次静脉化疗：多美素 42 mg+CTX 0.85 g+汉曲优 285 mg+帕捷特 420 mg。于 2023-11-29、2023-12-20、2024-01-31、2024-03-08 给予第 5~8 次静脉化疗：紫杉醇脂质体（力扑素）250 mg+汉曲优 285 mg+帕捷特 420 mg。现返院行手术治疗。

**3. 家族史** 家族无肿瘤病史，否认家族性遗传病和精神病史。

**4. 既往史** 既往无慢性病及基础病史。

**5. 诊断** 右侧乳腺癌（新辅助化疗后）。

**6. 主要治疗** 完善相关检查，包括血常规、生化常规、ECG、胸片等无明显异常；于 2024-02-19 在全麻下行右乳癌改良根治术+右腋窝淋巴结清扫术，术中患者生命体征平稳，手术过程顺利，出血量约 20 mL，术后患者安返病房，予营养支持对症治疗。术后病理活检：标本（右乳肿物）乳腺浸润性癌（非特殊类型，Ⅱ级），多灶，其中最大灶直径约 3 mm，部分肿瘤细胞退变，间质纤维组织及泡沫样组织细胞增生，伴一些炎症细胞浸润及小灶钙化，结合临床病史，符合治疗后改变（MP 系统分级：G4），未见明确脉管内癌栓。免疫组化结果：ER 约 70% 中-强（+）、PR 约 60% 中-强（+）、HER2（3+）、Ki67 约 5%（+）、GATA-3（+）、E-cad（+）、P120 膜（+）、CK5/6（−）、P63（−）。（右腋窝 LN）淋巴结（0/4）未见癌转移。予德曲妥珠单抗 262 mg×8 方案治疗。

**7. 营养评估**

（1）术前营养评估：① 营养风险筛查采用 NRS 2002，总分 1 分（疾病状态：一般肿瘤）。② 综合营养评定：采用主观整体营养状况评估表（PG-SGA）进行评价，评分为 3 分。具体营养评估如下。

1）膳食调查：患者平素口味清淡，主食以米饭为主，鱼肉蛋奶果蔬均有摄入，忌豆制品，认为豆制品中雌激素会增加雌激素水平；AC 方案化疗期间有恶心，时间为化疗后 3~7 d，食欲差，摄入量减少，后可恢复正常，食欲评分为 6 分，食欲一般；简明膳食自评工具评分为 4 分，24 h 膳食调查，患者每日摄入量约为 1 200 kcal。

2) 人体测量：身高 152 cm，体重 49.5 kg，BMI 为 21.4 kg/m²，左上臂围：25.1 cm，右上臂围：25.5 cm。

3) 实验室检查：WBC 4.34×10⁹/L，血红蛋白 118 g/L，白蛋白 39.5 g/L，谷氨酰转肽酶 65 U/L，其余检查结果无明显异常。

4) 体能测试：① 握力测定，左上肢 15.83 kg，右上肢 16.03 kg。② 6 min 步行试验，步行距离 415 m，步行过程无气促、胸闷、胸痛等不适。

（2）术后营养评估

1) 营养筛查：NRS 2002 评分为 3 分，有营养风险。

2) 膳食调查：患者诉恶心，食欲评分 3 分，食欲差，简明膳食自评工具评分为 2 分（300～600 kcal，三餐半流质饮食，无肉缺油）。

3) 体能测试：握力测定：左上肢 15.05 kg，右上肢 14.08 kg。

4) 综合营养评定：采用主观整体营养状况评估表（PG-SGA）进行评估，评分为 7 分，提示该患者可疑营养不良，需进行营养支持。

### （二）患者康复需求

1. 患者希望掌握营养知识，改善营养状况，提高手术耐受性和生活质量。
2. 患者希望 BMI 维持在正常标准范围（18.5～23.9 kg/m²）。

### （三）采取的康复指导及干预措施

**1. 术前营养管理**

（1）营养问题：摄入量及蛋白质不足，饮食结构不完整，且存在营养误区。

（2）营养计划

1) 按照营养不良"五阶梯"治疗原则，首先进行饮食＋营养教育，鼓励患者增加摄入量，纠正错误营养误区，以《中国居民膳食指南（2022）》为基础，调整饮食结构，饮食多样化，合理搭配，推荐平均每天摄入食物种类 12 种以上，每周 25 种。在膳食均衡、食物多样的基础上选择高膳食纤维、低脂肪、适宜蛋白摄入。选择富含蔬菜水果、全谷物、禽肉和鱼的膳食结构，减少富含精制谷物、红肉和加工肉、甜点、高脂奶类制品和油炸薯类的膳食结构。适当摄入豆类及豆制品膳食，推荐每天可摄入大豆类 20 g，相当于豆腐 100 g，豆干 50 g。

2) 患者择期行开放手术，在术前给予适当的口服营养补充（ONS），每天一次，补充能量缺口，满足目标需要量，以改善患者营养状况，提高手术耐受性。

**2. 术后营养管理**

（1）营养问题：营养失调，低于机体需要量，食欲差，伴恶心。

（2）营养计划

1) 计算患者目标需要量：计算标准体重(kg)＝身高(cm)－105，即 152－105＝47(kg)，患者 49.5 kg，BMI 为 21.4 kg/m²，属于正常范围之内，按理想体重计算每天能量的目标推荐量。根据成人肿瘤患者目标需要量推荐，每天按 25～30 kcal/kg 计算，蛋白质按 1.2～1.5 g/kg 计算。每日总能量为 1 175～1 410 kcal，蛋白质为 56.4～70.5 g。

2) 肠内营养补充：予半流饮食，口服营养补充剂。术后第一天，患者受麻醉药物影响，恶心、无食欲评分 3 分，简明膳食自评评分 3 分，予制定饮食计划，指导进食鸡蛋、酸奶、蔬果汁、豆腐，设计一日食谱，并督促患者完成。少量多餐原则，由少到多，逐渐达到目标需要量。

口服营养补充,参照饮食"3+3"原则,三顿正餐三顿加餐,加餐为全安素,一次6平勺,以满足机体需要量。口服后无出现腹胀、腹泻等胃肠道反应。具体实施详见表5-2-3-1。

表5-2-3-1　术后第1d食谱

| 时间 | 早餐7:00 | 加餐9:30 | 午餐12:00 | 加餐15:00 | 晚餐18:00 | 加餐21:00 |
|---|---|---|---|---|---|---|
| 饮食内容 | 青菜肉末粥100 g 蒸鸡蛋1个 | 全安素6勺+温水195 mL | 香菇鸡肉粥200 g 虾仁豆腐羹100 g | 全安素6勺+温水195 mL 新鲜水果100 g | 干贝鱼片粥200 g | 全安素6勺+温水195 mL |
| 总热量 | 1 230 kcal | | | | | |
| 总蛋白质 | 58.6 g | | | | | |

患者依从性可,大致按计划执行,术后第二天起,食欲好转,予调整饮食方案,增加摄入量,制定饮食方案,具体见表5-2-3-2。

表5-2-3-2　术后第2d食谱

| 时间 | 早餐7:00 | 加餐9:30 | 午餐12:00 | 加餐15:00 | 晚餐18:00 | 加餐21:00 |
|---|---|---|---|---|---|---|
| 饮食内容 | 杂粮粥(黑米杂豆)200 g 蒸鸡蛋1个 | 全安素6勺+温水195 mL | 米饭半碗 清蒸鲈鱼80 g 黄瓜玉米粒200 g | 全安素6勺+温水195 mL 苹果200 g | 山药排骨粥200 g | 全安素6勺+温水195 mL |
| 总热量 | 1 366 kcal | | | | | |
| 总蛋白质 | 66 g | | | | | |

3) 术后第一天,指导患者下床活动,咀嚼口香糖,3次/d,20 min/次;足三里穴位按摩,3次/d,10 min/次;温水泡脚,2次/d,20 min/次,以促进胃肠道功能恢复。

4) 饮食宣教及指导:由半流质逐步过渡到普通饮食,少量多餐,以减轻胃肠道负担,促进营养吸收,提高患者的食欲,增加进食量。避免食用辛辣、油腻、生冷等刺激性食物,以免加重胃肠道不适。高蛋白饮食,增加鱼、肉、蛋、奶等优质蛋白质的摄入,以提高机体免疫力,促进术后伤口愈合。鱼虾、瘦肉、去皮的禽肉、蛋类、低脂或脱脂奶类、坚果和大豆等蛋白质食物,多吃粗杂粮(全谷物)和蔬菜水果。主食增加小米、燕麦、玉米荞麦、全麦制品、糙米等全谷物(粗杂粮)和红豆、绿豆、蚕豆、扁豆等杂豆,少吃白米饭、白馒头、白面条、白面包、白粥等精制谷物,粗杂粮(全谷物)和杂豆要占主食总量1/3以上。

5) 术后第3d,恶心缓解,食欲正常,制定个体化营养膳食,碳水化合物占总能量的

50%～65%,脂肪 25%～30%,蛋白质 10%～15%,详见表 5-2-3-3。

表 5-2-3-3 所需能量为 1 400 kcal 食物分配表

| 食物种类 | 份数 | 小 类 | 各小类份数 | 总摄入量\d | 备 注 |
|---|---|---|---|---|---|
| 谷薯及杂豆类 | 6.5 | 米、面 | 4 | 100 g(2 两) | 一份 25 g |
| | | 粗杂粮、杂豆 | 2 | 50 g(1 两) | 一份 25 g |
| | | 薯类 | 0.5 | 50 g(1 两) | 一份 100 g |
| 大豆类 | 0.5 | 大豆 | 可吃其中一种 | 12.5 g | 一份 25 g |
| | | 北豆腐 | | 50 g(1 两) | 一份 100 g |
| | | 豆腐干、豆腐丝 | | 25 g | 一份 50 g |
| 蔬菜类 | 1 | 深色叶菜 | 0.5 | 250 g(半斤) | 一份 500 g |
| | | 根茎茄果类 | 0.3 | 150 g(3 两) | 一份 400 g |
| | | 菌类 | 0.2 | 100 g(2 两) | 一份 500 g |
| 水果类 | 1 | 水果类 | 1 | 200 g(4 两) | 一份 200 g,种类多样 |
| 蛋类 | 1 | 蛋类 | 1 | 50～60 g | 一份一个,50～60 g |
| 水产品类 | 1 | 水产品类 | 1 | 100 g(2 两) | 一份 100 g |
| 禽畜肉类 | 1 | 禽畜肉类 | 1 | 50 g(1 两) | 一份 50 g |
| 乳类 | 1.5 | 牛奶 | 1.5 | 250 mL | 一份 160 g |
| 油脂类 | 2.5 | 食用油 | 2 | 20 g | 一份 10 g |
| | | 坚果 | 0.5 | 10 g | 一份 20 g |
| 合计 | 16 | | | | |

3. **出院营养护理** 发放饮食日记登记表格,按照个体所需热量,合理安排膳食。鼓励患者每日进行膳食评价,了解自身摄入情况。根据实际情况动态调整饮食,每天摄入食盐不超过 5 g,烹调油 25～30 g。控制添加糖的摄入量,每天不超过 50 g,最好控制在 25 g 以下,反式脂肪酸每天摄入量不超过 2 g。适当运动,维持健康体重,每周坚持至少 150 min 的中等强度运动(大致为每周 5 次,每次 30 min)或 75 min 的高强度有氧运动,力量性训练(大肌群抗阻运动)每周至少 2 次。锻炼时以 10 min 为一组,最好保证每天都进行锻炼。继续进行营养随访,必要时转介营养护理门诊或营养科门诊。饮食日记登记表如表 5-2-3-4。

表 5-2-3-4　饮食日记登记表

| 食物种类 | 周一 | 周二 | 周三 | 周四 | 周五 | 周六 | 周日 |
|---|---|---|---|---|---|---|---|
| 牛奶 300 mL | √ | √ | √ | √ | √ | √ | √ |
| 蔬菜 500 g | √ | √ | √ | √ | √ | √ | √ |
| 水果 250 g | √ | √ | √ | √ | √ | √ | √ |
| 谷类 150 g | √ | √ | √ | √ | √ | √ | √ |
| 薯类 50 g | √ | √ | √ | √ | √ | √ | √ |
| 鱼虾肉类 150 g | √ | √ | √ | √ | √ | √ | √ |
| 蛋 1 个 | √ | √ | √ | √ | √ | √ | √ |
| 大豆坚果 25 g | √ | √ | √ | √ | √ | √ | √ |
| 烹调油 20 g | √ | √ | √ | √ | √ | √ | √ |

（四）效果评价

通过合理的营养支持,患者的膳食摄入量达到了术后目标需求,体重和肌肉质量在围手术期保持稳定,避免了因营养不良导致的体重下降。臂围、握力及实验室指标如血红蛋白、白蛋白等均有明显改善,说明营养干预在促进恢复和维持体能方面取得了良好效果。见表5-2-3-5。

表 5-2-3-5　效果评价表

| 项　目 | 干预前 | 干预后 |
|---|---|---|
| 左/右手握力（kg） | 15.05/14.08 | 15.9/15.8 |
| 左/右上肢臂围（cm） | 25.1/25.5 | 25.5/26.5 |
| 食欲 | 3 分 | 6 分 |
| 体重（kg） | 49.5 | 50.5 |
| 血红蛋白（g/L） | 118 | 120 |
| 白蛋白（g/L） | 39.5 | 40 |

## 二、案例分析

（一）案例相关理论与方法

1. 乳腺癌围手术期营养支持的目的和重要性　根据中国乳腺癌患者围手术期营养状

况调查显示,乳腺癌患者术前普遍存在营养不良,只有加强有效的营养支持才可真正达到近期及远期获益。乳腺肿瘤患者在手术治疗过程中,容易出现营养问题,及时准确、动态地对患者做出营养评价非常重要。

乳腺肿瘤患者一经入院,即有必要进行营养风险及营养状况的评估,在医护人员规范训练的前提下,可应用 PG-SGA 作为乳腺恶性肿瘤营养状况评估工具。乳腺肿瘤患者的营养状况经过准确评估后,需要按照肿瘤营养支持的标准流程指引对患者进行个体化营养支持,改善临床结局,避免治疗不足或治疗过度。术前必要的风险筛查有助于乳腺癌快速康复实施对象的合理选择,更好地保障乳腺癌快速康复的效果。营养的及时补充有利于提高患者抵抗力,从而减轻炎症反应。随着加速康复外科理念的普及,口服营养补充方式得到了人们的重视。相比传统乳腺手术后需要等待患者胃肠功能恢复再进食的情况,口服营养补充安全有效,能有效改善患者营养状态,进而促进患者胃肠功能的恢复。一般患者术后早期进食大多为稀饭等食物,普遍不能为患者提供充足的能量,因此可尝试口服营养补充。

**2. 健康膳食习惯、体育锻炼习惯及达到和保持正常体重,有助于改善预后** 《中国乳腺癌患者生活方式指南》指出:在膳食营养与癌症生存领域关注乳腺癌的研究最多。诸多研究表明,富含蔬菜和全谷类食物的膳食结构可以使乳腺癌患者的总体死亡率降低 43%。食物摄入与生活方式有协同作用,每天摄入 5 份蔬菜水果、每周 6 d 坚持 30 min 以上步行运动的乳腺癌患者的生存率最高。

坚持健康生活方式,包括体重管理和高质量的饮食。久坐不动和不良饮食习惯,其特点是过量摄入高热量食物(富含糖和饱和脂肪)以及低摄入量的健康食物(含有 $\omega-3$ 脂肪酸、天然抗氧化剂、膳食纤维),最终导致肥胖。大量研究已证实肥胖会增加乳腺癌复发的风险和死亡率。一项对 82 项随访研究的回顾和荟萃分析显示,BMI 与乳腺癌生存率之间存在相关性。除了 BMI 外,部分研究结果显示腰臀比与绝经后妇女绝经后死亡率呈相关性。《乳腺癌患者的营养治疗专家共识(2021)》建议乳腺癌患者通过以下方式进行体重管理,以维持健康体重(BMI 为 $18.5 \sim 23.9 \text{ kg/m}^2$):每 2 周定时(早晨起床排便后空腹)监测体重 1 次并记录。每周至少 150 min 的中等强度体力活动(每周 5 次,每次 30 min);每周至少 2 次力量性训练(大肌群抗阻运动)。

(二) 具体措施效果评估

(1) 目前,营养状态的测量最常用体质指数(body mass index,BMI)评估,将营养不良定义为 $BMI < 18.5 \text{ kg/m}^2$,而营养过剩根据 BMI 范围分为超重和肥胖两方面。然而部分乳腺癌患者在诊断时即存在超重和肥胖。尽管化疗过程中营养状态已发生变化,但其 BMI 在化疗结束后仍高于正常范围,却出现肌肉减少性肥胖(体重和脂肪量的增加以及肌肉量的减少)等情况,实质为发生了营养不足。BMI 为临床最简便、最常用的营养状态衡量指标,但存在无法明确其身体成分的问题,因此建议与其他工具如人体成分分析仪联合使用,进行体脂及肌肉测量。

(2) 相比于传统的人体测量方法,实验室测量指标更为精确,更加敏感,有利于发现早期营养问题。医护人员可尽早进行营养干预,但是其应用较为局限,必须要人员在医院环境中进行,对于出院居家康复患者较难实现,且成本较高、耗费时间长。其次实验室测量指标大多为有创检查,因此应结合人体测量指标,合理使用实验室指标。

(3) 动态监测,如在患者进行新辅助治疗前、化疗进行时、手术前进行营养风险及营养状态评估,采用 NRS 2002 风险筛查、PG-SGA 评估营养状态、简明膳食自评工具及食欲进行评分。动态监测其在营养治疗前、营养治疗过程中及治疗后的各营养指标变化情况。营养治疗后不同参数对治疗发生反应的时间不一致,因此评价的时间也不相同。而基于中国居民膳食模式及营养现状,随访与按时进行其中速反应参数显示存在一定难度。

### (三) 进一步研究热点

1. 目前,营养状态评估工具繁杂多样,不同工具各有侧重点,但针对乳腺癌化疗患者的特异性量表较少。未来可结合患者年龄、体重、食物摄入量以及实验室指标等开发新的测量工具,综合评估患者的营养状况。

2. 对于乳腺癌术后保留引流管的患者,进一步研究膳食结构与引流液的量或者引流管置管时间的关系。

(何海艳)

## 案例四 化疗联合靶向治疗的营养治疗

**案例简介**:本案例为乳腺癌新辅助化疗后行单侧乳腺改良根治术+腋窝清扫手术,术前已行 8 次 TCbHP 化疗联合靶向治疗方案。既往饮食习惯偏好低盐、低脂、低蛋白饮食,蛋白质、脂肪摄入不足,饮食结构不合理,能量摄入过低,临床检验指标不达标。我们通过体重、BMI、饮食摄入情况等评估,确定该患者存在营养不良风险:BMI 偏低,血红蛋白低值,上臂肌围和肱三头肌皮肤褶皱偏。护理目标与营养计划制定:护理目标包括改善饮食结构、增加能量摄入,营养计划制定包括个性化饮食计划,根据其饮食习惯增加高蛋白食物摄入。定期检测体重变化,提供营养知识教育和增强患者自我管理能力,适当安排有氧运动如散步、慢跑等增强机体免疫力。通过个性化膳食指导和全面动态监测患者机体状况,制定合理的营养方案,改善患者的营养状况和生活质量,确保营养治疗效果的持续性与稳定性。

### 一、案例描述

#### (一) 病情描述

1. **基本信息** 某某,女士,56 岁患者中年女性,已婚,高中文化。

2. **既往史** 平素健康状况良好。否认糖尿病史,否认结核病史,否认高血压病史,否认肝炎病史,否认输血史,否认药物过敏史,否认其他药源性疾病,否认食物过敏史,否认食物中毒史,否认外伤史。有手术史,手术名称胃手术但具体不详,手术时间已有 4 年余,否认其他重大疾病史。

3. **个人史** 出生当地,工作当地。无疫水接触史,无疫区接触史,无工业毒物接触史,无粉尘接触史,无放射性物质接触史,否认吸烟史,否认饮酒史。无药物嗜好,无冶游史。

4. **婚育史** 已婚,23 岁结婚,配偶身体健康状况良好,孕次:1,产次:1,育有 1 个小孩。

5. **月经史** 初潮 15 岁,每次持续时间 7 d,周期 28 d,月经正常,量正常,红色,无血块。

白带正常,已绝经,绝经年龄:51岁。

6. 家族史　父体健,母体健,兄弟姐妹及其他亲属均体健。无糖尿病家族史,无血友病家族史,无高血压家族史,无肥胖家族史,无肿瘤家族病史,无类似疾病,无其他家族性遗传病。

7. 主要治疗　患者2023-01-28因乳房肿物入院就诊。入院查体:T 36℃、P 109次/min、R 20次/min、BP 151/106 mmHg。双乳对称,双侧乳头无抬高、内陷,挤压无溢液;双侧乳房皮肤无红肿、无酒窝征、橘皮样外观;左乳可触及一鹌鹑蛋大小形状不规则的质硬包块,表面欠光滑,边界不清,无触痛,与皮肤、基底无明显粘连,活动度差;对侧乳房及双侧腋窝未触及明显异常。诊断:乳腺肿物。

入院后完善相关检查,2023-01-29 17:29:33 我院双乳腺钼靶摄片18×24吋(DR)示:① 左乳内下象限腺体紊乱,左乳散在钙化,请结合临床及其他检查综合分析。② 双乳增生性改变,BI-RADS 2。

2023-01-30 09:53:42 肾功能(新):总胆固醇6.62 mmol/L;高密度脂蛋白胆固醇1.71 mmol/L;低密度脂蛋白胆固醇4.44 mmol/L;钙2.58 mmol/L;平均血小板体积11.8 fL;血小板分布宽度15.00 fL;单核细胞$0.63\times10^9$/L;乙肝表面抗体定量427.502阳性(+);乙肝核心抗体14.389阳性(+)。

2023-01-31 16:13:56 磁共振扫描乳腺(平扫+增强)示:左乳内上象限结节影,考虑为乳腺癌并左侧腋窝淋巴结转移,BI-RADS 5。请结合临床及其他检查综合分析。头颅MRI平扫未见明显异常。

2023-02-02 13:24:05 磁共振扫描腰椎(平扫+增强)示:L4、L5椎体信号异常,先考虑终板炎,请结合其他检查分析,除外转移可能。L4/5椎间盘膨出并向后脱出,邻近椎管狭窄,椎管周围强化影,提示炎性病变,请结合临床。腰椎退变,多个椎间盘退变。L4/5水平右侧黄韧带肥厚。L2椎体椎角炎。

2023-02-03 10:39:36 我院全身显像(全身骨平面显像)示:L5骨代谢异常活跃,考虑骨转移改变可能。请结合临床,随诊复查。

病理报告提示:左乳浸润性癌(非特殊类型),组织学分级:$2(3'+2'+1')$,分子分型:HER2过表达型。免疫组化提示:ER(−);PR(−);C-erbB-2(3+);CK5/6(−);E-cad(+);Ki-67(70%+);P63(部分+);P53(1%+,野生型);P120(膜+);EGFR(3+)。根据病理结果行TCB-HP方案化疗,具体为力扑素257 mg,卡铂642 mg,赫赛汀472 mg,帕妥珠单抗28 ml,化疗过程顺利,无明显并发症。2023-02-06行静脉输液港植入术。

术前已行8次TCbHP化疗联合靶向治疗。准备充分后于2023年9月17日在全麻下行单侧乳腺改良根治术+腋窝清扫术,术后恢复顺利,乳腺癌新辅助治疗后标本类型:(改良)根治标本乳腺组织:肿瘤组织学类型:浸润性癌肿瘤组织学分级:肿瘤实质改变:肿瘤细胞胞质嗜酸性变肿瘤间质改变:淋巴细胞/组织细胞浸润周围象限乳腺组织、四周切缘、基底切缘及乳头:均未见癌累及。新辅助治疗反应的评估:乳腺原发灶Mller-Payne分级系统,3级;RCB系统,Ⅱ级;腋窝淋巴结19枚,其中1枚可见癌转移(1/19),为微转移。患者生命体征稳定,一般情况良好。于2023年9月20日出院。

8. 营养评估　通过相关评估工具,对患者入院时及化疗期间入院时、术后第1 d、化疗前、化疗后、手术前、手术后进行营养客观评估。评估内容包括患者营养风险筛查、BMI、Barthel指数评定量表、PG-SGA,以患者主诉为主观评估结果。见表5-2-4-1。

表5-2-4-1　营养评估结果

| 评估时间 | 评估内容 | | | | |
|---|---|---|---|---|---|
| | NRS 2002 营养风险筛查表 | BMI | Barthel指数评定量表 | PG-SGA评分 | 其他主诉 |
| 2023-01-28（第一次入院时） | 1 | 16.7 | 100 | PG-SGA(B) | 精神良好,社会社交活动正常,饮食为素食为主 |
| 2023-02-03（化疗前） | 1 | 16.7 | 100 | PG-SGA(B) | 精神良好,社会社交活动正常。饮食为素食为主 |
| 2023-02-27（化疗后） | 1 | 16 | 100 | PG-SGA(B) | 睡眠差,恶心、呕吐,社会社交活动减少,饮食为馄饨 |
| 2023-09-16（手术前） | 2 | 16.2 | 100 | PG-SGA(B) | 睡眠状态一般,恶心、呕吐症状缓解,饮食习惯仍以素食为主 |
| 2023-09-20（手术后） | 1 | 16.9 | 90 | PG-SGA(B) | 精神状态好转,社会社交活动变少,饮食仍以素食为主 |

（二）患者营养需求

1. 患者希望掌握营养知识,改善营养状况,提高化疗周期以及手术耐受性和其生活质量。
2. 患者希望BMI维持在正常标准范围(18.5～23.9 kg/m²)。

（三）采取营养指导或者干预措施

邀请营养科会诊,根据会诊意见,营养师协同主诊主任及护士长共同组建针对本次化疗患者的个体化营养干预小组,科室病房的主管医护人员均加入营养干预小组。全体人员先一起学习化疗营养支持的相关知识、PG-SGA量表营养评估流程,之后共同讨论制定一套关于化疗患者的个体化营养支持。全程的营养宣教在患者入院后即开始进行营养宣教,医护人员通过面对面交谈、发放健康手册、教学视频等方式进行营养支持方面的健康宣教。包括化疗期间患者的营养状况评估、饮食注意事项等,强调营养支持的重要性以及不良饮食习惯的危害,提高依从性,具体宣教内容如下。

1. 化疗前饮食原则　随意、干净、新鲜。患者化疗前消化道症状还没有出现,进食高蛋白、高维生素丰富的饮食。如瘦肉、牛肉、剔刺的鱼肉、剔骨的排骨等,多吃新鲜蔬菜和水果。注意饮食卫生。

2. 化疗期间饮食

（1）饮食清淡少渣、易消化和少刺激性,避免油腻、粗糙和带刺的食物,以免损伤口腔和消化道黏膜。

(2) 患者化疗时如感恶心可嘱其少量进食,但不可不进食。

(3) 注意少食多餐,口服化疗药时进餐时间应与服药时间有间隔,最少间隔 1 h。

(4) 两餐之间吃不易引起恶心的如面包干、小苏打饼干、新鲜水果等,细嚼慢咽,以免刺伤口腔黏膜。

(5) 进餐前后做口腔护理。建议 0.02% 醋酸氯己定漱口水与 5% 碳酸氢钠交替漱口,漱口方法:先用 5 mL 漱口,再用 5 mL 含漱 5~10 min 后吐掉。

(6) 恶心严重时,嘱患者减少活动,暂停进食。教会患者做深呼吸以减轻不适。

(7) 如患者发生口腔溃疡时,饮食以半流食、流食为主,如牛奶、菜粥、豆浆、面条等,同时加强漱口,必要时及时给予治疗与护理。如患者因疼痛影响进食时,遵医嘱给予餐前含漱利多卡因漱口水。

(8) 食入新鲜水果,水果需削皮。可以食用西瓜、苹果、梨、橘子、橙等,禁止食用葡萄、桃子、草莓、荔枝等表皮不易清洗水果。

(9) 化疗期间嘱患者多饮水及无刺激性液体,如果汁等,以促进体内代谢产物排泄,缩短化疗药物在体内的停留时间。

3. 化疗后的饮食

(1) 当白细胞低于 $1\times10^9/L$ 或中性粒细胞少于 $0.5\times10^9/L$ 时,告知患者禁止吃:生冷食物、腐烂变质水果、腌制食品、汉堡包、腐乳、熏制食品、油炸食品、汤圆类食品、未经加热灭菌的鸡蛋、冰箱内隔夜食品等。同时,建议患者定期进行餐具消毒。消毒方法为:开水烧开后,将餐具放入锅内煮 15 min。

(2) 当白细胞高于 $1\times10^9/L$ 或中性粒细胞低于 $0.5\times10^9/L$ 时,可以开始食用西瓜、苹果、梨、橘子、橙等表皮容易去除的水果。食用水果的方法为:从单一品种开始,观察大便性状和次数,如果没有异常,3 d 后可加第二种。食用量也逐渐增加,从 1/4 到 1/3,再增加到 1/2。

(3) 患者首次入院后即借助 NRS 2002 进行营养风险筛查,包括年龄、营养状态、疾病严重程度等 3 个部分。总分 0~7 分,评分越高提示营养不良的风险越高,当总分≥3 分通常认为存在营养风险。

(4) 通过 PG-SGA 进行营养状况评估,可从患者第一次入院进行评估,后按照 21 d 治疗周期频率进行评估。第 1 部分由患者填写,包括近期内体质量变化、饮食习惯、进食相关临床表现、个人活动与身体功能等 4 个方面,各方面评分相加记为 A;第 2 部分由医护人员填写测评,包括疾病与营养需求关系、代谢与应激状态评估、体格检查等 3 个方面,评分分别记为 B,C,D。A、B、C 和 D 这 4 个部分评分相加即为 PG-SGA 总分,总分越高提示营养状况越差,并结合患者病情、个人习惯等进行个体化营养支持。

(5) 适宜的能量摄入:① 能量供给量按 35~40 kcal/kg 或 1.3 倍的静息能量消耗(REE)测量值供给。能量供给以碳水化合物为主,每日提供易消化、产气少的粮食为主,可经常轮换选择米饭、粥、花卷、面条、馒头、馄饨等主食。② 适量的蛋白质摄入:蛋白质可按 1.2~1.5 g/(kg·d) 供给,其中优质蛋白占 1/2~2/3,鼓励多选用鱼类、瘦肉类、大豆类与奶类,必要时可适量选用蛋白粉。③ 适量的脂肪摄入:脂肪的选择以不饱和脂肪酸为主,少用或限用饱和脂肪酸。④ 及时补充矿物质:尤其注意钾、锌、钙、镁和铁等矿物质的补充。⑤ 全面补充维生素:多进食含维生素丰富的食物,选用容易消化吸收的蔬菜和水果如西红柿、嫩叶菜、黄瓜、胡萝卜、苹果、香蕉等。

(四)效果评价(表5-2-4-2)

1. NRS 2002 营养风险筛查表　若临床营养筛查总分≥3分,表明有营养风险,应结合患者的临床状况,制定营养支持治疗计划。若临床营养筛查总分<3分,表明目前没有营养风险,应每周重复进行筛查。

2. PG-SGA 评分　分为患者部分(体质量变化、不适症状、食欲、体力状态)与医护人员部分(营养相关的疾病状态、代谢状态、体格检查),两部分得分相加为最终得分。并根据得分分为四个等级。① 营养良好：PG-SGA(A)得分 0～1 分。② 可疑营养不良：PG-SGA(B)得分 2～3 分。③ 中度营养不良：PG-SGA(B)得分 4～8 分。④ 重度营养不良：PG-SGA(C)得分≥9 分。

3. 测量全部患者的上臂肌围(AMC)、肱三头肌皮肤褶皱厚度(TSF),采集清晨空腹静脉血 3～5 mL,检测外周血白蛋白(Alb)水平。

4. BMI 正常范围为 18.5～23.9 kg/m²。

表5-2-4-2　评估内容

| 评价时间 | 评估内容 | | | | |
|---|---|---|---|---|---|
| | NRS2002 | PG-SGA 评分 | 上臂肌围(cm) | 肱三头肌皮肤褶皱厚度(mm) | 测外周血白蛋白(albumin, Alb)、白蛋白 | BMI |
| 入院时 | 1 | PG-SGA(B) | 17.5 | 18.7 | 39 | 16.7 |
| 化疗前 | 1 | PG-SGA(B) | 17.3 | 18.5 | 39 | 16.7 |
| 化疗后 | 1 | PG-SGA(B) | 17.8 | 17.8 | 38 | 16 |
| 手术前 | 2 | PG-SGA(B) | 18.1 | 18.1 | 37.5 | 16.2 |
| 手术后 | 1 | PG-SGA(B) | 18.5 | 18.5 | 39 | 16.9 |

## 二、案例分析

### (一)案例相关理论与方法

1. 营养评估及干预的重要性　乳腺癌是女性最常见的肿瘤之一,且有不断年轻化的趋势。对于接受乳腺癌手术治疗的患者,辅助化疗是重要治疗手段。据统计,经积极治疗后,乳腺癌患者的 5 年生存率可达 90%以上。近年来,学者发现乳腺癌患者的营养状态与疾病治疗效果、复发风险及临床结局等关系密切,改善营养问题对乳腺癌患者全病程管理期间护理至关重要。然而,因乳腺癌是一种消耗性恶性肿瘤,部分患者尤其是在化疗期间中出现厌食、恶心、呕吐等不良反应直接影响其进食量,导致膳食纤维、维生素以及蛋白质等营养摄入量随之减少,出现营养不足;而部分患者在化疗期间出现长期久坐行为加上大量营养素摄入,则发生营养过剩。因此,对乳腺癌化疗患者的营养状态体现在营养不足和营养过剩两方面。本案例患者基于国内外目前针对乳腺癌患者营养状态的研究,通过对研究现状、测量指标,根据评估结果针对患者实际状态联合营养师组建干预小组对其进行个体化营养干预,密切关注患者营养状况并及早改善,以免影响乳腺癌化疗的疗效和患者的生活质量。

2. 营养评估方法及理论基础　乳腺癌化疗患者应及早进行营养筛查与营养评估,常采用营养风险筛查量表2002(NRS 2002)进行营养风险筛查,采用患者主观整体评估量表(PG-SGA)进行营养评估。NRS 2002主要适用于住院患者,可以综合考虑疾病对患者营养状态的影响,主要包括疾病评分、年龄评分、营养状态、进食量和体质量下降等情况,评分≥3分被认为存在营养风险,需要营养支持治疗,但使用较为复杂且使用者还需经过一定程度的培训。目前,已被欧洲肠内肠外营养学会、中华医学会肠内肠外营养学分会、美国肠内肠外营养学会、美国重症医学会推荐为非急诊住院患者的首选工具。PG-SGA从患者维度(近期内体重变化、膳食摄入、症状体征、活动和功能)和医护人员维度(疾病年龄、代谢应激状态和体格检查)两方面综合评估,美国营养协会认为其是恶性肿瘤患者进行营养筛查的首选方法。

3. 营养干预国内外研究现状　营养风险是乳腺癌患者化疗期间普遍存在的问题,是根据患者的营养状态,结合因负荷肿瘤代谢异常所引起的功能障碍而增加的不良临床结局的风险,营养干预可对患者产生积极作用。目前,针对营养干预对乳腺癌患者术后化疗及预后影响的研究较多,且均取得了较好的临床成效。有研究显示,对乳腺癌化疗患者术后采用营养干预和个性化的饮食管理,能够有效减轻胃肠道反应,改善患者营养状态,增强患者免疫功能,降低乳腺癌的相关并发症产生,提高患者预后治疗效果及生活质量。乳腺癌患者的肿瘤生长、破坏过程中产生大量毒素,引起患者食欲不振,而化疗药物造成患者暂时性味觉改变,从而产生厌食症状,这也成为化疗期间患者营养需要重点攻克的难关。在给予营养支持以及合理建立营养方案后,能够有效降低乳腺癌患者术后放化疗及预后产生的饮食不良反应,提高患者的进食质量,从而避免因营养风险进一步导致患者的病情恶化。

4. 本案例营养干预的制定　目前,营养评估工具繁杂多样,各有侧重点,但针对乳腺癌化疗患者的特异性量表较少。未来可结合患者年龄、体重、食物摄入量以及实验室指标等开发新的测量工具,综合评估患者的营养状况。

(1) 饮食干预:调整乳腺癌化疗患者的饮食成分和摄入量可以较好地控制患者的营养状态。饮食干预为直接的营养干预手段,其从源头上调控患者营养状态。

(2) 饮食模式:健康的饮食模式以摄入非精制谷物、蔬菜、水果等为特征,并适度摄入饱和脂肪酸或红肉可提高乳腺癌的总体生存率。饮食干预强调水果、蔬菜、全谷物和脱脂或低脂奶制品,包括瘦肉、家禽、鱼、豆类的摄入,以及少摄入饱和脂肪、反式脂肪、胆固醇、盐(钠)和添加糖的食物。

(3) 饮食种类:主要通过对食物色泽和风味的要求及食物的营养平衡、热量和蛋白质摄入量,改善患者食欲,促进营养状态优化。化疗药物如环磷酰胺、卡铂等会影响味觉功能,因此乳腺癌化疗患者易发生味觉改变,随化疗进展对甜味更加敏感,更喜欢温和、软质菜肴,而不是油炸和加糖的菜肴,这将有助于为营养不足的乳腺癌化疗患者设计菜肴,以增加食物摄入量,进而降低营养不良的风险。营养不良患者存在显著摄入障碍问题,因此在饮食种类的选择上应倾向于刺激食欲的食物。若乳腺癌化疗患者的饮食抗氧化成分摄入过少,则应当调整饮食,以免造成更多炎症与氧化应激。

(4) 全程化营养管理动态评估及管理 对于乳腺癌化疗患者而言,全程化营养管理主要是指自化疗开始至整个化疗结束过程的营养管理。乳腺癌患者在接受化疗时,饮食行为和营养状况易发生变化,因此提供全程营养干预有重要意义。根据对乳腺癌化疗患者的营养风险动态评估和分级,并结合相关指南、专家共识等总结适合乳腺癌化疗患者的全程化营养干预方案。该方案包括化疗前及化疗期间的饮食管理,针对易引发营养风险的化疗恶心、呕吐反应处理以及相关营养支持途径,最终达到改善患者营养状态、提高患者生存质量、促进康复的目的。

## (二)进一步研究热点

针对乳腺癌患者的营养管理应该全程、动态评估患者营养状况,在入院前及化疗结束后平衡膳食,合理控制饮食,有目的地管理体重。围术期根据个体情况前瞻性地适当给予营养支持,术后化疗期对具有中、高度营养风险,尤其是明显消化道症状的化疗患者科学地予以营养干预。以确保患者营养状况处于正常水平,保证化疗的顺利进行和最佳的疗效,减少或控制因营养问题引起的化疗不良反应,提高手术和化疗辅助治疗的预后效果,缩短住院日节约住院费用,促进乳腺癌患者的快速康复。

乳腺癌化疗患者的营养状态主要有营养不足和营养过剩两方面,部分患者即使没有出现严重的营养问题也存在不同程度的营养风险。患者年龄、文化程度、是否绝经等诸多因素都对患者的营养状态有影响,且由于乳腺癌患者化疗方案和时间的不同,在对患者进行长期的个性化管理面临较大困难。目前,针对乳腺癌化疗患者的营养干预主要包括饮食干预、运动干预及全程营养管理,这些干预方案主要从医护人员的角度出发,这一过程可能忽视了患者的主动性。因此,今后医护人员可以扩大研究范围,借鉴国内外相关研究尽早对患者实施全面的营养管理,并鼓励患者进行自我营养管理,以改善乳腺癌化疗患者的营养状态。

(谢玉芬)

## 案例五　化疗合并外周神经病变营养干预

**案例简介**:一位52岁女性患者因乳腺癌术后接受TCbHP方案辅助化疗,出现化疗诱导的周围神经病变(CIPN)的诊疗经过。该患者在化疗3个疗程后出现Ⅰ级CIPN症状,随后迅速升级至2级。医疗团队迅速响应,采取了包括生活指导、物理治疗和药物治疗在内的综合干预措施。特别是,通过甲钴胺、维生素$B_6$和维生素$B_1$的联合治疗,有效缓解了她的神经症状。化疗结束后5个月内,赵女士的CIPN症状完全消失。赵女士的案例强调了在乳腺癌治疗中,对CIPN进行早期识别和干预的重要性。通过为患者提供定制化的治疗方案,可以有效减轻化疗副作用,加速康复进程,最终实现治疗与生活质量的双重胜利。这一案例为乳腺癌患者的CIPN管理提供了宝贵的经验和参考。

## 一、案例描述

### (一)病情描述

1. **基本信息**　患者赵某,女,52岁,已婚,文化程度本科。

2. **现病史** 2023-04-10患者于我院行左乳癌改良根治术+右乳房象限切除术,术后病理:(左乳)浸润性癌Ⅲ级,T2.2cm,脉管侵犯(-),前哨淋巴结见2枚宏转移,腋下淋巴结(0/13)。免疫组化:ER(+80%,中等),PR(+60%,中等-强),HER2(3+),Ki-67(+80%)。(右乳)导管内乳头状瘤,部分导管扩张。术后病理分期:pT2N1Mx。

3. **家族史** 家族无肿瘤病史。

4. **既往史** 既往无慢性病史。

5. **诊断** 左乳癌术后(pT2N1M0,ⅡB期),右乳导管内乳头状瘤术后。

6. **主要治疗** 2023-05-22行C1程TCbHP方案治疗,具体:多西他赛135 mg ivgtt D1+卡铂800 mg ivgtt D1+曲妥珠单抗578 mg ivgtt D1+帕妥珠单抗840 mg ivgtt D1,q3w。C1程治疗后患者出现乏力,呕吐Ⅲ级,腹泻Ⅲ级,经对症治疗后好转。2023-06-13行C2程TCbHP方案治疗,具体:多西他赛135 mg ivgtt D1+卡铂594 mg ivgtt D1+曲妥珠单抗416 mg ivgtt D1+帕妥珠单抗420 mg ivgtt D1,q3w。C2程后患者再次出现呕吐Ⅲ级,体重较基线下降5 kg。2023-07-04至2023-09-12行C3~C6程TCbHP方案卡铂减量治疗,具体:多西他赛135 mg ivgtt D1+卡铂500 mg ivgtt D1+曲妥珠单抗402 mg ivgtt D1+帕妥珠单抗420 mg ivgtt D1,q3w。化疗结束后于当地医院行辅助放疗(具体剂量不详)。2023-10-08—2024-05-07行C7~C17序贯HP方案,具体:曲妥珠单抗402 mg ivgtt D1+帕妥珠单抗420 mg ivgtt D1,q3w。放疗及靶向维持治疗期间无明显副作用。

7. **对化疗致周围神经病变(CIPN)的评估** 基于美国国家癌症研究所常见不良反应术语评定标准(NCI-CTCAE)(表5-2-5-1)对患者化疗前及化疗过程中的CIPN进行评估。化疗前患者感觉性神经病变及运动性神经病变均未出现;接受TCbHP方案治疗3个疗程后,患者感觉性神经病变及运动性神经病变均为1级;5个疗程后患者的感觉性神经病变及运动性神经病变均升高为2级;6个疗程化疗结束后,患者的感觉性神经病变及运动性神经病变均维持在2级。

表5-2-5-1 美国国家癌症研究所常见不良反应术语评定标准评估表

| 条目 | 1级 | 2级 | 3级 | 4级 | 5级 |
| --- | --- | --- | --- | --- | --- |
| 感觉性神经病变 | 无症状;腱反射消失或感觉异常(包括刺痛觉),但不影响机体功能 | 感觉改变或异常(包括刺痛觉),影响肢体功能但不影响日常生活 | 感觉改变或异常(包括刺痛觉),影响日常生活 | 功能丧失 | 死亡 |
| 运动性神经病变 | 无症状。仅有诊察/检查发现的虚弱无力 | 伴影响机体功能但不影响日常生活,有症状的虚弱无力 | 影响日常生活的虚弱无力;步行时需要辅助(如手杖、步行器) | 有生命危险;功能丧失(如麻痹) | 死亡 |

### (二)患者康复需求

患者希望在化疗结束后半年内,能够将CIPN恢复至≤1级,不影响日常生活。

## （三）采取的康复指导或干预措施

1. 生活指导　① 选择宽松舒适的衣物，选择能够包裹足趾和足跟的平底鞋。② 预防烫伤冻伤，避免接触热源、冰冷的物品，日常洗漱使用温水，夏季避免晒伤，冬季应戴手套、穿厚袜子。③ 预防锐器伤，避免使用刀具。④ 预防跌倒，避免独居及独自外出，保持房间地面干燥整洁，下床时应缓慢动作。⑤ 选择易于消化且富有营养的饮食，补充维生素 $B_1$ 含量高的食物。

2. 物理治疗　每晚使用温水泡脚 20 min，每日请家属帮助对麻木及无力的肢体轻柔按摩 30 min 以上。

3. 药物治疗　甲钴胺片 0.5 mg po tid（C3 程后开始使用），维生素 $B_6$ 10 mg po tid（C6 程后开始使用），维生素 $B_1$ 100 mg im qd（仅 C5 程化疗后使用 3 周）。

## （四）效果评价

TCbHP 方案化疗 6 个疗程结束后 3 个月，患者感觉性神经病变及运动性神经病变 CTCAE 分级均降为 1 级。化疗结束后 4 个月运动性神经病变消失，感觉性神经病变维持 1 级。化疗结束后 5 个月患者所有 CIPN 症状消失。

# 二、案例分析

## （一）案例相关理论与方法

容易产生周围神经毒性的药物主要有铂类化疗药物、微管蛋白抑制剂、沙利度胺、硼替佐米等。在化疗后第一个月 CIPN 患病率为 68.1%，3 个月为 60%，化疗结束后 6 个月仍有 30% 的患者继续遭受着周围神经病变的困扰。因此，化疗所致周围神经病变是一个不容忽视的、影响患者生活质量的重要问题。

铂类药物产生的神经毒性程度常由累积剂量决定，病变常始于手脚末端，主要表现为感觉异常。McDonald ES 等通过体内外研究发现铂类药物会与 DNA 发生水合作用，其产物可造成背根神经节细胞受损凋亡，进而引起轴突的衰萎，功能缺失，产生神经毒性。Takimoto CH 等则认为量变引发质变，慢性神经病变的发生是因急性毒性日积月累所致。紫杉类药物属于微管蛋白抑制剂。实验证明，紫杉醇易积蓄于背根神经节，较周围神经浓度高，可能会影响背根神经节、外周神经节细胞以及小胶质细胞的活化，影响微管结构的形成，阻挠轴突的电传导及递质释放，引起神经营养供能和信号传导障碍。紫杉醇类为剂量依赖性周围神经毒性，Nabholtz 等研究显示，紫杉醇剂量超过一定的阈值时，周围神经病变发生率可提升至 70%。神经毒性发生率与其累积剂量呈正相关，紫杉醇所致 CIPN 轻者会发现手足、四肢麻木等异常，使用高剂量化疗药物的患者更容易发展为严重的神经源性疼痛。

B 族维生素在神经系统中作为辅酶的活化状态发挥作用，参与多种中间代谢途径，包括神经递质合成和神经细胞膜合成。某些 B 族维生素如维生素 $B_1$、维生素 $B_6$ 和维生素 $B_{12}$ 的缺乏，以及维生素 $B_6$ 的过量，与神经功能障碍和神经损伤相关，可导致周围神经病变。特别是维生素 $B_{12}$ 已被发现与周围神经病变和神经病性疼痛有关。最近的研究发现，在化疗暴露期间维生素 $B_{12}$ 的含量可能会迅速减少。虽然这可能是暂时的缺乏或不足，但它可能是导致接受神经毒性化疗药物治疗的患者发展 CIPN 的主要因素之一。由于引起 CIPN 的机制尚不明确，且不同药物引起 CIPN 的机制也不尽相同，故目前暂无一种药物可以有效防治所有 CIPN。B 族维生素在 CIPN 中起到一定作用，但需要进一步研究以确定其疗效，以及是否与其他疗法、药物或营养素结合使用可达到更好的效果。除了高剂量维生素 $B_6$ 外，补充 B 族维生素已被证明不会影响化疗药物的疗效。因此，在化疗期间使用 B 族维生素复合物是一种安全且经济实用的治疗选择。

（二）具体干预措施效果分析

患者在 TCbHP 方案治疗 3 个疗程后即出现了 CIPN，经 CTCAE 评估为 1 级。此时，开始对患者进行 CIPN 相关患教和生活指导，并予甲钴胺片口服治疗。随着剂量累积增加，患者神经毒性也更加严重，故在 CIPN 升级为 2 级后加用维生素 $B_1$ 肌注。由于针剂使用不便，故 6 个疗程后改用维生素 $B_6$ 口服。一项研究对 180 例接受铂类化疗的肺癌患者进行了随访，结果发现约 30% 的患者在化疗结束后 6 个月内 CIPN 症状完全消失，约 50% 的患者在 12 个月内症状明显改善，但仍有 20% 的患者症状持续存在。另一项研究对 150 例接受紫杉醇化疗的乳腺癌患者进行了随访，结果发现约 25% 的患者在化疗结束后 6 个月内 CIPN 症状完全消失，约 40% 的患者在 12 个月内症状明显改善，但仍有 35% 的患者症状持续存在。整个化疗过程中，该患者神经毒性最高评级为 2 级，且在化疗结束后 5 个月内神经毒性完全消失，说明针对 CIPN 的及时干预避免了患者更严重的毒性累积，且帮助患者在治疗结束后更快的恢复。

（三）进一步研究热点

目前尚无研究证实有针对 CIPN 的有效预防性药物，未来解开 CIPN 的机制谜题，或有望为预防性药物的研发打开思路。

建立 CIPN 的个体化预测模型，评估患者发生 CIPN 的风险，为患者制定个性化的预防和治疗方案。例如，研究遗传因素、表观遗传因素、微生物组等在 CIPN 中的作用。

中西医结合疗法可进一步推广，中医已有部分研究使用针灸、中药方剂、中药外洗等方法在 CIPN 患者中观察到了疗效，希望未来能够开展大型临床研究以形成更为系统成熟且符合我国国情的治疗方法。

（秦文星、陈　阳）

## 参考文献

[1] Jager-Wittenaar H, Ottery FD. Assessing nutritional status in cancer[J]. Curr Opin Clin Nutr Metab Care, 2017, 20(5): 322-329.

[2] Arends J, Bachmann P, Baracos V, et al. ESPEN guidelines on nutrition in cancer patients[J]. Clin Nutr, 2017, 36(1): 11-48.

[3] 石汉平, 赵青川, 王昆华, 等. 营养不良的三级诊断[J]. 中国癌症防治杂志, 2015, 7(5): 313-319.

[4] Limonmiro AT, Lopezteros V, Astiazarangarcia H. Dietary guidelines for breast cancer patients: a critical review[J]. Adv Nutr, 2017, 8(4): 613-623.

[5] Monroy Cisneros K, Astiazarán García H, Esparza Romero J, et al. Impacto del tratamiento antineoplásico en el estado nutricional en pacientes con cáncer de mama [Antineoplastic treatment impact on nutritional status in patients with breast cancer]. Nutr Hosp, 2014, 30(4): 876-882.

[6] 郑莹. 中国乳腺癌患者生活方式指南[J]. 全科医学临床与教育, 2017, 39(2): 124-128.

[7] Rock CL, Doyle C, Demark-Wahnefried W, et al. Nutrition and physical activity guidelines for cancer survivors[J]. CA Cancer J Clin, 2012, 62(4): 243-274.

[8] 郑莹,裘佳佳,刘叶.乳腺癌康复研究进展和实践[M].上海:上海科学技术出版社,2023.

[9] 蔡歆,李志连,傅敏.乳腺癌手术患者的营养状况调查[J].当代护士(下旬刊),2018,25(5):40-44.

[10] 张晶,赵俊玲.程序化护理管理联合营养支持对乳腺癌患者癌性伤口愈合及营养状态的影响[J].保健医学研究与实践,2023,20(4):119-123.

[11] 赵娟,刘璐,姜桐桐,等.乳腺癌化疗病人营养状况及干预研究进展[J].护理研究,2023,37(1):93-97.

[12] 单宏杰,马骖,谢芳,等.营养风险筛查评分在乳腺癌预后中应用研究[J].肠外与肠内营养,2019,26(4):203-207.

[13] 无名氏.《中国居民膳食指南(2022)》在京发布[J].营养学报,2022,2022(6):521-522.

[14] 李增宁,陈伟,齐玉梅,等.恶性肿瘤患者膳食营养处方专家共识[J].肿瘤代谢与营养电子杂志,2017,4(4):397-408.

[15] 马月,吴蓓雯.癌症患者营养管理指南解读[J].上海护理,2017,17(2):6.

[16] 中国抗癌协会乳腺癌专业委员会,中华医学会肿瘤学分会乳腺肿瘤学组.中国抗癌协会乳腺癌诊治指南与规范(2024年版)[J].中国癌症杂志,2023,33(12):1092-1187.

[17] 林丽玉,许丽春,张鑫,等.7种营养筛查工具对癌症患者营养筛查准确性的网状Meta分析[J].护理学杂志,2022,37(12):92-96.

[18] 李欢,罗妙凡,李晓玲.乳腺癌化疗期间饮食护理的循证护理[J].全科口腔医学电子杂志,2018,5(23):75-76.

[19] 马飞,刘明生,王佳妮,等.紫杉类药物相关周围神经病变规范化管理专家共识[J].中国医学前沿杂志(电子版),2020,12(3):41-51.

[20] 饶志璟,邓海滨,祝利民,等.化疗药物所致周围神经毒性中西医研究进展[J].世界科学技术-中医药现代化,2020,22(4):1307-1314.

[21] 马骏,霍介格.化疗所致周围神经病变的临床研究现状[J].现代肿瘤医学,2019,27(13):2415-2420.

# 第六章 康复锻炼

康复锻炼作为乳腺癌患者术后的重要恢复手段,可以加速新陈代谢,促进血液循环,有助于术后伤口的愈合和身体功能的恢复;预防上肢水肿、肩部僵硬、肌肉萎缩等并发症的发生;促进恢复身体功能,增强自信心和独立性;提高身体免疫力,降低复发风险。

## 第一节 概 述

目前,国内外应用最广泛的锻炼方法是针对患肢康复的功能锻炼与针对全身康复锻炼相结合的方式进行。《中国抗癌协会乳腺癌诊治指南与规范(2024年版)》指出,乳腺癌患者在诊断后应避免静坐生活方式,尽快恢复诊断以前的日常体力活动,并强调康复锻炼对于恢复患者肩关节功能和预防及减轻水肿至关重要。建议采用渐进式的康复锻炼,在1~2个月内使肩关节活动恢复至术前或对侧同样的水平。对于乳腺癌患者康复锻炼的效果评价,常用以下指标来进行评判。

### 一、肩关节功能评定

1. **肩功能评定量表(CMS)** 由疼痛(15分)、日常生活能力(activities of daily living, ADL)(20分)两个主观评价指标和肩关节活动度(range of motion, ROM)(40分)、肌力(25分)两个客观评价指标构成,满分为100分,分值越高表示上肢功能恢复越好。

2. **Quick-DASH上肢功能障碍简式评分量表** 共11个条目,是关于日常生活功能及上肢症状的自我评定量表。上肢功能总得分=[(患者得分/应答条目数)−1]×25,得分越高说明患者上肢功能障碍程度越严重。

3. **UCLA肩关节评分系统** 包括疼痛(10分)、功能(10分)、活动度(5分)、力量(5分)、患者满意度(5分)共5个维度,总分为35分,总分越高表示肩关节功能越好。

4. **肩关节活动度ROM** 测量患侧肩关节前屈(0°~170°)、后伸(0°~60°)、外展(0°~170°)的角度,采用肩关节量角器测量。

5. **日本骨科协会(JOA)肩关节评分** 于术后第1、3、6个月末可采用日本骨科协会(JOA)肩关节评分评价肩关节功能,包括疼痛、功能、活动度3个方面。总计100分,得分越高,肩关节功能越好。

## 二、其他指标

1. **功能锻炼依从性量表** 该量表由芦凤娟研制,包括身体锻炼、术后注意事项、主动寻求建议3个维度,共18个项目。总分18~72分,分值越高示依从性水平越高。

2. **MTT肌力分级** 用于评估肌肉力量的程度。MTT通常分为0~5级,0级为无可测知的肌肉收缩,1级可有轻微收缩但不能引起关节活动,2级可在减重状态下作关节全范围运动,3级能抗重力作全范围运动但不能抗阻力,4级能抗重力、抗一定阻力运动,5级为正常肌力且能抗重力、抗充分阻力运动。

3. **乳腺癌生命质量测定量表**(functional assessment of cancer therapy-breast cancer,FACT-B) 涉及生理状况(7个条目)、社会/家庭状况(7个条目)、情感状况(6个条目)、功能状况(7个条目)和乳腺特异模块(9个条目)5项共36个条目内容,总分越高代表生活质量越好。

4. **CFS癌症疲乏量表中文版**(cancer fatigue scale,CFS) 包括躯体疲乏(7个条目)、情感疲乏(4个条目)、认知疲乏(4个条目)3个维度,共计15个条目。量表总得分为3个维度得分之和,总分越高说明癌因性疲乏水平越严重。

5. **腋网综合征(AWS)的评估** 体格检查是AWS诊断的金标准。指导患者站立于镜前,做前屈和外展动作,自评患肢的活动度,视觉和触觉上是否发现条索样结节,患肢上抬是否有紧拉感及乳房、患肢的水肿情况,阳性赋值1分,阴性赋值0分,总分>3则诊断为AWS。

6. **BMI** 正常范围为18.5~23.9 kg/m$^2$。

总之,乳腺癌康复锻炼是乳腺癌患者治疗后的重要恢复手段。借助运动处方这一手段,遵循循序渐进、个性化、全面锻炼和长期坚持的原则,指导患者进行科学、安全、有效的体育锻炼,可以有效地促进身体恢复、提高生活质量,并降低癌症复发的风险。

(严云丽)

# 第二节 案例解析

## 案例一 乳腺癌合并高血压上肢功能锻炼

**案例简介:** 陈女士在面临3级高血压和乳腺癌双重夹击的情况下,通过专业团队制定的康复锻炼运动处方,重拾自信,重返健康之路。当乳腺癌合并高血压时,会缩减运动形式选择的范围,不利于患肢功能恢复。通过专业团队的动态评估与精准剖析,为她定制手指操搭配多组分运动的独特"康复密码"。不仅合理控制了血压,还改善了患肢功能。她的蜕变向病友传递希望:科学评估与专业指引下的个性化运动,是冲破疾病囚笼的利刃,可驯服病魔、唤醒身体机能,更能重燃生活热望,迈向美好未来。这一案例展现了个性化运动处方在乳腺癌合并高血压患者生活质量提升中的重要作用。

## 一、案例描述

### (一) 病情描述

1. **基本信息** 患者陈女士,67岁,已婚,文化程度大专。

2. **现病史** 患者主诉于2023-02-07无意中自己发现左侧乳腺有一包块,如"蚕豆"大小,无压痛,无放射痛,不伴有皮肤红肿、乳头溢血溢液等症状。2023-02-08门诊B超示:双侧乳腺增生,左侧乳腺5点钟实性结节内伴有钙化,BI-RADS 4c。左侧乳腺多发实性结节BI-RADS 3,建议定期复查。穿刺脱落细胞检查提示:镜检考虑乳腺癌。门诊以"左侧乳腺包块:乳腺癌?"收治入院。入院后行全身检查,血常规、血生化、心电图、彩超、胸部CT、凝血功能等相关术前检查,未见明显手术禁忌。

3. **家族史** 家族无肿瘤病史。

4. **既往史** 入院时血压130/72 mmHg,高血压病史3年,最高185/110 mmHg,口服苯磺酸左旋氨氯地平片(施慧达)、奥美沙坦血压控制在140/90 mmHg以内。

5. **诊断** 左侧浸润性乳腺癌(根据术后病检结果)。

6. **主要治疗** 2023-02-14在全麻下行左乳癌改良根治术,术后病检示:(左侧)乳腺浸润性癌,非特殊类型,WHO Ⅱ级。肿块最大径约1.5 cm。可见神经侵犯,未见明确脉管内癌栓。乳头、基底及肿块上皮均未见癌。(左侧)腋窝淋巴结28枚,均未见癌,免疫组化示左乳癌:ER(3+,90%),PR(3+,60%),AR(2+,80%),HER2(2+),Ki67(846)(Li:60%),FISH检测(−),T1N0M0。术后行EC-T方案(蒽环类+环磷酰胺—序贯紫杉醇)化疗+内分泌治疗。2023-03-01行输液港植入术后开始化疗,于2023-08-19化疗结束,顺利完成治疗。2023-08-22开始内分泌治疗,口服来曲唑片,无明显副作用。

7. **肢体功能相关评估** 通过相关评估工具,对患者术前及术后第1 d进行肢体功能客观评估,评估内容包括患者肩关节活动度、上肢功能、生活自理能力、癌因性疲乏、生活质量及血压水平等方面,并以患者主诉为主观评估结果,具体评估结果见表6-2-1-1。所采用的评估工具如下。

(1) 肩关节活动度ROM:测量患侧肩关节前屈(0°~170°)、后伸(0°~60°)、外展(0°~170°)的角度,采用肩关节量角器测量。

(2) 上肢功能:DASH(disabilities of the arm, shoulder and hand, DASH)简式评分表由Beaton等于2005年精简形成,共11个条目,是关于日常生活功能包括社会功能及身体活动及上肢症状的自我评定量表。对患者日常生活功能部分,每项条目依据患者完成的难易程度分为5级评分,无困难(1分)、有点困难(2分)、有困难但能做到(3分)、很困难(4分)、不能(5分)。对上肢症状部分,每项条目依据严重程度分为5级评分,无(1分)、轻微(2分)、中度(3分)、重度(4分)、极度(5分)。患者DASH分计算公式为DASH分[(患者得分/应答条目数)−1]×25,DASH得分为0~100分,得分越高,患者上肢功能障碍程度越大。

(3) Barthel指数评定量表:从进食、洗澡、修饰、穿衣、控制大便、控制小便、如厕、床椅转移、平地行走、上下楼梯 10 个方面进行评分,满分为 100 分,总分≤40 分为重度依赖,41～60 分为中度依赖,61～99 分为轻度依赖,100 分为无需依赖。

(4) CFS 癌症疲乏量表中文版(CFS):包括躯体疲乏(7 个条目)、情感疲乏(4 个条目)、认知疲乏(4 个条目)3 个维度,共计 15 个条目。每个条目均采用 Likert 5 级评分法(1=完全没有、2=极少、3=有一点、4=相当多、5=非常多),量表总得分为 3 个维度得分之和,总分范围为 0～60 分,总分越高说明癌因性疲乏水平越严重;

(5) 乳腺癌生命质量测定量表(FACT - B):评估内容涉及生理状况(7 个条目)、社会/家庭状况(7 个条目)、情感状况(6 个条目)、功能状况(7 个条目)和附加关注(9 个条目)5 项共 36 个条目,评分越高表示生活质量状况越好。

(6) 其他主诉:患者主观感受。

表 6-2-1-1 患者术前术后肢体功能相关评估结果

| 评 估 内 容 | 手术前(2023-02-13) | 手术后第 1 d(2023-2-15) |
| --- | --- | --- |
| 肩关节活动度 | 前屈 170°<br>后伸 60°<br>外展 170° | 前屈 46°<br>后伸 32°<br>外展 0° |
| 上肢功能评定表 | 0 分 | 90 分 |
| 自理能力评分<br>Barthel 指数评定量表 | 100 分 | 50 分 |
| 癌因性疲乏得分 | 25 分 | 40 分 |
| 生活质量 | 126 分 | 38 分 |
| 其他主诉 | 患者无任何不适 | 左侧上肢功能障碍,肩背部及腋下疼痛,活动完全受到限制,肌力低下,在抓、捏、拍、拧、撕等精细运动方面存在障碍,且活动后易疲劳 |

(二) 患者康复需求

患者希望术后 2 个月内患侧上肢功能恢复如前,不影响日常生活。

(三) 采取的康复指导或干预措施

对患者进行全面评估,根据患者术后出现的上肢功能障碍、肌力下降及运动后易疲劳等临床表现,结合患者的高血压病史 3 年等具体情况制定康复锻炼计划,以手指操+多组分运动训练方案的形式分阶段实施。具体如下。

(1) 术后 1 d 至术后 1 周(2023-02-15—2023-02-22),手指操采用葛守萍教练版本,包括手指准备、手指活动、穴位刺激及手指放松 4 个阶段,共 22 节动作,完成一遍锻炼约需 6 min,共 2 遍。① 集中干预:住院期间下午 16:00 在活动室定时领操,5 次/周,1 次/d,每次完成 2 个循环(1 个循环约 6 min),一共 12 min。② 分散干预:出院后,由患者自行选择时间继续手指操训练,5 次/周,1 次/d,每次完成 2 个循环。手指操运动处方见表 6-2-1-2。

表6-2-1-2 手指操运动处方

| 条 目 | 具 体 内 容 |
| --- | --- |
| 运动方法 | 1. 手指准备阶段：① 按摩手心；② 按摩手背；③ 抓指；④ 张指<br>2. 手指活动阶段：⑤ 点指；⑥ 数指；⑦ 伸指；⑧ 分指；⑨ 旋指；⑩ 按指；⑪ 夹指；⑫ 击指尖；⑬ 击指根；⑭ 弹指；⑮ 拉指；⑯ 压指；⑰ 压腕<br>3. 穴位刺激阶段：⑱ 按压内外关穴；⑲ 对压合谷后溪穴；⑳ 叩击劳宫穴；㉑ 捏手；㉒ 甩手 |
| 运动时间 | 12~15 min/次 |
| 运动强度 | 最大心率的50%~60%为运动适宜心率。女性：最大心率=220-年龄；或者根据患者的主观感受来判断 |
| 运动频率 | 1次/d,5次/周 |
| 注意事项 | 应在患者病情平稳的前提下，由专职护士指导进行；为防止皮瓣滑动影响伤愈合、肩关节应保持内收位、外展尽量<15° |

本阶段患者运动反馈：患者术后功能锻炼依从性量表得分为70分，依从性较好（该量表由芦凤娟研制，包括身体锻炼、术后注意事项、主动寻求建议3个维度，共18个项目。总分18~72分，分值越高示依从性水平越高），患者自理能力评分为80分。该患者表示每天都能按要求完成锻炼，虽然患侧关节活动度及肢体功能较术后有了明显改善，但仍未达到理想状态，及时与患者沟通，让患者认识到乳腺癌术后的功能恢复是一个循序渐进、持之以恒的过程。

（2）多组分运动的肢体功能锻炼

1）第一阶段：术后1~4周（2023-02-22至2023-03-15）在完成手指操运动的基础上进行，由专职护士进行指导，并嘱患者按要求进行。在运动前采用RPE患者自主感觉劳累分级表进行评分，RPE评分10~12分进行一阶锻炼，主要以促进肩关节功能恢复为主，防止上肢功能障碍，并改善患者术后生活质量。一阶段多组分运动处方见表6-2-1-3。

表6-2-1-3 多组分运动的肢体功能锻炼第一阶段运动处方

| 条 目 | 具 体 内 容 |
| --- | --- |
| 运动方法 | 热身训练：原地踏步走、头部转动、上肢环绕运动、肩部环绕运动、腰部环绕运动；伸展训练：肩胛伸展、上肢伸展、下肢伸展 |
| 运动时间 | 5 min/组,0~15 min/次 |
| 运动强度 | 目标强度为患者自感劳累分级（rating of perceived exertion,RPE）10~12分或自测心率达到最大预测心率的65%~75%，最大预测心率=220-年龄（岁） |

(续　表)

| 条　目 | 具　体　内　容 |
|---|---|
| 运动频率 | 1次/d |
| 注意事项 | 干预前后患者需做好血压、心率监测记录,根据每月门诊评估结果调整运动形式和强度,嘱患者在目标强度范围内进行活动,超过目标强度时应注意加强自我监测,并逐步放慢运动速度。干预期间,一旦出现胸痛、头晕、心悸气短等不适,应立即停止运动,及时处理 |

　　本阶段患者运动反馈:患者术后功能锻炼依从性量表得分为68分,依从性较好,患者自理能力评分为95分。该患者表示每天都能按要求完成锻炼,虽然患侧关节活动度及肌力较术后有了明显改善,但仍未达到理想状态,及时与患者沟通,为患者讲解疾病知识、运动益处及重要性,使其转变健康观念,培养运动健康行为。

　　2) 第二阶段:术后1个月至术后3个月(2023-03-15至2023-05-15)在完成第一阶段运动的基础上进行,通过扩胸、平举、外展、屈伸等动作加强抗阻力与伸展训练。在运动前采用患者自主感觉劳累分级表(RPE)进行评分,RPE评分12~14分进行二阶锻炼。出院后通过微信群打卡训练为主,促进患肢功能恢复,控制血压水平。二阶段运动处方见表6-2-1-4。

表6-2-1-4　多组分运动的肢体功能锻炼第二阶段运动处方

| 条　目 | 具　体　内　容 |
|---|---|
| 运动方法 | 热身训练:原地踏步走、头部转动、上肢环绕运动、肩部环绕运动、腰部环绕运动<br>平衡训练:脚尖脚跟站立、单脚站立、脚尖对脚跟站立、直线行走<br>抗阻训练:扩胸、平举、外展、屈伸<br>伸展训练:肩胛伸展、上肢伸展、下肢伸展 |
| 运动时间 | 10 min/组,20~30 min/次 |
| 运动强度 | 目标强度为患者自感劳累分级(RPE)10~12分或自测心率达到最大预测心率的65%~75%,最大预测心率=220-年龄(岁) |
| 运动频率 | 1次/d |
| 注意事项 | 干预前后患者需做好血压、心率监测记录。根据每月门诊评估结果调整运动形式和强度,嘱患者在目标强度范围内进行活动,超过目标强度时应注意加强自我监测,并逐步放慢运动速率。干预期间,一旦出现胸痛、头晕、心悸气短等不适,应立即停止运动,及时处理 |

　　本阶段患者运动反馈:患者术后功能锻炼依从性量表得分为66分,依从性较好。患肢功能得到改善,患者血压虽未达正常,但控制在稳定水平。癌因性疲乏由29分下降至24分,疲乏状态得到改善。

　　3) 第三阶段:术后3个月至术后6个月(2023-05-15至2023-08-15)主要采用有氧

运动方式,对增强心血管系统运氧能力、清除代谢产物、调节肌肉的摄氧能力等,都有明显的促进作用。在运动前采用 RPE 患者自主感觉劳累分级表进行评分,RPE 评分 14~16 分进行三阶锻炼。出院后通过微信群打卡训练为主,主要以患肢功能恢复,与控制血压水平为主。三阶段运动处方见表 6-2-1-5。

表 6-2-1-5　多组分运动的肢体功能锻炼第三阶段运动处方

| 条　目 | 具　体　内　容 |
|---|---|
| 运动方法 | 热身训练:原地踏步走、头部转动、上肢环绕运动、肩部环绕运动、腰部环绕运动<br>平衡训练:脚尖脚跟站立、单脚站立、脚尖对脚跟站立、直线行走<br>抗阻训练:扩胸、平举、外展、屈伸<br>有氧运动:根据个人喜好选择步行、跳舞、慢跑等其中一项<br>伸展训练:肩胛伸展、上肢伸展、下肢伸展 |
| 运动时间 | 10 min/组,40 min/次 |
| 运动强度 | 目标强度为患者自感劳累分级(RPE)12~14 分或自测心率达到最大预测心率的 65%~75%,最大预测心率=220-年龄(岁) |
| 运动频率 | 1 次/d |
| 注意事项 | 干预前后患者需做好血压、心率监测记录,根据每月门诊评估结果调整运动形式和强度,嘱患者在目标强度范围内进行活动,超过目标强度时应注意加强自我监测,并逐步放慢运动速率。干预期间,一旦出现胸痛、头晕、心悸气短等不适,应立即停止运动,及时处理 |

本阶段患者运动反馈:根据患者习惯于喜好选择跳舞、步行等方式,术后功能锻炼依从性评分为 65 分,鼓励患者继续通过该方式进行康复锻炼,有规律的体力活动和体育锻炼,可促进患者康复。同时,患者表示坚持功能锻炼有益于自身身心健康,将继续坚持自我管理,坚持健康行为。

(四)效果评价

1. 患者术后两个月左侧上肢功能恢复至术前状态,符合《中国抗癌协会乳腺癌诊治指南与规范(2024 版)》要求。运用肩关节量角器测量评估肩关节活动度,2023-05-15 左侧肩关节活动恢复至术前 2023-02-13 水平(前屈 170°、后伸 60°、外展 170°)。具体评估结果见表 6-2-1-6。

表 6-2-1-6　患者术后患侧肩关节活动度

| 评估时间 | 肩关节活动度 | | |
|---|---|---|---|
| | 前　屈 | 后　伸 | 外　展 |
| 术后 1 个月 | 100° | 40° | 80° |
| 术后 2 个月 | 140° | 50° | 130° |

(续 表)

| 评估时间 | 肩关节活动度 | | |
| --- | --- | --- | --- |
| | 前屈 | 后伸 | 外展 |
| 术后 3 个月 | 170° | 60° | 170° |
| 术后 4 个月 | 170° | 60° | 170° |
| 术后 5 个月 | 170° | 60° | 170° |
| 术后 6 个月 | 170° | 60° | 170° |

2. 采用 DASH 简式评定量表评价患者上肢功能障碍程度,测得该患者术后 1～6 个月的上肢功能障碍程度得分逐步降低,每个维度具体得分见表 6-2-1-7。

表 6-2-1-7　上肢功能评定表(DASH 简式评定量表)评分(分)

| 评估时间 | 拧开拧紧盖子 | 做繁重家务活 | 患侧手拎包 | 擦洗后背 | 用刀切食物 | 参与上肢力量业余活动 | 患侧影响社交 | 影响工作生活 | 患肢疼痛程度 | 患肢麻刺程度 | 患肢疼痛影响睡眠 | 总分 |
| --- | --- | --- | --- | --- | --- | --- | --- | --- | --- | --- | --- | --- |
| 术后 1 个月 | 5 | 5 | 4 | 4 | 4 | 4 | 4 | 4 | 3 | 4 | 3 | 75 |
| 术后 2 个月 | 4 | 4 | 3 | 4 | 2 | 4 | 4 | 4 | 3 | 4 | 2 | 61.4 |
| 术后 3 个月 | 3 | 3 | 2 | 3 | 1 | 4 | 3 | 3 | 2 | 3 | 1 | 38.6 |
| 术后 4 个月 | 2 | 2 | 1 | 2 | 1 | 3 | 2 | 3 | 2 | 2 | 1 | 25 |
| 术后 5 个月 | 1 | 1 | 1 | 1 | 1 | 3 | 2 | 3 | 1 | 3 | 1 | 15.9 |
| 术后 6 个月 | 1 | 1 | 1 | 1 | 1 | 2 | 2 | 2 | 1 | 2 | 1 | 9 |

3. 2023-02-22 术后一周患者 Barthel 指数评定量表评估自理能力评分得分为 90 分,生活基本完全自理,为轻度依赖;2023-03-20 自理能力得分为 100 分,无需依赖。

4. 采用癌症疲乏量表中文版评价癌症患者的疲乏症状,测得该患者术后 1～6 个月的癌因性疲乏得分逐步降低,疲乏感明显改善。每个维度具体得分见表 6-2-1-8。

表 6-2-1-8　患者癌症疲乏量表(中文版)评分(分)

| 评估时间 | 躯体疲乏 | 情感疲乏 | 认知疲乏 | 总　　分 |
| --- | --- | --- | --- | --- |
| 术后 1 个月 | 12 | 10 | 7 | 29 |
| 术后 2 个月 | 11 | 8 | 5 | 24 |
| 术后 3 个月 | 10 | 6 | 4 | 20 |
| 术后 4 个月 | 9 | 4 | 3 | 16 |
| 术后 5 个月 | 8 | 3 | 2 | 13 |
| 术后 6 个月 | 7 | 3 | 2 | 12 |

5. 生活质量使用乳腺癌生命质量测定量表进行评估，测得该患者术后 1～6 个月的生活质量评分总得分逐步上升，生活质量逐渐改善，具体数据见表 6-2-1-9。

表 6-2-1-9　患者乳腺癌生命质量测定量表评分(分)

| 评估时间 | 生理状况 | 社会/家庭状况 | 情感状况 | 功能状况 | 附加关注 | 总评分 |
| --- | --- | --- | --- | --- | --- | --- |
| 术后 1 个月 | 9 | 15 | 11 | 8 | 13 | 46 |
| 术后 2 个月 | 12 | 17 | 14 | 13 | 15 | 71 |
| 术后 3 个月 | 15 | 19 | 16 | 16 | 18 | 84 |
| 术后 4 个月 | 19 | 20 | 18 | 21 | 20 | 98 |
| 术后 5 个月 | 23 | 21 | 19 | 23 | 21 | 107 |
| 术后 6 个月 | 26 | 23 | 19 | 25 | 23 | 116 |

6. 通过规律、循序渐进地锻炼，肩背部及腋下疼痛消失，左侧上肢功能恢复至术前状态，活动完全不受限制，肌力恢复正常，在抓、捏、拍、拧、撕等精细运动方面均恢复正常，运动后无疲乏感。

7. 采用乳腺癌患者术后功能锻炼依从性量表，对患者在不同运动阶段运动依从性情况进行评估，分值越高代表患者功能锻炼依从性越好(满分 72 分)，具体得分见各运动时期的患者反馈部分。

## 二、案例分析

(一)案例相关理论与方法

1. **术后康复锻炼的目的和重要性**　国内外研究表明，术后康复锻炼能有效改善患者的结局指标和生活质量。2024年我国国家癌症中心最新发布的数据显示,我国乳腺癌的发病率排名第六,死亡率排名第七。而全球数据统计,乳腺癌是第二大新发癌症,占新发癌症总数的11.6%,且逐渐呈现年轻化趋势。

随着诊疗技术的进步和多学科融合发展,乳腺癌的生存率大幅提升,这意味着乳腺癌患者的人数将持续增加。当前手术仍然是乳腺癌的主要治疗方式,它在为患者争取生存机会的同时,引来的一系列并发症也逐渐引起人们的重视,如术后瘢痕粘连而引起的上肢功能活动受限,由于手术引起的肌肉切除和剥离伤导致胸大肌和背阔肌的肌力下降。上肢功能障碍不仅给患者带来身体巨大的痛苦,还会引起患者消极的心理问题,直接影响患者日常生活,影响患者生活质量,也给家庭带来各种负担。

因此,寻找最佳锻炼方法,提高患者上肢功能,改善患者生活质量是重大问题。美国运动医学会(American College of Sports Medicine,ACSM)2019年发布的《ACSM癌症患者身体活动指南》指出,特定处方的有氧运动和/或渐进性抗阻力运动可以改善常见的癌症相关健康结果,包括提高生活质量、减轻淋巴水肿等。

**2. 锻炼方法及理论基础** 乳腺癌改良根治术的伤口在术后愈合过程中均会有肉芽组织增生和瘢痕的形成,在伤口瘢痕未稳定前,通过功能锻炼,牵张腋窝处皮肤粘连,逐步牵拉腋窝纤维组织粘连形成的瘢痕,使其延展性提高,提高肩关节活动范围,从而减少因肩关节制动而引起僵硬的时间。瘢痕组织在外力作用下改建塑形和瘢痕组织软化进程中,有效的康复锻炼使瘢痕组织能逐步适应肩关节的活动,逐步恢复肩关节的功能,随着时间的推移,胶原酶逐步把瘢痕内的胶原纤维分解吸收,软化、缩小瘢痕组织,才能增加皮肤、肌肉的活动度,进一步提高肩关节的活动范围和功能。如果较长时间不进行康复锻炼,瘢痕组织收缩固定,延展性差,再进行锻炼,会严重影响肩关节的活动度,影响上肢功能。术后1~3d进行患侧肩关节制动,避免肩关节外展,能防止腋窝皮瓣滑动而影响伤口愈合;术后第4d开始肩关节功能锻炼,机体尚未形成切口皮肤、腋下瘢痕,这个时候康复锻炼有助于防止腋窝周围组织挛缩(特别是腋窝浅肌腱僵硬、肌肉萎缩及肩关节强直等),从而加速患侧肌、臂肌及胸肌功能恢复。同时,还能避免挛缩瘢痕压迫腋静脉,使腋静脉回流受阻程度减轻;另外康复训练还能促进患肢血液循环,增强淋巴液回流,对减轻肢体水肿程度具有重要意义。因此,乳腺癌患者在施行改良根治术后及早进行有效的功能锻炼,能在一定程度上减少肩关节功能障碍的发生,更好的恢复上肢功能。

乳腺癌患者的术后功能康复的研究,主要是针对上肢功能的锻炼。在王一棣的研究中提出乳腺癌患者患侧上肢功能康复的最佳时期是改良根治术后半个月至一个月内。刘学朴等研究发现,乳腺癌患者在改良根治术结束即刻进行肩关节的被动运动,超早期零对接进行康复锻炼,可减缓肩关节和周围肌肉因被动体位引起的僵硬,促进肩部周围组织的血液循环,改善肩部周围肌肉的营养供给。康复过程紧密连接无缝隙,以患者主动运动为主,被动运动为辅,阶梯式循序渐进,取得较好效果,但是术后要使得患者立即主动为主比较困难,这是该设计的缺陷。戴雨梅在研究中发现,以手握弹力球进行术后早期功能锻炼,方法简单有效,可以增强上臂肌群收缩时的后负荷,增加锻炼效果。但是术后早期患者情绪差,对各种锻炼方法主动性差,较难以达到满意效果。

手指操是体育锻炼中的一种。手指操是指凭借手指来进行手部锻炼的一种操,相比于跑步、瑜伽、游泳、球类等体育锻炼项目，手指操不受环境、器械、身体运动机能等因素的影响，更易于随时随地坚持锻炼。且经常进行手指操锻炼具有益智健脑，改善认知功能的效果。

有研究显示，手指操在开发智力、增强协调及注意能力、延缓老年人认知衰退等脑功能方面上具有显著效果。目前手指操的应用很广泛，其已经在幼儿智力开发和预防老年痴呆上得到了很好的运用。针对一些特殊儿童，比如弱智儿童，手指操仍适用，反复练习手指操并配合舒适的音乐节奏，他们的视听说等器官得到刺激，同时手部肌肉得到锻炼，对应的大脑区域得到刺激和开发。此外，老年群体进行手指操训练也大有益处。众多学者对老年轻度认知障碍患者、老年精神障碍患者、老年痛风性关节炎患者、老年糖尿病患者进行手指操干预，结果发现经过一段时间干预后，试验组患者的认知功能、生活自理能力及生活质量均有明显改善。刘小红等人通过研究发现，手指操联合温针灸治疗能显著改善乳腺癌化疗所致患者周围神经病变的症状及平衡功能，从而提高生活质量。曾慧婷等人发现手指操训练可有效改善乳腺癌化疗患者认知功能，简单易学，不受时间和场地的限制、居家期间仍可进行，对患者无任何不良刺激。综上可见，手指运动不仅能够防治老年痴呆，延缓认知功能减退，而且可以提高乳腺癌患者日常生活能力，改善心理状态。手指操易学易懂、无经济负担，训练方式又富有趣味性，患者对手指操兴趣较大，可以有效解决住院生活枯燥乏味的问题，使患者积极配合治疗。同时，入院期间研究人员带领大家集体做操，增加了患者与他人交流机会，信息刺激量增加，思维更加活跃，从而使大脑积极活动增加。出院休养期间，手指操又无需器材，不受时间和地点的限制，在家也可自行训练，能有效提高乳腺癌患者主动参与训练的积极性。本案例手指操采用葛守萍教练版本，包括手指准备、手指活动、穴位刺激及手指放松4个阶段，共22节操作步骤，完成一遍锻炼约需6 min，共完成2遍。

多组分运动训练（multicomponent exercise training）是将多种运动方式综合在一起的运动形式，目前已应用于衰弱、糖尿病、冠心病等领域。多组分运动是指一种将柔韧性、平衡性或协调性训练融入传统的抗阻和有氧训练中，通过改善全身肌肉功能，提高患者健康状况的运动模式。多组分运动干预在老年人衰弱干预领域应用较广，干预内容形式多样、简单易学，且不易受实施条件的限制，是国际指南推荐的最佳衰弱管理策略。近年来，多组分运动训练逐渐在临床上运用，它综合了按摩、放松、热身、平衡、有氧、抗阻和伸展训练等多种运动方式，符合康复方案的个体化和多样化需求。实施多组分运动训练方案，其热身运动和伸展运动可及时改善下肢关节灵活性，有利于维持膝踝关节的稳定性，加强步态灵活性；平衡运动有利于稳定老年患者运动过程中的身体平衡，进而支撑强度较大的耐力和阻力训练；联合抗阻运动和有氧运动可有效恢复和增强骨骼肌功能。越来越多的研究发现：多组分运动训练在提高患者运动耐受性，增强身体功能和肌肉力量，加强灵活性及平衡能力方面具有整合效果，较单一运动模式更加有利于缓解老年人的衰弱状态，改善预后。对轻度认知障碍的老年患者进行多组分运动干预，结果显示干预后运动组患者的功能能力、认知功能、肌肉力量和抑郁状态较对照组有明显改善，且患者的运动依从性较好。研究发现，为期12周的多组分运动训练对于增强老年人肌肉功能，改善身体衰弱、日常生活活动能力和生活质量有益，效果显著。另外一项持续12个月的多组分家庭训练干预结果显示，多组分运动训练可有效增加衰弱老年人的SPPB得分，改善身体功能、减少跌倒风险，但对其握力和基本活动能力的改善效果并不明显,这可能与干预周期过长影响患者的运动积极性有关。此外,McCullagh 等研究发现:住院期间提供的多组分运动训练有利于改善住院急诊科老年患者的身体功能和生活质量,且与对照组相比,干预组患者在出院后 3 个月内的跌倒及死亡事件发生率较低。一项纳入 359 名患者的多中心随机对照研究结果显示,由力量、平衡、移动和耐力训练组成的渐进性、多组分身体康复干预可显著延长患者的 6 min 步行距离、提高步速、逆转衰弱状况,改善其心理健康和生存质量,安全可行。

在我国,多组分运动训练已被应用于改善或逆转老年心血管疾病、冠心病、糖尿病等人群的衰弱状态,效果显著。由此可见,多组分运动训练是老年患者衰弱管理的有效手段,安全可行,值得在我国老年患者中推广应用。目前临床上应用于乳腺癌术后患者的康复锻炼是有效的,值得推广运用。

3. **运动处方国内外研究现状** 国内外研究表明,术后康复锻炼能有效改善患者的结局指标和生活质量,乳腺癌手术患者康复锻炼方式的研究主要集中于有氧运动、肩手肘运动、抗阻力运动、按摩、手动淋巴引流等。本案例主要是采用手指操联合多组分运动训练(包括肩手肘运动、抗阻力运动、有氧运动)的运动处方。手指操也是有氧运动中的一种,通过握、碰、弹、捻、击、转等手部精细动作训练,能加速局部血液循环,促使手指功能改善,并且该方法操作简便,且不受场地、时间限制,患者容易长期坚持锻炼,有助于患者肢体功能康复好转。在有氧运动方面,沈玲珊等将中国传统八段锦前四式引入乳腺癌术后康复锻炼中,干预 2 个月后发现,患者的疼痛减轻,肩关节活动度得到改善。何敬和等采用有氧健身操联合太极运动,干预 16 周后发现,患者肌肉力量和生活质量有所改善。李春月等研究显示,有氧运动可以降低淋巴水肿的发生率,缓解淋巴水肿,提高生活质量。而国外针对乳腺癌功能锻炼的有氧运动主要是集中于瑜伽、普拉提等。Nilofar Pasyar 等研究结果显示,瑜伽等有氧运动有利于提高生活质量,减轻术后疼痛。LPark JH 等将力量训练联合有氧运动作为干预措施,进行为期 4 周的试验结果显示,联合运动对增加肩关节活动度、减轻疼痛有显著影响。BERTOLI J 等对 43 名乳腺癌幸存者进行研究,结果显示普拉提在改善增强肌力、提高柔韧性方面都有显著效果。

在肩手肘运动方面,国内学者将肩手肘部的运动编制成康复操,开展康复操对乳腺癌手术患者的效果研究。王炳高等选取 200 例患者,运用自制的康复训练操进行干预,研究结果显示康复训练操能有规律地活动上肢肌肉,促进局部血液循环和淋巴回流,使患侧上肢水肿减轻,肩关节的活动度及功能障碍明显改善。朱丽等采用渐进性康复操为干预措施进行研究,其结果显示对乳腺癌改良根治术后患者的上肢功能的改善有一定效果。国外学者 Johansson K 等选取 25 名参与者在水上进行肩肘运动同时配合水中的压力作用,结果显示干预组患者的肩关节屈曲、外旋活动度分别提升了 36% 和 57%,改善效果明显。Temur K 等纳入 61 名患者随机分为两组,干预组采用手动淋巴引流联合肩手肘运动,结果证实干预措施可以降低淋巴水肿的发生率。Kilbreath SL 等通过将 160 名妇女随机分为两组,干预组实施抗阻力运动联合肩手肘运动,结果证明联合运动组可改善肩关节活动度和肌肉力量。

在抗阻力运动方面,国内学者陈曦等将龙舟划船运动引入乳腺癌手术患者的康复锻炼,干预 8 周后发现,其对疼痛、手臂水肿、肩关节活动度等有显著效果。李呈等则采用渐进性抗阻力运动研究结果显示抗阻力运动能够显著增强患者双上肢肌力,且患肢的效果优于健肢,进而改善上肢功能障碍,促进肢体功能恢复,对于患有淋巴水肿的患者是安全的。国外学者主要是研究渐进性抗阻力训练、力量训练等活动方式对乳腺癌患者肩关节功能、肌力及疼痛的影响。Ammitzbøll G 等通过进行性抗阻力训练得出,抗阻力训练不会减轻术后疼痛,同时也不会增加疼痛的风险,是安全的。Kilbreath SL 等同时证明抗阻力运动联合肩手肘运动可以改善肩关节活动度和肌肉力量。Sagen A 等将 204 名妇女随机分到两个不同的康复组,术后 3 个月、6 个月、2 年的测量证明,抗阻力运动不会增加淋巴水肿的发生率。

文献回顾发现,对于乳腺癌术后并发症以及低生活质量等状况,通过康复锻炼可以获得一定的改善。而我国现有与乳腺癌术后康复锻炼相关研究大多数只关注由一种或多种运动构成的单一康复锻炼方案对结局指标的影响,并未将多种康复锻炼方案同时进行研究,如果将多种康复锻炼方案同时进行对比研究可以在探索康复锻炼方案对不同结局指标的影响的同时横向对比不同康复锻炼方案在同一结局指标之间的效果差异。不同的康复锻炼方案,对于结局指标的影响可能有相似之处,也会有差异之处,会出现多种可能的结果,对于患者来说就多了更多的选择性。因此,本案例采用手指操结合多组分运动锻炼的运动处方,旨在为患者提供个性化治疗方案,有利于患者肢体功能的恢复,提高患者的生命质量。

4. **本案例运动处方的制定** 本案例制定的个性化运动处方主要包括手指操锻炼处方和多组分运动锻炼处方,通过主观、客观评价患者术后的肢体功能障碍、生活不能完全自理、肢体疼痛及运动后易疲劳等康复问题及患者希望生活质量上升的康复需求,以及年龄大合并高血压等基础疾病的情况而制定的。在方案设计和选择时,主要通过改善全身肌肉功能,手部精细动作,消除或减轻肢体功能障碍,提高患者健康状况的运动模式,为患者提高生活质量提供一种有效易行的康复护理方法。

(二)具体康复效果评价

1. **评价标准** 根据《中国抗癌协会乳腺癌诊治指南与规范(2024 版)》中《乳腺癌患者康复管理共识》11.1.1.2 的标准,功能锻炼的达标要求为应在 1～2 个月内使患侧肩关节功能达到术前或对侧同样的状态,不影响日常生活。

2. **客观评价**

(1) 2023 年 5 月 15 日采用肩关节量角器测量评估每月评估肩关节活动度为(前屈 170°、后伸 60°、外展 170°),恢复至术前正常水平。

(2) 2023 年 8 月 15 日采用 DASH 简式评定量表评价患者上肢功能障碍程度,测得该患者术后的上肢功能障碍程度为 9 分,功能障碍程度得分降至术后最低,患肢功能恢复。

(3) 2023 年 2 月 22 日采用 Barthel 指数评定量表评估患者自理能力得分为 90 分,自理能力恢复正常,属于轻度依赖;3 月 20 日自理能力得分为 100 分,无需依赖。

(4) 2023 年 8 月 15 日采用癌症疲乏量表中文版测得其癌因性疲乏总分为 12 分,疲乏感明显减轻,精力充沛。

(5) 2023 年 8 月 15 日采用乳腺癌生命质量测定量表进行评估,测得其总分为 116 分,患者术后生活质量明显改善。

(6) 2023 年 2 月 22 日采用乳腺癌患者术后功能锻炼依从性量表测得患者术后功能锻炼依从性量表得分为 70 分,2023 年 3 月 15 日测得患者术后功能锻炼依从性量表得分为 68

分,2023年5月15日测得患者术后功能锻炼依从性量表得分为66分,2023年8月15日测得患者术后功能锻炼依从性量表得分为65分,患者依从性较好。

3. **主观评价** 患者主诉,通过规律、循序渐进地锻炼,有效提高患者的运动功能,从而改善生活质量。依据上述评价标准,对患者进行主观、客观评价,评价结果证明为该患者制定的康复锻炼计划是有效的。

（三）进一步研究热点

1. 手指操联合多组分运动在乳腺癌术后功能锻炼领域运用较少,但在本案例中,为该患者所制定的运动处方取得了显著的康复效果,未来可以考虑扩大样本量,以检验该处方的应用效果,从而形成可推广应用的康复锻炼方法。

2. 建议社区卫生服务机构加强与康复机构的合作,增加运动心肺试验以评估患者的心肺功能储备及运动风险,进而制定个体化运动处方。

3. 建议未来可增加有氧、抗阻、有氧联合抗阻等运动方式与多组分运动的对比研究。高血压、糖尿病等慢性患者群日益增多,但目前学者们所研究的运动处方更多的是面对所有乳腺癌术后患者制定的,对合并慢性病患者不一定适用,未来可以在适用人群上做进一步研究,从而为患有合并症的乳腺癌患者制定更加人性化、个性化的康复锻炼方案。

4. 继续推进康复锻炼方案在乳腺癌手术患者中的应用,并进一步研究康复锻炼方案在术后不同治疗措施上的效果差异,细化康复锻炼方案。

（杨金芳、唐玉婷）

## 案例二　上肢功能锻炼和体重管理

**案例简介**：荣女士在经历乳腺癌手术后,出现了右侧上肢功能障碍、肩背部疼痛、肌力下降等症状。患者希望能尽快恢复右侧上肢功能,不影响日常生活,BMI维持在正常标准范围。专业医护团队对荣女士的身体情况进行了全面评估后,结合患者的康复需求,为其制定了循序渐进的个性化康复锻炼方案,包括针对患肢的渐进性肢体功能锻炼、渐进式抗阻力训练及针对全身的有氧运动。通过康复训练,荣女士的患侧上肢功能与肌力在术后2个月恢复正常,且BMI始终维持在正常范围内,既提高了患者的生活质量,又改善了患者的体质和健康状况。该案例展示了详细的评估方法和针对性的个性化康复锻炼措施,体现了科学的康复锻炼在乳腺癌患者术后康复中的重要性和有效性。

### 一、案例描述

（一）病情描述

1. **基本信息** 患者荣某,女,50岁,已婚,文化程度本科。

2. **现病史** 患者主诉于2021-06-27无明显诱因发现右乳肿块,不伴有皮肤红肿、乳头凹陷等症状。2021-06-29门诊B超示右乳12点实质性肿块并钙化,门诊以"右乳肿块"收入院。入院后行全身检查,血常规、肝肾功能、心电图、凝血机制未见明显异常。PET-CT示：右乳内上象限见结节状异常放射性浓聚影,考虑右乳癌,其余检查未见明显转移现象。乳腺 MRI 示：右乳内上象限多发肿块，BI-RADS 4c。

3. **家族史** 家族无肿瘤病史。

4. **既往史** 既往无慢性病史。

5. **诊断** 右乳癌（根据术后病检结果）。

6. **主要治疗** 2021-07-02 在全麻下行右乳癌改良根治术，术后病检示：右乳浸润性导管癌Ⅱ级伴高级别导管原位癌，癌巢周围大量淋巴细胞浸润，淋巴结 19 枚未见癌转移。免疫组化示：右乳癌，ER(3+,90%)，PR(3+,3%)，AR(2+,40%)，HER2(2+)，Ki-67(Li:25%)，FISH 检测(+)，T2N0M0 ⅡA 期。术后行 EC 序贯 TPH 方案辅助化疗＋靶向治疗＋内分泌治疗。2021-07-23 行 PICC 置管后开始化疗，于 2021-12-29 化疗结束；2021-10-21 开始双靶治疗，2022-09-30 治疗结束，在进行化疗和靶向治疗过程中出现轻度胃肠道反应，经对症处理，顺利完成治疗。2022-01-28 开始内分泌治疗，口服枸橼酸托瑞米芬片，2023-09-01 绝经后改为口服依西美坦，无明显副作用。

7. **肢体功能相关评估** 通过相关评估工具，对患者术前及术后第 1 d 进行肢体功能客观评估，评估内容包括患者肩功能情况、生活自理能力、肌力、癌因性疲乏、BMI 等方面，并以患者主诉为主观评估结果，具体评估结果见表 6-2-2-1。所采用的评估工具如下。

表 6-2-2-1 患者术前术后肢体功能相关评估结果

| 评估内容 \ 评估时间 | 手术前<br>(2021-07-01) | 手术后第 1 d<br>(2021-07-03) |
| --- | --- | --- |
| 肩功能评分<br>（肩功能评定量表） | 100 分 | 25 分 |
| 自理能力评分<br>（Barthel 指数评定量表） | 100 分 | 40 分 |
| 肌力分级<br>（徒手肌力评定） | 5 级 | 3 级 |
| 癌因性疲乏得分<br>（癌症疲乏量表中文版） | 25 分 | 38 分 |
| BMI(kg/m$^2$) | 19.5 | 18.9 |
| 其他主诉 | 患者无任何不适 | 右侧上肢功能障碍，肩背部疼痛，活动完全受到限制，肌力低下，在抓、捏、拍、拧、撕等精细运动方面存在障碍，且活动后易疲劳 |

（1）肩功能评定量表（CMS）：由疼痛（15 分）、日常生活能力（activities of daily living, ADL）（20 分）两个主观评价指标和肩关节活动度（range of motion, ROM）（40 分）、肌力（25 分）两个客观评价指标构成，满分为 100 分，分值越高表示上肢功能恢复越好。

（2）Barthel 指数评定量表：从进食、洗澡、修饰、穿衣、控制大便、控制小便、如厕、床椅转移、平地行走、上下楼梯 10 个方面进行评分,满分为 100 分,总分≤40 分为重度依赖,41~60 分为中度依赖,61~99 分为轻度依赖,100 分为无需依赖。

(3) MMT 肌力分级:是一种常用的肌力评定方法,用于评估肌肉力量的程度。MTT 通常分为 0~5 级:0 级为无可测知的肌肉收缩,1 级可有轻微收缩但不能引起关节活动,2 级可在减重状态下作关节全范围运动,3 级能抗重力作全范围运动但不能抗阻力,4 级能抗重力、抗一定阻力运动,5 级为正常肌力且能抗重力、抗充分阻力运动。

(4) 癌症疲乏量表中文版:包括躯体疲乏(7 个条目)、情感疲乏(4 个条目)、认知疲乏(4 个条目)3 个维度,共计 15 个条目。每个条目均采用 Likert 5 级评分法(1=完全没有、2=极少、3=有一点、4=相当多、5=非常多),量表总得分为 3 个维度得分之和,总分范围为 0~60,总分越高说明癌因性疲乏水平越严重。

(5) BMI 正常范围为 18.5~23.9 $kg/m^2$。

(6) 其他主诉:患者主观感受。

### (二) 患者康复需求

1. 患者希望术后两个月内患侧上肢功能恢复如前,不影响日常生活。
2. BMI 维持在正常标准范围(18.5~23.9 $kg/m^2$)。

### (三) 采取的康复指导或干预措施

对患者进行全面评估,根据患者术后出现的上肢功能障碍、肌力下降及运动后易疲劳等临床表现,结合患者的年龄、学历、经济状况、社会支持、个人兴趣爱好等具体情况制定康复锻炼计划,包括针对患肢康复的功能锻炼及针对全身的康复锻炼两个方面,以运动处方的形式分阶段实施。具体如下。

#### 1. 针对患肢康复的功能锻炼

(1) 渐进性的肢体功能锻炼

1) 第一阶段:术后 1 d 至引流管拔除 3~5 d(2021 - 07 - 03 至 2021 - 07 - 14),患者取卧位或坐位,指导患者做上肢肌群、颈部肌群锻炼,配合辅助按摩,通过肌肉的舒缩运动,促进淋巴和血液回流,预防水肿,缓解颈、肩、背部不适。运动处方见表 6 - 2 - 2 - 2。

表 6 - 2 - 2 - 2　渐进性功能锻炼第一阶段运动处方

| 条　目 | 具　体　内　容 |
| --- | --- |
| 运动方法 | 第 1 节为准备活动(深呼吸运动);第 2~5 节训练活动分别为:上肢(手部运动、肘关节运动);颈部(颈前屈、后伸、左右旋转);肩胸背部(双肩上提、前后环绕运动);第 6 节为结束活动(放松摆动、经络按摩) |
| 运动时间 | 10~20 min/次 |
| 运动强度 | 最大心率的 50%~60% 为运动适宜心率。女性:最大心率=220-年龄;或者根据患者的主观感受来判断 |
| 运动频率 | 5~7 次/周 |

(续 表)

| 条　目 | 具　体　内　容 |
|---|---|
| 注意事项 | 应在患者病情平稳的前提下，由专职护士在床旁指导进行；为防止皮瓣滑动影响伤口愈合，肩关节应保持内收位、外展尽量小于15°；该阶段运动以缓解疼痛为首要目的，主要以床旁步行、呼吸训练、特定穴位按摩为主，强度较小，每天坚持锻炼1次效果为佳 |

本阶段患者运动反馈：患者术后功能锻炼依从性量表得分为68分，依从性较好（该量表由芦凤娟研制，包括身体锻炼、术后注意事项、主动寻求建议3个维度，共18个项目。总18～72分，分值越高示依从性水平越高），患者自理能力评分为95分。该患者表示每天都能按要求完成锻炼，虽然患侧关节活动度及肌力较术后有了明显改善，但仍未达到理想状态，及时与患者沟通，让患者认识到乳腺癌术后的功能恢复是一个循序渐进、持之以恒的过程。

2) 第二阶段：患者拔管以后至术后12周（2021-07-15至2021-09-23），在完成第一阶段运动的基础上进行，由专职护士进行指导，并嘱患者按要求进行。主要以促进肩关节功能恢复为主，防止上肢功能障碍，并改善患者术后生活质量。运动处方见表6-2-2-3。

表6-2-2-3　渐进性功能锻炼第二阶段运动处方

| 条　目 | 具　体　内　容 |
|---|---|
| 运动方法 | 第1节为准备活动（摆臂散步）。第2～5节训练活动分别为：健肢助力运动；颈部助力运动（双手抱颈前屈、后伸、左右旋转运动）；胸背运动（胸部左移、右移、上体前屈、后伸运动）；联合运动（双手划船、两手臂顺、逆时针大环绕运动）。第6节为结束活动（抬臂抖动和甩手抖动） |
| 运动时间 | 20～30 min/次 |
| 运动强度 | 最大心率的60%～70%为运动适宜心率 |
| 运动频率 | 5～7次/周 |
| 注意事项 | 在运动练习时，须根据自身疼痛感觉控制用力程度，避免过度用力影响皮瓣贴合；每次活动前，须靠墙站立，挺胸收腹、双肩保持同一水平线，练习形体2～3 min，防止不良姿势的形成 |

本阶段患者运动反馈：患者术后功能锻炼依从性量表得分为70分，依从性较好。患者每天都能按要求完成锻炼，且患侧关节活动度及肌力较第一阶段有了明显改善，肩关节活动度评分为96分，肌力恢复至5级，癌因性疲乏总分为14分，对患者的康复效果给予肯定，增加患者的信心。同时嘱咐患者在锻炼过程中要量力而行，以不感到疼痛与劳累为宜，切忌急功近利。

(2) 渐进式抗阻力训练：患者于2021-09-03至2021-11-03进行抗阻力训练，主要目的是训练人体的肌肉力量，根据患者情况，不断调整锻炼强度、重复次数和组数等。运动处方见表6-2-2-4。

表 6-2-2-4 渐进式抗阻力训练运动处方

| 条 目 | 具 体 内 容 |
| --- | --- |
| 运动方法 | 上肢哑铃推举操(哑铃重量为 3 kg):① 哑铃屈臂推;② 哑铃画圆;③ 哑铃卧推;④ 哑铃侧平举;⑤ 坐姿哑铃推举 |
| 运动时间 | 总时长 20~30 min |
| 运动强度 | 每天完成 1~3 组,组间休息 2~3 min,每个动作重复 8~12 次。锻炼强度为 1 RM(一个人一次可以举起的最大重量)的 50%~80% 或者从患者认为能承受的任意锻炼量开始锻炼,之后逐步增加强度 |
| 运动频率 | 2~3 次/周 |
| 注意事项 | 锻炼原则是个性化、持续调整、逐步改变,要循序渐进,时间由短到长,强度由小到大,同时密切观察患者有无不适、疼痛、水肿、气促等现象的发生,根据患者的情况及时调整锻炼量、锻炼强度 |

本阶段患者运动反馈:患者术后功能锻炼依从性量表得分为 68 分,依从性较好。患者每天坚持按要求完成锻炼,肌肉力量进一步提高,逐渐恢复至术前水平,癌因性疲乏总分为 13 分。嘱咐患者在锻炼过程中要循序渐进,锻炼时间由短到长,运动强度由小到大,出现任何不适症状,则需及时进行调整,必要时就医。

2. **针对全身的康复锻炼**　在术后两个月以后开始进行全身康复锻炼(2021 年 9 月 3 日至 2022 年 3 月 3 日),主要采用有氧运动方式,对增强心血管系统运氧能力、清除代谢产物、调节肌肉的摄氧能力等都有明显的促进作用。在运动之前,对患者进行健康评估、健康体适能测试(心肺耐力测试、肌肉力量测试、柔韧性测试结果均正常),结合患者的喜好制定运动处方,具体见表 6-2-2-5。

表 6-2-2-5 全身康复锻炼运动处方

| 条 目 | 具 体 内 容 |
| --- | --- |
| 运动方法 | 有氧运动,以步行为主 |
| 运动时间 | 30~40 min/d |
| 运动强度 | 从慢走开始,时间由短到长,强度由小到大;通过观察心率及患者主观劳累程度来进行监控并调整运动量。每周坚持至少 150 min 的中等强度有氧运动(大至为每周 5 次,每次 30 min) |
| 运动频率 | 5~7 次/周 |
| 注意事项 | 制定运动处方前,评估者有无心血管系统疾病或其他运动器官疾病,以便保证运动的安全性和有效性;锻炼要循序渐进,既要达到运动处方的目标,又要将运动风险降到最低;坚持不懈,康复是一个漫长的过程,提醒患者养成良好的运动习惯 |

本阶段患者运动反馈：患者在患病前有步行的运动习惯，因此本阶段依从性较好，术后功能锻炼依从性评分为 70 分，鼓励患者继续通过该方式进行康复锻炼，有规律的体力活动和体育锻炼，可促进患者康复。同时，患者表示坚持功能锻炼有益于自身身心健康，将继续坚持自我管理，坚持健康行为。

### （四）效果评价

1. 患者术后两个月右侧上肢功能恢复至术前状态，符合《中国抗癌协会乳腺癌诊治指南与规范（2024 版）》要求。运用肩功能评定量表（CMS）术后半年内坚持每月进行评估，2021 年 9 月 2 日评分为 96 分，10 月 2 日评分为 100 分，具体评估结果见表 6-2-2-6。

表 6-2-2-6　患者术后患侧上肢功能评分（分）

| 评估时间 | 疼痛 | 日常生活 | 肌力 | 肩关节活动度 | | | | 总分 |
| --- | --- | --- | --- | --- | --- | --- | --- | --- |
| | | | | 上举 | 外展 | 外旋 | 内旋 | |
| 术后 1 个月 | 10 | 13 | 20 | 8 | 6 | 4 | 6 | 67 |
| 术后 2 个月 | 15 | 20 | 25 | 10 | 8 | 10 | 8 | 96 |
| 术后 3 个月 | 15 | 20 | 25 | 10 | 10 | 10 | 10 | 100 |
| 术后 4 个月 | 15 | 20 | 25 | 10 | 10 | 10 | 10 | 100 |
| 术后 5 个月 | 15 | 20 | 25 | 10 | 10 | 10 | 10 | 100 |
| 术后 6 个月 | 15 | 20 | 25 | 10 | 10 | 10 | 10 | 100 |

注：评估工具为肩功能评定量表（CMS）。

2. 2021 年 7 月 9 日，术后一周患者 Barthel 指数评定量表评估自理能力评分得分为 95 分，生活基本完全自理，为轻度依赖；8 月 2 日自理能力得分为 100 分，无需依赖。

3. 术后 2 个月，患者徒手肌力评定（MMT）右侧上肢肌力恢复正常（肌力 5 级）。

4. 采用癌症疲乏量表中文版评价癌症患者的疲乏症状，测得该患者术后 1～6 个月的癌因性疲乏得分逐步降低，疲乏感明显改善，每个维度具体得分见表 6-2-2-7。

表 6-2-2-7　患者癌症疲乏量表（中文版）评分（分）

| 评估时间 | 躯体疲乏 | 情感疲乏 | 认知疲乏 | 总　分 |
| --- | --- | --- | --- | --- |
| 术后 1 个月 | 12 | 6 | 8 | 26 |
| 术后 2 个月 | 9 | 3 | 2 | 14 |
| 术后 3 个月 | 9 | 3 | 2 | 14 |
| 术后 4 个月 | 8 | 3 | 2 | 13 |

(续 表)

| 评估时间 | 躯体疲乏 | 情感疲乏 | 认知疲乏 | 总　　分 |
|---|---|---|---|---|
| 术后 5 个月 | 8 | 3 | 2 | 13 |
| 术后 6 个月 | 7 | 3 | 2 | 12 |

注：评估工具为癌症疲乏量表(中文版)。

5. 随访追踪 6 个月，患者的 BMI 指数长期维持在 18.6～19.6 kg/m²，依据《中国乳腺癌随访随诊健康管理指南 2022》，达到正常体重标准，具体数据见表 6-2-2-8。

表 6-2-2-8　患者的 BMI(kg/m²)

| 评估时间 | 身高(m) | 体重(kg) | BMI |
|---|---|---|---|
| 术后 1 个月 | 1.6 | 50 | 19.6 |
| 术后 2 个月 | 1.6 | 49 | 19.3 |
| 术后 3 个月 | 1.6 | 49.5 | 19.4 |
| 术后 4 个月 | 1.6 | 50 | 19.6 |
| 术后 5 个月 | 1.6 | 48.6 | 19 |
| 术后 6 个月 | 1.6 | 49.1 | 19.2 |

6. 通过规律、循序渐进地锻炼，肩背部疼痛消失，右侧上肢功能恢复至术前状态，活动完全不受限制，肌力恢复正常，在抓、捏、拍、拧、撕等精细运动方面均恢复正常，运动后无疲乏感。

7. 采用乳腺癌患者术后功能锻炼依从性量表对患者在不同运动阶段运动依从性情况进行评估，分值越高代表患者功能锻炼依从性越好(满分 72 分)，具体得分见各运动时期的患者反馈部分。

## 二、案例分析

### (一) 康复锻炼的要点及作用原理

1. **术后康复锻炼的目的和重要性**　目前乳腺癌的治疗方式是以手术为主的综合治疗，除了保乳手术外，其他手术方法均将乳房及周围组织进行切除，并对腋下淋巴结进行结扎，如果手术后患者疏于康复训练，很容易导致患肢肿胀、胸廓变形、患肢功能受损、肌力下降、癌因性疲乏等并发症，使患者术后不能自理，影响患者的生活质量。因此，合理及时、循序渐进的肢体功能锻炼可以促进患肢淋巴回流，增加肌肉力量，促进患肢功能恢复，提高生活质量。而乳腺癌生存者有规律地进行全身有氧运动，可以提高心肺功能，增加机体的吸氧量；增加去脂体重；改善患者体质、健康状况；调节情绪；增加骨密度，预防骨质疏松；减少淋巴水肿和并发症的发生;降低复发及病死率。有研究表明,运动干预可加速患者术后功能恢复,改善患者放化疗引起的癌因性疲乏等症状,在一定程度上能改善恶性肿瘤生存者预后,降低死亡风险等。癌症生存者可以安全地进行运动训练,以改善其心血管健康状况,增强肌肉力量,提高生命质量,减轻疲乏和缓解抑郁。因此,运动干预在肿瘤诊疗整体过程中发挥着重要作用。

2. **锻炼方法及理论基础** 目前,国内外应用最广泛的锻炼方法是针对患肢康复的功能锻炼与针对全身康复锻炼相结合的方式进行。

针对患肢的康复功能锻炼方案,国内外学者进行了大量的研究。李瑞燕等为84例乳腺癌患者设计了一套运动处方,运动处方的具体方法为康复体操配合步行及呼吸运动,术后7 d发现运动处方组疲乏程度明显减轻,且睡眠质量有所提高。金星等对102例乳腺癌术后患者实施渐进式康复操训练,结果患肢功能恢复情况明显优于对照组,渐进式康复操可明显提高乳腺癌患者对功能锻炼的依从性,促进肩关节功能的恢复,改善患侧上肢功能,提高生活质量。牛敬然采用系统性功能锻炼对46例乳腺癌术后患者进行训练,其内涵是结合患者术后身体情况制定循序渐进的功能锻炼方案,结果显示可显著改善乳腺癌术后患者的肩关节活动度,术后12周康复训练组的患侧肩关节内收、外展、前屈及后伸活动度均明显好于对照组。国外有学者对120例患者进行基于镜像疗法的上肢功能锻炼对乳腺癌术后肩关节功能恢复的疗效进行观察,结果显示观察组的锻炼依从性更好,而上肢功能锻炼有利于促进肩关节的功能恢复,减少上肢功能障碍的发生。通过循证证据总结,本案例采用的渐进性的上肢功能锻炼康复操,是国内应用最广泛的针对患肢康复的锻炼方案,该操是专门针对乳腺癌患者术后上肢功能障碍及主要影响因素而设计编排的,综合了康复医学、生物力学、心身医学的理念,整合中医经络学说,根据患者术后病情恢复的不同时期指导患者进行渐进性的肢体功能锻炼和全身的康复锻炼。它要求患者在运动时上肢共同用力,协同下肢及全身运动,在音乐的配合下,将健美操的韵律性、连贯性和康复操有机结合。其作用是通过渐进性康复锻炼,有效提高患者术侧上肢肩关节活动度和肌力的恢复,使患者尽早恢复日常生活、活动能力和自我角色;通过肢体功能锻炼,可有效预防和缓解患侧上肢水肿,缓和神经肌肉的紧张。渐进性上肢康复锻炼是根据患者术后患侧肢体恢复规律及特点,制定不同时间节点明确的锻炼方法及目标,锻炼由远及近、由简单到复杂进行肢体关节及肌肉锻炼,循序渐进地锻炼了肌肉的耐力及协调性,减少肌肉僵硬麻木及萎缩等情况出现,保证了康复锻炼的科学性及有序性,并且有研究显示行渐进性康复锻炼的患者对康复锻炼的依从性较更高。

由于癌症恶病质导致进行性肌肉萎缩,以及化疗期间肌力下降和肌肉萎缩,致使功能障碍,影响生活质量。有研究证明低骨骼肌质量会增加死亡风险,故乳腺癌患者的力量训练势在必行。Soriano-Maldonado等研究者对60例乳腺癌患者进行队列研究,采用12周渐进性抗阻训练对患者进行干预,其中2周为个人训练,10周为小组训练,干预结束后,患者肢体功能和肌力得到恢复、癌因性疲乏减轻、生活质量提高。Padilha通过疲劳量表和癌症治疗功能评估—通用生活质量工具评估抗阻力运动对疲劳感的影响,结果报道与常规护理组相比,抗阻力运动显著降低了疲劳度,并改善了生活质量。Kilbreath对160例乳腺癌患者进行研究,干预组患者从术后4~6周开始进行为期8周的渐进式阻力训练和伸展运动,对照组患者每2周评估1次上肢周长,无锻炼指导,干预结束后干预组患者的肩关节屈曲,外展角度及外展力量均明显高于对照组,且2组患者水肿发生率比较差异无统计学意义,表明乳腺癌患者术后早期可以进行阻力训练。Courneya 等对 242 例正在接受术后化疗的乳腺癌患者进行的 1 项多中心随机对照研究中,患者被随机分为有氧运动组、阻力训练组或对照组,从第 1 次化疗后 1~2 周开始干预,化疗结束后 3 周结束干预阻力训练组患者自尊心、肌肉力量、化疗完成率明显提高。我国学者黄敏对 134 例患者进行随机对照研究,对照组实施常规护理干预,观察组在此基础上实施抗阻力训练个性化护理,结果显示对乳腺癌术后患者实施抗阻力训练个性化护理,可改善患者的焦虑、抑郁情绪,减轻疼痛,提高生活质量,降低术后并发症发生率。这些研究结果表明,抗阻力训练也是乳腺癌术后早期进行康复锻炼的方式之一。抗阻力运动能从本质上改善肌肉力量和耐力,因此结合该患者的具体情况选择了上肢哑铃推举操进行锻炼。

全身康复锻炼方式主要是有氧运动,是指采用以有氧代谢为主的全身耐力性运动。研究发现,有氧运动能有效提高心肺功能,加速机体新陈代谢,改善患者体质与身心健康,减少并发症的发生,同时,还可以降低复发率与病死率。有氧运动具有强度低、有节奏、不中断和持续时间长等特点,同举重、赛跑、跳高、跳远、投掷等具有爆发性的非有氧运动相比较,有氧运动是一种恒常运动,是一种恒常持续 30 min 以上还有余力的运动。常见的有氧运动包括步行、快走、慢跑、骑自行车、打太极拳、上下楼梯、划船、跳绳、有氧舞蹈等。由于步行安全、简便、易行,不受环境限制,易于坚持,因此世界卫生组织(WHO)认为步行是最好的有氧运动。并且美国运动医学学会(ACSM)制定的 ACSM 运动指南、《中国乳腺癌患者生活方式指南》均指出,乳腺癌患者诊断后应避免静坐生活方式,需进行有规律的体力活动和体育锻炼,提高生活质量。在患者体力状态和病情允许的前提下,肿瘤患者每周应进行至少 5 次中高强度体力活动,每次 30~60 min。通过全身康复锻炼,可提高患者全身运动耐力水平和自身抗病能力。因此结合该患者喜好,为患者制定的全身康复锻炼的方式的是步行。

3. **运动处方国内外研究现状** 科学运动是指在科学理论的指导下,根据自身健康情况进行的能够提高自身生理机能和素质,增进健康的身体活动。科学运动可以更快地达到运动效果、提高机体免疫力、促进新陈代谢等。运动处方是科学运动的核心技术,类似于医生给患者开的医药处方,是由康复医生或护理人员依据运动处方需求者的基本健康信息、体力活动水平、医学检查与诊断、运动风险筛查、运动测试,用处方的形式规定相适应的运动内容、运动时间、强度、运动频率,以及运动中的注意事项,从而有计划地进行康复锻炼,形成局部和整体相结合、近期和远期目标相结合的个性化健康促进及疾病防治的主动运动指导方案。肿瘤患者的运动处方,应根据患者的自身情况,结合学习、工作、生活环境和运动喜好等个体化制定,不同癌种、不同分期的患者功能障碍异质性很大,目前并没有根据特定的癌种或治疗方案推荐不同的运动处方。近年来乳腺癌运动干预的主流研究学科为心血管系统与心脏病学,由于术后治疗过程中,放疗、化疗等治疗方式导致乳腺癌幸存者患心血管疾病风险增加,生存率下降,而运动对预防和治疗心血管疾病的作用已被大量研究证实。乳腺癌术后进行科学运动干预已经取得良好改善效果,研究表明,适当的抗阻训练可缓解患者的肌肉或骨骼的不良症状,进行中等强度的有氧运动能够明显改善患者的生活质量,但对降低心血管疾病风险的效果并不明显。而 Scott 等指出,增加运动强度能提升或维持最大摄氧量水平,同时可降低心血管疾病风险。因此,如何设定个性化的运动处方俨然成为科学运动干预在乳腺癌术后康复中亟待解决的问题。

4. 本案例运动处方的制定　本案例制定的个性化运动处方包括渐进性肢体功能康复操、渐进式抗阻力运动及全身有氧运动处方,是通过主观、客观评价,患者手术后出现了上肢功能障碍、生活不能完全自理、肌力下降及运动后易疲劳等康复问题,同时结合了患者的年龄、学历、经济状况、社会支持、个人兴趣爱好、康复需求等具体情况而制定的。在方案设计和选择时,主要以治疗后的功能为导向,追求组织损伤最小化、治疗效果最大化、生物力学最合理、组织愈合最理想、治疗耗时最短、康复过程最快,以使患者实现最大程度的功能恢复为目标。

(二)康复效果评价

1. 评价标准

(1) 根据《中国抗癌协会乳腺癌诊治指南与规范(2024版)》中《乳腺癌患者康复管理共识》11.1.1.2的标准,功能锻炼的达标要求为应在1~2个月内使患侧肩关节功能达到术前或对侧同样的状态,不影响日常生活。

(2) 依据《中国成人超重和肥胖预防控制指南》要求,BMI维持在正常标准范围(18.5~23.9 kg/m²)。

2. 客观评价

(1) 2021年9月2日采用肩功能评定量表(CMS)对患者右侧肩功能进行评估,评分为96分,右侧上肢功能恢复正常。

(2) 2021年7月9日采用Barthel指数评定量表评估患者自理能力得分为95分,自理能力恢复正常,属于轻度依赖;8月2日自理能力得分为100分,无需依赖。

(3) 2021年9月2日徒手肌力评定(MMT)右侧上肢肌力5级,恢复正常。

(4) 2021年9月2日采用癌症疲乏量表中文版测得其癌因性疲乏总分为14分,疲乏感明显减轻,精力充沛。

(5) 2021年9月2日患者BMI为19.3 kg/m²,正常。

3. 主观评价　患者主诉,通过规律、循序渐进地锻炼,肩背部疼痛消失,右侧上肢功能恢复至术前状态,活动完全不受限制,肌力恢复正常,在抓、捏、拍、拧、撕等精细运动方面均恢复正常,运动后无疲乏感。

依据上述评价标准,对患者进行主观、客观评价,评价结果证明为该患者制定的康复锻炼计划是有效的,并且与Park JH、Kilbreath SL、朱丽、李呈等国内外学者的研究结果相一致,即渐进性康复操、抗阻力运动及有氧运动,对改善上肢功能障碍、增强上肢肌力、促进肢体功能恢复、提高患者耐力水平及生活质量等方面有显著影响。

(三)研究方向

1. 未来可在评估工具方面进行研究,例如使用人体成分分析仪来测量人体的脂肪含量,根据测量结果制定更科学的运动处方。目前常用BMI作为对患者肥胖程度的评估工具,但是BMI仅反映身高与体重的关系,无法反映人体内脂肪的分布情况,如皮下脂肪和内脏脂肪的含量,因此存在一定的局限性。并且有研究表明局部脂肪体重、密度和分布可能影响乳腺癌的发生发展,与BMI相比,身体成分是判断患者肥胖程度的适宜指标,并有望成为评价乳腺癌预后的关键因素。

2. 康复锻炼的运动处方还有待进一步细化及个性化。现有与乳腺癌术后康复锻炼相关的研究多为探讨由一种或多种运动构成的单一康复锻炼方案的应用效果,今后可进一步研究针对性康复锻炼方案在不同手术方式及术后不同治疗措施上的效果差异,细化康复锻炼方案,并形成指南,供临床选择;同时也可考虑将多种康复锻炼方案同时进行对比研究,对比不同康复锻炼方案对同一结局指标的效果差异,从而为患者选择更优方案。

3. 未来国内的研究者可针对运动处方的个性化定制方面开展多中心相关研究,以便形成系统性、科学性、普适性的运动处方,从而规避目前所开展研究的样本量较少,可能存在地区差异等影响因素。

4. 利用信息化技术探索康复训练实时反馈系统的构建与研发,对患者康复运动计划的实施进行督促和监测,以提高康复锻炼依从性。同时,还便于延长术后随访时间,观察患者的远期效果。

(严云丽、涂文菲、李勤勤、陈 娟)

## 案例三　上肢功能锻炼和血脂管理

**案例简介:** 李女士是一位合并高脂血症的乳腺癌患者,在经历了乳腺全切术后,因其高脂血症而影响了内分泌治疗期的用药选择。李女士面临患侧上肢功能受限和血脂异常的双重困境。考虑到患者在患病前有练习低强度太极拳的运动习惯,最终选择以运动处方的形式指导该患者采取渐进式的功能锻炼。尤其是在全身有氧运动方面,先练习"肩关节八式康复锻炼操",耐受度提高后再做"第九套广播体操"。术后 2 个月李女士患侧上肢功能恢复至术前状态,术后 4 个月血脂达到了预期管理水平。她的经历告诉我们,乳腺癌血脂异常患者术后康复锻炼需考虑耐受程度,同时个性化康复锻炼运动处方的制定需结合患者的运动喜好以提高其依从性。这一案例展现了个性化运动处方在乳腺癌康复锻炼中的应用,特别在上肢功能恢复及内分泌治疗期血脂水平管理方面取得了显著成效。

### 一、案例描述

#### (一)病情描述

1. **基本信息**　患者李女士,48 岁,已婚,文化程度本科,职业护士。

2. **现病史**　患者主诉于 2023-04-06 无明显诱因发现左乳肿块,门诊彩超示左侧乳腺实质性病灶(BI-RADS 4a)。乳头皮肤无红肿、溃疡,乳头无溢液及烧灼感,无发热、气急、胸痛、骨痛等症状。2023-04-07 于门诊行左侧乳房微创旋切术,术后病理示左侧乳房导管原位癌伴累及腺病,门诊以"左乳肿物"收入院。

3. **家族史**　家族无肿瘤病史。

4. **既往史**　既往高血脂,卵巢癌,2013 年行子宫及双侧附件切除术。

5. **诊断**　左侧乳腺癌(根据病检结果)。

6. **主要治疗**　2023-04-13 在全麻下行左侧乳腺全切术+前哨淋巴结活检术,术后病检示:左乳多灶导管原位癌,淋巴结 3 枚未见癌转移,免疫组化示:AR(约 95%强+),ER(约 50%中等-强+,阳性对照+),PR(-,阳性对照+),HER2(4B5)(2+,阳性对照+),P53(+,不除外突变型),Ki-67(热点区 Li 约 3%)。术后行内分泌治疗。2022-04-27 开始内分泌治疗,口服依西美坦片,无明显副作用。

7. **肢体功能相关评估** 通过相关评估工具,对患者术前及术后第1 d、术后半个月进行肢体功能客观评估,评估内容包括患者柔韧性、血脂情况、肩功能情况、生活自理能力、肌力、癌因性疲乏、BMI、骨质疏松风险及骨质疏松性骨折风险等级情况等方面,并以患者主诉为主观评估结果,具体评估结果见表6-2-3-1。所采用的评估工具如下。

表6-2-3-1 患者术前术后肢体功能相关评估结果

| 评估内容 \ 评估时间 | 手术前<br>(2023-04-12) | 手术后第1 d<br>(2023-04-14) |
| --- | --- | --- |
| 柔韧性试验 | 外展位180°<br>后伸位60°<br>水平外展位30°<br>水平内收位135° | 外展位15°<br>后伸位15°<br>水平外展位0°<br>水平内收位0° |
| 血脂情况(高密度脂蛋白胆固醇、LDL-C) | 0.87 mmol/L,3.41 mmol/L | / |
| 肩功能评分 | 100分 | 25分 |
| 自理能力评分 | 100分 | 40分 |
| 肌力分级 | 5级 | 3级 |
| 癌因性疲乏得分 | 23分 | 40分 |
| BMI(kg/m²) | 21.6 | 21.2 |
| 骨质疏松风险等级(骨密度T值) | −2.1(高危风险) | / |
| 骨质疏松性骨折风险等级(FRAX) | 髋骨骨质疏松性骨折风险0.6%,主要骨骨质疏松性骨折风险2.4%(低危风险) | / |
| 其他主诉 | 患者无任何不适 | 左侧上肢功能障碍,肩背部疼痛,活动完全受到限制。肌力低下,在抓、捏、拍、拧、撕等精细运动方面存在障碍,且活动后易疲劳 |

(1) 活动度测试,肩关节活动度是衡量乳腺癌患者柔韧性的常用指标,正常肩关节活动外展位可达180°、后伸位60°、水平外展位30°、水平内收位135°。

(2) 血脂情况,该患者已行子宫及附件切除,雌激素水平大幅下降,血脂异常的发生率明显增加,存在诱发心血管疾病的风险,其术前高密度脂蛋白胆固醇为0.89 mmol/L(<1.04 mmol/L),为动脉粥样硬化心血管病(ASCVD)低中危风险人群。低密度脂蛋白胆固醇(LDL-C)是乳腺癌患者防治首要的血脂观察指标,不同ASCVD的风险程度达到的

LDL-C 目标水平。

（3）肩功能评定量表（CMS），由疼痛（15 分）、日常生活能力（activities of daily living, ADL）（20 分）两个主观评价指标和肩关节活动度（ROM）（40 分）、肌力（25 分）两个客观评价指标构成，满分为 100 分，分值越高表示上肢功能恢复越好。

（4）Barthel 指数评定量表，从进食、洗澡、修饰、穿衣、控制大便、控制小便、如厕、床椅转移、平地行走、上下楼梯十个方面进行评分，满分为 100 分，总分≤40 分为重度依赖，41~60 分为中度依赖，61~99 分为轻度依赖，100 分为无需依赖。

（5）MMT 肌力分级，是一种常用的肌力评定方法，用于评估肌肉力量的程度。MTT 通常分为 0~5 级。0 级为无可测知的肌肉收缩，1 级可有轻微收缩但不能引起关节活动，2 级可在减重状态下作关节全范围运动，3 级能抗重力作全范围运动但不能抗阻力，4 级能抗重力、抗一定阻力运动，5 级为正常肌力且能抗重力、抗充分阻力运动。

（6）癌症疲乏量表中文版包括躯体疲乏（7 个条目）、情感疲乏（4 个条目）、认知疲乏（4 个条目）3 个维度，共计 15 个条目。每个条目均采用 Likert 5 级评分法（1=完全没有、2=极少、3=有一点、4=相当多、5=非常多），量表总得分为 3 个维度得分之和，总分范围为 0~60，总分越高说明癌因性疲乏水平越严重。

（7）BMI 正常范围为 18.5~23.9 $kg/m^2$。

（8）骨质疏松风险以及骨质疏松性骨折风险等级评估，该患者行子宫及附件切除后雌激素水平明显降低，再加上接受甾体类芳香化酶抑制剂（AI）药物治疗，随着年龄的增长，骨量丢失加速，容易导致骨质疏松及骨折。WHO 研发的骨折风险预测工具（fracture risk assessment tool，FRAX）将患者骨密度值及临床因素相结合，是一种用于评估骨质疏松性骨折发生概率的量化工具，适用于中国乳腺癌患者的骨折风险评估。登录 FRAX 官方网站，选择中国大陆模式，按要求输入研究对象的相关资料，根据患者年龄、性别、体重、身高、既往骨折史、父母髋部骨折史、吸烟、糖皮质激素使用情况、有无类风湿关节炎、有无继发性骨质疏松疾病、过度饮酒、骨密度等因素，计算出乳腺癌患者骨质疏松性骨折风险概率。再根据患者骨密度检测结果及骨质疏松性骨折风险概率对其进行骨质疏松风险等级评估。骨质疏松风险等级分为三级：低危（骨密度 T 值≥-1.0）、中危（-2.0＜骨密度 T 值＜-1.0）、高危（骨密度 T 值≤-2.0 或骨折风险预测工具预测髋骨骨折概率≥3% 或任何主要骨质疏松性骨折概率≥20%）。FRAX 预测的髋骨骨折概率≥3% 或任何主要骨质疏松性骨折概率≥20%，为骨质疏松性骨折高危患者；FRAX 预测的任何主要骨质疏松性骨折概率为 10%~20% 时，为骨质疏松性骨折中风险；FRAX 预测的任何主要骨质疏松性骨折概率＜10%，为骨质疏松性骨折低风险。该患者术前骨密度 T 值为-2.1，属于骨质疏松高危风险患者；髋骨骨质疏松性骨折风险 0.6%，主要骨质疏松性骨折风险 2.4%，属于骨质疏松性骨折低危风险患者。

（9）其他主诉：患者主观感受。

（二）患者康复需求

1. 患者职业为护士，具备医学知识，本身依从性高，希望术后两个月内患侧上肢功能恢复如前，不影响日常生活，不发生骨质疏松以及骨质疏松性骨折，尽快回归工作岗位。

2. BMI 维持在正常标准范围（18.5~23.9 $kg/m^2$）。

3. 血脂恢复正常（LDL-C＜3.4 mmol/L）。

### (三)采取的康复指导或干预措施

作业疗法是现代康复医学的一个重要组成部分,其基于医学知识,结合患者的康复需求,以此来制定个性化的康复锻炼计划,通过对患者进行评估、计划、实施、评价、反馈的循环作业,帮助患者选择、参与、应用最为合适的康复锻炼方案,以实现患者身体、心理、社会功能最大限度地康复。按照作业疗法原理及流程收集患者的相关资料,对患者进行全面评估,根据患者术后出现的上肢功能障碍、肌力下降及运动后易疲劳等临床表现,结合患者的年龄、学历、经济状况、社会支持、个人兴趣爱好等具体情况制定康复锻炼计划,包括针对患肢康复的功能锻炼及针对全身的康复锻炼两个方面,以运动处方的形式分阶段实施。具体如下。

**1. 针对患肢康复的功能锻炼**

(1)渐进性早期肢体功能锻炼

1)第一阶段:术后第1 d至拔除引流管后3~5 d(2023年4月14日至2023年4月27日),患者取卧位、坐位均可练习。通过指导患者做深呼吸运动、上肢肌群、颈部肌群和肩胸背部肌群锻炼,配合辅助按摩,促进术侧上肢淋巴液、血液回流和气血运行,逐步强化上肢、颈部、肩背部等肌群力量。有利于缓解术后颈、肩、背部不适和增强心肺功能,为以后的康复奠定基础。处方见表6-2-3-2。

表6-2-3-2 渐进性早期肢体功能锻炼第一阶段运动处方

| 条 目 | 具 体 内 容 |
|---|---|
| 运动方法 | 第1节为准备活动(深呼吸运动);第2~6节训练活动分别为:手指运动(握力运动、手指张力运动、指尖揉纸运动)、手腕运动(屈腕伸腕、旋腕运动)、肘关节运动(前臂屈伸运动、肘部旋转运动)、颈部运动(头颈部前倾、后仰、侧屈、环绕运动)、肩胸背部运动(双肩上提、下沉、旋转运动);第7节为结束活动(放松摆动、经络按摩) |
| 运动时间 | 20~30 min/次 |
| 运动强度 | 最大心率的50%~60%为运动适宜心率,或者根据患者的主观感受来判断(女性最大心率=220-年龄) |
| 运动频率 | 5~7次/周 |
| 注意事项 | 应在患者病情平稳的前提下,由专职护士在床旁指导进行;为防止皮瓣滑动影响伤口愈合,肩关节应保持内收位,外展尽量小于15°;该阶段运动以不加重切口疼痛、不引起出血为首要目的,主要以呼吸训练、手指、腕、肘关节运动为主,强度较小,每天坚持锻炼1次效果为佳 |

本阶段作业治疗后患者运动反馈:患者术后功能锻炼依从性量表得分为45分(该量表由赵翠兰研制,包括12个条目,内容分为4个维度,分别为培训学习、主观意愿、依从行为以及不良行为等。每个条目采用0~4分评分法,对不良行为进行反向评分,分值范围0~48分。分值越高,表示依从性越高),依从性较好。肩功能评分为59分,自理能力评分为90分,肌力分级为4级,癌因性疲乏得分为34分。住院期间患者在责任护士的指导下完成锻炼任务,出院后该患者表示每天都能按要求坚持功能锻炼。虽然患侧肩功能及肌力较术后

有了明显改善,但仍未达到理想状态,及时与患者沟通,让患者认识到乳腺癌术后的功能恢复是一个循序渐进、持之以恒的过程。

2）第二阶段：患者拔管以后至术后3个月（2023年4月28日至2023年7月14日），在完成第一阶段运动的基础上进行。运用助力运动,用健肢协助患肢做上臂肌和肩肌的收缩运动,从小幅度动作过渡到伸展的大动作,强化各组肌群力量,逐渐增加肩关节活动度,改善肩关节韧带弹性,促进功能恢复。运动处方见表6-2-3-3。

表6-2-3-3 渐进性早期肢体功能锻炼第二阶段运动处方

| 条 目 | 具 体 内 容 |
|---|---|
| 运动方法 | 第1节为准备活动（摆臂正步走）；第2~5节训练活动分别为：健肢助力运动（抱肘抬臂、抱肘绕圈、绕头摸耳、侧推拉运动）；颈部助力运动（双手抱颈前倾、后仰、侧屈、绕环运动）；胸背运动（胸部左移、右移、扩胸运动、上体前屈、后伸运动）；肩关节全方位运动（肩胛前伸后伸运动、钟摆运动、双手划船、伸展运动、爬墙运动、上举运动、两手臂大环绕运动）；第6节为结束活动（抬臂抖动和甩手抖动） |
| 运动时间 | 20~30 min/次 |
| 运动强度 | 最大心率的60%~70%为运动适宜心率 |
| 运动频率 | 5~7次/周 |
| 注意事项 | 在运动练习时,应循序渐进,根据自身情况逐步增加功能锻炼范围和强度,避免过度用力影响皮瓣贴合；两侧手臂同时或依次进行锻炼,以维持肌肉同等弹性和动作协调；每次活动前须靠墙站立,挺胸收腹、双肩保持同一水平线,练习形体2~3 min,防止不良姿势的形成 |

本阶段作业治疗后患者运动反馈：患者术后功能锻炼依从性量表得分43分,依从性较好。患者每天都能按要求完成锻炼,且患侧肩关节活动度及肌力较第一阶段有了明显改善,肩关节活动度评分为100分,肌力恢复至5级,癌因性疲乏总分为14分,对患者的康复效果给予肯定,增加患者的信心。同时,嘱咐患者在锻炼过程中要量力而行,以不感到疼痛与劳累为宜,切忌急功近利。

（2）渐进式抗阻力训练：患者于2023年6月14日至2023年8月14日进行抗阻力训练,主要目的是训练人体的肌肉力量,使患者关节活动度和肌力恢复到最佳状态。根据患者情况,不断调整锻炼强度、重复次数和组数等。运动处方如下（表6-2-3-4）。

表6-2-3-4 渐进式抗阻力训练运动处方

| 条 目 | 具 体 内 容 |
|---|---|
| 运动方法 | 滑轮康复训练操（取一根绳子,悬挂在高于头部的横杆上）：① 前后摆臂；② 正面交替上举运动；③ 侧面交替上举运动；④ 后背手拉伸运动；⑤ 双臂交叉绕环运动 |
| 运动时间 | 总时长20~30 min |

(续　表)

| 条　目 | 具　体　内　容 |
|---|---|
| 运动强度 | 每个动作两个 8 拍,每次 3～5 组。锻炼强度以患者感觉稍累为度,将心率控制在最大心率的 60% 左右 |
| 运动频率 | 2～3 次/周 |
| 注意事项 | 锻炼原则是个性化、持续调整、逐步改变,要循序渐进,时间由短到长,强度由小到大。同时,密切观察患者有无不适、疼痛、水肿、气促等现象的发生,根据患者的情况及时调整锻炼量、锻炼强度 |

本阶段作业治疗后患者运动反馈:患者术后功能锻炼依从性量表得分 40 分,依从性较好。在家属的帮助和指导下患者每天坚持按要求完成锻炼,肌肉力量进一步提高,逐渐恢复至术前水平,癌因性疲乏得分为 13 分,嘱咐患者在锻炼过程中要循序渐进,锻炼时间由短到长,运动强度由小到大,出现任何不适症状,则需及时进行调整,必要时就医。

2. 针对全身的康复锻炼　在术后两个月以后开始进行全身康复锻炼(2023 年 6 月 14 日至 2023 年 10 月 14 日),主要采用有氧运动方式,对增强心血管系统运氧能力、清除代谢产物、调节肌肉的摄氧能力等都有明显的促进作用。在运动之前,对患者进行健康评估、健康体适能测试(心肺耐力测试、肌肉力量测试、柔韧性测试结果均正常),结合患者的喜好制定运动处方。

(1) 第一阶段:患者于术后两个月开始进行肩关节八式康复锻炼操(2023 年 6 月 14 日至 2023 年 10 月 14 日)。肩关节八式康复锻炼将八段锦等肩关节的相关动作重新改编组合,训练过程中使患者肩关节得到集中强化,从而有效促进患者患肢功能恢复,同时通过锻炼过程中反复多次的牵拉,有效增加患者肩关节活动度,具体运动处方见表 6-2-3-5。

表 6-2-3-5　全身康复锻炼第一阶段运动处方

| 条　目 | 具　体　内　容 |
|---|---|
| 运动方法 | 肩关节八式康复锻炼操:① 攒拳拦锤;② 揽雀尾;③ 单臂擎天;④ 攀足下势;⑤ 左右开弓;⑥ 拨云见日;⑦ 鹤鸣熊晃;⑧ 鹿奔虎啸 |
| 运动时间 | 每次 20～30 min,1 次/d |
| 运动强度 | 时间由短到长,强度由小到大;通过观察心率及患者主观劳累程度来进行监控并调整运动量。每周坚持至少 150 min 的中等强度有氧运动(大致为每周 5 次,每次 30 min) |
| 运动频率 | 5～7 次/周 |
| 注意事项 | 制定运动处方前,评估患者有无心血管系统疾病或其他运动器官疾病,以便保证运动的安全性和有效性。锻炼要循序渐进,既要达到运动处方的目标,又要将运动风险降到最低。坚持不懈,康复是一个漫长的过程,提醒患者养成良好的运动习惯 |

本阶段作业治疗后患者运动反馈:患者在患病前有练太极拳的运动习惯,因此本阶段

依从性较好,术后功能锻炼依从性量表得分为41分。癌因性疲乏得分为12分,鼓励患者继续通过该方式进行康复锻炼,有规律的体力活动和体育锻炼,可促进患者康复。同时患者表示坚持功能锻炼有益于自身身心健康,将继续坚持自我管理,坚持健康行为。

(2)第二阶段:患者于术后3个月开始(2023年7月14日至2023年10月14日),在完成第一阶段运动的基础上加入国家体育总局发布的第九套广播体操。具体运动处方见表6-2-3-6。

表6-2-3-6 全身康复锻炼第二阶段运动处方

| 条 目 | 具 体 内 容 |
|---|---|
| 运动方法 | 第九套广播体操:① 原地踏步;② 伸展运动;③ 扩胸运动;④ 踢腿运动;⑤ 体侧运动;⑥ 体转运动;⑦ 全身运动;⑧ 跳跃运动;⑨ 整理运动 |
| 运动时间 | 每次20~30 min,1次/d |
| 运动强度 | 时间由短到长,强度由小到大,通过观察心率及患者主观劳累程度来进行监控并调整运动量。每周坚持至少150 min的中等强度有氧运动(大至为5次/周,30 min/次) |
| 运动频率 | 5~7次/周 |
| 注意事项 | 制定运动处方前,评估患者有无心血管系统疾病或其他运动器官疾病,以保证运动的安全性和有效性 |

本阶段作业治疗后患者运动反馈:患者术后功能锻炼依从性量表得分42分,依从性较好。广播体操简单易学,伴随带有音乐节律的体操动作,患者表示主动锻炼的意愿增强,同时家属也很乐意陪同锻炼,因此本阶段患者在家属的陪同下能主动坚持每天锻炼。家属的参与使患者得到的家庭支持增多,在功能锻炼的同时兼顾患者的心理康复。癌因性疲乏得分为12分,患者表示坚持功能锻炼有益于自身身心健康,将继续坚持自我管理,坚持健康行为。

(四)效果评价

1. 患者术后3个月柔韧性正常,具体评估结果表6-2-3-7。

表6-2-3-7 肩关节活动度结果(°)

| 评估时间 | 外 展 | 后 伸 | 水平外展 | 水平内收 |
|---|---|---|---|---|
| 术后1个月 | 120 | 45 | 20 | 100 |
| 术后2个月 | 150 | 60 | 30 | 120 |
| 术后3个月 | 180 | 60 | 30 | 135 |
| 术后4个月 | 180 | 60 | 30 | 135 |

(续 表)

| 评估时间 | 外 展 | 后 伸 | 水平外展 | 水平内收 |
|---|---|---|---|---|
| 术后5个月 | 180 | 60 | 30 | 135 |
| 术后6个月 | 180 | 60 | 30 | 135 |

2. 患者术后4个月血脂达到管理目标水平,具体评估结果见表6-2-3-8。

表6-2-3-8 血脂结果(mmol/L)

| 评 估 时 间 | 高密度脂蛋白胆固醇 | LDL-C |
|---|---|---|
| 术后1个月 | 0.89 | 3.41 |
| 术后2个月 | 0.93 | 3.39 |
| 术后3个月 | 1.04 | 3.23 |
| 术后4个月 | 1.13 | 3.15 |
| 术后5个月 | 1.27 | 3.02 |
| 术后6个月 | 1.49 | 2.92 |

3. 患者术后两个月左侧上肢功能恢复至术前状态,符合《中国抗癌协会乳腺癌诊治指南与规范(2024版)》要求。运用肩功能评定量表(CMS)术后半年内坚持每月进行评估,2023年6月14日评分为94分,7月14日评分为100分,具体评估结果见表6-2-3-9。

表6-2-3-9 患者术后患侧上肢功能评分(分)

| 评估时间 | 疼痛 | 日常生活 | 肌力 | 肩关节活动度 | | | | 总分 |
|---|---|---|---|---|---|---|---|---|
| | | | | 前屈 | 外展 | 外旋 | 内旋 | |
| 术后1个月 | 10 | 14 | 20 | 8 | 6 | 4 | 6 | 68 |
| 术后2个月 | 15 | 20 | 25 | 10 | 8 | 8 | 8 | 94 |
| 术后3个月 | 15 | 20 | 25 | 10 | 10 | 10 | 10 | 100 |
| 术后4个月 | 15 | 20 | 25 | 10 | 10 | 10 | 10 | 100 |
| 术后5个月 | 15 | 20 | 25 | 10 | 10 | 10 | 10 | 100 |
| 术后6个月 | 15 | 20 | 25 | 10 | 10 | 10 | 10 | 100 |

4. 2023年4月17日,术后两周患者Barthel指数评定量表评估自理能力评分得分为90分,生活基本完全自理,为轻度依赖;6月2日自理能力得分为100分,无需依赖。

5. 术后 2 个月,患者徒手肌力评定(MMT)右侧上肢肌力恢复正常(肌力 5 级)。

6. 采用癌症疲乏量表中文版评价癌症患者的疲乏症状,测得该患者术后 1~6 个月的癌因性疲乏得分逐步降低,疲乏感明显改善,每个维度具体得分见表 6-2-3-10。

表 6-2-3-10 患者癌症疲乏量表(中文版)评分(分)

| 评估时间 | 躯体疲乏 | 情感疲乏 | 认知疲乏 | 总 分 |
|---|---|---|---|---|
| 术后 1 个月 | 12 | 6 | 8 | 26 |
| 术后 2 个月 | 9 | 3 | 2 | 14 |
| 术后 3 个月 | 9 | 3 | 2 | 14 |
| 术后 4 个月 | 8 | 3 | 2 | 13 |
| 术后 5 个月 | 8 | 3 | 2 | 13 |
| 术后 6 个月 | 7 | 3 | 2 | 12 |

7. 随访追踪 6 个月,患者的 BMI 长期维持在 20.8~21.6 kg/m$^2$,依据《中国乳腺癌随访随诊健康管理指南 2022》,达到正常体重标准,具体数据见表 6-2-3-11。

表 6-2-3-11 患者的 BMI(kg/m$^2$)

| 评估时间 | 身高(m) | 体重(kg) | BMI |
|---|---|---|---|
| 术后 1 个月 | 1.58 | 52 | 20.8 |
| 术后 2 个月 | 1.58 | 53 | 21.2 |
| 术后 3 个月 | 1.58 | 52 | 20.8 |
| 术后 4 个月 | 1.58 | 52 | 20.8 |
| 术后 5 个月 | 1.58 | 52 | 20.8 |
| 术后 6 个月 | 1.58 | 52 | 20.8 |

8. 患者术后 6 个月未发生骨质疏松,未发生骨质疏松性骨折,具体数据见表 6-2-3-12、表 6-2-3-13。

表 6-2-3-12 患者的骨质疏松风险等级情况

| 评 估 时 间 | 骨密度 T 值 | 骨质疏松风险等级 |
|---|---|---|
| 术前 | −2.1 | 高危 |
| 术后 6 个月 | −0.9 | 低危 |

表 6-2-3-13　患者的骨质疏松性骨折风险等级情况

| 评估时间 | 髋骨骨质疏松性骨折(%) | 主要骨骨质疏松性骨折(%) | 骨质疏松性骨折风险等级 |
| --- | --- | --- | --- |
| 术前 | 0.6 | 2.4 | 低危 |
| 术后6个月 | 0.1 | 1.5 | 低危 |

9. 通过规律、循序渐进地锻炼，肩背部疼痛消失，左侧上肢功能恢复至术前状态，活动完全不受限制，肌力恢复正常。在抓、捏、拍、拧、撕等精细运动方面均恢复正常，运动后无疲乏感。

10. 采用康复锻炼依从性量表对患者在不同运动阶段运动依从性情况进行评估，分值越高代表患者功能锻炼依从性越好(满分48分)，患者开展运动康复锻炼期间依从性良好。

## 二、案例分析

### (一) 案例相关理论与方法

1. **乳腺癌术后康复锻炼的意义**　手术治疗是乳腺癌综合治疗的重要组成部分，乳腺癌的手术范围通常包括乳房及患侧腋窝淋巴结，腋窝淋巴结的清扫导致淋巴回流障碍。患者术后易出现患侧上肢淋巴水肿、疼痛、上肢内侧麻木、肩关节活动障碍等并发症，如果患肢保持长期制动，易出现粘连、挛缩，甚至出现肢体的失用性萎缩和肌力下降，严重影响患者的生活质量。

《中国抗癌协会乳腺癌诊治指南与规范》指出康复锻炼对于恢复患者肩关节功能和预防及减轻水肿至关重要，强调需采用渐进式的康复锻炼，并建议1~2个月内使肩关节活动恢复至术前或对侧同样的水平。渐进式康复锻炼是以患者的康复护理需求为依据，根据患者的不同阶段的状况调整康复锻炼的内容和强度，通过制定针对性的循序的康复锻炼计划(运动处方)，使患者能够更好地接受康复训练，从而达到理想的康复效果。有效的力量训练可增大、增多骨骼肌毛细血管内皮细胞，使肌肉组织得到更多的养分，有研究证实规律性运动可减少癌症患者手术或放化疗引起的骨量丢失，预防骨质疏松，降低骨折发生风险。

目前，全身有氧运动在乳腺癌康复过程中发挥的作用已受到广泛关注。有氧运动是一种低风险、简易可行的活动方式，可改善患侧上肢和肩关节功能障碍及化疗引起的心肺功能损伤，减轻癌因性疲乏，缓解心理健康相关问题，减轻认知功能损伤，改善睡眠质量，提高日常生活能力和生活质量。对于肿瘤患者来说，还可降低全因死亡率、肿瘤相关死亡率以及肿瘤复发风险或第二原发性肿瘤的发生风险。既往研究表明，运动康复对于乳腺癌生存者是安全的，其对于促进乳腺癌患者身体及心理康复具有可行性及有效性。因此，基于对乳腺癌生存者的综合评估及其术后出现的不同并发症，为患者制定个性化的康复锻炼计划尤为重要。

2. **锻炼方法及理论基础**　渐进性早期肢体功能锻炼是乳腺癌术后一种常见的康复干预手段，它可以增加患者的肌肉力量，提高关节活动度和改善肩胛骨稳定性，帮助患者减轻疼痛，增强肩关节的运动功能和改善肩胛骨肌肉的协调性。随着近年来临床诊疗及护理经验的积累，医护人员开始主张在乳腺癌术后早期实施渐进性的功能锻炼。高萌荟等利用早期功能锻炼联合人文关怀护理对40例乳腺癌患者实施康复锻炼计划，结果显示通过分阶段、循序渐进的早期功能锻炼方式能够帮助患者逐渐提高运动耐力和患肢功能。同时，人文关怀护理的加持满足了患者的情感需求，提高了患者对治疗和功能锻炼的依从性，患肢功能恢复效果较常规锻炼更显著，提高了生存质量。叶锦荷等为340例行乳腺癌改良根治术的患者制定了术后当日、术后24 h、术后第2 d、术后5 d后的早期渐进性的功能锻炼方案，研究证实经过早期干预的观察组患者术后1个月、术后3个月8 min步行后的心率恢复时间及术后5天、1个月、3个月、6个月的肩关节活动度与对照组比较有统计学差异，说明对乳腺癌术后患者实施渐进性的早期功能锻炼有利于提高患者的运动耐力及肩关节活动度。林琳在其研究中提出对接受乳腺癌改良根治手术的老年患者使用渐进性的早期功能锻炼护理干预有助于防止术后组织粘连及瘢痕组织形成，可改善患侧上肢功能的恢复效果，降低术后并发症的发生风险。

通过循证证据总结，本案例采用的渐进性早期肢体功能锻炼操是结合乳腺癌术后患者不同阶段的生活自理能力以及切口肌肉组织的恢复特点，按照《中国抗癌协会乳腺癌诊治指南与规范》中患肢功能障碍的管理要求而编排，它要求患者在进行功能锻炼前需接受个性化的评估，并综合患者的手术方式、肩关节活动度、术后并发症以及疼痛依从性等方面的考量，根据患者术后病情恢复的不同时期进行渐进性的患肢功能锻炼。渐进性早期肢体功能锻炼操是根据患者术后肢体恢复的规律及特点，制定不同时间节点的锻炼方法，以强化上肢、颈部、肩背部等肌群力量为主，通过深呼吸运动、上肢肌群、颈部肌群和肩胸背部肌群锻炼，配合辅助按摩，可改善患肢肌肉血流情况，促进肌肉淋巴循环，缓解术后颈、肩、背部不适和增强心肺功能，帮助患者尽可能在短时间内逐渐适应术后肢体功能的变化，并尽快获得运动效果的正向反馈，提升患者康复信心，从而提高生活质量。

乳腺癌术后全身康复锻炼方式主要是有氧运动，有氧运动对提高心肺功能，改善人体的免疫系统功能、调节情绪、改善患者体质、减少并发症的发生等方面均具有重要意义。2020年WHO身体活动和久坐行为指南强烈建议，所有成年肿瘤患者每周应至少进行150～300 min中等强度的有氧运动，或至少75～150 min较高强度的有氧运动，或同等效果的中等强度和高强度有氧运动的组合运动。有氧运动能够活动身体大部分肌肉群，其特点是有节奏、强度低、持续时间长。常见的方式有散步、慢跑、快走、跳健身舞、跳绳、滑冰、游泳、骑自行车、郭林气功、八段锦、瑜伽、体操等。

多个研究结果表明，将肩关节运动八式康复锻炼与太极拳、八段锦、五禽戏气功动作与运动理念相融合应用于乳腺癌患者术后肢体功能锻炼中是一种高效、经济、趣味性强的术后康复锻炼方式。在进行肩关节运动八式康复训练过程中，患者肩关节得到集中强化，有效促进了患者患肢功能恢复，且通过训练反复多次的牵张，使患者腋部纤维组织瘢痕粘连受到牵拉，出现更多塑性延长，从而有效增加患者肩关节活动度。结合患者的工作环境及自身喜好，为该患者制定了肩关节运动八式的阶段性全身康复锻炼方式。广播体操是引入武术、踢毽、游泳、保龄球及现代舞等时尚元素而设计的一种全身运动操，属于中低强度的有氧运动。先由离心脏较远、负荷量较小的上肢和下肢运动开始，中间由胸部、腿部、体侧、体转等运动组成，运动负荷逐渐加大，然后转入运动较剧烈的全身和跳跃运动，最后以整理运动结束。

对人体的主要锻炼部位是头颈、肩部、肘部、腰椎、髋部、膝部。能对人体的运动系统、呼吸系统、循环系统、神经系统等产生有益的影响,对于疾病的康复治疗也有积极的作用。有研究结果表明,广播体操锻炼能对40～59岁女性的骨密度产生有利的影响,并且能使40～59岁女性的体重、BMI、脂肪百分比、肩胛部皮褶厚度显著降低。因此,结合患者自身情况及康复需求,为该患者制定了第9套广播体操阶段性全身康复锻炼方式。

3. **运动处方国内外研究现状** 运动康复是集体育、健康、医学相结合的新兴领域,作为康复手段之一的运动康复被广泛应用于临床多个领域的康复治疗中。运动处方是对慢性病进行体医融合管理的主要方式之一,是由康复医生或护理人员依据患者的健康信息、基础运动状态、运动测试、医学检查与诊断等结果,以临床医学思维模式,兼顾治疗疾病和保持运动能力而制定的主动运动指导方案,其是一种个体化的科学运动健康干预,具有科学性、有效性和针对性。受患者的自身情况、学习、工作、生活环境、运动喜好以及肿瘤特性、肿瘤分期等因素的影响,肿瘤患者出现功能障碍具有很大的异质性,目前并没有根据特定的癌种或治疗方案推荐不同的运动处方。个体化的运动处方是促进乳腺癌生存者参与运动的有效工具。有研究发现,有氧运动和抗阻运动是乳腺癌生存者最常见的运动类型,运动康复被证实对于乳腺癌生存者安全有效,但运动强度、类型、频率、时间的选择需要考虑患者目前的身体情况以及诊断前的运动习惯。而目前在临床的常规诊疗中,运动处方的制定和实施仍是一个薄弱环节,因此如何为乳腺癌术后患者设定个性化的运动处方以此来提高运动康复干预的可实施性,俨然成为进一步提升和改进乳腺癌患者运动康复质量亟待解决的问题。

4. **本案例运动处方的制定** 本案例制定的个性化运动处方包括渐进性早期功能锻炼康复操、渐进式抗阻力运动及全身有氧运动处方。通过术前收集患者资料,利用相关评估工具对患者进行主观、客观的评估,患者术后出现上肢功能障碍、生活不能完全自理、肌力下降、癌因性疲乏康复问题。针对这些问题,结合患者的康复需求、年龄、学历、工作性质、经济状况、社会支持、运动习惯等具体情况而制定。在设计和选择康复方案时,遵循循证护理理念,以患者需求为导向,以最大程度的恢复肢体功能,帮助患者早日回归社会。

(二) 具体措施效果评价

1. 评价标准

(1) 根据《中国抗癌协会乳腺癌诊治指南与规范(2024版)》乳腺癌患者康复管理要求,功能锻炼的达标要求为应在1～2个月内使患侧肩关节功能达到术前或对侧同样的状态,不影响日常生活。

(2) 依据《中国成人超重和肥胖预防控制指南》要求,BMI维持在正常标准范围(18.5～23.9 kg/m$^2$)。

(3) 根据《中国血脂管理指南(2023年)》要求,LDL-C控制在合适水平(<3.4 mmol/L)。

2. 客观评价

(1) 2023年6月13日通过测量肩关节活动度对患者进行活动度测试,患侧肢体可外展180°,后伸60°,水平外展30°,水平内收135°,活动度得到明显改善。

(2) 2023年8月13日采用中国血脂管理标准对患者血脂结果进行评定,患者LDL-C为3.15 mmol/L,血脂达到管理合适水平。

(3) 2023年6月13日运用肩功能评定量表(CMS)对患者左侧肩关节功能进行评估,评分为94分,左侧上肢功能恢复正常。

(4) 2023年4月27日采用Barthel指数评定量表对患者生活自理能力进行评估,分为90分,生活基本完全自理,为轻度依赖;6月2日自理能力得分为100分,无需依赖。

(5) 2023年6月13日患者徒手肌力评定(MMT)右侧上肢肌力恢复正常(肌力5级)。

(6) 2023年6月13日采用癌症疲乏量表中文版测得癌因性疲乏总分为14分,疲乏感明显改善。

(7) 2023年7月13日患者BMI持续维持在20.8 kg/m², 正常。

(8) 2023年10月13日采用骨折风险预测工具评估患者骨质疏松风险等级及骨质疏松性骨折风险等级均为低危,未发生。

3. **主观评价** 患者主诉,通过规律、循序渐进地锻炼,肩背部疼痛消失,左侧上肢功能恢复至术前状态,活动完全不受限制,肌力恢复正常,在抓、捏、拍、拧、撕等精细运动方面均恢复正常,运动后无疲乏感。依据上述评价标准,对患者进行主观、客观评价,评价结果证明为该患者制定的康复锻炼计划是有效的,并且与国内外学者的研究结果相一致。即渐进性康复操、抗阻力运动及有氧运动,对改善上肢功能障碍、增强上肢肌力、预防骨质疏松、促进肢体功能恢复、改善癌因性疲乏、提高患者耐力水平及生活质量等方面有显著影响。

(三) 进一步研究热点

1. 目前乳腺癌患者的运动依从性不佳,运动地点的选择及监督对乳腺癌患者运动干预的依从性有一定影响。未来可在提高乳腺癌患者对运动康复重要性认知的基础上,选择适合乳腺癌生存者的运动类型、地点与监督方式。如通过线上与线下相结合的监督可能是一个实施运动干预的更好选择,同时需充分调动其社会支持系统,全面提高乳腺癌生存者对运动的依从性。

2. 虽然目前作业疗法在国内临床中应用较为广泛,但还需要借鉴国外更多的研究依据在国内临床中进行创新实践,以便临床工作者为患者选择更优的运动康复方案。

3. 运动康复效果评价指标较为单一,运动要引起骨量在生理上的增加,必须有较长时间过程,单纯测量乳腺癌生存者的体质量无法发现其身体成分的变化。未来可通过身体成分分析仪及评估营养摄入的变化来监测乳腺癌生存者身体成分的变化以全面反映运动效果。

(褚彦香、邓 妍、熊 欢)

## 案例四 乳腺癌术后脊柱转移腰椎病理性骨折术后康复锻炼

**案例简介:** 一例乳腺癌术后脊柱转移患者,出现肢体麻木、疼痛和肌力下降,失去生活自理能力,通过对脊柱转移瘤的根治手术,术后取得良好效果,通过科学的综合康复训练顺利康复,恢复正常自理能力。患者在成功度过左侧乳腺癌手术两年的时光后,又出现长达3个月的腰椎疼痛,左下肢的麻木感和肌力急剧减退乃至无法站立,使她的生活陷入了前所未有的困境。经检查提示为乳腺癌术后脊柱转移,这一结果如沉重的巨石,压在她和家人的心头。在骨肿瘤科专业的综合治疗下,通过全面、精准的康复锻炼指导,为她重拾了生活的希望,通过医疗团队的不懈努力和她自身顽强的毅力,术后曾经失去的肌力逐渐恢复,肢体功能也逐步恢复到正常水平,让她再次拥抱了生活的自理与独立,重拾往日的生活信心与活力。这不仅是一场身体功能的重塑之战,更是一次对生命坚韧力量的见证,为同样遭受此困境的患者点亮了一盏前行的明灯,彰显出科学康复治疗在乳腺癌术后脊柱转移难题面前的巨大价值与力量,给予无数患者战胜病魔、重归正常生活轨道的勇气与希望。

## 一、案例描述

### (一) 病情描述

1. **基本信息** 患者付女士,39岁,已婚,文化程度初中。

2. **现病史** 患者主诉左侧乳腺癌术后2年余,腰椎出现疼痛3个月,1 d前出现左下肢麻木、肌力减退而无法站立。2021-11-25外院CT平扫提示L1-3及L5部分椎体骨质破坏,右侧股骨头囊性透光区。入院后行全身检查,血常规、肝肾功能、凝血机制、心电图、颅脑肺部CT检查未见明显异常。胸、腰椎平扫+增强MR提示Th3、Th5、Th7、Th9、Th12椎体内及Th6棘突、Th7左侧附件异常强化影;L1~L15椎体及附件内片状明显强化影,以L2椎体为著并压缩骨折,相应节段脊髓受压;S1-2椎体强化结节;考虑转移瘤可能大。胸腰椎平扫+三维CT提示胸腰椎多发低密度影,高疑转移瘤,以L1-2为著,伴L2病理骨折。综合考虑乳腺癌术后脊柱转移腰椎病理性骨折,余检查未见点转移现象。

3. **家族史** 家族无肿瘤病史。

4. **既往史** 右侧乳腺浸润性导管癌。

5. **诊断** 乳腺癌术后脊柱转移,腰椎病理性骨折(根据既往病史和MRI和CT结果)。

6. **主要治疗** 患者2年前于外院行左侧乳腺切除+前哨淋巴结活检手术,术后病理提示肿瘤大小:2.7 cm×2.5 cm×2 cm,左乳浸润性癌(非特殊型,2级),高级别原位癌,局灶累计导管内乳头状瘤。免疫组化:ER(90%,+),PR(90%,+),HER(2+),Fish(−)。左前哨淋巴结(0/2)。术后规律行4次化疗+2年OFS治疗+他莫昔芬治疗。2021年11月28日于我院行"脊柱肿瘤切除+椎管减压+腰椎骨折切开复位内固定术",术后病理示:(脊柱)转移性低分化癌,结合病史及免疫表型,符合乳腺来源。免疫组化染色示癌细胞:ER(−),PR(−),HER2(0,加设外对照),Ki67(LI:5%~10%)。经术后对症处理与康复指导,患者于2021-12-06顺利出院。

7. **肢体功能相关评估** 通过相关评估工具,对患者行"脊柱肿瘤切除+椎管减压+腰椎骨折切开复位内固定术"的术前及术后第1 d、术后第7 d进行肢体功能客观评估,评估内容包括患者疼痛情况、神经功能状态、肌力、生活自理能力等方面,并以患者主诉为主观评估结果,具体评估结果见表6-2-4-11。

表6-2-4-1 患者术前术后肢体功能相关评估结果

| 评估内容 \ 评估时间 | 手术前<br>(2021-11-27) | 手术后第1 d<br>(2021-11-29) | 手术后第7 d<br>(2021-12-05) |
|---|---|---|---|
| VAS评分 | 5 | 6 | 3 |
| 自理能力评分 | 35 | 30 | 55 |

(续 表)

| 评估内容＼评估时间 | 手术前<br>(2021-11-27) | 手术后第 1 d<br>(2021-11-29) | 手术后第 7 d<br>(2021-12-05) |
|---|---|---|---|
| MMT 肌力分级 | 3 | 3 | 4 |
| Frankel 分级 | C | C | D |
| 其他主诉 | 左下肢疼痛,麻木、肌力差,不能自主站立行走 | 自我感觉左下肢麻木较术前有所减轻、力量较术前改变不大 | 通过锻炼和药物治疗,左下肢疼痛、麻木感较前明显缓解、肌力好转,可自主站立 |

所采用的评估工具如下。

(1) VAS 评分(疼痛视觉模拟量表):在纸上面划一条 10 cm 的横线,横线的一端为 0,表示无痛;另一端为 10,表示剧痛;中间部分表示不同程度的疼痛。让病人根据自我感觉在横线上划一记号,表示疼痛的程度。

(2) Frankel 分级(神经功能状态分级),将损伤平面以下感觉和运动存留情况分为五个级别(表 6-2-4-2),全面了解和评价脊髓损伤程度,对拟定治疗方案,提高和观察治疗效果以及正确评估预后都具有重要的指导意义。

表 6-2-4-2 Frankel 分级(神经功能状态分级)

| A | 损伤平面以下深浅感觉完全消失,肌肉运动功能完全消失 |
|---|---|
| B | 损伤平面以下深浅感觉完全消失,仅存某些骶区感觉 |
| C | 损伤平面以下仅有某些肌肉运动功能,无有用功能存在 |
| D | 损伤平面以下肌肉功能不完全,可扶拐行走 |
| E | 深浅感觉、肌肉功能及大小便功能良好,可有病理反射 |

(3) MMT 肌力分级,是一种常用的肌力评定方法,用于评估肌肉力量的程度。MMT 通常分为 0～5 级,0 级为无可测知的肌肉收缩,1 级可有轻微收缩、但不能引起关节活动,2 级可在减重状态下作关节全范围运动,3 级能抗重力作全范围运动但不能抗阻力,4 级能抗重力、抗一定阻力运动,5 级为正常肌力且能抗重力、抗充分阻力运动。

(4) Barthel 指数评定量表,为了反应脊髓损伤对个体患者的影响,评估患者功能恢复的变化和通过治疗所取得的进步,必须要有一个标准的日常生活能力的测定,Barthel 指数评定量表从进食、洗澡、修饰、穿衣、控制大便、控制小便、如厕、床椅转移、平地行走、上下楼梯十个方面进行评分,满分为 100 分,总分≤40 分为重度依赖,41～60 分为中度依赖,61～99 分为轻度依赖,100 分为无需依赖。

(5) 其他主诉:患者主观感受。

### (二) 患者康复需求

1. 患者希望术后腰部疼痛和左下肢疼痛、麻木能够缓解。
2. 左下肢肌力恢复到5级,能自主下床走路、生活自理。

### (三) 采取的康复指导或干预措施

对患者进行全面评估,根据患者术后仍存在的下肢肌力差及疼痛等临床表现,结合患者的年龄、学历、经济状况、社会支持、个人兴趣爱好等具体情况制定康复锻炼计划。包括受损肢体功能恢复训练、腰背肌功能锻炼和疼痛缓解三个方面,以运动处方的形式分阶段实施。具体如下。

**1. 第一阶段**(主动训练为主,被动训练为辅) 手术当天麻醉苏醒后至术后第7 d(2021年11月28日至2021年12月5日),由于左下肢存在疼痛麻木及肌力下降的情况,术后可进行主、被动的肢体功能锻炼,预防肌肉萎缩、关节僵硬及深静脉血栓等并发症的发生。运动处方见表6-2-4-3。

表6-2-4-3 渐进性的肢体功能锻炼第一阶段运动处方

| 条 目 | 具 体 内 容 |
|---|---|
| 运动方法 | 第1节为准备活动(深呼吸运动);第2~4节训练活动分别为:踝部训练(踝泵运动:踝关节跖屈、踝关节背伸、内旋、外旋,每天做100个,分3~5次完成,以不疲劳为主);双下肢肌力训练(双下肢直腿抬高、屈髋屈膝:双下肢伸直、屈曲、外展、内收,每天做100个,直腿抬高每次动作持续5~10 s,与其他动作连贯,分3~5次完成,以不疲劳为主) |
| 运动时间 | 15~20 min/次 |
| 运动强度 | 最大心率的50%~60%为运动适宜心率。女性:最大心率=220-年龄;或者根据患者的主观感受来判断 |
| 运动频率 | 3~5次/d |
| 注意事项 | 应在患者病情平稳的前提下,由专职护士在床旁指导进行;康复动作注意规范性和标准化,以患者能够耐受为主,不可强行进行,注意评估效果,如有疼痛不适,可暂缓或减少锻炼的次数和强度 |

**本阶段患者运动反馈:** 患者术后功能锻炼依从性量表得分为100分,依从性较好(该量表由芦凤娟研制,包括身体锻炼、术后注意事项、主动寻求建议3个维度,共18个项目。总分18~72分,分值越高示依从性水平越高),患者疼痛评分由6分降低至3分,自理能力评分由30分提升至55分,肌力由3级提升至4级,神经功能分级提升至D级。该患者表示每天进行主动锻炼,左下肢麻木感较术前减轻、力量逐渐好转,舒适感明显增强;但麻木感未完全消失,肌力仍未恢复到完全正常水平,及时向患者沟通解释神经功能恢复的进度会稍微慢一点,要有足够信心,早期的主动锻炼可以强化下肢肌肉的力量和关节的活动度,最大程度恢复肢体的功能及肌力,消除疼痛,为早日下床做好准备!

**2. 第二阶段** 患者术后第8 d至术后12周(2021年12月6日至2022年2月20日),

此阶段应根据患者情况,进行腰背肌力量的训练,减轻腰椎术后神经根的粘连、水肿,来缓解腰部的疼痛。运动处方见表 6-2-4-4。

表 6-2-4-4 渐进性的肢体功能锻炼第二阶段运动处方

| 条 目 | 具 体 内 容 |
| --- | --- |
| 运动方法 | 第 1 节为准备活动(平卧放松)。第 2~3 节训练活动分别为:① 腰背部力量训练(五点支撑法训练:仰卧位双膝屈曲,以足跟、双肘、头部当支点,抬起骨盆,尽量把腹部与膝关节抬平,持续 3~5 s,然后缓慢放下。一起一落为一个动作,连续 20~30 个,每天共做 100 个左右,分 3~5 次完成,以不疲劳为主。② 三点支撑锻炼:平卧硬板床,头、双脚三点支撑,将臀部抬起,臀部尽量抬高,持续 3~5 秒,然后缓慢放下。一起一落为一个动作,连续 20~30 个。每天共做 100 个左右,分 3~5 次完成,以不疲劳为主)。第 4 节为结束活动(全身放松,软枕抬高双下肢或家属可辅助按摩双下肢或轴线翻身侧卧) |
| 运动时间 | 总时长 15~20 min |
| 运动强度 | 每天完成 3~5 组,分为上午、下午或早、中、晚进行。锻炼强度以患者认为能承受的任意锻炼量开始锻炼,之后逐步增加时间 |
| 运动频率 | 3~5 次/d |
| 注意事项 | 锻炼时间由短至长,遵循循序渐进的原则,根据患者的耐受程度,以不引起患者气促、腰疼为原则,逐渐增加运动项目和强度,防止锻炼过度导致伤口疼痛的加剧,影响休息 |

本阶段患者运动反馈:患者术后功能锻炼依从性量表得分为 100 分,依从性较好。患者每天坚持按要求完成锻炼,左下肢肌力、腰背部疼痛和伤口疼痛明显好转,生活自理能力恢复至 100%,可以不依赖家属,康复效果满意,后期还会保持运动习惯,增强体能。

(四)效果评价

分别在患者术后第 1 个月、第 2 个月、第 3 个月,运用 VAS 评分、Barthel 自理能力评定、MMT 肌力分级、Frankel 分级进行评估(详见表 6-2-4-5)。

表 6-2-4-5 术后 3 个月患者康复情况

| 评估时间<br>评估内容 | 术后 1 个月<br>(2021-12-29) | 术后第 2 个月<br>(2022-01-29) | 术后第 3 个月<br>(2022-02-28) |
| --- | --- | --- | --- |
| VAS 评分 | 2 | 1 | 0 |
| 自理能力评分 | 65 | 85 | 100 |
| 肌力分级 | 4 | 5 | 5 |
| Frankel 分级 | D | E | E |

1. VAS评分(疼痛视觉模拟量表)：术后一个月VAS评分为2分、术后两个月VAS评分为1分、术后三个月VAS评分为0分。

2. 患者术后两个月，Frankel分级情况恢复至E级，患者的深浅感觉、肌肉功能及大小便功能良好，可有病理反射。

3. 术后一周患者Barthel指数评定量表评估自理能力评分得分为55分，较术前35分有所改善，为中度依赖；术后1个月自理能力得分为65分，术后2个月自理能力得分为85分，为轻度依赖，自理能力逐步提升；术后3个月自理能力得分为100分，生活完全自理。

4. 术后3个月，患者徒手肌力评定(MMT)左下肢肌力恢复正常(肌力5级)，Frankel分级评定左下肢的麻木感和乏力不能站立的问题已解决，深浅感觉和力量均已完全恢复至正常(E级)。

5. 其他主诉：通过早期规律循序渐进地锻炼，腰背部疼痛消失，左下肢麻木、乏力症状以完全缓解，完全恢复正常，可以自主完成踝、膝、髋关节的全范围活动，能独立进餐、洗澡、穿衣裤、如厕、下蹲拾物、平地快走、爬楼等，日常生活自理能力已全面恢复。

## 二、案例分析

### (一) 案例相关理论与方法

乳腺癌术后脊柱转移腰椎病理性骨折行复位内固定术后，麻醉清醒后即可在床上进行局部踝泵运动及屈髋屈膝运动，可及时反映出手术减压固定术后，神经功能恢复的效果。术后第2d，伤口无疼痛，即可进行踝泵运动、直腿抬高运动、腰背肌锻炼；根据恢复情况，循序渐进地进行五点支撑、三点支撑和小飞燕锻炼(小飞燕锻炼，因难度更大，因此在病理性骨折术后患者中要根据具体的手术方式，咨询手术医师，方可决定是否可以练习，切不可盲目进行)。锻炼时，需要在专职人员指导下，按照运动处方循序渐进落实康复锻炼，由踝部到下肢逐步过渡到腰背肌锻炼，可有效预防术后出现神经根粘连和水肿，恢复下肢肌力及减轻腰背疼痛，有效预防各种并发症的发生。术后一周左右恢复良好，可在医师指导下，佩戴腰围下床活动。

1. **术后康复锻炼的目的和重要性** 乳腺癌是当前全球第一大恶性肿瘤，其中骨是其主要转移位点。脊柱转移本身通常不直接对生命构成威胁，而之后疾病进展出现的疼痛、骨相关事件(SREs)、骨折、瘫痪等情况会增加治疗难度和患者痛苦，严重影响患者的生活质量。手术是乳腺癌术后脊柱转移腰椎病理性骨折的主要治疗手段之一，旨在缓解疼痛，脊髓减压，恢复或保留神经功能，重建脊柱稳定性。康复能力训练又是手术治疗的一个延续，术后早期进行康复锻炼是乳腺癌术后脊柱转移腰椎病理性骨折术后康复的关键训练环节，可以达到减少患者康复时应激排斥反应的发生率和相关并发症的发生。术后早期开始进行功能康复锻炼可以有效预防脊柱神经根粘连水肿造成的肢体麻木不适，增加腰背肌力量，减少下肢肌肉萎缩和关节僵硬、预防因卧床引起的下肢深静脉血栓等并发症。同时，有文献证明术后早期开始腰背肌的康复训练是预防下腰背痛以及腰部活动受限和下肢无力等术后并发症的有效方法之一。因此，康复训练对于乳腺癌术后脊柱转移腰椎病理性骨折患者的功能恢复意义重大。

2. **锻炼方法及理论基础** 据统计，我国乳腺癌患者骨量异常的发生率达77.7%，骨质疏松发生率为30.5%。随着癌症生存期的提高，乳腺癌患者的骨安全管理尤其重要。腰椎病理性骨折、脊髓压迫，是乳腺骨转移瘤最严重的骨相关事件（SREs）之一，脊髓功能改善与年龄、手术时机、受累节段数等因素有关，应尽快手术和治疗。但术后早期卧床又会进一步加重韧带及腰背肌萎缩，可能导致术后早期恢复欠佳。Flora等通过对125例实体瘤（乳腺癌、肺癌或前列腺癌）和骨转移患者进行横断面调查，得出62%的患者对所接受的骨骼健康教育不完全满意，癌症患者骨健康意识和保护策略知识呈低中度水平。据统计，护士对于骨转移所致的骨相关事件关注较少，甚至认知不足，对患者的骨相关事件的健康教育是缺失的。因此，乳腺癌术后脊柱转移腰椎病理性骨折伴脊髓神经压迫的患者，如何帮助患者尽早地恢复与重建相关受损的神经功能和生活自理能力，是此类患者术后护理工作的重中之重和康复训练的目标。

此案例为患者术前已经发生骨相关事件，增加了患者的痛苦，同时也增加了患者术后的康复难度。因此，通过对国内外学者对脊柱损伤患者康复锻炼方法进行的循证总结，发现对于乳腺癌术后脊柱转移腰椎病理性骨折伴脊髓神经压迫的患者，康复锻炼的内容应主要包括下肢和腰背肌的功能锻炼；康复的目标是恢复下肢关节肌力活动、行走功能和脊柱稳定性，对我们临床有很重要的借鉴作用。黎锦希等主要采用的早期锻炼方式包括四肢主动功能锻炼、腰背肌功能锻炼及瘫痪或者卧床患者利用CPM机肢体智能主动康复训练，有效地预防了静脉病变和下肢静脉深静脉血栓的初步形成，改善和促进了病变受损患者肢体功能恢复，增强了脊柱稳定性。冯宝娟等主要运用加速康复理论，指导患者早期进行抬腿、屈髋屈膝以及背部肌肉的训练，结果显示快速康复护理可有效帮助脊柱转移瘤患者实现早期活动与快速康复；李文彬等对椎间融合术治疗实施得克萨斯脊柱康复计划，通过有针对性地对踝关节、髋部、臀部以及腰部等部位的肌肉开展有效的功能锻炼，以提升脊柱稳定性、改善肌肉力量。同时，各训练步骤并未直接对手术节段进行牵拉、旋转等，早期运用的安全性以及依从性较高。陈春燕等对腰椎固定融合术患者实施下腰背肌训练结合规律全身运动结果显示，2组术后24、48周的腰椎最大屈曲角度、直腿抬高角度、JOA评分均显著升高，VAS评分均显著降低，且研究组各项指标的改善效果均显著优于对照组（$P<0.05$）。

通过循证证据总结，本案例采用了运动处方的形式，且康复计划较全面，涵盖了肢体关节功能的恢复训练及脊柱相关肌群的训练。通过进行肢体关节、腘绳肌腱、臀部等功能训练，能够提升关节活动度以及肌群肌力，有助于松解腰椎手术节段软组织粘连、痉挛及术后早期的疼痛，有助于尽早地帮助患者全面恢复神经功能受损肢体的功能康复。加强脊柱肌群的训练能增强肌肉耐力以及弹性，维持脊柱稳定性，帮助腰椎最佳生物力学动态平衡的恢复，从而使功能障碍得到改善，手术安全也得到了保障。另外，由于患者的早期康复，疼痛缓解明显，各肌群肌力提升，使得患者能够更早地接受强度更高的核心肌力锻炼，可以尽早地全面恢复生活自理能力，让患者早日回归家庭和社会。整个康复训练过程以运动处方的形式进行，使患者能有目标、有计划地进行锻炼，患者的康复锻炼能得到有效的指导和督导，较以往传统的康复指导模式更具科学性和安全性，患者满意度更高。

（1）直腿抬高锻炼的理论基础及方法：主要目的是腰椎休息状态下通过伸直腿脚抬高而牵拉坐骨神经，避免术后神经粘连和预防肌肉萎缩、关节僵硬和血栓预防，对术后早日下床、下肢负重起到很好的促进作用。直腿抬高锻炼的方法：要求患者把单侧腿用力抬高，一般抬高到 30°～40°,让神经在里面滑动,防止神经根的粘连,双腿交替进行。具体方法:身体仰卧,患侧肢伸直,尽量是膝关节伸直,缓慢抬高患肢至最大限度,维持 5～10 s,放松,把腿放回床面,短暂放松肌肉后重复上述的动作。双腿交替,每次直腿抬高 30～50 次,每天 3～5 次。

(2) 腰背肌锻炼的理论基础及方法:主要目的是维持腰椎稳定性,加速局部血液循环,减轻炎症,改善神经根和硬脊膜粘连,还可以降低临近阶段退变的概率,方法主要包括五点支撑法、三点支撑法、小飞燕锻炼、游泳训练等。① 五点支撑法锻炼的方法:术后 7 d 左右可以开始锻炼,仰卧位双膝屈曲,以足跟、双肘、头部 5 个支撑点为支撑,抬起骨盆,尽量把腹部与膝关节抬平,持续 3～5 s,然后缓慢放下,一起一落为一个动作。连续 20～30 个,每天共做 100 个左右,分 3～5 次完成。② 三点支撑法锻炼的方法:术后 15 d 左右可以开始锻炼,平卧硬板床,头、双脚三点支撑,将臀部抬起,臀部尽量抬高,持续 3～5 s,然后缓慢放下,一起一落为一个动作,连续 20～30 个,每天共做 100 个左右,分 3～5 次完成。以上腰背肌锻炼以不疲劳和不出现腰背酸痛为原则。

**3. 运动处方国内外研究现状**　科学运动是指在科学理论的指导下,根据自身健康情况进行的能够提高自身生理功能和素质,增进健康的身体活动。科学运动可以更快地达到运动效果、提高机体免疫力、促进新陈代谢等。运动处方是科学运动的核心技术,类似于医生给患者开的医药处方,是由康复医生或护理人员依据运动处方需求者的基本健康信息、体力活动水平、医学检查与诊断、运动风险筛查、运动测试,用处方的形式规定相适应的运动内容、运动时间、强度、运动频率,以及运动中的注意事项,从而有计划地进行康复锻炼,形成局部和整体相结合、近期和远期目标相结合的个性化健康促进及疾病防治的主动运动指导方案。肿瘤转移病理性骨折术后的运动处方,应根据患者的个体差异,不同的癌种、不同的转移部位,出现病理性骨折程度和术式制定,目前并没有根据特定的癌种或治疗方案推荐不同的运动处方,因此如何设定个性化的运动处方俨然成为科学运动干预在乳腺癌脊柱转移病理性骨折术后康复中亟待解决的问题。但目前乳腺癌脊柱转移病理性骨折内固定术后,进行科学运动干预已经取得良好改善效果。研究表明,早期进行康复锻炼,可有效预防神经粘连和预防肌肉萎缩、关节僵硬和促进下肢肌力的恢复及血栓预防,使其达到早日下地活动,恢复完全自理能力。

**4. 本案例运动处方的制定**　尽管搜索针对乳腺癌骨转移的康复运动处方相关文献暂无结果,但仇铁英等总结出康复运动处方是一套符合患者术后的个体化、针对性强的运动程序,规范脊柱侧弯术后患者运动内容和运动量,并指导其注意事项,分析出运动处方对脊柱手术术后患者在肌力恢复、腰背部疼痛、术后并发症和生活质量等方面发挥出独特的优势。本案例制定的个性化运动处方包括渐进性下肢直腿抬高运动、腰背肌力量训练及佩戴腰围早期下床运动处方,是通过主观、客观评价,患者病理性骨折后出现下肢肌力下降的神经症状和腰部疼痛不适的功能障碍、生活不能完全自理、肌力下降等康复问题,同时结合了患者的年龄、学历、经济状况、社会支持、个人兴趣爱好、康复需求等具体情况而制定的。在方案设计和选择时,主要以术后康复进展为导向,患者未出现疲劳、疼痛和患者肌力逐步恢复为目标,以运用最合理、组织愈合最理想、治疗耗时最短、康复过程最快,患者实现最大程度的功能康复为最终目标。

## （二）具体措施效果评价

### 1. 评价标准

（1）中国抗癌协会骨肿瘤和骨转移瘤专业委员会《乳腺癌骨转移临床诊疗专家共识》，重点关注与评价骨痛、肌力、自理能力和脊髓功能损害状况。

（2）参考李彦等的综述《伴脊髓压迫脊柱转移瘤患者的术前评估与手术治疗进展》。

（3）查阅大量文献暂未发现康复评价的行标、指南明确康复相关具体时间的要求，依据乳腺癌骨转移脊柱骨折伴脊髓压迫患者治疗目标。因此，临床上一般结合患者脊柱受损节段和脊髓功能损伤情况，制定个案的康复目标：功能锻炼的达标要求为应在1~3个月内使左下肢肌力、功能达到术前或对侧同样的状态，不影响日常生活。

### 2. 客观评价

（1）VAS评分（疼痛视觉模拟量表）：术后一个月VAS评分为2分、术后两个月VAS评分为1分、术后3个月VAS评分为0分。

（2）术后第2个月，Frankel分级已完全恢复至E级。

（3）术后3个月，患者徒手肌力评定（MMT）左下肢肌力恢复正常（肌力5级）。

（4）术后一周患者Barthel指数评定量表评估自理能力评分得分为55分，较术前35分有所改善，为中度依赖；术后2个月自理能力得分为85分，为轻度依赖；术后3个月自理能力得分为100分，生活完全自理。

### 3. 主观评价

患者主诉，通过规律、循序渐进地锻炼，下肢肌力逐步得到恢复，腰背部疼痛消失，左下肢肌力和功能恢复至骨折前状态，活动完全不受限制，在平地行走，无需辅助，运动后无不适感。

依据上述评价标准，对患者进行主观、客观评价，评价结果证明为该患者制定的康复锻炼计划是有效的，并且与仇铁英等总结出的康复运动处方是一套符合患者术后的个体化、针对性强的运动程序，制定术后患者运动内容和运动量并指导其注意事项，分析出运动处方在脊柱手术术后患者在肌力恢复、腰背部疼痛、术后并发症和生活质量等方面发挥出独特优势的结果相一致。因此，乳腺癌术后脊柱转移腰椎病理性骨折行复位内固定术后，早期开始进行功能康复锻炼可以有效预防脊柱神经根粘连水肿造成的肢体麻木不适，增加腰背肌力量，减少下肢肌肉萎缩和关节僵硬、预防因卧床引起的下肢深静脉血栓等并发症的发生。因此，早期、科学、规范、全程的个体化康复训练对于乳腺癌术后脊柱转移腰椎病理性骨折术后患者的功能恢复意义重大。

## （三）进一步研究热点

1. 鉴于乳腺癌骨转移患者发生骨相关事件预防管理与康复等方面存在的缺失，在今后的工作中，针对乳腺癌骨转移患者骨相关事件的管理，需要医护人员进一步构建系统化具体化的健康教育体系内容。

2. 患者恢复周期长，如何提高患者康复锻炼的依从性，及时调整患者的康复训练计划，保证康复效果可以成为今后研究的内容，比如可以研发可视化的随访系统，对患者的康复进行督导以及及时效果评价，使患者能持续、渐进式、正确地完成整个康复过程。

3. 利用信息化技术和穿戴设备探索康复训练实时反馈系统的构建与研发，对患者康复运动计划的实施进行督促和监测，以提高康复锻炼依从性和效果。

4. 未来国内的研究者可针对运动处方的个性化定制方面开展多中心相关研究，以便形成系统性、科学性、普适性的运动处方，从而规避目前所开展研究的样本量较少，可能存在地区差异等影响因素。

（李　娟、王　田）

## 案例五　调整心理状态积极开展上肢功能锻炼

**案例简介**：一位瑜伽教练肖女士，在经历乳腺癌手术后，在医护团队的个性化康复指导下，成功重返瑜伽课堂的励志故事。肖女士因手术暂时离开了瑜伽垫，面对身心双重挑战，她从未放弃对瑜伽的热爱。医护团队根据她的职业背景和身份认同，为她量身定制了一套结合瑜伽体式的康复锻炼计划，旨在帮助她恢复身体功能，同时保留瑜伽教练的专业特色。在团队的精心指导下，肖女士不仅重拾了热爱的瑜伽事业，更在心理上实现了自我接纳与自信重建。这一案例深刻彰显了个性化康复指导在提升乳腺癌术后患者生活质量中的重要作用，它告诉我们，只要有科学的评估和专业的指导，乳腺癌患者完全有可能重拾曾经热爱的工作，以更加积极、自信的心态面对生活的新篇章。

### 一、案例描述

#### （一）病情描述

1. **基本信息**　患者肖某，女，39岁，已婚，文化程度本科，职业瑜伽教练。
2. **现病史**　患者主诉2023-06-17搬家后出现右上肢肿胀不适伴肩关节活动受限，门诊彩超检查排除深静脉血栓，排除淋巴结转移，于2023-06-28入院。入院查体：T 36.4℃，P 72次/分，R 16次/分，BP 120/70 mmHg，患者步入病房，神志清，精神可，言语清晰，对答理解正确。右侧胸部及腋下均有手术瘢痕。右侧腋窝下有条索状物放射至右前臂，右肩关节活动受限。右上肢皮肤完整，无色素沉着，无皮温升高，无触痛，右上肢水肿，手指Stemmer征阴性，前臂及上臂水肿明显。
3. **家族史**　家族无肿瘤病史。
4. **既往史**　既往无慢性病史。
5. **诊断**　右侧乳腺癌术后，右侧腋网综合征。
6. **主要治疗**　2022-03-29行双乳区段切除术＋右腋窝前哨淋巴结活检术＋右腋窝淋巴结清扫术，术中快速病理：（左乳钙化）乳腺腺病瘤，部分上皮增生；（右乳内上象限肿物）乳腺纤维腺瘤，部分细胞增生活跃；（右乳外上象限肿物）乳腺浸润性癌；（右乳外上残腔上、下、内侧、外侧、基底缘）均未见癌；（前哨淋巴结2）见癌转移；（前哨淋巴结1、3、4及腋窝淋巴结1、2）未见癌转移，免疫组化结果：ER强阳，细胞数80%，PR强阳，细胞数90%，CerbB-2(1+/阴性)，Ki-6715%＋。治疗方案：EC-T方案辅助化疗8周期，放疗1周期，卵巢去势治疗＋他莫昔芬治疗1年序贯来曲唑治疗至今。2022-04-11输液港植入术后开始EC方案（环磷酰胺＋表柔比星）化疗4个周期，于2022-07-04 T方案（多西他赛）化疗2个周期至2024-07-22结束，2024-08-11进行放疗，2024-09-26继续方案

(多西他赛)化疗2个周期至2024-10-17结束,2024-10-24至今行卵巢去势治疗(醋酸戈舍瑞林皮下注射,1次/28 d)+他莫昔芬治疗1年序贯来曲唑治疗至今,出院随访至今,未见复发及转移。

7. **肢体功能相关评估**　通过相关评估工具,对患者治疗前进行肢体功能客观评估,评估内容包括患者疼痛、日常生活能力、肌力、肩关节活动度、患肢周径、患肢功能障碍等方面,并以患者主诉为主观评估结果,具体评估结果见表6-2-5-1。

表6-2-5-1　具体评估结果

| 评估时间<br>评估内容 | 手术前<br>(2021-03-28) | 手术后第1 d<br>(2021-03-30) |
|---|---|---|
| 肩功能评分 | 100分 | 25分 |
| 腋网综合征评估 | 0分 | 2分 |
| 患肢障碍评分 | 0分 | 68分 |
| 肌力分级 | 5级 | 3级 |
| 自理能力评分 | 100分 | 40分 |
| BMI(kg/m$^2$) | 18.5 | 18.3 |
| 其他主诉 | 患者无任何不适 | 右侧上肢功能障碍,肩背部疼痛,活动完全受到限制,肌力低下,在抓、捏、拍、拧、撕等精细运动方面存在障碍,且活动后易疲劳 |

(1) 肩关节功能的评估

1) 视诊:康复师嘱患者主动活动肩关节,查看患者前屈、后伸、外展、内外旋的活动度。

2) Apley摸背试验:即患者使用患肢上举向后摸对侧肩胛上缘,及患肢向下后摸对侧肩胛下缘,以检查患者是否存在肩关节活动范围受限。

3) 触诊:康复师触诊肩关节部位是否存在压痛,以判断肩关节是否存在组织、关节粘连。

4) 肩功能评定量表(CMS),由疼痛(15分)、日常生活能力(activities of daily living, ADL)(20分)两个主观评价指标和肩关节活动度(range of motion, ROM)(40分)、肌力(25分)两个客观评价指标构成,满分为100分,分值越高表示上肢功能恢复越好。

(2) 腋网综合征(AWS)的评估:体格检查是AWS诊断的金标准。指导患者站立于镜前,做前屈和外展动作,自评患肢的活动度,视觉和触觉上是否发现条索样结节,患肢上抬是否有紧拉感及乳房、患肢的水肿情况。阳性赋值1分,阴性赋值0分,总分>3分则诊断为AWS。

(3) 患肢障碍的评估:患肢功能障碍简式评分表(DASH)用于评估患者上肢功能障碍程度。由学者Beaton等于2005年精简形成,Cronbach's α系数为0.911,信度和效度良好。

该表包含 2 个部分,共 11 个条目。患者日常生活功能部分(6 条),每项条目依据患者完成的难易程度分为 5 级评分,无困难(1 分)、有点困难(2 分)、有困难但能做到(3 分)、很困难(4 分)、不能(5 分)。上肢症状部分(5 条),每项条目依据严重程度分为 5 级评分,无(1 分)、轻微(2 分)、中度(3 分)、重度(4 分)、极度(5 分)。总分=[(患者得分/应答条目数)−1]×25,分值范围 0~100 分,总分越高,患者上肢功能障碍程度越大。

(4) MMT 肌力分级,是一种常用的肌力评定方法,用于评估肌肉力量的程度。MTT 通常分为 0~5 级,0 级为无可测知的肌肉收缩,1 级可有轻微收缩但不能引起关节活动,2 级可在减重状态下作关节全范围运动,3 级能抗重力作全范围运动但不能抗阻力,4 级能抗重力、抗一定阻力运动,5 级为正常肌力且能抗重力、抗充分阻力运动。

(5) Barthel 指数评定量表,从进食、洗澡、修饰、穿衣、控制大便、控制小便、如厕、床椅转移、平地行走、上下楼梯十个方面进行评分,满分为 100 分,总分≤40 分为重度依赖,41~60 分为中度依赖,61~99 分为轻度依赖,100 分为无需依赖。

(6) BMI 正常范围为 $18.5\sim23.9\ kg/m^2$。

(7) 其他主诉:患者主观感受。

### (二) 患者康复需求

1. 患侧上肢功能恢复如前,不影响日常工作和生活。
2. BMI 维持在正常标准范围($18.5\sim23.9\ kg/m^2$)。
3. 心理康复与支持:乳腺癌术后及康复过程中,患者面临一定的心理压力和情绪困扰。因此,需要得到心理康复的支持和帮助,以调整心态,积极面对康复过程。

### (三) 采取的康复指导或干预措施

对患者进行全面评估,根据患者术后出现的上肢功能障碍和水肿,结合患者的年龄、学历、经济状况、社会支持、个人兴趣爱好等具体情况进行康复锻炼,根据患肢恢复情况选取合适的瑜伽体式,具体如下。

**1. 针对患肢康复的功能锻炼(适应期)**

(1) 渐进性的肢体功能锻炼

1) 第一阶段:术后 1 d 至引流管拔除 3~5 d(2022 年 3 月 30 日至 2022 年 4 月 10 日),患者取仰卧位,选取合适的瑜伽体式,指导患者做上、下肢肌肌群锻炼,通过肌肉的舒缩运动,促进淋巴和血液回流,预防水肿,缓解四肢及颈、肩、背部不适。通过上下肢活动度、灵活性的练习,提高患者自理能力,预防深静脉血栓、肌萎缩,为后续锻炼提供准备,运动处方见表 6-2-5-2。

表 6-2-5-2 渐进性的肢体功能锻炼第一阶段运动处方

| 条 目 | 具 体 内 容 |
|---|---|
| 运动方法 | ① 调息:以最舒适的体位仰卧,双手自然放松于身体两侧,双下肢伸展或略屈曲,腹式呼吸+咳嗽训练;② 准备部分:手指训练+脚部石头布、腕关节环转、手腕屈伸肌练习+踝泵运动、手大拇指对掌;③ 体式练习:双手画圈、竖腿式、单膝滑;④ 放松练习:快速呼气训练、仰卧放松式 |

(续 表)

| 条 目 | 具 体 内 容 |
|---|---|
| 运动时间 | 15～20 min/次 |
| 运动强度 | 最大心率的 50%～60% 为运动适宜心率。女性：最大心率＝220－年龄；或者根据患者的主观感受来判断 |
| 运动频率 | 3～4 次/d |
| 注意事项 | 根据患者实际情况，循序渐进进行。术后 7 d 内患肢不上举，10 d 内肩关节不外展，所有运动在术后生命体征平稳后开始 |

本阶段患者运动反馈：本阶段患者功能锻炼依从性量较好，患者术后功能锻炼依从性量表（该量表由芦凤娟研制，包括身体锻炼、术后注意事项、主动寻求建议 3 个维度，共 18 个项目。总分 18～72 分，分值越高示依从性水平越高）得分为 65 分，可以按要求完成锻炼，患侧关节活动度及肌力较术后有了明显改善，但仍未达到理想状态，患者自理能力评分为 95 分。

2）第二阶段：患者拔管以后至术后 12 周（2022 年 4 月 11 日至 2022 年 6 月 21 日），在完成第一阶段运动的基础上进行，由乳腺癌个案管理师及康复治疗师远程进行指导，并嘱患者按要求进行。主要以促进肩关节功能恢复为主，防止上肢功能障碍，并改善患者术后生活质量。运动处方见表 6-2-5-3。

表 6-2-5-3　渐进性的肢体功能锻炼第二阶段运动处方

| 条 目 | 具 体 内 容 |
|---|---|
| 运动方法 | ① 调息：以最舒适的体位仰卧，双手自然放松于身体两侧，双下肢伸展或略屈曲，腹式呼吸＋咳嗽训练。② 准备部分：手指训练＋脚部石头布、腕关节环转、手腕屈伸肌练习＋踝泵运动、手大拇指对掌、股四头肌静力收缩。③ 体式练习：山立式、手臂上举式、肩关节向下环绕、肩关节水平内收、动态半桥式、W 式、三头肌伸展、左右肩后侧拉伸、颈部七项拉伸。④ 放松练习：快速呼气训练、仰卧放松式、鳄鱼式放松 1、眼镜蛇式 2 |
| 运动时间 | 30～40 min/次 |
| 运动强度 | 最大心率的 60%～80% |
| 运动频率 | 3～5 次/周 |
| 注意事项 | ① 根据自身疼痛感觉控制用力程度，避免用力过度。② 锻炼时双肩保持同一水平线，防止不良姿势的形成 |

本阶段患者运动反馈：本阶段患者功能锻炼依从性得分 70 分，对患者的康复效果给予肯定，增加患者的信心。同时嘱咐患者锻炼要持之以恒，5 月 1 日自理能力得分为 100 分。

(2) 弹力带渐进性抗阻力运动(提高期)：患者于 2022 年 5 月 29 日至 2022 年 7 月 29 日进行弹力带渐进性抗阻力训练，主要目的是训练人体的肌肉力量。另外，此阶段根据患者出现的腋网综合征的情况即腋下出现条索状，在增加引流松解手法的基础上不断调整锻炼强度、重复次数和组数等，使用弹力带进行抗阻训练。运动处方见表 6-2-5-4。

表 6-2-5-4 弹力带渐进性抗阻力运动运动处方

| 条 目 | 具 体 内 容 |
| --- | --- |
| 运动方法 | ① 准备部分：热身运动。② 体式练习：弹力带渐进性抗阻力运动(8 种锻炼动作)：箱式深蹲、站姿前平举、水平压胸、站姿臂弯举、坐位划船、站姿侧平举、剑士动作、反向伐木。③ 放松练习：全身拉伸、仰卧放松式 |
| 运动时间 | 30~40 min/次 |
| 运动强度 | 最大心率的 60%~80% |
| 运动频率 | 3~5 次/周 |
| 注意事项 | ① 箱式深蹲，隔天一次；剩下的动作，每天做 5 个。② 根据患者的情况及时调整锻炼量、锻炼强度。③ 患者在运动中需保持运动节奏，发力过程中呼气，回收过程中吸气，注意地面安全，防止跌倒 |

本阶段患者运动反馈：本阶段患者功能锻炼依从性较好，患者术后功能锻炼依从性量表得分为 70 分，坚持按要求完成锻炼，肌肉力量进一步提高，逐渐恢复至术前水平，腋下条索状组织消失。

2. 针对全身的康复锻炼(稳定期)　在术后 2 个月以后开始进行全身康复锻炼(2022 年 5 月 29 日至 2022 年 7 月 29 日)，根据患者瑜伽老师的工作习惯主要采用瑜伽有氧运动方式，对增强心血管系统运氧能力、清除代谢产物、调节肌肉的摄氧能力等都有明显的促进作用。在运动之前，对患者进行健康评估、健康体适能测试(心肺耐力测试、肌肉力量测试、柔韧性测试结果均正常)，结合患者的喜好制定运动处方，具体见表 6-2-5-5。

表 6-2-5-5 针对全身的康复锻炼运动处方

| 条 目 | 具 体 内 容 |
| --- | --- |
| 运动方法 | ① 准备部分：热身运动。② 体式练习：SnowAngel、Y 翼蝴蝶、抬杆、侧拉杆、爬墙、侧爬墙、墙角伸展、胸部扩展、TY 拉伸、侧弯。③ 放松练习：全身拉伸、仰卧放松式 |
| 运动时间 | 30~40 min/d |
| 运动强度 | 时间由短到长，强度由小到大；通过观察心率及患者主观劳累程度来进行监控并调整运动量。每周坚持至少 150 min 的中等强度有氧运动(大致为 5 次/周，30 min/次) |

(续　表)

| 条　　目 | 具　体　内　容 |
|---|---|
| 运动频率 | 5～7次/周 |
| 注意事项 | 锻炼要循序渐进,既要达到运动处方的目标,又要将运动风险降到最低;坚持不懈,康复是一个漫长的过程,提醒患者养成良好的运动习惯 |

本阶段患者运动反馈:由于患者工作习惯,日常以瑜伽作为主要的有氧运动方式。因此,本阶段依从性较好,术后功能锻炼依从性评分为70分,鼓励患者继续通过该方式进行康复锻炼,有规律的体力活动和体育锻炼,可促进患者康复。同时,患者表示坚持功能锻炼有益于自身身心健康,将继续坚持自我管理,坚持健康行为。

(四) 效果评价

1. 患者术后两个月右侧上肢功能恢复至术前状态,符合《中国抗癌协会乳腺癌诊治指南与规范(2024版)》要求。术后6个月内坚持每月进行评估,其中运用肩功能评定量表(Constant-Murley)2022年4月29日评分为71分,5月29日评分为97分,6月29日评分为100分,具体评估结果见表6-2-5-6。

表6-2-5-6　患者治疗前后患侧上肢功能评分(分)

| 评估时间 | 疼痛 | 日常生活 | 肌力 | 肩关节活动度 | | | | 总分 |
|---|---|---|---|---|---|---|---|---|
| | | | | 上举 | 外展 | 外旋 | 内旋 | |
| 术后1个月 | 10 | 16 | 20 | 8 | 6 | 5 | 6 | 71 |
| 术后2个月 | 10 | 20 | 20 | 10 | 10 | 8 | 9 | 97 |
| 术后3个月 | 15 | 20 | 25 | 10 | 10 | 10 | 10 | 100 |
| 术后4个月 | 15 | 20 | 25 | 10 | 10 | 10 | 10 | 100 |
| 术后5个月 | 15 | 20 | 25 | 10 | 10 | 10 | 10 | 100 |
| 术后6个月 | 15 | 20 | 25 | 10 | 10 | 10 | 10 | 100 |

2. 2022年5月29日,为患者进行体格检查,腋网综合征(AWS)评分为4分,6月8日腋下条索状消失,评分为0分。

3. 2022年4月29日运用患肢功能障碍简式评分表(Disability of the Arm, Shoulder and Hand, DASH)评分为9.1分,5月29日评分为2.3分,6月29日评分为0分,具体评估结果见表6-2-5-7。

4. 术后2个月,患者徒手肌力评定(MMT)右侧上肢肌力恢复正常(肌力5级)。

5. 2022年4月5日,术后一周患者Barthel指数评定量表评估自理能力评分得分为95分,生活基本完全自理,为轻度依赖;5月1日自理能力得分为100分,无需依赖。

表 6-2-5-7 治疗前后 BASH 评分比较

| 评 估 时 间 | DASH 值（分） |
|---|---|
| 术后 1 个月 | 9.1 |
| 术后 2 个月 | 2.3 |
| 术后 3 个月 | 0 |
| 术后 4 个月 | 0 |
| 术后 5 个月 | 0 |
| 术后 6 个月 | 0 |

6. 随访追踪 6 个月，患者的 BMI 指数长期维持在 18.6~19.6 kg/m$^2$，依据《中国乳腺癌随访随诊健康管理指南 2022》，达到正常体重标准，具体数据见表 6-2-5-8。

表 6-2-5-8 患者的 BMI(kg/m$^2$)

| 评估时间 | 身高(m) | 体重(kg) | BMI |
|---|---|---|---|
| 术后 1 个月 | 165 | 51.5 | 18.9 |
| 术后 2 个月 | 165 | 51 | 18.7 |
| 术后 3 个月 | 165 | 52.4 | 19.2 |
| 术后 4 个月 | 165 | 51.8 | 19 |
| 术后 5 个月 | 165 | 51.5 | 18.9 |
| 术后 6 个月 | 165 | 52 | 19.1 |

7. 其他　通过规律、循序渐进地锻炼，肩背部疼痛消失，右侧上肢功能恢复至术前状态，活动完全不受限制，肌力恢复正常，在抓、捏、拍、拧、撕等精细运动方面均恢复正常，运动后无疲乏感。

8. 采用乳腺癌患者术后功能锻炼依从性量表对患者在不同运动阶段运动依从性情况进行评估，分值越高代表患者功能锻炼依从性越好（满分 72 分），具体得分见各运动时期的患者反馈部分。

## 二、案例分析

（一）案例相关理论与方法

1. 术后康复锻炼的目的和重要性　乳腺癌术后，由于手术对淋巴和血液循环的影响，患者的患侧上肢活动范围会受到限制,活动耐力也会降低。这些限制和并发症会进一步影响患者的日常生活,降低其生活质量。因此,对于乳腺癌患者来说,术后的功能锻炼显得尤为重要。通过合理有效的功能锻炼,可以促进患肢手术后上肢静脉血液的回流,加速伤口愈合,并减少瘢痕挛缩的发生。当患侧伤口愈合得更好时,患者会重新找回对生活的信心,从而提高其生活质量。有学者研究显示,对乳腺癌术后患者采用渐进式锻炼模式,让个案管理人员对患者进行更加针对性的干预,确保干预措施的有效实施,帮助患者顺利康复。此外,运动处方的实施为乳腺癌康复者提供了个体化、高效的运动方案,为乳腺癌术后运动康复方案的设计和研究提供了新的途径和实践经验。这些方案不仅能够增强患者的健康体适能,降低上肢淋巴水肿的风险,还为患者全面康复和重返家庭、社会、工作岗位奠定了坚实的基础。通过优化康复措施,我们可以为乳腺癌患者提供更好的支持和帮助,让他们重拾健康、快乐和自信的生活。

2. 锻炼方法及理论基础　目前乳腺癌干预研究的运动方案主要参照美国身体活动指南所推荐的运动量。2010年和2018年的美国运动医学学会圆桌会议均指出癌症幸存者每周应进行150 min中等强度(每周至少3次,每次持续至少30 min)或75 min高强度的有氧运动,同时进行每周两次的抗阻运动和柔韧性练习。该运动量对乳腺癌幸存者的积极作用已被证实,但是由于个体的乳腺癌类型、疾病发展、治疗方式和不良反应等存在明显差异,在运动处方制定时更应在指南建议的基础上遵循个性化的原则,尤其是要做到运动强度、运动量的个性化。

大量研究表明,乳腺癌患者在术后进行运动锻炼是一种有效的辅助治疗方式,例如,任云会等研究发现规律的身体运动可以改善乳腺癌患者的身体状况,降低乳腺癌复发标志物水平,有利于患者的康复。Buffart等也通过元分析发现,参加运动锻炼可以调节乳腺癌患者心理情绪,改善心理状态,降低对癌症复发的焦虑感。抗阻锻炼是指机体通过克服阻力,增加肌肉横断面积和肌肉力量的过程 2018年美国运动医学学会(ACSM)颁布的全球健身趋势报告中显示,抗阻锻炼在全球20种不同锻炼方式中位列第五,并且在我国抗阻锻炼的流行率已持续两年稳居第一。有研究表明,通过抗阻锻炼可以增加肌肉含量,提高肌肉横断面积,从而达到体脂肪的相对减少,改善身体成分的效果。此外,抗阻锻炼与有氧运动相比更容易通过负重刺激肌细胞代谢,促进肌肉纤维的修复与合成,增加肌肉横断面积,提高神经肌肉调节的适应性,增强肌肉力量。在另一项针对乳腺癌的研究中发现,患者的肌肉力量和生活质量存在紧密联系,患者可以通过抗阻锻炼增加肌肉力量,提高生活质量。

全身康复锻炼方式主要是瑜伽有氧运动,有氧运动是指采用中等强度以有氧代谢为主的全身耐力性运动,有氧运动对增强心血管系统运氧能力、清除代谢产物、调节做功肌肉的摄氧能力等都有明显的促进作用。瑜伽作为目前在广大女性中较为流行的一种身心合一的有氧运动,不但能够明显缓解健康人群的紧张焦虑等心理压力,而且能维持身体健康,增加肺活量和改善形体。近几年,国内外出现相关报道,对不同时期、不同身体状况乳腺癌患者的干预进行了研究,且取得了良好的效果。苏芮等在围手术期实施心理护理干预外,通过进行适当瑜伽锻炼发现可改善患者心理状态,同时合理运动可加快代谢,增加肌肉强度,帮助患者恢复乳房和腋窝区域肌肉力量和灵活性,提高身体适应能力,从而更快地恢复活力和健康,继而优化其各方面生活质量水平。蔡莉等以112例乳腺癌化疗患者为研究对象,采用音乐放松训练与瑜伽锻炼,指导患者放松肌群,同时在瑜伽运动过程中,大脑皮质受到神经系统微电刺激影响而放松,减轻负性情绪;此外,通过瑜伽集体训练增加患者之间交流的机会,使其更加了解疾病治疗与康复的相关知识,增强信心,更加积极地面对疾病。Winter-Stone等采用随机效应模型,研究每周瑜伽干预时间1.5~3 h,发现为了减少疲劳,乳腺癌患者不需要剧烈运动,所以瑜伽作为中低强度的运动是有效且合适的。瑜伽有助于促进患者有规律地参加锻炼,使患者适应锻炼后的疲劳感,也提高患者的疲乏阈值,使患者在日常生活中更不容易感到疲乏。

**3. 运动处方国内外研究现状** 目前,国外运动处方的发展已较为成熟且已被纳入医疗诊断系统,我国虽然目前尚未根据特定癌种或治疗方案推荐不同的运动处方,但乳腺癌运动干预的研究已成为主流。乳腺癌幸存者在术后治疗过程中,由于放疗、化疗等原因,患心血管疾病的风险增加,生存率下降。而科学运动干预已被证实对预防和治疗心血管疾病具有积极作用。

赵荻迪等利用CiteSpace软件对2010—2021年Web of Science核心合集及中国知网中癌症患者运动处方相关文献进行可视化分析,研究结果显示,乳腺癌患者是该领域的主要研究对象。该研究领域热点之一集中于运动处方对乳腺癌的防治作用,如通过增加体育锻炼、改变久坐行为降低乳腺癌的发病率等;邱慧等研究指出,乳腺癌康复者在实际生活中,需要根据身体的恢复状况主动开展上肢功能锻炼、有氧运动和力量训练,从而避免肌肉失用性萎缩,缓解肢体受限,预防水肿。在实施运动处方干预后,乳腺癌康复者不仅没有发生上肢淋巴水肿,反而上肢肌肉力量和心肺耐力等得到了显著提升。

此外,坚持运动干预后上肢淋巴水肿患者的水肿症状有所消退,提示该运动处方干预能够提高乳腺癌康复者的肌肉力量,从而降低上肢淋巴水肿发生风险,促进上肢淋巴水肿患者的肢体康复和心肺耐力的提升。郭莉娟的研究表明,有氧运动可增强肺癌患者的心肺功能,延缓器官功能衰退,促进患者体力恢复,而肌肉训练能够改善患者肌肉紧张状态及降低患者应激水平。国外学者表明对于康复后期的癌症患者,运动处方可减轻疼痛,改善患者的睡眠质量,降低躯体和心理症状困扰的严重程度。也有研究表明,适当的抗阻训练可以缓解乳腺癌患者的肌肉或骨骼不良症状,中等强度的有氧运动则能明显改善患者的生活质量。此外,运动处方能够在促进患者身体功能恢复的同时增进患者与家属、社区成员的情感交流,改善患者的社会功能和心理健康,从多方面提高其生活质量。

**4. 本案例运动处方的制定** 在本案例中,我们为患者量身定制了一套个性化的运动处方,旨在全面促进术后康复。这套处方综合了渐进性肢体功能康复操、弹力带渐进性抗阻力运动以及全身瑜伽有氧运动,旨在全面提升患者的身体功能和生活质量。在制定这一方案时,我们充分考虑了患者的主观感受和客观身体状况。由于手术后患者出现了上肢功能障碍、生活自理能力下降、肌力减弱等康复问题,我们结合患者的年龄、教育背景、经济状况、社会支持网络、个人兴趣爱好以及具体的康复需求,为每位患者量身打造了独特的康复计划。在方案设计和选择过程中,我们坚持以治疗后的功能恢复为导向,力求在最小化组织损伤的基础上实现治疗效果的最大化。我们追求生物力学的合理性,促进组织愈合的理想状态,力求缩短治疗时间,加快康复过程。通过这一系列措施,我们期望能够帮助患者实现最大程度的功能恢复,让他们早日回归正常的生活和工作。

### (二) 具体措施效果评价

#### 1. 评价标准

(1) 根据《中国抗癌协会乳腺癌诊治指南与规范(2024版)》中第11章《乳腺癌患者康复管理共识》11.1.1.2的标准,功能锻炼的达标要求为应在1~2个月内使患侧肩关节功能达到术前或对侧同样的状态,不影响日常生活。

(2) 依据《中国成人超重和肥胖预防控制指南》要求,BMI维持在正常标准范围(18.5~23.9 $kg/m^2$)。

#### 2. 客观评价

(1) 2022年5月29日采用肩功能评定量表(CMS)对患者右侧肩功能进行评估,其中疼痛15分,日常生活能力20分,肌力25分,肩关节活动度评分37分,总评分为97分,右侧上肢功能恢复正常。

(2) 2022年6月8日,为患者进行体格检查,腋下条索状消失,腋网综合征(AWS)评分为0分。

(3) 2023年5月29日采用患肢功能障碍简式评分表评估分为2.3分,右侧上肢功能恢复正常。

(4) 2022年5月29日患者徒手肌力评定(MMT)右侧上肢肌力恢复正常(肌力5级),恢复正常。

(5) 2022年4月5日,使用Barthel指数评定量表评估自理能力评分得分为95分,生活基本完全自理,为轻度依赖;5月1日自理能力得分为100分,无需依赖。

(6) 2022年5月29日患者BMI为18.7 $kg/m^2$,正常。

#### 3. 主观评价

患者主诉,通过规律、循序渐进地锻炼,肩背部疼痛消失,患侧肩关节功能几乎达到和术前同样状态,活动完全不受限制,肌力恢复正常,在抓、捏、拍、拧、撕等精细运动方面均恢复正常,不影响日常生活和工作。

依据上述评价标准,对患者进行主观、客观评价,评价结果证明为该患者制定的康复锻炼计划是有效的,并且与李亚欧、周颖、Brahmbhatt等国内外学者的研究结果相一致,即渐进性康复操、抗阻力运动及有氧运动,对改善上肢功能障碍、增强上肢肌力、促进肢体功能恢复、提高患者耐力水平及生活质量等方面有显著影响。

### (三) 进一步研究热点

1. 康复锻炼的运动处方需要更加细化和个性化。目前关于乳腺癌术后康复锻炼的研究多集中于单一方案的效果评估。未来,我们可以进一步探索不同手术方式及术后治疗措施下,针对性康复锻炼方案的效果差异,以期为患者提供更为精准的康复指导。同时,开展多种康复锻炼方案的对比研究,为患者选择最优方案提供科学依据。

2. 为了形成更具系统性、科学性和普适性的运动处方,建议国内的研究者开展多中心的相关研究。通过大样本量的数据收集和分析,我们可以减少地区差异等因素对研究结果的影响,为乳腺癌患者提供更为全面和有效的康复锻炼指导。

3. 利用互联网技术,我们可以研发康复训练实时反馈系统。这一系统能够监督和监测患者的康复运动计划执行情况,从而提高患者的康复锻炼依从性。此外,该系统还有助于延长术后随访时间,使我们能够更全面地观察患者的远期效果,为康复锻炼方案的优化提供数据支持。

(潘　虹、汪　丹)

## 参考文献

[1] 郑莹,裘佳佳,刘叶.乳腺癌康复研究进展和实践[M].上海:上海科学技术出版社,2022:178-206.

[2] 中国抗癌协会乳腺癌专业委员会,中华医学会肿瘤学分会乳腺肿瘤学组.中国抗癌协会乳腺癌诊治指南与规范(2024年版)[J].中国癌症杂志,2023,33(12):1092-1187.

[3] 国家肿瘤质控中心乳腺癌专家委员会,北京乳腺病防治学会健康管理专业委员会.中国乳腺癌随诊随访与健康管理指南(2022版)[J].中华肿瘤杂志,2022,44(1):1-28.

[4] 《运动处方中国专家共识(2023)》专家组.运动处方中国专家共识(2023)[J].中国运动医学杂志,2023,42(1):3-13.

[5] Campbell KL, Winters-Stone KM, Wiskemann J, et al. Exercise guidelines for cancer survivors: consensus statement from international multidisciplinary round table[J]. Med Sci Sports Exerc, 2019, 51(11): 2375-2390.

[6] Segal R, Zwaal C, Green E, et al. Exercise for people with cancer: a clinical practice guideline[J]. Curr Oncol, 2017, 24(1): 40-46.

[7] Pollán M, Casla-Barrio S, Alfaro J, et al. Exercise and cancer: a position statement from the Spanish Society of Medical Oncology[J]. Clin Traransl Oncol, 2020, 22(10): 1710-1729.

[8] Bogach J, Cordeiro E, Reel E, et al. Axillary surgery and complication rates after mastectomy and reconstruction for breast cancer: an analysis of the NSQIP database[J]. Breast Cancer Res Treat, 2022, 192(3): 501-508.

[9] 刘艳飞,刘均娥,麦艳华,等.乳腺癌康复者预防上肢淋巴水肿运动处方的设计与实施[J].中国护理管理,2021,21(02):161,181-186.

[10] 中国抗癌协会骨肿瘤和骨转移瘤专业委员会.乳腺癌骨转移临床诊疗专家共识[J].中国肿瘤临床,2022,49(13):660-669.

[11] 张茜雅,罗莎莎,张艺芝,等.乳腺癌患者患肢康复运动的最佳证据总结[J].护士进修杂志,2023,38(23):2159-2164.

[12] 国家肿瘤质控中心乳腺癌专家委员会,北京乳腺病防治学会健康管理专业委员会.中国乳腺癌随诊随访与健康管理指南(2022版)[J].中华肿瘤杂志,2022,44(1):1-28.

[13] 裘佳佳,李平.有氧运动对提高乳腺癌康复期患者生命质量的Meta分析[J].中华护理杂志,2017,52(3):300-306.

[14] 刘飞,王影新,王悦,等.乳腺癌术后渐进性患肢功能锻炼循证护理方案的构建及应用[J].中华现代护理杂志,2020,26(15):1981-1986.

[15] 赵慧慧,周春兰,吴艳妮,等.乳腺癌相关淋巴水肿患者运动指导方案的证据总结[J].中华护理杂志,2020,55(5):779-785.

[16] Zhu J, Jin R, Hao F, et, al. Therapeutic effect of upper extremities exercise based on mirror therapy in the postoperative recovery of shoulder function in breast cancer patients[J]. European Journal of Gynaecological Oncology, 2023, 44(3): 49-56.

[17] 黄敏,程爱红,祝妙琴,等.抗阻力训练个性化护理在乳腺癌术后患者中的应用[J].齐鲁护理杂志,2022,28(18):73-75.

[18] 吴美玲,龚璇,黄芳等.基于运动康复的抗阻训练在乳腺癌相关淋巴水肿中应用的研究现状[J].中国康复医学杂志,2023,38(1):115-119.

[19] 王瑞,刘思琴,周婷婷,等.癌症病人癌因性疲乏运动干预的证据总结[J].循证护理,2023,9(6):975-981.

[20] Dams L, van der Gucht E, Haenen V, et al. Biopsychosocial risk factors for pain and pain-related disability 1 year after surgery for breast cancer[J]. Support Care Cancer, 2022, 30(5): 4465-4475.

[21] Huang YY, Toh PY, Hunt C, et al. Breast cancer treatment-related arm lymphoedema and morbidity: A 6-year experience in an Australian tertiary breast centre[J]. Asia Pac J Clin Oncol, 2022, 18(1): 109-117.

[22] 陈璐,刘均娥,赵福云,等.乳腺癌患者骨安全管理的证据总结[J].中国护理管理,2022,22(12):1844-1848.

[23] 仇铁英,王卫星,黄金.康复运动处方在特发性脊柱侧弯患者中的研究进展[J].当代护士(中旬刊),2021,28(2):1-3.

[24] 李欢溪,路潜,朱飞等.乳腺癌生存者运动康复的范围综述[J].中国护理管理,2022,22(11):1751-1757.

[25] 中国抗癌协会肿瘤营养专业委员会,国家市场监管重点实验室(肿瘤特医食品),北京肿瘤学会肿瘤缓和医疗专业委员会.中国恶性肿瘤患者运动治疗专家共识[J].肿瘤代谢与营养电子杂志,2022,9(3):298-311.

[26] Jenkins DG, Devin JL, Weston KL, et al. Benefits beyond cardiometabolic health: the potential of frequent high intensity exercise snacks to improve outcomes for those living with and beyond cancer[J]. J Physiol, 2023, 601(21): 4691-4697.

[27] 王增武,刘静,李建军,等.中国血脂管理指南(2023年)[J].中国循环杂志,2023,38(3):237-271.

[28] 徐瑞霞,王庆华.肩关节运动八式干预在乳腺癌病人术后功能锻炼中的应用[J].护理研究,2021,35(12):2111-2115.

[29] 柯桑桑,路潜,李欢溪,等.乳腺癌手术患者运动预康复的范围综述[J].护理学报,2023,30(19):51-55.

[30] Saleh K, Carton M, Dieras V, et al. Impact of body mass index on overall survival in patients with metastatic breast cancer[J]. Breast, 2021, 55(2): 16-24.

# 第七章　复查随访

乳腺癌复查随访是乳腺癌患者在接受治疗后进行的一系列医学检查和评估,通过定期的体格检查、影像学检查、实验室检查及肿瘤标志物检测等手段,旨在监测疾病的恢复情况、及时发现复发或转移的迹象,提高生活质量,延长生存期。

## 第一节　概　　述

### 一、复查随访的现状

我国乳腺癌患者的患病率处于较高水平,2020年中国乳腺癌新发病例41.6万例,死亡病例约11.7万例。胡琴等于2020年对368名乳腺癌患者的调查结果显示,仅有22.55%的患者展现出良好的复查依从性。众多乳腺癌患者因各种原因未能遵循医嘱进行定期的复查。周梦珂等的研究表明,在乳腺癌的长期随访过程中,由于对患者意愿、态度及需求认知的不足,患者的主动参与度较低,对随访工作的重视程度不够,进而造成了随访中的高失访率现象。杜萍等研究表明,基于乳腺癌患者随访特性进行临床决策支持系统的构建,能够显著增强患者术后复查的遵从性,并优化护理满意度。此系统不仅提高了医护人员的使用频次,确保了患者安全,还促进了护理服务效率的提升,从长远视角来看,有助于降低患者的医疗支出及医院的运营成本。总之,目前我国乳腺癌复查随访现状表现为患者复查依从性普遍较低,高失访率问题突出,虽已有临床决策支持系统的构建并取得一定成效,但复查随访体系仍需进一步完善。

### 二、复查随访频率

《中国抗癌协会乳腺癌诊治指南与规范(2024年版)》建议的随诊随访频率如下:术后2年内,一般每3个月随访1次;术后3~5年,每6个月随访1次;术后5年以上,每年随访1次,直至终身。如有异常情况,应当及时就诊。《乳腺癌诊疗规范(2021版)》建议,乳腺超声每6个月1次;乳腺X线、胸片或胸部CT每年1次;腹部超声每6个月1次,3年后改为每年1次;存在腋窝淋巴结转移4枚以上等高危因素的患者,行基线骨扫描检查,必要时全身骨扫描每1~2年1次;血常规、血液生化、乳腺癌标志物的检测可每6个月1次,3年后每年

1次;应用他莫昔芬的患者建议每年进行1次妇科检查。

### 三、复查随访内容

复查随访内容涵盖了临床体检、钼靶、乳腺 X 线、乳腺彩超、核磁共振成像筛查、心脏彩超、腹部超声、血清肿瘤标志物、PET-CT、骨扫描、检查 $E_2$、FSH、LH。这些检查旨在检测乳腺癌患者的疾病恢复情况、及时发现复发或转移迹象,并评估药物的毒副作用和患者心理状态、生活质量等。

总之,乳腺癌复查随访时,我们除需关注疾病复发与转移之外,还需关注药物副作用、患者心理状态与生活质量、肩关节活动功能恢复,以及特殊需求如生育能力等健康问题。下一节我们收录了五位乳腺癌患者的康复随访记录,涵盖了不同年龄段、不同病理类型、不同治疗方案、不同随访关注重点的患者,通过阅读这些真实的故事,患者们可以从中汲取力量,勇敢地面对疾病,积极地配合治疗,树立战胜癌症的信心。同时,我们也希望这些案例能够为广大医务工作者提供参考,更好地了解患者的需求,制定更加个性化的治疗方案和康复计划,提高乳腺癌的治疗效果和患者的生活质量。

(宋淑芬)

## 第二节 案 例 解 析

### 案例一 全面复查随访管理

**案例简介**:该患者进行了全面的复查随访管理,包括定期的体格检查、影像学检查和实验室检测,以及对患者进行个性化的康复指导。特点在于患者对复查随访的频率和必要性存在困惑,特别是对是否需要进行骨扫描和脑磁共振成像检查存在疑虑。通过专业的复查随访和报告解读,解决了患者的疑惑,并提供针对性康复措施,包括术后复查随访频率的确定、伴随疾病的管理以及复查报告的详细解释。问题解决的结果是,患者对复查随访的重要性有了深刻理解,依从性提高,同时通过生活方式的调整和针对性的康复锻炼,改善了患者的生活质量和预后。

### 一、案例描述

(一)病情描述

1. **基本信息** 林某,女性,56岁,已婚,本科。

2. **现病史** 2022年11月11日行右乳癌保乳术+右侧腋窝前哨淋巴结活检术,术后病理:右乳浸润性癌,非特殊类型,合并较多中级别导管原位癌成分,Ⅱ级,肿块大小:1.5 cm×1.2 cm×1.0 cm,脉管侵犯:(+),切缘阴性,前哨淋巴结 0/3。免疫组化结果:ER(-),PR(-),HER2(1+),Ki-67(+30%),AR(+>80%,强),CD8(+<10%),术后 ddEC-

wP方案化疗,放疗后,要求复查随访及报告解读。

3. 既往史　高血压、高血脂,均用药控制可。

4. 手术史　左侧膝盖关节镜手术。

5. 家族史　否认家族遗传史及恶性肿瘤史。

6. 月经情况　50岁绝经。

7. 传染病史　否认传染病史。

8. 过敏史　否认食物或药物过敏史。

9. 身高　160 cm,体重62.5 kg。

10. 诊断　右乳癌(Ⅰa期,三阴性型)。

11. 辅助检查

2023年11月胸部CT:右乳癌术后,右胸膜下慢性炎症同前,双肺少许纤维灶。

2023年11月乳腺X线摄片:双乳散在点状钙化同前,BI-RADS 3。

2024年3月超声:右乳癌术后改变,左乳乳腺增生,BI-RADS 2。肝脏多发囊肿,双侧锁骨上、腋窝淋巴结未见淋巴结。

2024年3月血液学检查:血红蛋白117 g/L,白细胞$5.6\times10^9$/L,中性粒细胞$3.9\times10^9$/L,血小板172;总胆红素10.2 μmol/L,直接胆红素4.2 μmol/L,谷丙转氨酶33.2 U/L,谷草转氨酶13.8 U/L,总蛋白65.9 g/L,白蛋白42.7 g/L,高密度脂蛋白1.46 mmol/L,低密度脂蛋白5.17 mmol/L,钙2.39 mmol/L,磷1.22 mmol/L;CA153 16.0 U/mL,CA125 10.6 U/mL,CEA 3.39 ng/mL。

(二) 患者康复需求

1. 解决复查随访频率和检查项目的困惑,尤其是否有必要做骨扫描和脑磁共振成像。

2. 复查随访报告结果的解读。

(三) 采取的康复指导或干预措施

1. 术后复查随访频率　术后复查随访频率需要参考患者疾病分期分型等特征进行,通常建议术后2年内进行每3个月1次、术后5年内进行每6个月1次的复查随访、术后5年以上每12个月1次复查随访,监测乳腺癌术后的复发转移及治疗相关不良反应。

2. 术后复查随访常规项目　包括乳房和淋巴结触诊检查、乳腺X线摄片和乳腺超声、乳腺区域淋巴结及肝脏超声、血生化和血常规、胸部CT等,必要时可考虑增加脑部磁共振成像、骨扫描、PET-CT等检查。

3. 乳腺癌伴随疾病的常规随访可酌情选择。

(四) 效果评价

1. 在此次复查随访的监测过程中,常规进行胸部CT、超声或乳腺X线摄片检查并未发现患者的转移。血液学随访发现患者的血脂偏高,予以指导生活方式,调整饮食结构、增加运动强度等干预措施。同时,建议应用降脂药物调整血脂情况。

2. 相关复查随访报告解读

(1) B超及乳腺X线报告解读:美国放射学会推荐的"乳腺影像报告和数据系统",其具体分级为0~6共7类。

(2) 胸部 CT 检查的解读：提示肺部、纵隔、腋窝等部位是否有占位或异常改变，如有异常可显示侵犯部位、严重程度等异常，并对病灶进行具体描述。

(3) 血液学报告解读：如 CA125、CA153、CEA 及血脂等指标酌情予以解读。

## 二、案例分析

### （一）案例相关理论与方法

1. **术后复查随访的目的和重要性** 乳腺癌是女性最常见的恶性肿瘤，随着诊疗水平的提高，早期乳腺癌患者在急病期得到有效诊治，多数患者逐渐以一种慢性病的状态长期生存，进入慢病管理阶段。因治疗引起的副作用或者因患者年龄和激素水平等自身因素的变化导致的伴随疾病问题越来越明显，成为影响患者生活质量及预后的新挑战。马飞等学者指出，国内乳腺癌的治疗不仅要关注肿瘤急病期治疗，也要注重患者的整体健康管理，包括血脂健康、心血管健康、骨健康、心理健康等。因此，复查随访对提高乳腺癌患者生活质量、降低并发症、改善预后具有重要意义。

乳腺癌患者复查随访的目的是了解患者的生存状况，评估疾病是否复发转移，以及患者对辅助治疗的依从性和不良反应等，以采取相应的治疗和干预措施，更好地提高患者的生活质量并改善预后。通过复查随访可及早发现同侧复发和对侧乳腺癌，同时监测是否存在远处转移及第二原发肿瘤。尤其对于三阴性型乳腺癌患者来说，可能存在早期复发风险，因此术后 2～3 年的复查随访尤其重要。

2. **术后复查随访的频率及方法**

(1) 术后复查随访的频率：一般而言乳腺癌术后，患者需要根据术后复发风险来调整随访的频率。

(2) 术后复查随访的方法

1) 乳腺癌的常规随访包括：乳房和淋巴结触诊检查、乳腺 X 线摄片和乳腺超声、乳腺区域淋巴结及肝脏超声、血生化和血常规、胸部 CT 等，一些特殊情况下可考虑增加脑部磁共振成像、骨扫描等检查。

对于三阴性型乳腺癌，尤其是伴有区域淋巴结转移的患者而言，有研究表明，发生脑转移的风险较腔面型乳腺癌患者提高 5%～35%，因此对于三阴性型乳腺癌患者而言，定期随访脑部增强 MRI，是不可或缺的复查手段（HER2 阳性型乳腺癌也是脑转移风险较高的分型，同样随访期间要注意随访）。

相较三阴性型乳腺癌，骨转移风险更高的腔面型乳腺癌，或伴有明显固定部位骨痛症状的患者，则需要通过骨扫描来排除或证实转移的可能性。

2) 乳腺癌伴随疾病的常规随访可酌情选择，参考本书"伴随病症"相关内容。

### （二）进一步研究热点

1. **有效提高复查随访率** 有研究表明，随着术后康复期时间的延长，患者随访的频率和依从性显著下降。如何有效提高术后患者的复查随访率是重中之重，这将有助于早期发现疾病的复发与转移、第二原发肿瘤、治疗相关的并发症和相关伴随疾病，并给予规范的指导以促进患者康复。

2. **智慧升级随访工具** 借助互联网电话、微信随访是目前常用的随访方式，随着健康管理的信息化发展趋势,微信群、公众号、互联网平台及可穿戴电子设备是探索随访管理的新方式。

3. **最佳优化成本效益** 有待乳腺癌术后复查随访的成本效益研究对乳腺癌术后随访的频率、项目及成本效益策略进行优化。

（汤立晨）

## 案例二　有生育需求的随访管理

**案例简介**：本案例的患者面临生育需求与复查随访的双重挑战。案例亮点在于综合考虑了年轻乳腺癌患者的生育需求和疾病管理,为其提供了个性化的随访计划和生育指导。特点体现在对患者生育功能的保护和心理支持,以及对复查随访项目的科学安排。通过多学科团队合作,为患者提供了包括乳腺超声、血液学检查在内的全面复查方案,并针对患者的生育需求,提供了专业的咨询和支持。问题解决的结果是,患者对疾病管理有了更清晰的认识,生育需求得到重视和妥善安排,复查随访的依从性提高,患者的心理状态和生活质量得到显著改善。

### 一、案例描述

#### （一）病情描述

1. **基本信息** 赵女士,26岁,已婚,本科。
2. **现病史** 2023-06-19 在全麻下行腔镜下保留乳头乳晕的左侧皮下腺体全切除术＋亚甲蓝标记下前哨淋巴结活检术＋假体置入左侧乳房再造术,术后病理：左侧乳腺导管原位癌(pTisN0M0 0 期),免疫组化结果：ER(约 90%,强＋),PR(约 25%,弱至中等强度＋),AR(约 70%,中等强度＋),HER2(1＋),Ki67(热点区约 10%＋),E-Cad(＋),P120(膜＋)。术后口服他莫昔芬内分泌药物治疗。
3. **既往史** 无。
4. **手术史** 无。
5. **家族史** 否认家族遗传史及恶性肿瘤史。
6. **月经情况** 月经初潮年龄 12 岁,5～6 d/30 d。
7. **传染病史** 否认传染病史。
8. **过敏史** 否认食物或药物过敏史。
9. **身高** 162 cm,体重 67 kg。
10. **诊断** 左侧乳腺导管原位癌(pTisN0M0)。
11. **辅助检查**

2023-03-17 乳腺彩超提示：左侧乳腺 BI-RADS 1,右侧乳腺 BI-RADS 3。

2023-03-17 乳腺 X 线摄片提示：① 左乳不定性钙化,建议定位病检除外恶性病变,BI-RADS 4A;② 右乳未见明显占位性病变,BI-RADS 1,建议定期复查。

2023-06-14 乳腺磁共振平扫＋增强＋功能成像：① 左乳多发肿块,考虑为良性可能,BI-RADS 3;② 右乳未见异常征象,BI-RADS 1。

2024年3月血液学检查:血红蛋白110 g/L,白细胞 $5.73\times10^9$/L,中性粒细胞 $3.46\times10^9$/L,血小板221/L;总胆红素10.6 μmol/L,直接胆红素2.0 μmol/L,谷丙转氨酶34.2 U/L,总蛋白80.9 g/L,白蛋白47.9 g/L,高密度脂蛋白2.23 mmol/L,低密度脂蛋白4.21 mmol/L,钙2.51 mmol/L,磷1.4 mmol/L;CA153 5.6 U/mL,CA125 72.3 U/mL,CEA 0.85 ng/mL。

（二）患者康复需求

1. 随访频率的需求。
2. 生育需求的困扰。
3. 相关复查报告结果解读。

（三）采取的康复指导或干预措施

1. 随访频率的需求　术后复查随访频率：请参见《乳腺癌康复研究进展和实践》第七章第一节"三、建议频率"部分或其他相关内容。

2. 生育需求的困扰

（1）生育评估：充分评估患者的身体条件、治疗耐受性后，讨论妊娠有关注意事项、开展生育指导，在患者妊娠前告知乳腺癌复发及遗传的风险；采用问诊、量表等形式评估患者的生育要求并每年随访1次；由多学科会诊、跨学科讨论协商制订患者的生育管理计划，治疗的每个阶段均应与患者讨论生育相关信息。

（2）生育功能保留措施：在全身治疗前应考虑生育功能保留，帮助患者选择合适的生育力保存方式（参见《乳腺癌康复研究进展和实践》第四章第五节"三、生育力保存方式"）。本案例患者为未婚育龄期女性，未来有生育需求，因此在患者进行他莫昔芬（内分泌药物）全身治疗前可选择卵母细胞冷冻技术来保存生育力。

（四）效果评价

1. 复查随访的需求　在此次复查随访的监测过程中，常规进行乳腺彩超、乳腺X线摄片、乳腺MRI等检查未发现疾病的局部复发。实验室检查随访发现患者的血红蛋白稍低，血脂增高，予以饮食指导，调整饮食结构、同时建议患者增加运动强度等干预措施，嘱定期随访。

2. 患者生育保护现状

（1）心理干预：内分泌治疗所带来的围绝经期症状往往给乳腺癌患者带来生理及精神上的双重压力，潮热、阴道干燥、睡眠紊乱等症状在年轻乳腺癌患者中尤为明显，并且肿瘤治疗对生育功能的影响也会产生负面情绪。因此，应定期对患者进行随访，除按时完成指南要求的随访外，应在随访的内容里面加入心理状况的评估与专业的指导。

（2）可考虑生育的情况：确诊乳腺癌2年后再尝试受孕，避免在复发风险最高的时期妊娠；选择时机（参见《乳腺癌康复研究进展和实践》第四章第五节"四、怀孕时机选择"）。此案例年轻乳腺癌患者符合原位癌诊断，但因正在进行内分泌治疗，故可根据患者需求，停用他莫昔芬后考虑备孕。

3. 相关复查报告解读

（1）参见《乳腺癌康复研究进展和实践》第七章第三节"一（一）1（4）乳腺B超BI-RADS

分级"部分。

(2) 血红蛋白：是红细胞内运输氧的特殊蛋白质，是使血液呈红色的蛋白，由珠蛋白和血红素组成，其珠蛋白部分是由两对不同的珠蛋白链（$\alpha$链和$\beta$链）组成的四聚体。① 生理性增加：新生儿、高原居民等。② 病理性增加：真性红细胞增多症、各种原因导致的脱水、先天性心脏病、肺心病等。③ 减少：各种贫血（如再生障碍性贫血、缺铁性贫血、铁粒幼细胞性贫血、巨幼细胞性贫血、溶血性贫血、地中海性贫血等）、大量失血（如外伤大出血、手术大出血、产后大出血、急性消化道出血、溃疡所致的慢性失血等）、白血病、产后、化疗、钩虫病等。

(3) 血脂：包括胆固醇、甘油三酯、高密度脂蛋白、低密度脂蛋白等生化指标的解读［参见《乳腺癌康复研究进展和实践》第七章第三节"二(一)1(3)血脂"］。

## 二、案例分析

(一) 案例相关理论与方法

1. 生育时机及注意事项

(1) 生育功能保留措施：在开始乳腺癌全身治疗前应当考虑生育功能保留。胚胎冻存、冻卵、低温保存卵巢组织是最常用的生育力保存手段。有生育要求的女性，酌情考虑使用低卵巢毒性化疗药物，并且及早使用卵巢功能抑制剂。

(2) 可考虑生育的情况：生育时机需考虑患者疾病复发的风险和治疗对后代的影响等因素。选择时机（参见《乳腺癌康复研究进展和实践》第四章第五节"四、怀孕时机选择"）。

2. 术后复查随访的目的和重要性　近年来，年轻乳腺癌在全球范围内逐渐增多，中国年轻乳腺癌比例更高、发病年龄更低，年轻乳腺癌患者不仅在治疗和预后方面具有鲜明特点，在康复后的生活质量等方面也有独特的需求。由于发病时年龄尚轻，治愈后有更多参与职场的机会和需求，承担的社会和家庭角色功能更多更复杂，对生活质量的要求也更高。在抗肿瘤治疗的同时，年轻乳腺癌患者有着生育力保护、保留乳房外形等个性化需求，需在临床实践中加以关注，因此，复查随访对提高年轻乳腺癌患者生活质量、降低并发症、改善预后具有重要意义。

(二) 进一步研究热点

1. 有效提高复查随访率　有研究表明，随着术后康复期时间的延长，患者随访的频率和依从性显著下降。如何有效提高术后患者的复查随访率是重中之重，这将有助于早期发现疾病的复发与转移、第二原发肿瘤、治疗相关的并发症和相关伴随疾病，并给予规范的指导以促进患者康复。

2. 全程管理理念＋互联网护理模式　全方位地了解乳腺癌患者的一般状况、沟通程度及心理健康，全面评估患者的整体需求（包括身体、心理、社会、文化、精神、生育需求等）为患者提供个性化的信息支持、心理支持及身体照护。随着健康管理的信息化发展趋势，互联网＋护理服务模式的推广，微信群、公众号、互联网平台及可穿戴电子设备是探索随访管理的新方式。

3. 复查随访阶段同样应当融合多种专业知识的多学科乳腺癌团队　由核心成员和非核心成员组成，其中核心成员包括影像科医生、病理科医生、乳腺外科医生、乳腺内科医生、放射科医生及乳腺癌专科护士,非核心成员包括妇产科医生、整形外科医生、心理医生、精神科医生及临床遗传学专家等。多学科团队的如何建立是现今乳腺癌医疗界不但探索的问题之一,而专科护士如何在该团队中发挥更大的价值同样也是研究的问题所在。

(钟春嫦)

## 案例三  心脏毒性的随访管理

**案例简介:** 本案例的亮点在于采用多学科团队(MDT)综合治疗策略,为患者提供了个性化治疗方案,包括化疗、靶向治疗和手术等。特点在于对患者进行了长达十余年的个案管理和复查随访,特别是对于曲妥珠单抗心脏毒性的监测和管理。通过个案管理模式,实现了对患者全方位、个性化的监管,及时调整治疗方案。问题解决的结果是患者在接受综合治疗后,病情得到明显缓解,PET-CT 评估显示乳腺及骨的代谢病灶消失,心脏功能维持正常。长期随访显示,患者未发现新的脏器疾病进展,治疗效果良好,生活质量得到提升,有效延长了患者的生存期。

### 一、案例描述

#### (一)病情描述

1. **基本信息**  罗某某,女性,44岁,已婚已育,初中。
2. **现病史**  2010-11-21患者因"发现右侧乳房肿物逐渐增大呈菜花样隆起伴破溃出血一年余"而入院。入院后给穿刺活检及全身评估,病理示:右乳腺癌(HER2过表型),骨及多处淋巴结转移;组织多学科团队(MDT)进行讨论,制定个性化的治疗方案:多西他赛+环磷酰胺+贝伐珠单抗+曲妥珠单抗+唑来膦酸。经过多西他赛+环磷酰胺联合曲妥珠单抗×4个疗程和贝伐珠单抗×2个疗程的治疗后乳腺局部及PET-CT全身评估结果均明显缓解。2011-03-25在全麻下行"右乳腺癌改良根治术",术后病理示右乳腺组织未见癌残留,腋窝淋巴结:1/20。
3. **既往史**  无。
4. **手术史**  无。
5. **家族史**  否认家族遗传史及恶性肿瘤史。
6. **月经情况**  48岁绝经。
7. **传染病史**  否认传染病史。
8. **过敏史**  否认食物或药物过敏史。
9. **身高**  154 cm,体重62.5 kg。
10. **诊断**  右乳癌[Ⅳ期(T4N3M1)HER2过表达型]。
11. **治疗经过**  2010-11-21右乳房肿块呈菜花样隆起破溃出血,穿刺病理活检示右乳浸润性导管癌Ⅱ级,HER2过表达型;PET-CT评估提示骨转移,多处淋巴结转移。多学科MDT团队制定方案:多西他赛+环磷酰胺+贝伐珠单抗+曲妥珠单抗+唑来膦酸。2011-03-25行多西他赛+环磷酰胺+曲妥珠单抗×4个疗程、贝伐珠单抗×2个疗程治疗后:乳腺肿块局部症状缓解,PET-CT示乳腺及骨的代高代谢病灶显像消失。在全麻下行"右乳腺癌改良根治术",术后病理示右乳腺组织未见癌残留,腋窝淋巴结1/20,术后予以多西他赛+环磷酰胺+曲妥珠单抗×2个疗程,局部放疗后曲妥珠单抗+唑来膦酸维持治疗。2011-08-20脑MRI示左侧小脑半球占位(3~4 cm),左侧颞顶枕叶交界处皮层下多发病灶(3个),考虑转移瘤可能性大。遂行"左小脑占位病变切除"术,术后病理示:乳腺癌转移癌,病理分型HER2过表达型,予以γ刀治疗,后行纳米紫杉醇+卡培他滨+曲妥珠单抗+拉帕替尼+唑来膦酸治疗。2011年12月30日PET-CT示全身评估未发现新的脏器疾病停化疗,持续赫赛汀+唑来膦酸治疗,2012年至今定期PET-CT评估,未发现疾病进展。

12. **辅助检查**

2010年11月22日PET-CT结果:右侧乳腺内发现块状及结节状高代谢病灶,疑为恶性肿瘤。右侧腋窝、胸大肌、胸小肌下、左侧内乳淋巴结区、双侧锁骨上下窝、右侧肺门区、纵隔内、右膈肌前上缘区出现结节状高代谢病灶,考虑为淋巴结转移。左肩胛骨、胸4(12)椎体、腰椎体、骶椎、胸骨、右侧髂骨、左侧髋臼内有结节状高代谢病灶,疑为骨转移。

2011年3月25日PET-CT结果:右侧乳腺内原块状高代谢病灶消失,考虑肿瘤治疗后好转;腋窝、胸大肌、胸小肌下、左侧内乳淋巴结区、肺门区、纵隔内、右膈肌前上缘区结节状高代谢病灶消失,考虑淋巴结转移灶治疗后好转;左肩胛骨、胸4(12)椎体、腰椎体、骶椎、胸骨、右侧髂骨、左侧髋臼高代谢病灶消失,考虑转移灶治疗后好转;双侧锁骨上窝内淋巴结稍增大,但PET未见放射性摄取增高,提示肿瘤组织受到抑制,需与炎性增生性淋巴结鉴别。

2011年9月14日至今PET-CT:未发现其他脏器疾病进展。

心脏超声:主动脉瓣少量反流,左室舒张功能减退,收缩功能正常;心律不齐,EF(射血分数)为65%。

## (二)患者康复需求

1. 长期监管、复查随访。
2. 输注曲妥珠单抗心脏毒性的监测。
3. 复查报告结果解读。

## (三)采取的康复指导或干预措施

### 1. 有效长期监管和复查随访策略

(1)组建多学科(MDT)诊治随访团队:组建以乳腺外科医生为主导多学科诊治团队,包括甲乳外科、肿瘤内科、放疗科、病理科、骨科、脑外科、血液内科、PET-CT室、B超室、核磁共振室、药剂科、营养师、个案管理师。在患者不同周期,定期反馈患者治疗情况,通过多学科诊治为患者制定个性化和精准的诊疗方案,以达到预定的治疗效果。

(2)运用乳腺癌个案管理模式全程监管:个案管理师参与患者的整个诊治过程,运用个案管理模式进行监管:通过全程、全方位、个性化的监管,了解患者不同时期的身体状况,当发现问题,及时进行评估,资料汇总,组织多学科讨论,重新制定适合患者的个性化方案。

(3)乳腺癌局部和远处复发转移及伴随疾病的复查随访项目及频率:可参考《乳腺癌康复研究进展和实践》第七章。

### 2. 曲妥珠单抗输注及心脏毒性监管

(1)输注注意事项:初次负荷剂量,曲妥珠单抗(赫赛汀)的初次负荷剂量为4 mg/kg,

90 min 内静脉输注；维持剂量为每周用量为 2 mg/kg；三周给药方案为初始负荷剂量为 8 mg/kg，随后 6 mg/kg 每三周给药一次。且重复 6 mg/kg 每三周给药一次时输注时间约为 90 min；耐受好可在 30 min 输完。

(2) 心脏毒性监测：在患者综合治疗期间可能会不同程度地增加心血疾病风险，因此个案管理师在治疗期间严密注意监测和治疗心脏的不良反应，尽量使乳腺癌患者的心脏毒性降低至最低，严格按乳腺癌患者心脏毒性的管理原则进行监管，指导患者用药。

3. 乳腺癌伴随疾病的常规随访　可酌情选择参考《乳腺癌康复研究进展和实践》"第八章　相关症状与伴随疾病管理"相关部分内容。

(四) 效果评价

1. 该例患者入院确诊时已为乳腺癌四期伴随骨和多处淋巴结广泛的转移，经过 MDT 团队综合讨论为患者制定精准化、个体化的治疗方案，效果良好。后续十余年来乳腺癌个案管理师全程参与监管和随访，给予全方位支持，督促按时返院复查，确保了后续靶向治疗的及时性、连续性、有效性。

2. 相关复查报告结果解读

(1) PET-CT(正电子发射计算机断层扫描)是一种医学成像技术，可以检测身体内的代谢活动并提供有关疾病的信息。在接受 PET-CT 检查后，医生将根据图像结果进行诊断和治疗计划。PET-CT 结果的常见解读可以从 $SUV_{max}$ 值、异常代谢区域、病变的位置和数量等几方面进行。

1) SUV(标准化摄取值)max 值：$SUV_{max}$ 是 PET-CT 扫描图像中最亮区域的测量值，表示区域内正电子的浓度。$SUV_{max}$ 值越高，通常表示该区域的代谢活动越活跃。医生可以使用 $SUV_{max}$ 值确定疾病的程度。

2) 异常代谢区域：PET-CT 扫描可以显示身体内的异常代谢区域。这些区域显示为亮点或"热点"，表示这些区域的代谢活动异常。医生可以使用这些信息确定疾病的类型和严重程度。

3) 病变的位置和数量：PET-CT 图像还可以显示病变的位置和数量。医生可以使用这些信息确定疾病的类型和程度，并制定相应的治疗计划。

(2) 血液学报告解读：CA125、CA153、CEA、CA19-9 解读详见《乳腺癌康复研究进展和实践》第七章相关内容。

## 二、案例分析

(一) 案例相关理论与方法

1. 复查随访的目的和重要性

(1) 组建多学科 MDT 团队：由乳腺外科组建多学科诊治团队，使资源整合，提高诊疗的准确性和有效性，针对 HER2 阳性四期乳腺癌(伴骨转移、脑转移等)患者病情复杂性，通过多学科团队进行制定个性化、精准的治疗方案、随访内容等，有助于提高诊治率及发现肿瘤转移灶等。

(2) 运用乳腺癌个案管理模式全程监管：个案管理师参与患者整个诊治过程，运用个案管理模式进行监管：通过全程、全方位、个性化的监管，了解患者不同时期的身体状况，主要由评估、计划、实施与评价四个方面进行。在患者确诊乳腺癌时进行收案,全面评估患者的情况,进行资料整合,组织多学科会诊,根据诊疗计划,建立档案和制作汝康手册,以便于追踪和管理;约患者洽谈和与医生沟通治疗方案;为患者安排治疗时间、间隔周期和相关治疗的注意事项;为患者进行健康教育,病友探视、介绍汝康会等提供对疾病的认识及情感等支持。建立信息联系方式,方便沟通:包括电话、微信群及公众号等,针对患者在不同治疗阶段提前提醒患者进行治疗和随访;定期进行评估和反馈治疗效果,当发现问题,及时进行评估,资料汇总,组织多学科讨论,重新制定适合患者的个性化方案。

(3) 通过多学科团队协作和个案管理师有效不间断的监管随访,主要是了解患者的生存状况,评估疾病是否复发转移,以及患者对治疗的依从性和不良反应,以采取相应的治疗和干预措施,更好地提高患者的生活质量并改善预后,从而延长患者的生存周期。

2. **做好曲妥珠单抗心脏安全性管理及指导** 在使用前对既往史、体格检查、心电图、超声心动图 LVEF 基线评估后再开始应用抗 HER2 靶向治疗药物,在治疗期间每 3 个月监测心功能。若患者有无症状性心功能不全,根据具体情况决定是否中断治疗,并在 3 周内重复进行 LVEF 评估,决定是否恢复治疗。并在后续治疗中可提高监测频率(如每 6~8 周 1 次),可参考中国临床肿瘤学会(CSCO)乳腺癌诊疗指南 2024(表 7-2-3-1)。

表 7-2-3-1 中国临床肿瘤学会(CSCO)乳腺癌诊疗指南 2024 中关于心脏功能监测

| 心脏功能状态监测 | 管 理 策 略 |
| --- | --- |
| 在治疗前和治疗过程中,应定期监测 LVEF(约每 12 周 1 次) | 在首次曲妥珠单抗治疗之前 LVEF 需≥50% |
| 当 LVEF 下降至<50%,且与治疗前(基线)绝对数值相比降低了≥10%(无心力衰竭症状) | 中断治疗,至少暂停 3 周<br>在 3 周内重复进行 LVEF 评估:若 LVEF 恢复至≥50% 或与治疗前绝对数值相比降低了<10%,可以恢复治疗 |
| 伴有症状的充血性心力衰竭 | 立即终止治疗,直至心脏状态稳定,是否继续治疗应肿瘤心脏病 MDT 团队会诊评估,抗心力衰竭治疗 |

(二) 进一步研究热点

1. **智慧升级随访工具** 借助互联网电话、微信、公众号及互联网平台是目前常用的随访工具。随着健康管理的信息化发展趋势,通过远程医疗技术、人工智能技术(可穿戴电子设备应用与开发)等,实现随访智能化和远程化是探索随访管理的新方案。

2. **开展多元化的支持体系,提高随访率** 乳腺癌患者通过多元化的支持可以提高患者的生活质量,促进患者的康复,促进医疗团队的专业发展,等等。如何构架一个有效的多元化支持体系,以满足乳腺癌患者的不同需求,从而提高患者主动参与随访,这将是一个新的方向。

3. **四期乳腺癌的全程管理模式** 四期乳腺癌的治疗往往疑难,需要多学科团队的诊治及个案管理师的连续监管,在治疗过程中同时还需要患者家属、社工、社区及社会的支持等,护理以乳腺专科护士为主的护理团队,使患者在任何治疗过程中都能得到最佳的照护,精准的方案+有效的监管+精益的护理+多方面的支持,是探索随访管理的新理念。

4. **多元主体共同参与** 单一的资源或服务无法满足乳腺癌患者多样的需求与问题,个案管理只有在多方专业人员合作下,发挥各自的专业优势,才能实现成效最大化。而患者在疾病的恢复期,社区是患者主要的居住场所,由社会工作者与社区工作人员一起为乳腺癌患者提供照护服务,定期跟踪回访,咨询存在的难题,是探索随访管理的新方法。

(宋淑芬、盛海艳)

## 案例四 结合康复运动干预的随访管理

**案例简介:** 患者为双乳多发乳腺癌+假体一期重建,高康复需求患者。本案例的亮点在于个性化康复及运动干预的实施,以及康复运动随访干预团队的组建。特点体现在为高康复需求患者提供了全面的术后康复计划,包括个性化的肢体功能锻炼和假体康复指导。通过组建康复运动随访干预团队,确保了患者术后康复的连续性和有效性。问题解决的结果是,患者肩关节功能显著恢复,上肢活动范围扩大,假体包膜挛缩得到有效控制,患者对康复效果满意,生活质量得到显著提升。

### 一、案例描述

#### (一)病情描述

1. **基本信息** 患者张某,女,45岁,已婚已育,文化程度:本科。职务:总裁。运动习惯:平素长期坚持有计划的中-高强度运动,如皮划艇运动、瑜伽运动等。

2. **现病史** 主诉:发现双乳肿物2月余。查体:双乳多发结节。双侧乳腺外观正常、对称,皮肤无红肿、溃疡、增厚、橘皮样变,双侧乳头内陷,无压痛,双乳未触及明显肿物,双侧腋窝及锁骨下未触及明显肿大淋巴结,全身浅表淋巴结均未触及明显肿大。乳腺超声(图7-2-4-1):右乳乳头旁实质性团块(M1)-右乳1点病灶:1.4 cm×1.3 cm×1.3 cm,BI-RADS 6;右侧乳腺实质性结节(M2)-右乳9点病灶:1.7 cm×1.2 cm×1.1 cm,BI-RADS 4c;左侧乳腺实质性结节(M3)-左乳9点病灶:0.8 cm×0.6 cm,BI-RADS 4a;右侧乳腺内实质性结节(M4),BI-RADS 3。双腋窝淋巴结声像见图7-2-4-2。

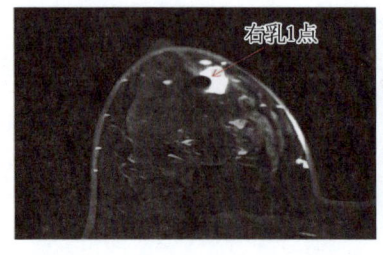
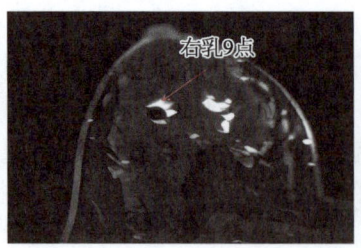
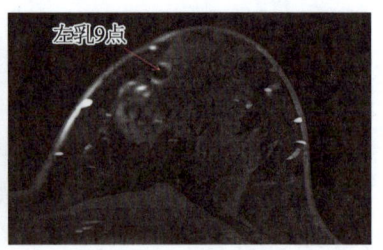

图7-2-4-1 乳腺超声病灶

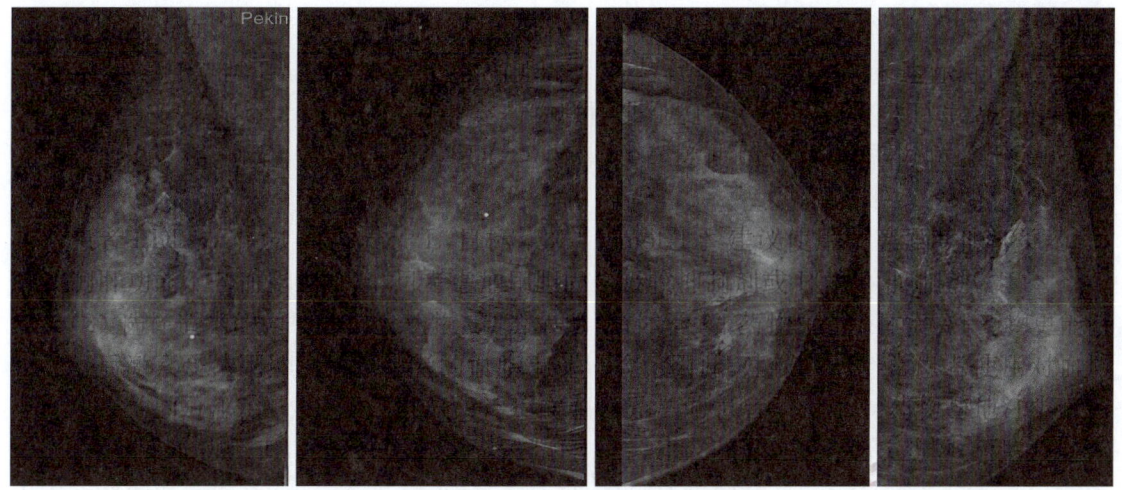

图 7-2-4-2　双腋窝淋巴结声像

3. 既往史　平素健康状况良好。曾患有疾病史：肩周炎病史。
4. 月经史　初潮 12 岁，7/30，月经量中。
5. 婚育史　已婚已育。
6. 家族史　家族无肿瘤病史。
7. 主要治疗

2023 年 3 月 17 日行双乳肿物穿刺，穿刺病理提示：①（右乳 3 点）浸润性乳腺癌Ⅲ级。ER+70%，PR−，HER2(2+)，FISH+，Ki67 60%+。②（右乳 9 点）浸润性乳腺癌，伴导管原位癌。ER+95%，PR+95%，HER2(2+)，FISH−，Ki67 15%+。③（左乳 9 点）导管原位癌。ER 弥漫强+，PR 弥漫强+，HER2+，FISH−，Ki67 约 30%+。后行新辅助治疗 TCbH(Q3w)完成 6 个周期，后持续曲妥珠单抗(Q3w)。新辅助治疗评价：Miller-Payne 评分，病灶 9 点处，G4 分；病灶 3 点处，G5 分。

2023 年 9 月 7 日全麻下行"双侧保留乳头乳晕皮下腺体切除术+双侧前哨淋巴结活检术+双侧乳房重建术"。术后病理诊断：(右侧乳腺)9 点少量中级别导管原位癌（筛状，中核级），局灶见浸润性导管癌（镜下最大直径约 6 mm）；3 点中级别导管原位癌（筛状、粉刺型，中核级）病灶。右侧前哨淋巴结 0/6。ER：90%强+，PR：5%弱+；Ki-67：+，2%；HER2：1+；(左侧乳腺)9 点低级别导管原位癌，前哨淋巴结：(0/3)ER：强+，90%+；PR：中等强度+，70%+；Ki-67：+，2%；HER2：1+。

手术后综合治疗方案：靶向治疗+内分泌治疗。用药：靶向药物（曲妥珠单抗）；内分泌药物（依西美坦+亮丙瑞林）。

8. 诊断　双侧乳腺癌(左 pTisN0M0，右 pT1N0M0，Ⅰ期)。
9. 手术后主要的护理诊断及干预

(1) 双侧肩关节活动障碍及肩背部不适：与手术及既往病史有关。干预措施：采用乳腺癌术后患侧上肢功能康复操——"汝康操"（深圳市第二人民医院研发）配合有氧运动进行干预（术后 4 周内未指导肩关节伸展动作，仅限于提肩+旋肩+经穴按摩）。

(2) 包膜挛缩：与假体置入有关。术后第 5 d Baker 包膜挛缩分级Ⅱ级。干预措施：手法按摩,20 min/次,每日 5~7 次。

### (二)患者康复需求

1. 肩关节活动障碍及双侧乳房重建假体康复。
2. 随访需求及报告解读。

### (三)采取的康复指导或干预措施

#### 1. 肩关节活动障碍及双侧乳房重建假体康复

(1) 组建康复运动随访干预团队并建立微信交流群:由"患者主管医生+康复医生+个案管理师+患者"医护患三方共同组建患者康复及随访小组进行出院后干预。小组工作职责:康复医生制定康复方案,对康复进行干预、心理疏导和注意事项讲解等;个案管理师追踪康复锻炼进展及完成情况,由康复医生及主管医生进行效果评价。

(2) 对康复运动干预依从性进行评估

1) 患者术后功能锻炼依从性量表(包括身体锻炼、术后注意事项、主动寻求建议 3 个维度,共 18 个项目。总分 18~72 分,分值越高示依从性水平越高)。患者评分为:62 分。

2) 社会支持评定量表 SSRS(包括客观支持 3 条、主观支持 4 条和对社会支持的利用度 3 条等三个维度,满分:40 分。分数越高,社会支持度越高)。患者评分为:37 分。

(3) 制定康复运动处方:渐进性肢体功能锻炼以促进肩关节功能恢复为主,进一步提高患者术后生活质量。渐进性抗阻力训练对增强心血管系统的运氧能力、调节肌肉的摄氧能力有明显的促进作用;包膜挛缩进行常规干预。在运动之前,对患者进行健康评估,结合患者的喜好制定运动处方,具体方法如下。

表 7-2-4-1  运动处方

| 方式及方法 | | 具体步骤 | 时机 | 频次 | 运动强度 |
|---|---|---|---|---|---|
| 第一部分 | 渐进性肢体功能锻炼 | 假体按摩 | 局部按压和整体小幅度推动假体,对僵硬的局部重点进行压力治疗 | 术后1~3月 | 20 min/次 | 2~3/周 | 心率限制在105~122 次/分 |
| | | 手法按摩 | 轻手法松解瘢痕及周围的软组织,包括胸大肌胸小肌、肩肱关节附着肌群、锁骨下肌群、引流管附近软组织、肋间肌 | | 30 min/次 | | |
| | | 功能锻炼 | 肩关节及邻近关节 ROM,肩关节周围力量,心肺能力;静态拉伸斜方肌拉伸、颈阔肌拉伸、胸大肌拉伸、背阔肌拉伸;动态练习肩关节环绕、前屈、外展、外旋;心肺:功率车 level 2 | | 30 min/次 | | |
| | 渐进性抗阻力训练 | 手法按摩 | 预防瘢痕增生,按压假体;针对肩关节、指间关节、髋膝关节疼痛,进行关节松动、长轴牵引、被动活动等治疗,同时针对相关的肌肉进行精准放松和强化 | 术后4~5月 | 20 min/次 | 2次/周 | 心率限制在122~140 次/分(中强度心率) |

（续　表）

| 方式及方法 | | 具体步骤 | 时机 | 频次 | 运动强度 |
|---|---|---|---|---|---|
| 第一部分 | 渐进性抗阻力训练 | 热身 | 肩关节环绕 | 术后4~5月 | 10 min/次 | 心率限制在122~140次/分（中强度心率） |
| | | 核心抗旋转 | 跪姿侧平板＋肩外旋（空手）、鸟犬式（抬一条腿）、俄罗斯转体2 kg负重 | | 40 min/次 | 2次/周 |
| | | 平衡加肩耐力 | 深蹲＋肩前屈、弓步＋肩外展、Keiser单腿稳定（动态） | | 40 min/次 | |
| | | 心肺锻炼 | 3 min低强度＋3 min中等强度＋3 min低强度 | | 10 min/次 | |
| 第二部分 | 阶段持续干预 | 手法按摩 | 指腹按摩：清洁双手，做好手部润肤后进行胸衣佩戴指导 | 术后第7~15 d | 20 min/次 5~7次/d | 根据挛缩情况按压深度为0.5~1 cm |

2. 随访需求及结果解读

（1）随访时机及频次：采用低密集度随访；每月1次。

（2）随访安排：每月第4周进行阶段评价。

（3）随访项目：乳房和淋巴结触诊检查、乳腺X线摄片、乳腺区域淋巴结及腹部超声、心电图、超声心动图、胸部CT检查、血生化和血常规、乳腺肿瘤标志物、心肌四项、肩关节活动恢复及假体植入康复等，同时团队与患者定期开展康复交流，了解患者的状态、家庭社会支持及需求。

(四) 效果评价

在此次复查随访的监测过程中，遵循《中国乳腺癌随诊随访与健康管理指南（2022版）》完成随访项目。检查项目未发现癌细胞转移；血液学随访结果均在正常值范围内。患者肩背部不适解除；双上肢功能恢复好，肩关节上举达180°，外展180°，外旋及内旋满足需求；生活可完全自理。双侧假体包膜挛缩改善，无移位，恢复良好。

1. 评价工具

（1）Barthel指数评定量表，从进食、洗澡、修饰、穿衣、控制大便、控制小便、如厕、床椅转移、平地行走、上下楼梯十个方面进行评分，满分为100分，总分≤40分为重度依赖，41~60分为中度依赖，61~99分轻度依赖，100分为无需依赖。

（2）肩功能评定量表（CMS），由疼痛、日常生活能力（activities of daily living，ADL）两个主观评价指标和肩关节活动度（range of motion，ROM）、肌力两个客观评价指标进行评定。满分100分，分值越高表示上肢功能恢复越好。该量表重测信度为0.827。

（3）Baker包膜挛缩分级。

（4）患者主观感受。

2. 阶段评价效果　见表7-2-4-2。

表 7-2-4-2　阶段评价效果

| 评估时间<br>评估内容 | 术后 1 个月<br>（初评） | 术后 2 个月 | 术后 3 个月 | 术后 4 个月 | 术后 5 个月 |
|---|---|---|---|---|---|
| 肩关节功能评分 | 50 分 | 56 分 | 82 分 | 100 分 | 100 分 |
| 自理能力评分 | 75 分 | 95 | 100 | / | / |
| Baker 包膜挛缩分级 | Ⅰ级 | 持续观察/未发生 | 未发生 | / | / |
| 主观感受 | 双侧肩背部僵硬、酸胀；左肩关节周围有明显压痛点；偶有疲乏、困倦；假体手感较好，患者满意 | 肩背部无僵硬等不适，无明显压痛点。假体未发生移位 | 上举及外展明显改善 | 与患病前差异不大，活动有耐力 | 运动维持效果好 |

3. **后续康复方案**　康复运动随访干预团队建议，鼓励患者进行康复锻炼，有规律的体康，坚持自我管理，坚持健康行为。通过患者患病前的运动项目进行评估，在预防淋巴水肿的基础上给予运动指导，坚持定期随访。

运动指导：除指导康复运动外，建议康复活动及强度要求如下。中等强度活动包括：骑车（车速＜16 km/h）、步行（速度≤6.4 km/h）、跳舞（社交舞、广场舞等）、部分瑜伽动作、家居活动（如整理床铺、搬桌椅、拖地、手洗衣服、清扫地毯等）。高强度活动包括：竞走或跑步（速度≥8 km/h）、骑车（车速≥16 km/h）、跳绳、游泳参考《中国乳腺癌随诊随访与健康管理指南（2022 版）》。

## 二、案例分析

（一）案例相关理论与方法

1. **个性化康复及运动干预的重要性**　在乳腺癌的治疗过程中，由于手术和辅助治疗产生的不利影响，大约 90% 的女性会发生心理、身体和情绪等重大变化。其中，常见的身体功能变化是肩关节运动障碍，且约有 71% 的乳腺癌患者术后 3 个月不能恢复至术前功能水平，严重影响患者术后生活质量。本案例患者行双侧假体重建手术，为防止假体发生偏移，常规要求 1 个月内患者避免做剧烈的功能锻炼和上举运动。同时，因患者长期坚持进行中-高强度体育运动，而手术后的疲乏及肢体活动的受限让患者对康复及运动需求更加渴望。因此合理及时、循序渐进的肢体功能锻炼及体能训练可以促进患肢淋巴回流，增加肌肉力量，促进患肢功能恢复，提高生活质量。

2. **组建康复运动随访干预团队的重要性**　多学科管理能帮助乳腺癌术后患肢功能损伤患者减轻焦虑和抑郁情绪，提高康复满意度。而乳腺癌患者康复医、护、患三方共享决策可以令患者对自己的症状管理更加了解和进行深度参与。组建康复运动随访干预团队可以在患者康复及运动过程中给予正确的指导,在尊重患者意愿的前提下,它需要有资质的康复医生及患者主管医生的介入并进行调整,并制定个性化的康复处方;个案管理师在其中起到桥梁的作用,主要进行反馈评价及提高患者治疗的依从性。乳腺癌治疗后症状管理的效果取决于患者术后是否及时得到评估和治疗。从本案例监测数据可以看出,患者在个性化康复及运动的干预下,肩关节运动及心肺功能同时得到提升,每周可完成240 min的中等强度的锻炼。

**3. 随访在回归社会后康复管理中的重要性** 根据国家卫生健康委员会《乳腺癌诊疗规范(2021版)》建议:随诊随访内容和频率供临床结合患者实际情况个体化选择。临床体检:最初2年每3~6个月1次。乳腺癌患者早期进行康复干预的前提是重视随访,根据患者的康复进度、体能、不良事件的监测进行及时有效的调整。《中国乳腺癌随诊随访与健康管理指南(2022版)》指出制定康复及随访计划应以指南为标准,尊重患者的个性需求,同时运用"1(专科)+1(康复)"团队持续提供支持保障。让患者在尽量降低风险的基础上,合理且有计划开展康复措施。

### (二)进一步研究热点

**1. 对于个性化需求患者的干预** 为乳腺癌患者制定康复计划已纳入一些乳腺专科医护团队的随访工作中,开展的形式多样化。对于有运动个性化需求的患者来说,她们期待提供的帮助有更多的联动性、专业性以及个体性,这会让她们更深入正确认识到患病后与患病前的不同,并有效改善她们的生活质量。而干预的时间当然是越早越好,乳腺专科与康复科,甚至是更多相关平台科室保持长期的联动性会让患者更好的获益。如医院体制完善,我们甚至可以期待联合门诊与智能随访平台的结合,可以更有助于团队基于成本效益的高效执行,对于患者早期康复可提供更便利的辅助支持。

**2. 基于患者参与的随访清单的标准化应用** 目前,国内外已有学者通过制定标准化的随访清单,来规范随访内容,明确随访流程,使随访工作科学化规范化,并以随访清单为工具了解并满足患者的健康需求。

(秦 旗)

## 案例五 应对药物不良反应的随访管理

**案例简介**:本案例的亮点在于对患者进行全面的复查随访管理,包括术后复查随访频率的个性化制定和针对药物不良反应的监测与处理。特点体现在对患者进行了细致的药物治疗管理,特别是对于阿贝西利引起的腹泻等不良反应的及时识别和干预。通过综合评估患者的病情和治疗反应,为患者提供了针对性的康复指导和生活方式调整建议。问题解决的结果是,患者对复查随访的重要性有了深刻理解,治疗依从性提高,药物不良反应得到有效控制,生活质量得到改善,患者对治疗和随访过程表示满意。

### 一、案例描述

#### (一)病情描述

**1. 基本信息** 患者刘女士,63岁,已婚,文化程度文盲。

2. 现病史　患者于2022年7月14日无明显诱因发现右乳肿块,不伴有皮肤红肿、乳头凹陷等症状。当地医院彩超提示:右乳外上实性肿块(BI-RADS 5),右腋窝淋巴结增大,遂行"右乳肿块及右腋窝淋巴结穿刺活检术",病理会诊提示:右乳浸润性癌,免疫组化:ER(80%弱-强)+、PR(1%弱)+、HER2(2+)、FISH检测(−)、Ki-67(30%)。cT2N2M0 Ⅲa期。患者于2022年7月27日至11月25日行TE方案6周期新辅助化疗。疗效评价"PR",评价方式"MRI"。2022年12月15日在全麻下行右乳癌改良根治术加胸壁任意皮瓣形成术加右侧腋窝任意皮瓣形成术,术后常规病理报告:右乳浸润性癌新辅助化疗后,瘤床区见少许浸润性癌残留,合并少许导管原位癌,间质纤维化伴钙化,伴炎细胞、组织细胞浸润,符合治疗后改变。脉管癌栓(−)、神经侵犯(−),新辅助治疗反应的评估MP分级3级,腋窝淋巴结:8/23,其中5枚淋巴结伴化疗后改变。术后免疫组化:ER(95%强)+、PR(3%弱)+、HER2(2+)、FISH检测(−)、Ki-67(50%)。2023年2月16日开始放疗,2023年3月25日开始内分泌治疗,口服依西美坦+阿贝西利(CDK46抑制剂),要求复查随访及报告解读。

3. 既往史　无。

4. 手术史　5年前因外伤导致左下肢股骨骨折于当地医院行手术治疗。

5. 家族史　否认家族遗传史及恶性肿瘤史。

6. 月经情况　50岁绝经。

7. 传染病史　否认传染病史。

8. 过敏史　否认食物或药物过敏史。

9. 体格检查　身高155 cm,体重69 kg,体表1.68 m$^2$,BMI 28.7 kg/m$^2$。

10. 诊断　右乳癌cT2N2M0,ypT1N2M0,Ⅲa期,Luminal b型。

11. 辅助检查

2023年3月:ECT见全身骨骼轮廓清晰,对比度好,右前第8肋放射性浓聚集基本消失;右后第9肋放射性浓聚集影一处减淡,一处消失;余未见异常。超声见右侧乳腺缺如(手术切除),右侧胸壁未见明显异常肿物回声。左侧乳腺组织轮廓清晰,腺体回声均匀,乳头深部可见局限性乳管扩张,内径约2.0 mm,管腔内透声尚可,内未见明显血流信号。双侧腋窝未见明显异常肿大淋巴结回声。血液学检查见白细胞2.89×10$^9$/L,红细胞3.70×10$^{12}$/L,血红蛋白128 g/L,血小板150×10$^9$/L,中性粒细胞1.97×10$^9$/L,癌胚抗原3.30 ng/mL,肿瘤标志物CA125 9.39 U/mL,肿瘤标志物CA153 7.22 U/mL,谷丙转氨酶37 U/L,谷草转氨酶25 U/L,总蛋白66.4 g/L,白蛋白44.0 g/L,胆固醇6.1 mmol/L,甘油三酯1.48 mmol/L,低密度脂蛋白4.56 mmol/L。

2023年6月:超声见右侧乳腺缺如(手术切除),右侧胸壁未见明显占位。左乳局部乳管扩张。双侧锁骨上下、双侧腋窝未见明显异常肿大淋巴结。脂肪肝;胆、脾、胰未见明显异常。血液学检查见癌胚抗原为5.39 ng/mL,肿瘤标志物CA125为10.02 U/mL,肿瘤标志物CA153为16.95 U/mL。

2023年9月:超声见甲状腺实质回声弥漫性不均改变;甲状腺左叶囊性结节(C-TIRADS 2),甲状腺右叶低回声结节(C-TIRADS 4a),较前变化不大,双侧颈部中上段未见异常肿大淋巴结。右侧乳腺缺如(手术切除),右侧胸壁未见明显占位。左乳局部乳管扩张。双侧锁骨上下、双侧腋窝未见明显异常肿大淋巴结。脂肪肝;胆、脾、胰未见明显异常。双肾未见明显异常。双侧输尿管未见扩张。子宫及双侧附件区本见明显异常。血液学检查:癌胚抗原 4.88 ng/mL,肿瘤标志物 CA125 9.26 U/mL,肿瘤标志物 CA153 15.59 U/mL,谷丙转氨酶 22 U/L,谷草转氨酶 25 U/L,总蛋白 70.4 g/L,白蛋白 45.8 g/L,胆固醇 5.86 mmol/L,甘油三酯 2.65 mmol/L,低密度脂蛋白 3.65 mmol/L。

2023 年 12 月:超声见甲状腺实质回声弥漫性不均改变;甲状腺左叶囊性结节(C-TIRADS 2)甲状腺右叶低回声结节(C-TIRADS 4A),较前变化不大,双侧颈部中上段未见异常肿大淋巴结。右侧乳腺缺如(手术切除),右侧胸壁未见明显占位。左乳局部乳管扩张。双侧锁骨上下、双侧腋窝未见明显异常肿大淋巴结。脂肪肝;胆、脾、胰未见明显异常。子宫及双侧附件区本见明显异常。血液学检查见癌胚抗原 4.68 ng/mL,肿瘤标志物 CA125 10.26 U/mL,肿瘤标志物 CA153 16.00 U/mL,谷丙转氨酶 25 U/L,谷草转氨酶 30 U/L,总蛋白 71.2 g/L,白蛋白 47.8 g/L,胆固醇 5.99 mmol/L,甘油三酯 2.89 mmol/L,低密度脂蛋白 3.75 mmol/L。

(二)患者康复需求

1. 解决复查随访频率和检查项目的困惑,尤其是否有必要做全身骨扫描和 MRI。
2. 复查随访:解读报告结果。
3. 目前服用药物不良反应的监测、应对方法及治疗依从性的必要性。

(三)采取的康复指导或干预措施

1. 术后复查随访频率见前文内容。
2. 术后复查随访常规项目见前文内容。
3. 乳腺癌伴随疾病的常规随访:可参考《乳腺癌康复研究进展和实践》第八章相关章节。

(四)效果评价

1. 在复查随访的监测过程中,常规进行临床体检(乳房和淋巴结触诊检查)、乳腺 X 线摄片、乳腺区域淋巴结及肝脏超声、胸部 CT 检查并未发现患者的转移;患者的白细胞偏低、血脂偏高。针对白细胞偏低,遵医嘱给予地榆升白片 0.3 g tid po。针对血脂偏高给予生活方式指导及相关干预措施,同时建议必要时应用降脂药物调整血脂情况,注意每年对血脂水平进行检测,详见《乳腺癌康复研究进展和实践》第八章第一节"二(四)治疗"部分内容。

2. 在复查随访中,询问患者主观感受、客观测量患侧上肢臂围等方式评估上肢淋巴水肿的情况,此患者患侧上肢为轻度水肿。对此患者进行预防上肢淋巴水肿健康教育:① 避免高温环境;② 避免负重;③ 避免上肢受压;④ 睡眠时使患侧上肢高过心脏平面;⑤ 患肢避免有创性操作、避免感染;⑥ 尽快恢复手臂功能;⑦ 乘坐长途飞机时戴弹力袖套;⑧ 适当进行体育锻炼等。

3. 在复查随访中询问患者服用内分泌药物治疗情况,治疗依从性及药物不良反应。此患者每天按时按量正确服用依西美坦 25 mg pd、阿贝西利 150 mg bid po,每天补充钙剂,依从性好。作为国内首个被批准用于早期乳腺癌患者的 CDK4/6 抑制剂,阿西贝利常见的药物不良反应有中性粒细胞减少、白细胞减少、腹泻等。该患者在第一次复查随访中血常规监测白细胞偏低。针对白细胞偏低,遵医嘱给予地榆升白片 0.3 g po tid。随访中此患者服用药物第1～2个月伴随轻度腹泻、晨僵、骨关节疼痛,通过饮食调整(避免高纤维、乳制品或刺激性食物,选择清淡易消化食物)缓解腹泻症状,必要时口服药物治疗,起床前轻柔活动关节、规律低强度运动改善关节灵活性。经过生活方式指导及口服药物治疗后,此类症状逐渐减轻并能耐受。针对血脂偏高给予生活方式指导及相关干预措施,同时必要时应用降脂药物调整血脂,注意每年对血脂水平进行检测,详见《乳腺癌康复研究进展和实践》第八章第一节"二(四)治疗"部分内容。

4. 相关复查随访报告解读

(1) B超及乳腺X线摄片报告解读:参考BI-RADS分类。内容详见《乳腺癌康复研究进展和实践》第七章第三节"一、复发转移者"相关部分内容。

(2) 胸部CT检查的解读:提示肺部、纵膈、腋窝等部位是否有占位或异常改变。

(3) 血液学报告解读:① 和乳腺癌预后相关的肿瘤标记物的常见检查包括CA125、CA153、CEA,报告解读参考《乳腺癌康复研究进展和实践》第七章第三节"一、复发转移者"相关部分内容。② 血脂检测报告解读参考《乳腺癌康复研究进展和实践》第七章第三节"二、伴随疾病者"相关部分内容。

## 二、案例分析

### (一)案例相关理论与方法

1. 术后复查随访的目的和重要性　可参考《乳腺癌康复研究进展和实践》第七章前言及第一节内容。

2. 术后复查随访的频率及方法　① 术后复查随访的频率见前文相关内容。② 复查随访的方法:按乳腺癌术后常规项目进行复查随访,据文献报道HR+/HER2-乳腺癌最常见的转移部位为骨(椎骨最常见),其次为内脏(肝脏、肺)、区域淋巴结、局部胸壁皮肤,并且以多部位转移更为常见。因此,对于HR+/HER2-乳腺癌患者而言,定期随访全身骨扫描,是不可或缺的复查手段。

### (二)进一步研究热点

1. 有效的复查随访　在长期的乳腺癌随访中,因缺乏对患者意愿、态度和需求的了解,导致患者主观能动性不强,对随访工作不够关注,患者的失访率较高。有研究提出,根据乳腺癌患者的随访特点进行临床决策支持系统的开发,可有效提升乳腺癌患者术后复查随访依从性,提高患者长期随访黏性,保障患者安全。

2. 智慧升级随访工具及成本优化　目前应用微信群、公众号、互联网平台及可穿戴电子设备等是随访管理的新方式。对乳腺癌术后随访的频率、项目及成本效益策略进行最佳优化,降低患者花费及医院运营成本。

(朱　艳、鲍咏咏)

## 参考文献

[1] Cao W, Chen HD, Yu YW, et al. Changing profiles of cancer burden worldwide and in China: a secondary analysis of the global cancer statistics 2020 [J]. Chin Med J (Engl), 2021, 134(7): 783-

791.
- [2] 胡琴,徐鑫,蒋德勇,等.368例乳腺癌患者术后复查依从性及其影响因素分析[J].西南医科大学学报,2020,43(1):32-35.
- [3] 周梦珂,李惠萍,张珊珊,等.基于患者参与的乳腺癌术后随访清单的构建[J].中国护理管理,2022,22(7):1056-1060.
- [4] 杜萍,周峥,陆瑶,等.临床决策支持在乳腺癌患者随访管理中的应用与成效评价[J].中国护理管理,2021,21(1):110-115.
- [5] 中国抗癌协会乳腺癌专业委员会,中华医学会肿瘤学分会乳腺肿瘤学组.中国抗癌协会乳腺癌诊治指南与规范(2024年版)[J].中国癌症杂志,2023,33(12):1092-1187.
- [6] 岳金让,栗文菊.早期功能锻炼对乳腺癌术后患者肩关节功能恢复的影响[J].中国实用医刊,2024,51(5):65-67.
- [7] 巨洁,张罗欣,岳健,等.年轻乳腺癌患者生育需求现况调查[J].中华肿瘤杂志,2020,42(5):408.
- [8] 陈青,张鹏,吴克瑾.中国育龄期女性乳腺癌病人生育力保存临床实践指南(2023版)[J].中国实用外科杂志,2023,43(2):136-138.
- [9] 雷静,李金花,林琴,等.年轻乳腺癌患者生育指导的最佳证据总结[J].中华护理杂志,2022,57(18):2268-2275.
- [10] 国家肿瘤质控中心乳腺癌专家委员会,北京乳腺病防治学会健康管理专业委员会.中国乳腺癌随诊随访与健康管理指南(2022版)[J].中华肿瘤杂志,2022,44(1):1-28.
- [11] 聂丽静,奚凯雯,韦嘉玲,等.个案管理模式下乳腺癌辅助内分泌治疗依从性分析[J].临床外科杂志,2021,29(3):235-238.
- [12] 孟小琴,屠俊标,魏萍萍.乳腺癌相关血清肿瘤标志物的临床研究进展[J].癌症进展,2021,19(4):334-338.
- [13] 中国临床肿瘤学会指南工作委员会.中国临床肿瘤学会(CSCO)乳腺癌诊疗指南2023[M].北京:人民卫生出版社,2023.
- [14] Sung H, Ferlay J, Siegel RL, et al. Global cancer statistics 2020: GLOBOCAN estimates of incidence and mortality worldwide for 36 cancers in 185 countries[J]. CA Cancer J Clin, 2021, 71(3): 209-249.
- [15] Zimmer AS, van Swearingen AED, Anders CK. HER2-positive breast cancer brain metastasis: a new and exciting landscape[J]. Cancer Rep(Hoboken), 2022, 5(4): e1274.
- [16] Chan RJ, Teleni L, Mcdonald S, et al. Breast cancer nursing interventions and clinical effectiveness: A systematic review[J]. BMJ Support Palliat Care, 2020, 10(3): 276-286.
- [17] 李欢溪,路潜,朱飞,等.乳腺癌生存者运动康复的范围综述[J].中国护理管理,2022(11):1751-1757.
- [18] Higgins MJ, Kale N, Homsy C, et al. Patient perspective on post-breast reconstruction exercise and physical therapy[J]. JPRAS Open, 2021, 30: 160-169.
- [19] 郑莹,裘佳佳,刘叶.乳腺癌康复研究进展与实践[M].上海:上海科学技术出版社,2023.

# 第八章 伴随病症

乳腺癌已经逐渐被纳入慢性病管理阶段。在这一阶段中,乳腺癌患者本身由于年龄、激素水平等自身因素的变化导致的伴随疾病问题和因治疗引起的副作用逐渐凸显,成为影响患者预后及生存水平的新挑战。乳腺癌伴随疾病是与乳腺癌非直接相关的,由于乳腺癌患者年龄及内在微环境改变、生活方式改变及药物不良反应影响等多因素导致的疾病,该疾病与乳腺癌伴随或继发出现率＞30%,并且严重影响乳腺癌患者生活质量,甚至致残或威胁生命。本章节将结合五个案例探讨乳腺癌伴随疾病管理的实战与应用。

## 第一节 概 述

2006年,世界卫生组织将恶性肿瘤列入慢性疾病管理。2015年,中国在《"健康中国2030"规划纲要》中,也将恶性肿瘤列入慢性疾病管理范畴。乳腺癌作为发病率与治愈率均较高、生存时间较长的恶性肿瘤,是肿瘤慢病管理的典范。研究统计表明,在早期乳腺癌患者中,随着年龄的增长,非肿瘤因素所致死亡占比逐渐增高,部分人群甚至超越乳腺癌本身所致的死亡风险。与此同时,有研究显示,高达50%的乳腺癌患者因为不良反应或乳腺癌的伴随疾病等原因而停药,未能坚持完整、规范的内分泌治疗,从而导致疾病复发风险增加。

因此,在乳腺癌患者随诊随访过程中,除密切监测复发转移外,更应重视乳腺癌各阶段治疗带来的不良反应及伴随疾病,强调患者全生命周期的全方位健康管理。

### 一、心血管系统

#### (一) 血脂异常与心血管事件

在所有乳腺癌的伴随疾病中,心血管疾病已成为这一人群最常见的非肿瘤死亡因素,特别是接受化疗、内分泌治疗或绝经后的乳腺癌患者,雌激素水平大幅下降,导致血脂异常和心血管死亡风险显著增加。一项大型肿瘤登记注册数据显示,63 566例绝经后早期乳腺癌患者的十年心脏事件死亡高达15.9%超过了乳腺癌死亡15.1%。乳腺癌患者常可能同时伴随心血管疾病,特别是卵巢缺失和绝经后女性,在自身卵巢功能抑制或衰退、芳香化酶抑制剂治疗的作用下,引起雌激素水平的大幅下降,导致血脂异常发生率和心血管死亡风险显著增加。乳腺癌治疗过程中发生心脏损伤事件是正常人的8倍,而急性期发现是避免致死性心肌损害的关键,临床中及早预防、发现和治疗心脏损害尤为关键。

(二)静脉血栓栓塞症

乳腺癌患者发生静脉血栓栓塞症的风险是同年龄段非肿瘤患者的3.5倍。乳腺癌患者在化疗期间和化疗结束后1个月发生静脉血栓栓塞症的风险明显升高,分别高于未接受化疗患者的10.8倍和8.4倍。接受他莫昔芬治疗的患者,在前3个月的治疗期间,静脉血栓栓塞症的发生风险增加了5.5倍,且风险在治疗3个月后仍持续升高。芳香化酶抑制剂类药物的应用则与静脉血栓栓塞症的发生无明显相关性。因此,对于接受化疗或他莫昔芬治疗的患者,需要特别警惕静脉血栓栓塞症事件发生。应有选择地针对风险最高的患者进行血栓预防,以避免低受益患者的过度治疗和不良反应。

## 二、骨质疏松及骨相关事件

乳腺癌患者随诊随访过程中常伴随骨代谢异常、骨质疏松,显著增加患者承重骨骨折风险;发生髋骨骨折后1年之内,20%的患者会死于各种并发症,约50%的患者致残、生活质量明显下降。由于绝经后雌激素水平降低的影响下,自然绝经的女性骨密度每年下降1.9%,出现骨量减少即骨组织结果变化;尤其是绝经后激素受体阳性乳腺癌接收内分泌治疗,患者往往会遇到严重的骨健康问题,甚至有研究显示绝经后乳腺癌患者骨质疏松导致的骨折发生率高达17.6%。同时,由于国人的饮食习惯,骨质疏松在绝经后女性中亦较为常见。大量乳腺癌患者在慢病期将接受5~10年的内分泌治疗,此过程常伴随出现骨代谢异常、骨质疏松,甚至增加患者承重骨骨折风险。

骨质疏松是一种以骨量低下、骨微结构损坏及其所致骨脆性增加和易发生骨折为特征的全身性疾病,可发生于不同性别及年龄的人群中,但多见于绝经后女性。乳腺癌的一些治疗方法会降低患者的血清雌激素水平,从而导致骨质的流失,增加骨质疏松及骨折事件的发生风险。骨折不但严重影响了乳腺癌患者的生活质量,甚至危及生命,而且也为患者的家庭和社会带来沉重的经济负担。因此,评估乳腺癌患者的骨质状况及发生骨质疏松的危险因素,以实现疾病的预防和早期干预,对提高乳腺癌患者的生活质量,延长其生存期均有重要意义。此外,有研究显示,针对早期激素受体阳性的乳腺癌患者的骨代谢管理可以降低远期骨转移发生率。

## 三、骨髓抑制

骨髓抑制是指骨髓造血功能降低或丧失,导致血液中各种细胞数量减少的病理状态。其诊断主要依据临床表现、血液学检查和骨髓活检结果。表现为全血细胞减少,包括白细胞、红细胞和血小板等。根据血常规检查的结果即可作出白细胞减少症、中性粒细胞减少症或粒细胞缺乏症的诊断。为了排除检查方法上的误差,必要时需要反复检查。

乳腺癌患者的骨髓抑制在化学治疗、放射治疗、靶向治疗等状态下均有不同程度的发生,涉及白细胞、红细胞及血小板等各类血细胞的减少,对患者的免疫屏障功能、凝血功能等正常生理功能产生影响。

化学治疗所致的白细胞与粒细胞的减少通常开始于化疗后 7 d 左右,第 10～14 d 达到最低点,在低水平维持 2～3 d 后缓慢回升,第 21～28 d 恢复正常,呈 U 型。血小板降低比粒细胞降低出现的稍晚,也在 2 周左右下降到最低值。其下降迅速,在低谷停留时间较短即迅速回升,呈 V 型。及时有效的血象检测、一级预防或二级预防都可以有效降低粒细胞、白细胞减少所致感染、粒缺性发热甚至死亡的风险。

部分内分泌治疗靶向药物 CDK4/6 抑制剂因为对细胞增殖周期有抑制作用而影响骨髓增殖功能。

### 四、子宫内膜病变

他莫昔芬与托瑞米芬作为选择性雌激素受体拮抗剂,依赖于靶组织发挥雌激素受体拮抗剂和/或激动剂的作用,并能调节雌激素反应基因的信号转导途径。子宫内膜组织中的雌激素受体在雌激素样作用下,刺激内膜生长,可引起内膜病变。有研究显示,服用他莫昔芬后子宫内膜厚度以每年 0.75 mm 速度递增;服用他莫昔芬 5 年后,平均子宫内膜厚度 12 mm;停止服用他莫昔芬后每年按 1.27 mm 速度变薄。

长期使用选择性雌激素受体拮抗剂可能提高子宫内膜增生和子宫内膜息肉风险,也可能增加子宫内膜不典型增生、子宫内膜癌和子宫肉瘤的发病风险。有研究显示,服用选择性雌激素受体拮抗剂的女性,子宫内膜癌的发生风险高于其他乳腺癌患者,发生率约为千分之一,尤其是在绝经后的乳腺癌患者中使用选择性雌激素受体拮抗剂更需要密切随访妇科超声等检查以便及时了解妇科情况。

除了上述的心血管系统、骨骼肌肉系统、血液系统及女性生殖系统的伴随疾病及后述案例以外,由于年龄的增长、个体的因素、治疗的潜在影响等,尚存在呼吸系统、消化系统、神经系统、泌尿系统、内分泌系统等多系统的伴随疾病,由于篇幅原因无法在概述中详细阐述,可参考《乳腺癌康复研究与进展》相关章节内容。

(汤立晨)

## 第二节 案例解析

### 案例一 骨髓抑制

**案例简介:**一位绝经后乳腺癌患者在接受内分泌治疗过程中,因长期骨髓抑制而对 CDK4/6 抑制剂的必要性产生怀疑的真实经历。在多学科团队的协助下,患者坚持了稳定用药。患者在内分泌治疗期间,由于每日排便不规律以及白细胞计数长期异常,对药物的副作用表示担忧,并对能否完成治疗持有疑虑。专业团队对患者进行了全面评估,并根据其治疗状况、个人意愿及信息需求,制定了个性化的干预方案,以确保治疗过程中副作用得到妥善管理。研究结果表明,在早期高复发风险的乳腺癌患者中,CDK4/6 抑制剂与内分泌治疗的联合使用能够带来持续的疗效。此外,对于治疗期间出现的中性粒细胞减少问题,通常可以通过暂停用药来恢复骨髓功能。该案例向病患传达了一个信息:在科学的指导下,不仅能够持续使用 CDK4/6 抑制剂来加强内分泌治疗,还能有效控制骨髓抑制等副作用。此案例凸显了综合治疗管理在乳腺癌内分泌治疗期间维持和加强患者用药依从性的重要性,特别是在副作用管理方面取得了显著的成效。

## 一、案例描述

### (一) 病情描述

1. **基本信息** W 某某,女性,50 岁,已婚,文化程度高中。
2. **现病史** 患者 2023 年 7 月 14 日行右乳癌保乳根治术+腋窝淋巴结清扫术,术后病理:右乳浸润性癌,非特殊类型,Ⅲ级,肿块大小 1.4 cm×1.8 cm×1.0 cm,脉管侵犯:(+),切缘未见癌累及,腋窝淋巴结 4/16 见癌转移。ER(+>80%,强),PR(+60%,中),HER2(1+),CK5/6(−),Ki-67(+30%),*HER2* 基因状态:(−),无扩增。体格检查:ECOG 1,身高 163 cm,体重 65 kg,右乳外侧、右腋下陈旧性手术瘢痕,愈合好,左乳及左侧区域淋巴结危及明显肿块。
3. **既往史** 40 岁时因胆囊结石行胆囊切除术。
4. **家族史** 无。
5. **月经史** 45 岁绝经。
6. **过敏史** 否认食物或药物过敏史。
7. **诊断** 右乳癌(Ⅲa 期,Luminal b 型)。
8. **主要治疗** 2023 年 8 月 14 日起术后行 EC-T 方案化疗 8 个疗程,放疗 25 次,内分泌治疗中(依西美坦+阿贝西利)。患者内分泌治疗期间轻度骨关节晨僵,骨髓抑制白细胞维持 $(1.9\sim2.5)\times10^9/L$(CTCAE 5.0 分级白细胞下降 2~3 级),中性粒细胞 $(0.9\sim1.3)\times10^9/L$(CTCAE 5.0 分级中性粒细胞下降 2~3 级),余无明显不适主诉。
9. **骨髓抑制相关评估**

(1) 一般情况评估:患者 ECOG 评分 1 分。

(2) 骨髓抑制相关认知:患者因每日大便不成形、白细胞长期不在正常范围担心副作用而考虑用药必要性,也担心自己是否能完成治疗。服药期间检测血象如下:骨髓抑制白细胞维持 $(1.7\sim2.5)\times10^9/L$(CTCAE5.0 分级白细胞下降 2~3 级),中性粒细胞 $(0.9\sim1.3)\times10^9/L$(CTCAE5.0 分级中性粒细胞下降 2~3 级)。

### (二) 患者康复需求

1. 患者希望了解阿贝西利的服用方案、作用、副作用以及如何应对。
2. 患者希望使用阿贝西利期间不良反应得到及时处理,顺利完成治疗。

### (三) 采取的康复指导或干预措施

对患者进行全面评估,根据其治疗情况、患者意愿和信息需求,多学科团队 MDT 讨论,从而制定有针对性的干预措施,做好治疗过程中骨髓抑制副作用的管理。

1. **阿贝西利用于早期高复发风险乳腺癌患者的必要性解读** 据估计,90%的乳腺癌确诊时仍为早期。其中,HR+、HER2-乳腺癌是最常见的亚型,占每年新发乳腺癌病例的

60%~70%。内分泌治疗已历经多年临床数据证实,并因其广泛的药物可及性和良好的患者依从性,成为 HR+、HER2-早期乳腺癌综合治疗的基石。然而,仍有约 30% 的高危患者会出现复发转移,从而进展为无法治愈的转移性疾病。而且对于这类高危乳腺癌患者来说,术后 5 年内的复发风险是其他非高危患者 3 倍。因此,临床亟须创新的治疗方案,以降低患者复发风险。

作为国内首个被批准用于早期乳腺癌患者的 CDK4/6 抑制剂,阿贝西利于 2021 年 12 月获得国家药品监督管理局批准。阿贝西利联合内分泌治疗适用于 HR 阳性、HER2 阴性、淋巴结阳性,高复发风险且 Ki-67≥20% 早期乳腺癌成人患者的辅助治疗。

Monarch E 是一项随机、开放标签的多中心Ⅲ期临床研究,共入组 5 637 例淋巴结阳性的 HR 阳性、HER2 阴性高危早期乳腺癌患者。受试者按 1∶1 的比例被随机分配至阿贝西利(150 mg,2 次/d)联合标准辅助内分泌治疗组,或单纯标准辅助内分泌治疗组。患者接受 2 年的治疗(即治疗期),或者直到满足停药标准为止。治疗期过后,所有患者将根据临床指征继续接受共 5~10 年的辅助内分泌治疗。研究的主要研究终点为基于"疗效终点标准定义"(STEEP)标准的无浸润性疾病生存期(IDFS)。在乳腺癌的辅助治疗研究中,该指标的定义为癌症复发、新发癌症或死亡的时间。次要研究终点包括:无远处复发生存期、总生存期、安全性、药代动力学和健康结局。高危被明确定义为:HR+,HER2-早期浸润性乳腺癌的女性(包括绝经前和绝经后)和男性患者,病理腋窝淋巴结(ALN)阳性≥4 个,或阳性腋窝淋巴结数为 1~3 个且至少具有以下一种高风险特征:原发性浸润性肿瘤≥5 cm;肿瘤组织学分级 3 级;或中心实验室检测的 Ki-67≥20%。患者在入组前还需已完成辅助化疗和放疗(如适用),并已从治疗的所有急性副作用中恢复。

研究结果显示,在意向治疗(ITT)人群中,阿贝西利联合内分泌治疗带来持续获益。相较单纯内分泌治疗,接受阿贝西利联合内分泌治疗的患者 5 年 IDFS 率绝对获益达到 7.6%,IDFS 事件风险显著降低 32%(83.6% vs. 76.6%,HR=0.680,95% CI:0.599~0.772);5 年 DRFS 率绝对获益达 6.7%,DRFS 事件的风险降低 32.5%(HR=0.675,95% CI:0.588~0.774)。尽管目前 monarchE 研究还未观察到 OS 的获益,但此次 5 年数据已经进一步证实阿贝西利 2 年辅助治疗可显著降低转移性复发的风险。相信在更长时间的随访后,IDFS 和 DRFS 获益有望转化为 OS 获益。

随着 NATALEE 研究结果的公布,利柏西利应用于早期 HR 阳性乳腺癌的辅助强化证据也进一步夯实,HR 阳性乳腺癌患者离治愈又迈进了一步。

2. 阿贝西利使用期间对骨髓抑制的管理  对于治疗期间出现的中性粒细胞减少,大多可通过暂停用药恢复骨髓功能。如中性粒细胞不低于 $1.0×10^9/L$,可以继续使用药物,密切监测血象变化,无需调整剂量;如第一次出现中性粒细胞Ⅲ°减少不伴发热者,建议暂停用药,监测血象变化,恢复Ⅰ~Ⅱ°后可恢复用药,如多次反复无法耐受,可降低剂量梯度开始下一周期治疗;如发生中性粒细胞Ⅲ°降低且伴有粒缺性发热或中性粒细胞Ⅳ°减少,监测血象变化,恢复Ⅰ°~Ⅱ°后可恢复用药,直接降低 1 个剂量梯度开始下一周期治疗;对于Ⅲ°伴发热或Ⅳ°中性粒细胞减少的患者,可以考虑使用 G-CSF 对症治疗。CDK4/6 抑制剂相关血液学不良反应分级管理标准参考表 8-2-1-1。

表 8-2-1-1  CDK4/6 抑制剂相关血液学不良反应分级标准(单位：$10^9$/L)

| CTCAE 级别 | 中性粒细胞计数 | 血小板计数 | 白细胞计数 | 淋巴细胞计数 |
|---|---|---|---|---|
| Ⅰ° | 1.5～＜LLN | 75～＜LLN | 3.0～＜LLN | 0.8～＜LLN |
| Ⅱ° | 1.0～＜1.5 | 50～＜75 | 2.0～＜3.0 | 0.5～＜0.8 |
| Ⅲ° | 0.5～＜1.0 | 25～＜50 | 1.0～＜2.0 | 0.2～＜0.5 |
| Ⅳ° | ＜0.5 | ＜25 | ＜1.0 | ＜0.2 |

注：CTCAE，不良事件通用术语评价标准；LLN，正常值下限。

### (四) 效果评价

1. 本案例患者根据骨髓功能管理方案进行监测，每月进行 1 次血常规及肝肾功能监测，2024 年 1 月监测发现白细胞 $1.7×10^9$/L，中性粒细胞 $0.9×10^9$/L，不停用依西美坦，仅停用阿贝西利并行对症支持治疗，10 d 后复查血常规白细胞 $2.5×10^9$/L，中性粒细胞 $1.5×10^9$/L，遂恢复原剂量服用，定期检测血象，未出现骨髓抑制Ⅲ度或以上情况，用药规律稳定。

2. 经过患者教育与用药指导，患者对阿贝西利药物的治疗必要性进一步加强，且了解骨髓抑制的处理原则，能够坚持稳定用药。

## 二、案例分析

### (一) 案例相关理论与方法

该绝经后患者术后病理提示右乳浸润性癌，非特殊类型，Ⅲ级，肿块大小 1.4 cm×1.8 cm×1.0 cm，腋窝淋巴结 4/16 见癌转移。ER(+＞80%，强)，PR(+60%，中)，HER2(1+)，CK5/6(−)，Ki-67(+30%)，HER2(−)，无扩增，属于 HR 阳性 HER2 阴性的高复发风险乳腺癌患者，符合前述 monarch E 临床研究结果的队列一适用人群，因此推荐在第三代芳香化酶抑制剂基础上使用阿贝西利强化内分泌治疗。

在应用 CDK4/6 抑制剂的过程中，不同的药物种类可能产生不同谱系的不良反应，阿贝西利的主要不良反应为骨髓抑制及腹泻，下面就对阿贝西利使用期间骨髓抑制的管理进行重点阐述。

1. CDK4/6 抑制剂相关性中性粒细胞减少的发生率和特点  中性粒细胞减少是 CDK4/6 抑制剂最常见的不良反应。由于 CDK4/6 抑制剂通过阻滞细胞周期抑制增殖发挥作用，而中性粒细胞又是机体中代谢更新较快的一类细胞，故 4 种 CDK4/6 抑制剂均可导致一定程度的中性粒细胞减少，且亚裔患者中报告的中性粒细胞减少的发生率高于非亚裔患者。

CDK4/6 抑制剂导致的中性粒细胞减少普遍出现在用药的第 1 个周期，Ⅲ°以上中性粒细胞减少的中位持续时间 3～16 d；与化疗引起的骨髓抑制不同，CDK4/6 抑制剂不导致中性粒细胞前体死亡，通过临床密切监测和管理，也较少引起发热性中性粒细胞减少

(1%~2%)。

**2. CDK4/6抑制剂相关性中性粒细胞减少症的监测和管理** CDK4/6抑制剂治疗期间需根据患者个体的安全性和耐受性,及时停药、调整剂量或对症治疗。共识建议在患者满足中性粒细胞计数≥$1.0×10^9$/L且血小板计数≥$50×10^9$/L时开始CDK4/6抑制剂治疗,之后每个周期治疗开始时(前2个周期治疗开始时和治疗的第15 d)以及有临床指征时监测全血细胞计数,多重化疗后骨髓抑制恢复欠佳的患者,建议每周监测全血细胞计数,选择合理的初始剂量及合适的CDK4/6抑制剂。

对于治疗期间出现的中性粒细胞减少,大多可通过暂停用药恢复骨髓功能。如中性粒细胞不低于$1.0×10^9$/L,可以继续使用药物,密切监测血象变化,无需调整剂量;如第一次出现中性粒细胞Ⅲ°减少不伴发热者,建议暂停用药,监测血象变化,恢复Ⅰ°~Ⅱ°后可恢复用药,如多次反复无法耐受,可降低剂量梯度开始下一周期治疗;如发生中性粒细胞Ⅲ°降低且伴有粒缺性发热或中性粒细胞Ⅳ°减少,监测血象变化,恢复Ⅰ°~Ⅱ°后可恢复用药,直接降低1个剂量梯度开始下一周期治疗;对于Ⅲ°伴发热或4级中性粒细胞减少的患者,可以考虑使用G-CSF对症治疗。

回顾性真实世界证据提示,对于不伴发热的Ⅲ°中性粒细胞减少症,哌柏西利不调整剂量队列较降低剂量队列有更长的中位无进展生存时间。对于再次出现的Ⅲ°不伴发热的中性粒细胞减少症,如患者脏器功能完善、个体耐受性佳,也可以尝试维持原剂量,但要注意密切监测。

**3. CDK4/6抑制剂相关其他血液学不良反应** 除中性粒细胞降低外,CDK4/6抑制剂相关的常见血液学不良反应还包括白细胞降低、血小板降低和淋巴细胞降低,管理原则与中性粒细胞减少症类似,大部分血液学不良反应可通过暂停用药恢复。共识建议,若出现4级血液学不良反应或3级血液学不良反应停药后≥10 d仍未缓解,临床需高度重视,及时采取对症支持治疗;而1~2级血液学不良反应无需调整剂量,3级血液学不良反应复发缓解后或4级血液学不良反应缓解后应降低1个剂量重启治疗。

(二)具体措施效果评估

临床可根据患者个体安全性与耐受情况来调整CDK4/6抑制剂的使用剂量,可能需要通过中断给药或减少剂量来控制某些不良反应,具体剂量调整策略见表8-2-1-2。

表8-2-1-2 CDK4/6抑制剂相关剂量调整策略

| 药　　物 | 推荐初始剂量 | 首次减量后剂量 | 二次减量后剂量 |
| --- | --- | --- | --- |
| 哌柏西利(mg/d) | 125 | 100 | 75 |
| 利柏西利(转移性)(mg/d) | 600 | 400 | 200 |
| 利柏西利(早期)(mg/d) | 400 | 200 | — |
| 阿贝西利(mg/d,日两次) | 150 | 100 | 50 |
| 达尔西利(mg/d) | 150 | 125 | 100 |

**（三）进一步研究热点**

1. CDK4/6 抑制剂可能与其他药物相互作用，并受到多种因素影响，在开始使用 CDK4/6 抑制剂之前，对联合用药（包括处方药、非处方药、维生素和草药制品）进行详细的病史记录是非常重要的。

（1）利柏西利应避免与他莫昔芬联合使用：他莫昔芬会增加利柏西利的峰值浓度，从而增加利柏西利 QT 间期延长的风险。

（2）可能增加 CDK4/6 抑制剂血浆浓度的药物：CDK4/6 抑制剂主要由肝药酶 CYP3A 代谢，联合应用强 CYP3A 抑制剂可增加 CDK4/6 抑制剂的血浆浓度，因此，应避免在使用 CDK4/6 抑制剂的同时使用强 CYP3A 抑制剂（包括但不限于克拉霉素、伊曲康唑、酮康唑、洛匹那韦/利托那韦、泊沙康唑、伏立康唑和葡萄柚或葡萄柚汁等）。如果不能避免与强效 CYP3A 抑制剂共同使用，则须考虑减少 CDK4/6 抑制剂的用量，哌柏西利的剂量减少至 75 mg qd，利柏西利剂量减少至 400 mg qd，阿贝西利剂量减少至 100 mg bid，达尔西利考虑暂停使用，停止使用 CYP3A 强抑制剂且至 CYP3A 抑制剂物清除 3~5 个半衰期后再恢复达尔西利用药。如果终止 CYP3A 抑制剂治疗，应将 CDK4/6 抑制剂的剂量升高至开始 CYP3A 抑制剂治疗前所使用的剂量（在该 CYP3A 抑制剂的 3~5 个半衰期之后）。与轻度和中 CYP3A 抑制剂合用时无需调整 CDK4/6 抑制剂的剂量，但应密切监测不良反应体征。

（3）可能降低 CDK4/6 抑制剂血浆浓度的药物：联合应用强 CYP3A 诱导剂可降低 CDK4/6 抑制剂的血浆浓度，因此，应避免同时使用强 CYP3A 诱导剂（包括但不限于卡马西平、苯妥英钠和利福平等）。

（4）转运蛋白底物药物：体外研究结果显示，阿贝西利、哌柏西利、达尔西利在体内可能会与转运蛋白相关底物类药物发生相互作用。因此与 P-糖蛋白底物类药物（如地高辛、达比加群、秋水仙碱）、乳腺癌耐药蛋白底物类药物（如普伐他汀、瑞舒伐他汀、柳氮磺胺吡啶）、有机阳离子转运蛋白底物类药物（如二甲双胍）合并用药时应密切监测不良反应。

2. 是否存在风险预测模型或预防性干预方法对 CDK4/6 抑制剂不良反应的管理进行预测并提前干预，有待于更多不良反应循证证据的获得。

（李　菁、汤立晨）

## 案例二　骨质疏松

**案例简介**：一例乳腺癌保乳术后 ER、PR 受体阳性，需长期服用内分泌药物治疗的患者。其由于本身存在髋关节骨折史，且术后又需要长期服用内分泌药物，导致患者担忧并恐惧可能引起骨质疏松的风险。多学科团队从改善生活方式、补充钙和维生素 D 和骨改良药物的使用等方法进行骨健康管理，使该患者了解了内分泌治疗的有效性及安全性，定期做好复查随访的真实故事。对于乳腺癌患者来说，骨质疏松的管理是一个多方面的任务，需要综合考虑药物治疗、生活方式调整和定期监测。通过这案例强调了乳腺癌需长期服用内分泌药物的人群行骨健康管理的重要性，以及多学科合作在评估和治疗骨质疏松中的作用，通过综合干预措施，患者能更好地理解并应对内分泌治疗带来的骨健康挑战。

## 一、案例描述

### （一）病情描述

1. **基本信息** L某某，女性，65岁，已婚，文化程度初中。
2. **现病史** 患者2023年10月行右乳保乳整形＋右腋下淋巴结清扫术，术后病理肿块大小3.5 cm×2.5 cm×2 cm，浸润性癌，非特殊类型，Ⅱ级，脉管侵犯（＋），切缘未见癌累及，腋窝淋巴结0/16，ER（＋＞80%，强），PR（＋40%，中-强），HER2（1＋），Ki-67（＋30%），AR（－），CD8（＋10%），FOXC1（－）。
3. **既往史** 62岁时右侧髋关节骨折行内固定术。
4. **家族史** 否认。
5. **月经、婚育史** 50岁停经，已婚已育2胎。
6. **传染病史** 否认。
7. **过敏史** 否认。
8. **主要诊断** 右乳癌（Ⅱa期，Luminal b型）。
9. **主要治疗** 术后行全乳放疗25次＋瘤床加量5次，2023年4月内分泌治疗中。
10. **骨质疏松的相关评估**

（1）一般情况评估：患者ECOG评分1分，身高160 cm，体重45 kg。

（2）患者对骨质疏松的相关认知评估：患者因存在髋关节骨折病史，因而恐惧长期内分泌治疗可能引起的骨质疏松及其并发症。

（3）辅助检查结果：2023年4月基线检查，骨密度检查结果为T＝－2.8；2023年4月基线检查，骨代谢生化指标为骨钙素-N端肽51.4 ng/mL（正常4.1～21.9 ng/mL），钙2.38 mmol/L（正常2.11～2.52 mmol/L），磷1.35（正常0.85～1.51 mmol/L），镁0.83（正常0.75～1.02 mmol/L），25-羟基维生素D 35.3 nmol/L（正常＞50 nmol/L）。

### （二）患者康复需求

1. 患者希望了解内分泌治疗药物对骨质疏松的影响，并得到及时指导。
2. 患者希望内分泌治疗期间骨质疏松的不良反应得到及时处理，顺利完成后续治疗。

### （三）采取的康复指导或干预措施

绝经前乳腺癌患者的OFS治疗、绝经后乳腺癌患者的芳香化酶抑制剂（aromatase inhibitors，AI）治疗、化疗、放疗及卵巢切除等都会引起雌激素水平的明显降低，从而造成骨量丢失。绝经前患者OFS治疗、绝经后患者AI治疗能够为HR＋乳腺癌患者带来明显的生存获益，但同时OFS和AI治疗也会降低乳腺癌患者体内的雌激素水平。低雌激素水平会加速乳腺癌患者的骨丢失，导致骨矿密度（bone mineral density，BMD，简称骨密度）影响乳腺癌患者的骨健康，带来一系列骨安全问题。因此，推荐乳腺癌患者通过改善生活方式，补充钙、维生素D和骨改良药物的使用等方法进行骨健康管理。

1. **生活方式的改善** 吸烟会使骨质疏松症的发生风险增高，酒精的摄入也会对BMD产生负面影响，建议患者戒烟限酒；体育锻炼被广泛推荐用于预防骨质疏松症，也可以显著降低脆性骨折发生的风险，规律进行中等负重的锻炼可以为BMD带来获益，但要特别注意防止跌倒和身体撞击。

**2. 补充钙和维生素 D**　钙和维生素 D 已经被广泛推荐用于预防骨质疏松症和骨质疏松性骨折。补充钙与维生素 D 是抗骨质疏松症药物治疗的基础，可与任何一种抗骨质疏松症药物联用，充足的维生素 D 可有效增加双膦酸盐类骨吸收抑制剂的治疗应答率。活性维生素 D 更适用于老年、肾功能减退及 1α 羟化酶缺乏或减少的患者，可以提高 BMD、减少跌倒、降低骨折风险。

**3. 骨改良药物的应用**　辅助内分泌治疗可有效地预防 HR+乳腺癌患者的肿瘤复发，提高患者手术切除后的生存率。但辅助内分泌治疗会诱发卵巢功能衰竭，降低雌激素水平，对骨健康产生不利影响，导致快速骨质流失，增加骨折风险。辅助内分泌治疗中加入双膦酸盐类药物可有效地预防绝经后（包括绝经前接受 OFS 治疗）乳腺癌患者的骨丢失。骨改良药物包括双膦酸盐类药物和地舒单抗。

**4. 本例案例推荐干预**　该患者给予上述干预手段，通过健康教育包括但不限于：改善生活方式，增加体育锻炼强度及时间至每天 30 min 中等强度运动，同时每日补充钙 1 200 mg 及维生素 D 800 U，每 6 个月进行 1 次唑来膦酸预防性骨保护治疗，并建议患者定期复查 BMD 及骨代谢指标。

### （四）效果评价

经健康教育及药物干预措施，患者理解内分泌治疗的有效性及安全性，定期复查随访，药物耐受性良好。建议患者继续维持生活方式并行骨保护治疗，定期复查骨代谢及骨密度情况。

2024 年 4 月骨密度检查结果为 T=−2.0；2024 年 4 月骨代谢指标为骨钙素-N 端肽 20.0 ng/mL（正常 4.1～21.9 ng/mL），钙 2.41 mmol/L（正常 2.11～2.52 mmol/L），磷 1.38（正常 0.85～1.51 mmol/L），镁 0.83（正常 0.75～1.02 mmol/L），25-羟基维生素 D 55.1 nmol/L（正常>50 nmol/L）。

## 二、案例分析

### （一）案例相关理论与方法

随着早期乳腺癌患者生存期不断延长，早期乳腺癌女性患者的骨健康管理包括骨丢失的管理和骨转移受到广泛关注。

**1. 乳腺癌患者骨丢失的影响因素**　乳腺癌患者的多种因素会引起骨丢失、骨质疏松甚至脆性骨折，包括年龄在内的非肿瘤治疗引起的骨丢失（non-cancer treatment-induced bone loss，non-CTIBL）与抗肿瘤治疗相关的肿瘤治疗引起的骨丢失（cancer treatment-induced bone loss，CTIBL）。

绝经前患者因接受化疗、卵巢切除或 OFS 等治疗，对雌激素水平及作用的调节显著影响 BMD 水平；绝经后乳腺癌患者卵巢功能的衰退是雌激素下降的主要原因，而化疗与 AI 的使用在改善乳腺癌患者的生存率的同时也降低雌激素水平，会加速患者的骨丢失，增加患者脆性骨折风险。有研究发现，对于绝经前 HR+乳腺癌患者，卵巢功能抑制剂（ovarian function suppression，OFS）治疗 2 年，患者 BMD 相对基线降低 10.5%；绝经后 HR+乳腺癌患者，接受 AI 治疗后骨丢失比正常的绝经后女性增加了 1.6 倍。

除肿瘤治疗相关的危险因素外，也有多种其他的危险因素与骨丢失相关，包括不健康的生活方式(如体力活动少、吸烟、酗酒及摄入过多碳酸饮料等)、性腺功能减退症在内的多种内分泌系统疾病(如卵巢早衰、甲状旁腺功能亢进症、垂体前叶功能减退、Cushing综合征及甲状腺功能亢进症等)、风湿免疫性疾病(如类风湿关节炎、强直性脊柱炎、系统性红斑狼疮及银屑病等)、胃肠道疾病(如炎症性肠病、乳糜泻、慢性腹泻、胰腺疾病及原发性胆汁性肝硬化等)、血液系统疾病(如多发性骨髓瘤、白血病、淋巴瘤及血友病等)、神经肌肉疾病(如帕金森病、癫痫、卒中及多发性系统性硬化症等)、慢性肾脏病(如慢性肾功能不全、终末期肾病等)及心肺疾病(如慢性阻塞性肺病、充血性心力衰竭等)等。另外还有一些药物的使用也会引起骨丢失,如糖皮质激素、抑酸剂(如质子泵抑制剂、铝制剂)、噻唑烷二酮类胰岛素增敏剂、抗免疫排斥药物(如他克莫司、环孢霉素A等)、抗抑郁药物、过量的甲状腺激素、抗凝剂(如肝素)、抗癫痫、抗惊厥药物(如巴比妥类)、肿瘤化疗药、选择性5-羟色胺再摄取抑制剂及抗病毒药等。

2. **骨丢失的监测方法** 《早期乳腺癌女性患者的骨健康管理中国专家共识(2022)》、美国临床肿瘤学会(ASCO)及欧洲肿瘤内科学会(ESMO)骨健康指南推荐,包括乳腺癌在内的绝经后老年肿瘤患者、化疗后、内分泌治疗后及卵巢切除术后患者等,有以上任一情况的患者应该常规检测BMD。共识专家组认为,对于尚未绝经且未正在/计划使用AI治疗的乳腺癌患者常规推荐BMD检测,并基于检测结果和临床风险因素来评估导致骨折的风险。

双能X线吸收法(DXA)是临床和科研最常用的BMD测量方法,可用于骨丢失的诊断、骨折风险性预测和药物疗效评估。结果判读参照WHO推荐的诊断标准,BMD是与同性别、同种族健康成人的骨峰值相比较的,常用T值表示,T值=(实测值-同种族同性别健康青年人BMD峰值)÷同种族同性别健康青年人BMD峰值的标准差。

3. **骨折风险的评估** 骨折风险的评估应当由多学科合作进行。《早期乳腺癌女性患者的骨健康管理中国专家共识(2022)》中提到,超过六成的专家建议T值≤-2.0即推荐给予骨改良药物,96%专家同意-2.0<T值<-1.0的同时存在任意两个风险因素即推荐给予骨改良药物,CTIBL导致骨折的风险分级见表8-2-2-1。

表8-2-2-1 CTIBL导致骨折的风险分级

| 风险分级 | 风险分级影响因素 |
| --- | --- |
| 低危 | T值≥-1.0 |
| 中危 | -2.0<T值<-1.0 |
| 高危 | T值≤-2.0,或-2.0<T值<-1.0同时存在任意两个风险因素(年龄>65岁、T值<-1.5、现在吸烟及有吸烟史、BMI<24、髋骨骨折家族史、50岁以上脆性骨折个人史、口服糖皮质激素>6个月) |

(二) 具体措施效果评价

1. 生活方式的改善包含以下建议
(1) 富含钙、低盐和适量蛋白质的均衡膳食。

(2) 适当户外活动，有助于骨健康的体育锻炼和康复治疗。

(3) 避免嗜烟、酗酒，慎用影响骨代谢的药物等。

(4) 采取防止跌倒的各种措施：如注意是否有增加跌倒危险的疾病和药物，加强自身和环境的保护措施（包括各种关节保护器）等。

**2. 补充钙和维生素 D 可防治骨丢失** 有研究显示，补充钙和维生素 D 可以显著降低总骨折的发生风险达 15%，降低髋骨骨折风险达 30%，同时能增加老年人肌肉力量和平衡能力，因此降低了跌倒的危险，进而降低骨折风险。骨质疏松指南推荐健康人群摄入钙剂（1 000 mg/d）和维生素 D 制剂（800~1 000 U/d）作为基础补充。

由于口服内分泌治疗药物会干扰维生素 D 的吸收，因此乳腺癌患者需要摄入更高剂量的钙和维生素 D。国际骨质疏松基金会建议绝经后女性每天摄入 1 300 mg 钙和 600 U 维生素 D。美国国立综合癌症网络（NCCN）指南推荐 CTIBL 的高危女性每天口服摄入 1 200 mg 钙和 800~1 000 U 维生素 D。中华医学会骨质疏松和骨矿盐疾病分会发布的原发性骨质疏松症诊疗指南建议 50 岁及以上人群钙推荐剂量为 1 000~1 200 mg/d，65 岁及以上老年人维生素 D 推荐剂量为 600 U/d；可耐受最高摄入量为 2 000 U/d，维生素 D 用于骨质疏松症的预防和治疗时，剂量可为 800~1 200 U/d。

值得注意的是，我国老年人平均每日从饮食中获钙约 400 mg，故平均每日应补充的元素钙量为 500~600 mg。钙摄入可减缓骨的丢失，改善骨矿化。用于治疗骨质疏松症时，应与其他药物联合使用。目前尚无充分证据表明单纯补钙可以替代其他抗骨质疏松药物治疗。钙剂选择要考虑其安全性和有效性。

此外，维生素 D 用于治疗骨质疏松症时，应与其他药物联合使用。临床应用时应注意个体差异和安全性，定期监测血钙和尿钙，酌情调整剂量。

**3. 骨改良药物的使用** 除采用以上方式防治骨丢失外，对于绝经状态（自然绝经或手术/药物去势）的或正在/计划使用 AI 治疗的乳腺癌患者，建议尽早给予骨改良药物干预，《中国抗癌协会乳腺癌诊治指南与规范（2024 版）》推荐双膦酸盐作为乳腺癌术后辅助内分泌治疗期间的治疗用药，具体推荐用法为：唑来膦酸 4 mg，静脉注射时长大于 15 min，每 6 个月 1 次，持续 3~5 年；氯膦酸 1 600 mg po pd，持续 2~3 年。

双膦酸盐类药物的药理作用在于通过结合骨骼中的羟基磷灰石，抑制破骨细胞介导的骨吸收，减少骨丢失，提高 BMD。不同的双膦酸盐类药物在化学结构上存在较大差异，所以具有不同的抗骨吸收活性及生物利用度。双膦酸盐目前已发展至第 3 代，第 3 代双膦酸盐延长了侧链，药物活性进一步增强，如加入饱和羟链的伊班膦酸和含氮杂环结构的唑来膦酸。

## （三）进一步研究热点

**1. 骨改良药物使用时长及如何排兵布阵** 骨质疏松症作为一种慢性病，治疗过程应遵循精细化、个体化原则，所有治疗应至少持续 1 年。静脉双膦酸盐治疗 3 年，口服双膦酸盐治疗 5 年，疗程结束后对骨折风险进行评估，如为低风险，可考虑实施药物假期；如骨折风险仍高，可以继续使用双膦酸盐或换用其他抗骨质疏松症药物。

双磷酸盐是无机焦磷酸盐的有机类似物，作用机制为优先在骨吸收过程中活跃骨重塑区域，结合破坏骨细胞功能或导致细胞死亡，从而减少骨相关事件。在骨改良药物方面，

CSCO乳腺癌临床诊疗指南将唑来膦酸和伊班膦酸列为一级推荐,帕米膦酸列为二级推荐。

地舒单抗作为首个精准靶向的RANKL抑制剂,与RANKL结合,阻止其激活破骨细胞等,达到抑制肿瘤生长和减少骨破坏的目的。研究证实,相较于唑来膦酸,地舒单抗在改善患者临床症状和生活质量上具有更大优势,且已被批准进入中国。

2. **如何提升维生素D的补充效能** 普通维生素D为骨健康基本补充剂,在启动抗骨吸收治疗或促骨形成治疗前,需补足维生素D。活性维生素D及其类似物是维生素D的活性形式,可在体内直接发挥作用,不仅增加患者骨密度,还具备其他任何抗骨质疏松治疗药物缺乏的如促进肌力的作用,可降低跌倒风险来预防骨质疏松性骨折,因此具有独特的使用价值。

在药物联合方面,活性维生素D可与抗骨吸收药物如双膦酸盐类药物进行联用,以进一步提升治疗效果。双膦酸盐类药物会抑制骨吸收,出现血钙、血磷的降低,从而导致肌肉疼痛、乏力、关节酸痛等临床症状的发生。因此,活性维生素D联合双膦酸盐类药物使用可以产生协同作用,以防止这些不良反应,并且增加骨密度。

(黄丽瑾、汤立晨)

## 案例三 血脂异常

**案例简介**:一例存在血脂异常的乳腺癌患者术后通过接受康复指导,血脂恢复正常的真实案例。患者李女士是一位处于围绝经期的乳腺癌患者,术后完成EC×4-T×4方案化疗及辅助放疗,目前卵巢抑制+依西美坦辅助内分泌治疗中。李女士既往有10年的吸烟史,这次在经历了改良根治术后,渴望了解高血脂对于乳腺癌生存预后的影响以及康复期血脂管理的方法,希望血脂能达到目标值或正常水平。通过专业团队的全程个性化康复指导,李女士通过合理饮食、适量运动、戒烟限酒等行为成功将血脂调整到了目标水平。不仅肝脏脂肪浸润明显减轻,还收获了健康的生活方式。她的故事告诉病友们,虽然部分接受抗肿瘤治疗的患者会有较高的心脑外周血管疾病的发病率,但是全程关注血脂情况并给予适当的干预,有助于防治动脉粥样硬化性心血管病的发生,并可降低乳腺癌的复发风险。

### 一、案例描述

(一) 病情描述

1. **基本信息** 李某某,女性,45岁。
2. **现病史** 2022年2月10日在行左侧乳房改良根治术,术后病理:左乳浸润性导管癌,2.5 cm,2级。脉管侵犯:(+)。淋巴结转移情况:5/13。ER(+80%,中等),PR(+5%,弱),HER2(2+),Ki-67(+30%),HER2(-),无扩增。
3. **既往史** 40岁时因胆囊结石行胆囊切除术,余无特殊。无心梗、脑梗、外周血管病变,高血压、糖尿病、肾功能不全等慢性病史。
4. **个人史** 吸烟10年,每日3~5根,已戒烟2年。

5. 家族史 无。

6. 月经情况 未绝经。

7. 过敏史 否认食物或药物过敏史。

8. 诊断 右乳癌（Ⅲa期，Luminal b型）。

9. 主要治疗 术后完成EC×4-T×4方案化疗及辅助放疗，目前卵巢抑制＋依西美坦辅助内分泌治疗中。

10. 血脂异常相关评估

(1) 一般情况：患者ECOG评分为1分，身高165 cm，体重60 kg。

(2) 血脂异常相关认知情况：患者了解高血脂并非正常状态，但并未重视及采取干预手段。

(3) 血脂异常指标值的评估

2022年2月基线生化检查：总胆红素9.1 μmol/L，谷丙转氨酶27.5 U/L，谷草转氨酶15.6 U/L，总胆固醇6.40 mmol/L，甘油三酯1.52 mmol/L，低密度脂蛋白胆固醇4.66 mmol/L，高密度脂蛋白胆固醇0.95 g/L，脂蛋白a 79 mg/L，游离脂肪酸0.70 mmol/L。

2022年2月B超：脂肪肝。

(二) 患者康复需求

1. 患者希望了解高血脂对于乳腺癌生存预后的影响。

2. 患者希望血脂达到目标值或正常水平。

3. 患者希望了解康复期血脂管理的方法以及使用降脂药物的注意事项，动脉粥样硬化性心血管病（ASCVD）风险评估及是否有必要用药调控血脂。

(三) 采取的康复指导或干预措施

1. 高血脂对乳腺癌预后的影响 高血脂可能直接影响乳腺癌患者的生存，增加心脑血管疾病风险。血脂与乳腺癌发生的关系尚不明确，一些研究显示总胆固醇和三酰甘油水平与乳腺癌正相关，而高密度脂蛋白胆固醇（HDL-C）负相关。乳腺癌分期与血清胆固醇水平可能有关联。高血脂可能通过性激素结合蛋白减少和自由基产生影响乳腺癌发生，低胆固醇血症可能通过降低免疫细胞膜稳定性影响预后。

不同血脂成分异常对乳腺癌预后的影响不一，一些研究指出高胆固醇水平预后较差，但也有研究认为无明显相关性。由于多数研究为回顾性，难以确定因果关系，高血脂对乳腺癌预后的影响及其机制仍需进一步研究。

2. ASCVD风险评估及血脂管理康复指导 根据《2023年中国血脂管理指南》，在制定血脂管理方案前，需对患者进行ASCVD风险评估。患者无心梗、卒中、外周血管病史，属于低危患者，其血脂控制目标为<3.4 mmol/L。

(1) 健康生活方式

1) 合理饮食：减少高脂肪、高胆固醇食物摄入，增加富含膳食纤维的食物，如蔬菜、水果、全谷类，有助于降低血脂。

2) 适量运动：运动可提高高密度脂蛋白水平，促进胆固醇代谢。建议每周至少150 min中等强度有氧运动。

3) 戒烟限酒：吸烟和过量饮酒可导致血脂升高，增加心脑血管疾病和乳腺癌风险。

(2) 药物降脂：若生活方式干预未达降脂目标，建议使用降脂药物。降脂药种类多，主要分为降低胆固醇和降低甘油三酯（TG）的药物。临床实践中，根据血脂异常类型、基线水平及目标值决定是否联合使用降脂药物。

### （四）效果评价

该患者属于低危患者，故其血脂控制的目标为<3.4 mmol/L。

临床给予生活方式的调整干预，3个月后复查血脂 L-LDL 下降为 3.89 mmol/L，予以加用阿托伐他汀1片，qd po，进行降脂药物治疗。

2022年8月生化检查：总胆红素 9.3 μmol/L，谷丙转氨酶 27.0 U/L，谷草转氨酶 13.9 U/L，总胆固醇 5.11 mmol/L，甘油三酯 1.52 mmol/L，低密度脂蛋白胆固醇 3.15 mmol/L，高密度脂蛋白胆固醇 0.96 g/L，脂蛋白 a 65 mg/L，游离脂肪酸 0.70 mmol/L。

2022年8月B超：肝脏轻度脂肪浸润。

经过6个月的血脂管理，血脂得到目标控制，肝脏脂肪浸润明显减轻。建议继续生活方式调整维持，继续使用阿托伐他汀，定期复查随访。

## 二、案例分析

### （一）案例相关理论与方法

女性进入绝经后，雌激素水平下降，血脂异常率超50%，心血管疾病风险增加。雌激素水平降低导致血脂异常率上升。辅助化疗可提高乳腺癌患者血脂水平，特别是含紫杉醇类药物方案影响更大。化疗期间监测血脂变化并采取措施预防脂代谢紊乱至关重要。全程管理血脂有助于预防 ASCVD 并降低复发风险。

根据《2023年中国血脂管理指南》，在制定管理方案前需评估 ASCVD 风险。患者无心梗、卒中、外周血管病史，属于低危患者，血脂控制目标为<3.4 mmol/L。

### （二）具体措施效果评价

1. 所有患者应接受生活方式干预，预防血脂异常，每年检测血脂水平，包括总胆固醇、甘油三酯、低密度脂蛋白胆固醇和高密度脂蛋白胆固醇。有条件的机构可增加载脂蛋白 A1、载脂蛋白 B、脂蛋白检测。戒烟，使用尼古丁替代品或戒烟药物。调整饮食，增加水果、蔬菜摄入，选择全谷物或高纤维食物，限制饱和脂肪酸、反式脂肪酸、胆固醇、酒类和糖。保持理想体重或减重，维持 BMI 在 20～24 kg/m$^2$，腰围<80 cm。每周至少 150 min 中等强度有氧运动，如走路、慢跑、骑车、游泳、跳舞等；绝经后女性每周至少2次肌张力锻炼。

2. 存在危险因素或出现血脂异常的患者除上述生活方式干预外，还应给予适当的治疗措施。

（1）结合临床疾患和/或危险因素决定是否开始降脂药物治疗：患者无 ASCVD 病史，血脂管理为一级预防，属于低危患者，目标 LDL-C 应低于 3.4 mmol/L。若生活方式若调整无效，需考虑降脂药物。他汀类药物为首选，推荐中等强度起始治疗，必要时可联合其他药物以达到目标。

他汀类药物虽为降胆固醇基础，但剂量增加效果有限，且有副作用风险。我国研究显示，大剂量他汀类药物未进一步减少心血管事件。因此，建议使用常规或中等强度剂量，尤其在耐受性方面。

对于不耐受他汀类药物者,可选用血脂康作为替代。若 LDL-C 未达标,可联合非他汀类药物。研究显示,中等强度他汀类药物联合非他汀类药物在 ASCVD 患者中更有效且耐受性好。超高危患者若基线 LDL-C 高,可直接使用他汀类药物联合 PCSK9 抑制剂。

患者 LDL-C 为 4.66 mmol/L,目标<3.4 mmol/L。建议使用中等强度他汀类药物,并监测肝功能。若血脂未达标,可考虑加用胆固醇吸收抑制剂或 PCSK9 抑制剂。

(2) 选择适当的内分泌治疗药物:研究表明,甾体类 AI 药物比非甾体类 AI 药物更能降低绝经后激素受体阳性乳腺癌患者的血脂事件风险。因此,建议血脂异常患者使用对血脂影响较小的内分泌治疗药物。对于 AI 治疗前血脂异常的患者,建议 AI 药物与他汀类药物联合使用;对于使用非甾体类 AI 后血脂异常的患者,建议改用甾体类 AI 药物,可联合或不联合他汀类药物。无法接受 AI 治疗的患者,可使用他莫昔芬。

(3) 长期规律随诊随访血脂水平及降脂药物不良反应 生活方式干预的患者,初始 3~6 个月应复查血脂,达标后每 6~12 个月复查一次,长期达标者每年复查一次。首次使用降脂药者,4~6 周内复查血脂、转氨酶和肌酸激酶水平。若血脂达标且无异常,可改为每 6~12 个月复查一次;若治疗 1~3 个月后血脂未达标,需调整药物剂量或种类,并在调整后 4~6 周内复查。血脂管理不佳时,建议与内分泌科/心血管科专家合作,制定干预方案,并监测疗效和依从性。

(三) 进一步研究热点

1. **肿瘤患者是否需要更严格的血脂控制** 部分抗肿瘤药物及放疗有明确的血管毒性作用,部分接受抗肿瘤治疗的患者的确有较高的心脑外周血管疾病发病率,但目前管理上仍以严密监测血脂及心脑血管疾病状态为主,并未将肿瘤定为高危因素,也没有更严格控制血脂可以使肿瘤患者获益的证据。不过不可否认这个问题还没有定论,也是未来研究的方向。

2. **如果肿瘤合并 ASCVD,药物治疗血脂难以达标怎么办** 超高危 ASCVD 患者的血脂管理目标值为 L-LDL<1.4 mmol/L,这对于许多患者来说是个挑战。常规中等计量他汀类药物降脂幅度为 25%~50%,而他汀类药物存在 6% 效应,即剂量翻倍后降脂效果只增加 6%,且大剂量他汀治疗对于肝功能不全的风险增高。如果最大剂量他汀剂量未能达标,可以考虑加用二线降脂药物,主要有胆固醇吸收抑制剂和 PCSK9 抑制剂,前者的降脂幅度约为 20%,后者>50%。联合降脂治疗可以使绝大部分患者血脂达标,当然仍有少数未能达标患者,期待研发更多新的降脂药物。

(管佳琴、汤立晨)

## 案例四 子宫内膜不典型增生

**案例简介**:本案例聚焦于一位 50 岁的女性患者,因乳腺癌服用他莫昔芬进行治疗。在持续用药 1 年后,通过超声等相关检查发现子宫内膜出现增厚现象。经进一步评估分析,高度怀疑内膜增厚与服用他莫昔芬这一药物相关,经诊断性刮宫确诊为子宫内膜重度不典型增生,患者无生育要求,与之充分讨论风险及获益,决定行全子宫加双附件切除手术,术后换用依西美坦治疗。此案例提示在使用他莫昔芬这类药物时,需密切关注子宫内膜变化情况,权衡药物治疗获益与潜在导致内膜增厚等风险,必要时依据患者个体状况,采取相应监测措施或调整治疗方案,以保障患者整体健康与治疗的安全性、有效性。

## 一、案例描述

### (一)病情描述

1. **基本信息** C某某,女性,50岁,已婚。
2. **现病史** 2022年8月31日行左乳单纯乳房切除+左侧腋窝前哨淋巴结活检术,术后病理:左乳浸润性癌,非特殊类型癌,大小1.8 cm×1.5 cm×1 cm伴部分导管原位癌成分,3级,脉管侵犯(+)。前哨淋巴结:0/3,切缘(−)。免疫组化:ER(+>80%,中),PR(+>80%,中-强),HER2(2+),Ki-67(+40%),AR(+80%,中),CD8(+<10%),FOXC1(−),E-Cad(+),P120(膜+),CK5/6(−),P63(−),GATA3(+),TRPS1(+),GCDFP15(−),FISH:HER2(−),无扩增。
3. **既往史** 28岁时剖宫产,其余无特殊。
4. **家族史** 无。
5. **月经情况** 未绝经。
6. **过敏史** 否认食物或药物过敏史。
7. **诊断** 右乳癌(Ⅰ期,Luminal b型)。
8. **主要治疗** 术后行TC×4,末次化疗2022年12月22日。现行内分泌治疗中,戈舍瑞林+他莫昔芬治疗中。诉偶伴阴道不规则出血。
9. **他莫昔芬相关妇科问题评估**

(1)患者一般情况评估:ECOG评分为1分,身高162 cm,体重65 kg。

(2)患者对他莫昔芬相关妇科问题认知评估:患者用药前及用药期间均了解并持续关注他莫昔芬相关妇科问题,持续密切随访,对于可能产生的妇科问题极度焦虑。

(3)子宫内膜及激素水平评估:2023年10月10日超声报告:右乳增生(BI-RADS 2),腋窝及锁骨上淋巴结未见肿大,肝内脂肪沉积,子宫内膜增厚15 mm,双侧卵巢囊肿大者直径23 mm。2023年10月10日激素水平:雌激素<37 pmol/L(绝经期),卵泡刺激素0.19 U/L(黄体期),黄体生成素8.74 U/L(卵泡期)。

### (二)患者康复需求

1. 患者希望了解使用他莫昔芬对子宫内膜的影响,并得到及时指导。
2. 患者希望子宫内膜增厚得到及时治疗和处理,解除心理困惑。

### (三)采取的康复指导或干预措施

1. **使用他莫昔芬的必要性解读** 他莫昔芬作为一种选择性雌激素受体拮抗剂(SERM),依赖于靶组织发挥雌激素受体拮抗剂和(或)激动剂的作用,并能调节雌激素反应基因的信号转导途径。在乳腺癌细胞中,他莫昔芬作为内质网拮抗剂与雌二醇竞争结合,并通过诱导构象变化阻止内质网与共激活蛋白的相互作用来预防和控制乳腺癌。中国乳腺癌内分泌治疗专家共识提出,他莫昔芬应用 5～10 年是绝经前雌激素受体(ER)阳性早期乳腺癌患者内分泌治疗标准方案。

2. 解决子宫内膜增厚的困惑　服用他莫昔芬后子宫内膜厚度以每年 0.75 mm 速度递增;服用他莫昔芬 5 年后,平均子宫内膜厚度 12 mm(6～21 mm);停止服用他莫昔芬后每年按 1.27 mm 速度变薄。

针对绝经前患者,子宫内膜厚度在月经周期的不同阶段存在显著差异,增殖期子宫内膜厚度≥12 mm,判断为子宫内膜增厚。针对绝经后患者,服用他莫昔芬的患者子宫内膜厚度≥8 mm 时,或服用芳香化酶抑制剂或托瑞米芬的患者子宫内膜厚度≥4 mm 时,判断为子宫内膜增厚。需结合临床症状及经阴道超声检查综合判断子宫内膜增厚情况。子宫内膜检查结果正常时,仍需重视,建议每 6～12 个月对子宫内膜的随访监测。子宫内膜检查结果异常时,首先应判断是否与 SERM 类药物相关,随后依据评估结果给予适当的治疗。针对已出现子宫内膜增厚的患者,应提高随访频率,建议每 3～6 个月检测一次。

处理方案:建议患者停用他莫昔芬。2 个月后复查超声结果如下:2023 年 12 月 17 日超声报告,子宫内膜增厚 19 mm,双侧卵巢囊肿大者直径 25 mm。

(四)效果评价

2023 年 12 月 20 日经诊断性刮宫确诊为子宫内膜重度不典型增生。

该患者经诊断性刮宫确诊为子宫内膜重度不典型增生,无生育要求,与患者充分讨论风险及获益,决定行全子宫加双附件切除手术,术后恢复顺利。予以停用戈舍瑞林及他莫昔芬,改用依西美坦治疗。

## 二、案例分析

(一)案例相关理论与方法

1. 他莫昔芬的使用与子宫内膜增厚有关,以下是一些相关的理论

(1) DNA 损伤理论:研究发现他莫昔芬在人体组织中的代谢会产生一些中间产物,这些中间产物可能对 DNA 造成损伤。在他莫昔芬相关的肝癌患者大体标本中检测到了高频率的 $p53$ 突变,因此推论他莫昔芬诱导子宫内膜癌可能与其代谢过程中产生的中间产物造成 DNA 损伤相关。

(2) 雌激素受体调节理论:他莫昔芬作为一种雌激素受体拮抗剂,其作用机制主要是与人体内的雌激素竞争,夺取雌激素受体,从而导致雌激素不能发挥其有效作用。这种竞争性抑制可能导致子宫内膜对雌激素的反应发生变化,从而引起子宫内膜增厚。

(3) 细胞应激理论:有研究显示,他莫昔芬可以引起子宫内膜细胞的应激反应,导致细胞增殖和 DNA 损伤,这可能与子宫内膜增厚和癌变有关。

(4) 雌激素和孕激素平衡理论:绝经后妇女由于雌激素水平下降,孕激素对子宫内膜的保护作用减弱,他莫昔芬的弱雌激素效应可能在这种情况下导致子宫内膜增厚。而在绝经前妇女中,由于体内有足量的孕激素作用于子宫内膜,拮抗雌激素,内膜可定期脱落,因此不易引起内膜增厚。

(5) 药物代谢和个体差异理论:他莫昔芬的代谢可能受到个体遗传差异的影响,不同的代谢产物可能对子宫内膜有不同的影响。某些代谢产物可能增加子宫内膜增厚和癌变的风险。

这些理论提供了对他莫昔芬导致子宫内膜增厚的生物学和临床基础的理解,有助于指导临床实践中对他莫昔芬使用的患者进行更好的监测和管理。

乳腺癌术后口服他莫昔芬引起子宫内膜增生的发生率为4.7%～16%,其中包括单纯性增生、复杂性增生和不典型增生。他莫昔芬相关的子宫内膜息肉往往较大(>2 cm)、多发,绝经后患者子宫内膜息肉的恶变率为3.0%～10.7%,高于健康对照组0.7%。他莫昔芬的使用与子宫内膜癌(EC)的发生也可能存在联系。有研究发现他莫昔芬使用者患EC的风险增加了1.5～6.9倍。并具有其独特的临床特点。① 子宫内膜癌的风险与他莫昔芬的日剂量无关,与用药持续时间和累积使用量有关。② 他莫昔芬使用者EC的风险随着绝经后女性体重的增加而显著增加。③ 他莫昔芬引起的EC通常属于不良的病理亚型,预后相对较差。他莫昔芬相关的EC不仅发病率高,预后也差,有研究发现,乳腺癌术后他莫昔芬治疗引起的EC,3年生存率显著降低,应用他莫昔芬5年以上的EC患者3年生存率为76%,未应用他莫昔芬的EC患者则为94%。通过大型病例对照研究发现,长期服用他莫昔芬的患者发生FIGO Ⅲ期和Ⅳ期子宫内膜恶性肿瘤的比例为20%,未服用者为11.3%,病理类型以非子宫内膜样癌比例高。④ 他莫昔芬引起EC风险的增加只在他莫昔芬治疗期间才明显,停药后逐渐降低。⑤ 绝经后妇女恶性肿瘤发生率高于绝经前妇女(分别为4.67%和1.95%)。

长期使用SERM类可引起子宫内膜息肉、子宫内膜增生、不典型增生、子宫内膜癌和子宫肉瘤。子宫内膜病变的处理原则如图8-2-4-1。

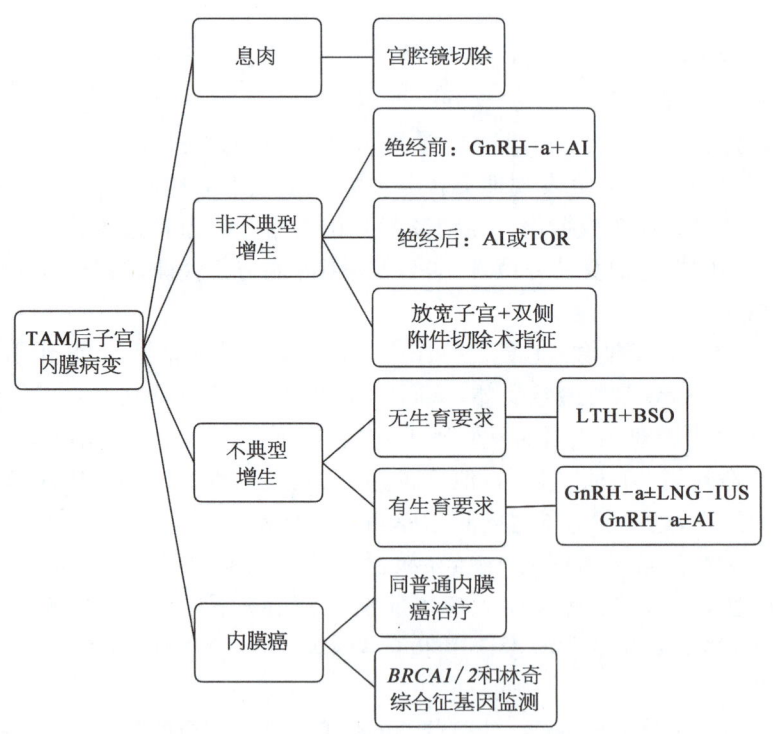

图8-2-4-1 子宫内膜病变的处理原则

他莫昔芬相关子宫内膜息肉的恶变率高于普通子宫息肉,且相比于绝经前患者,绝经后患者有更高的恶变可能。因此,患者用药前应先筛查,一旦发现子宫内膜息肉,应该先予以切除。用药过程中定期筛查,发现子宫内膜息肉可行宫腔镜子宫内膜息肉电切术,术后根据病理结果作相应处理。

2. **他莫昔芬相关子宫内膜增生不伴不典型增生时可采取如下治疗** ① 绝经前患者联合卵巢功能抑制剂+第三代芳香化酶抑制剂。② 绝经后患者更换为第三代芳香化酶抑制剂或托瑞米芬,严密随访,定期复查。可酌情放宽子宫+双侧附件切除术指征。对于子宫内膜不典型增生无生育要求者,腹腔镜子宫+双侧附件切除术为标准术式,术中送快速冰冻病理检查,若病理诊断为恶性,需按照子宫内膜癌治疗,行全面分期手术。对于强烈要求保留生育功能者首选促性腺激素释放激素激动剂(GnRH-a)治疗,也可联合应用 LNG-IUS 与第三代芳香化酶抑制剂,应严密随访,每 3 个月进行 1 次子宫内膜组织学评估,直至 2 次组织学结果阴性。对于无症状、组织学连续 2 次阴性结果,评估间隔时间延长至 6～12 个月。子宫内膜活检随访至放弃或完成生育后行子宫+双侧附件切除术。

3. 对于他莫昔芬相关子宫内膜癌,无论期别早晚,均不推荐保留生育功能和保留卵巢,推荐行 BRCA1/2 和林奇综合征基因突变检测。其治疗原则同普通子宫内膜癌:Ⅰ期子宫内膜癌首选腹腔镜筋膜外子宫全切+双侧附件切除术。术后结合分期、组织分化及高危因素选择辅助治疗。Ⅱ期子宫内膜癌首选筋膜外子宫全切+双侧附件+盆腔淋巴结+腹主动脉旁淋巴结切除术,术后首选盆腔外照射放疗和(或)阴道近距离放疗±化疗。Ⅲ期、Ⅳ期子宫内膜癌,根据影像学及 CA125 检查进行评估,若病变局限于盆腹腔内时,行子宫+双附件切除+手术分期+减瘤术,手术目标是尽可能达到没有肉眼可见病灶;也可考虑新辅助化疗后再手术;若出现远处转移病变,可行全身治疗和(或)外照射放疗,也可考虑姑息性子宫+双附件切除术。

### (二) 具体措施效果评价

该患者经诊断性刮宫确诊为子宫内膜重度不典型增生,按照共识或指南推荐,建议无生育要求者进行全子宫及双附件的切除,后续改用依西美坦内分泌治疗。

### (三) 进一步研究热点

他莫昔芬引起子宫内膜增生患者,后续进展为子宫内膜癌的风险更高。目前,解决这一问题的研究数据较少,临床实践中建议与乳腺肿瘤医生一起重新评估和管理,并在适当的情况下寻求替代治疗。在缺乏有限证据的情况下,根据增生的组织学分类进行治疗是合理的。未来希望开发和验证风险评估模型,以预测服用他莫昔芬的乳腺癌患者发生子宫内膜病变的风险。这可能包括临床特征、生化标志物和遗传标记物。

(李 平、汤立晨)

## 案例五 深静脉血栓

**案例简介**:一例隐匿性乳腺癌手术+化疗后一周出现右上肢疼痛伴肿胀的案例,经全面检查及评估诊断为深静脉血栓。根据病情结合其康复需求,采取针对性抗凝治疗与康复指导,并对其后续复发风险进行评估,经过3个月的规范治疗,患者右上肢疼痛肿胀消失,深静脉导管未见异常。通过此案例告诉我们,乳腺癌患者需定期进行深静脉血栓的风险筛查,并根据不同风险等级,落实基础预防策略或预防性应用抗凝药物,对于已经发生的患者,早期发现并结合肿瘤患者病情的基础上规范治疗并定期复查。这一案例展现了早期发现结合规范治疗在提高深静脉血栓发生后所发挥的重要作用,同时为患者的整体康复提供良好的保障,全面提高患者的生存和生命质量。

## 一、案例描述

(一)病情描述

1. 基本情况:65岁。

2. 现病史 2022年1月26日因"隐匿性乳腺癌"行左腋窝淋巴结清扫标本,术后病理示(左腋窝)淋巴结(15/15)见癌转移,ER(−),PR(−),HER2(3+),Ki-67(+50%)。

3. 既往史 高血压20年,糖尿病15年,药物控制良好,血压130/80 mmHg,空腹血糖6.1 mmol/L,余无殊。

4. 家族史 无。

5. 月经情况 50岁停经。

6. 过敏史 否认食物或药物过敏史。

7. 诊断 右乳癌(Ⅲa期,HER2阳性型)。

8. 主要治疗 术后植入PORT输液港,2022年2月20日起行多西他赛+卡铂+曲妥珠单抗+帕妥珠单抗×6周期化疗,后续拟完成靶向治疗,末次化疗2022年3月13日,2022年3月20日诉右上肢轻度疼痛伴轻度肿胀感2d。

9. 主要检查及评估

患者一般情况评估:ECOG1,身高:157 cm,体重:85 kg。

2022年3月20日超声报告:右侧锁骨下深静脉导管内见占位,右锁骨下静脉血栓可能。

2022年3月20日凝血功能:纤维蛋白降解产物6.5 mg/L(正常0~5 mg/L);APTT 26.1 s(正常22.3~38.7 s);TT 18.70 s(正常14~21 s);PT 11.5 s(正常10~16 s);Fg 2.1 g/L(正常1.8~3.5 g/L);D-二聚体定量2.3 mg/L(正常0.0.55 mg/L)。

(二)患者康复需求

1. 深静脉血栓的治疗与康复指导。

2. 深静脉血栓的复发风险评估。

(三)采取的康复指导或干预措施

1. 深静脉血栓的治疗原则与康复指导 深静脉内血栓分为无症状和有症状两种,推荐超声作为首选诊断方法,必要时选择静脉造影。对于深静脉置管后血栓形成,指南推荐:如果中心静脉导管功能正常、位置良好且未感染,并且进行抗凝治疗时在密切监测下症状得到良好解决,则可以将其保留。一般康复治疗:抬高患肢,避免挤压及按摩。ACCP10指南建议深静脉血栓形成治疗的疗程≥3个月,如果诱因持续存在,建议延长抗凝时间,抗凝治疗需评估出血风险。抗凝方案推荐(选其中一种)利伐沙班口服或低分子肝素每12 h皮下注射。抗凝治疗3～6个月症状缓解后，应继续抗凝治疗，经静脉超声确认无血栓后可继续使用输液港。经抗凝治疗后症状无缓解甚至加重，可用溶栓治疗。抗凝和溶栓治疗有出血风险，应提前告知患者。

2. **深静脉血栓的复发风险评估** 不同的研究对于深静脉血栓的复发风险评估方案略有差异，如VIENNA研究中异常D-二聚体、男性与静脉血栓的位置高度提示复发风险；在DAMOVES研究中，异常D-二聚体、年龄、性别、肥胖、Ⅷ因子、遗传性血栓症或静脉曲张均为深静脉血栓复发的风险因素；而在针对女性的HERDOO-2研究中存在着异常D-二聚体、年龄65岁及以上、BMI达到30及以上或肢体水肿/色素沉着/发红等存在2点及以上，则存在1.6%（95% CI：0.3%～4.6%）的复发风险。

发生深静脉血栓的高危因素分为原发性和继发性两类。① 原发性的因素有：抗凝血酶缺乏、先天性异常纤维蛋白原血症、高同型半胱氨酸血症、抗心磷脂抗体阳性、纤溶酶原激活物抑制剂过多、凝血酶原20210A基因变异、Ⅷ、Ⅸ、Ⅺ因子增高、蛋白C缺乏、V因子Leiden突变（活化蛋白C抵抗）、纤溶酶原缺乏、异常纤溶酶原血症、蛋白S缺乏、Ⅻ因子缺乏。② 继发性因素有：髂静脉压迫综合征、损伤/骨折、脑卒中、瘫痪或长期卧床、高龄、中心静脉留置导管、下肢静脉功能不全、吸烟、妊娠/产后、Crohn病、肾病综合征、血液高凝状态（红细胞增多症，Waldenstrom巨球蛋白血症，骨髓增生异常综合征）、血小板异常、手术与制动、长期使用雌激素、恶性肿瘤化疗患者、肥胖、心肺功能衰竭、长时间乘坐交通工具、口服避孕药、狼疮抗凝物、人工血管或血管腔内移植物、VTE病史、重症感染。

本案例患者身高157 cm，体重80 kg，BMI约32.4，年龄65岁、D-二聚体持续异常、中心静脉留置导管、恶性肿瘤化疗期间，故深静脉血栓复发风险为高风险。建议持续低分子肝素抗凝治疗至少3个月直至中心静脉导管拔除。

（四）效果评价

经过3个月的低分子肝素治疗，患者右上肢肿胀疼痛缓解消失，复查超声未见深静脉导管中占位。因患者为深静脉血栓高危人群，且无出血高风险，故建议延长治疗时间，建议继续口服Xa因子抑制剂，监测凝血功能。

2022年7月10日超声报告：深静脉导管内未见明显占位。

2022年7月10日凝血功能：纤维蛋白降解产物3.0 mg/L（正常0～5 mg/L）；APTT 26.1 s（正常22.3～38.7 s）；TT 16.50 s（正常14～21 s）；PT 10.5 s（正常10～16 s）；Fg 2.0 g/L（正常1.8～3.5 g/L）；D-二聚体定量0.20 mg/L（正常0～0.55 mg/L）。

## 二、案例分析

（一）案例相关理论与方法

队列研究显示，将近50%深静脉血栓形成患者不存在可识别的危险因素，而在常见的危险因素中，又可分为强危险因素（OR≥10）、中等危险因素（OR 2～9）以及低危险因素（OR<2）。

1. **强危险因素** 大手术（骨科和神经外科手术）、近期（3个月内）因急性心脏病住院、静脉血栓栓塞病史、抗磷脂抗体综合征、癌症活动期（与癌症类型和分期有关）或化疗。

2. **中等危险因素** 膝关节镜手术、静脉置管、口服避孕药或激素替代治疗或试管婴儿、怀孕或产后、炎症性或免疫性疾病、感染、癌症活动期(与癌症类型和分期有关)或化疗、慢性心衰或呼吸衰竭、遗传性易栓症、浅表静脉血栓形成、有半身轻瘫或偏瘫的卒中。

3. 弱危险因素包括  卧床 3 d 以上或不活动(长时间坐着,例如旅行)、年龄、肥胖、浅表静脉血栓形成、静脉曲张或慢性静脉功能不全、腹腔镜手术。

《NCCN 肿瘤相关静脉血栓栓塞指南 2021(第一版)》推荐所有住院患者采取措施预防静脉血栓栓塞,包括基础预防策略:加强健康教育;足踝主/被动运动,被动挤压小腿肌群;注意尽早下床活,避免脱水。无抗凝药物禁忌的住院患者可预防性应用抗凝药物,如普通肝素、低分子肝素,有抗凝药物禁忌的患者可采用机械预防,如间歇充气压迫装置、分级加压弹力袜(下肢动脉供血不足者慎用)、足底静脉泵。对于门诊化疗患者,可根据 Khorana 评分评估静脉血栓风险,中高风险者(≥2 分)考虑 6 个月的口服抗凝药预防,低风险者(<2 分)不建议常规预防性抗凝治疗。

本案例患者身高 157 cm,体重 80 kg,BMI 约 32.4,年龄 65 岁,D-二聚体持续异常、中心静脉留置导管、恶性肿瘤化疗期间,故深静脉血栓复发风险为高风险。因此,更合理的方案应在围术期即开始进行血栓预防、抗凝治疗等初级预防,并在血栓形成后及早进行抗凝治疗。

(二) 具体措施效果评价

患者早期选用了低分子肝素抗凝而非Ⅹa因子抑制剂或维生素 K 拮抗剂,并非由于后两者效果不佳,而是考虑到肿瘤患者往往有出血风险,低分子肝素的出血风险相对较低,半衰期是三者中最低的,如果患者出现大出血等不良反应可以及时停药挽救生命。

深静脉血栓也可使用溶栓治疗,其适应证为急性近端深静脉血栓(髂、股、腘静脉);全身状况好;预期生命>1 年和低出血并发症的危险。溶栓治疗的禁忌证如下。① 溶栓药物过敏;② 近期(2~4 周内)有活动性出血,包括严重的颅内、胃肠、泌尿道出血;③ 近期接受过大手术、活检、心肺复苏、不能实施压迫的穿刺;④ 近期有严重的外伤;⑤ 严重难以控制的高血压[血压>160/110 mmHg(1 mmHg=0.133 kPa)];⑥ 严重的肝肾功能不全;⑦ 细菌性心内膜炎;⑧ 有出血性或缺血性脑卒中病史者;⑨ 动脉瘤、主动脉夹层、动静脉畸形患者;⑩ 年龄>75 岁和妊娠者慎用。

溶栓方法包括导管接触性溶栓(CDT)和系统溶栓。CDT 是将溶栓导管置入静脉血栓内,溶栓药物直接作用于血栓;系统溶栓是经外周静脉全身应用溶栓药物。两者中 CDT 优势明显,能显著提高血栓的溶解率,治疗时间短,并发症少,为临床首选的溶栓方法。该患者没有选择溶栓治疗主要由于抗凝药物效果良好,且患者有高血压、近期有外科手术史,溶栓出血风险相对较高。

(三) 进一步研究热点

深静脉血栓的主要不良后果是肺栓塞和血栓形成后综合征(PTS),可以显著影响患者的生活质量,甚至导致死亡。如果早期干预深静脉血栓效果不佳,就容易进展为 PTS。

目前,临床诊断 PTS 主要依据患者的症状和体征。由于 PTS 是一种慢性进展性疾病,诊断一般在深静脉血栓发病 6 个月后做出。PTS 的治疗原则分为康复、药物及手术三个部分。

1. 康复治疗  是 PTS 的基础治疗,可以部分减轻或改善 PTS 症状,分为压力治疗和运动训练,压力治疗包括分级加压弹力袜和间歇气压治疗来帮助静脉回流。运动康复训练也可以提高患者生活质量。

**2. 药物治疗** 静脉活性药如黄酮或七叶皂苷类,可以在短期内改善 PTS 的症状,其长期有效性和安全性尚需进一步评估。

**3. 手术治疗** 现有的方法只能改善症状,无法恢复深静脉已被破坏的结构,对于轻度和中度的患者,以保守治疗为主。重度或发生静脉性溃疡,造影或 CT 见下腔静脉通畅,患侧股腘静脉主干形态正常或再通良好、血流通畅,髂静脉、股总静脉狭窄或闭塞的患者可以腔内介入治疗。球囊扩张、支架植入术,技术成功率较高,近、中期疗效满意,术后溃疡自行愈合率较高、症状明显改善、生活质量明显提高。该方法尚缺乏大样本 10 年以上远期疗效结果,是进一步研究的方向。

(李　云、汤立晨)

## 参考文献

[1] 中国抗癌协会乳腺癌专业委员会,中华医学会肿瘤学分会乳腺肿瘤学组. 中国抗癌协会乳腺癌诊治指南与规范(2024 年版)[J]. 中国癌症杂志,2023,33(12):1092-1187.

[2] 中国医师协会肿瘤医师分会乳腺癌学组,中国抗癌协会国际医疗交流分会. 骨改良药物安全性管理专家共识[J]. 中华肿瘤杂志,2021,43(6):622-628.

[3] Breast Cancer Division, Oncologist Branch of Chinese Medical Association, International Medical Exchange Branch of Chinese Anti-Cancer Association. Expert consensus on safety management of bone-modifying agents[J]. Chin J Oncol,2021,43(6):622-628.

[4] Bhatt DL, Steg PG, Miller M, et al. Cardiovascular risk reduction with icosapent ethyl for hypertriglyceridemia[J]. N Engl J Med,2019,380(1):11-22.

[5] 诸骏仁,高润霖,赵水平,等. 中国成人血脂异常防治指南(2016 年修订版)[J]. 中国循环杂志,2016,31(10):937-953.

[6] Chiofalo B, Mazzon I, Di Angelo Antonio S, et al. Hysteroscopic evaluation of endometrial changes in breast cancer women with or without hormone therapies: results from a large multicenter cohort study[J]. J Minim Invasive Gynecol,2020,27(4):832-839.

[7] 李羽禾,何玥,吴玉梅. 乳腺癌术后内分泌药物治疗对子宫内膜影响及监测的研究进展[J]. 肿瘤学杂志. 2019,25(3):261-263.

[8] Goldhaber SZ, Bounameaux H. Pulmonary embolism and deep vein thrombosis[J]. Lancet,2012,379:1835-1846.

[9] 中华医学会外科学分会血管外科学组. 深静脉血栓形成的诊断和治疗指南(第 2 版)[J]. 中华外科杂志,2012,50:611-614.